シリーズ編集
吉村長久 北野病院 病院長
後藤　浩 東京医科大学眼科学分野 教授
谷原秀信 熊本大学大学院生命科学研究部眼科学 教授

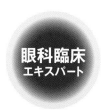
眼科臨床エキスパート

網膜変性疾患診療のすべて

編集
村上　晶
順天堂大学大学院医学研究科眼科学 教授

吉村長久
北野病院 病院長

医学書院

〈眼科臨床エキスパート〉
網膜変性疾患診療のすべて
発　行　2016年11月1日　第1版第1刷Ⓒ
シリーズ編集　吉村長久・後藤　浩・谷原秀信
編　集　村上　晶・吉村長久
発行者　株式会社　医学書院
　　　　代表取締役　金原　優
　　　　〒113-8719　東京都文京区本郷 1-28-23
　　　　電話　03-3817-5600(社内案内)
印刷・製本　三美印刷

本書の複製権・翻訳権・上映権・譲渡権・公衆送信権(送信可能化権を含む)は株式会社医学書院が保有します．

ISBN978-4-260-02801-1

本書を無断で複製する行為(複写，スキャン，デジタルデータ化など)は，「私的使用のための複製」など著作権法上の限られた例外を除き禁じられています．大学，病院，診療所，企業などにおいて，業務上使用する目的(診療，研究活動を含む)で上記の行為を行うことは，その使用範囲が内部的であっても，私的使用には該当せず，違法です．また私的使用に該当する場合であっても，代行業者等の第三者に依頼して上記の行為を行うことは違法となります．

JCOPY　〈出版者著作権管理機構　委託出版物〉
本書の無断複製は著作権法上での例外を除き禁じられています．複製される場合は，そのつど事前に，出版者著作権管理機構(電話 03-3513-6969，FAX 03-3513-6979，info@jcopy.or.jp)の許諾を得てください．

執筆者一覧 （執筆順）

村上　晶	順天堂大学大学院医学研究科眼科学　教授
渡辺すみ子	東京大学医科学研究所再生基礎医科学国際研究拠点　特任教授
前田忠郎	株式会社ヘリオス神戸研究所　研究部長
西口康二	東北大学医学系研究科視覚先端医療学　准教授
辻川元一	大阪大学大学院医学系研究科視覚再生医学寄附講座　教授
万代道子	理化学研究所多細胞システム形成研究センター網膜再生医療研究開発プロジェクト　副プロジェクトリーダー
村上祐介	九州大学病院　眼科
小沢洋子	慶應義塾大学医学部眼科学教室　専任講師
阿部俊明	東北大学大学院医学系研究科附属創生応用医学研究センター細胞治療分野　教授
吉田倫子	九州大学大学院医学研究院眼科学分野
中澤　満	弘前大学大学院医学研究科眼科学　教授
大石明生	京都大学大学院医学研究科眼科学
和田裕子	わだゆうこ眼科クリニック　院長
溝田　淳	帝京大学医学部眼科学　教授
渡邊恵美子	帝京大学医学部眼科学　病院准教授
牧山由希子	滋賀県立成人病センター眼科　医長
大石真秀	京都大学大学院医学研究科眼科学
岩田文乃	旗の台駅東口いわた眼科　院長
林　孝彰	東京慈恵会医科大学葛飾医療センター　准教授
片桐　聡	国立成育医療研究センター眼科
東　範行	国立成育医療研究センター視覚科学研究室　室長
小林めぐみ	がん研究会有明病院眼科
加藤　聡	東京大学大学院医学系研究科眼科学　准教授
佐渡一成	さど眼科　院長
大音壮太郎	京都大学大学院医学研究科眼科学　講師
近藤峰生	三重大学大学院医学系研究科眼科学　教授
気賀沢一輝	杏林大学医学部眼科学　非常勤講師
畑　匡侑	京都大学医学部附属病院　臨床研究総合センター
太田浩一	松本歯科大学歯学部眼科　教授
上野真治	名古屋大学大学院医学系研究科眼科学　講師
池田康博	九州大学大学院医学研究院 眼病態イメージング講座　准教授
荻野　顯	日本赤十字社和歌山医療センター眼科　副部長
池田華子	京都大学医学部附属病院　臨床研究総合センター　准教授
神田寛行	大阪大学大学院医学系研究科感覚機能形成学
不二門尚	大阪大学大学院医学系研究科感覚機能形成学　教授
平見恭彦	先端医療センター病院眼科　医長
髙橋政代	理化学研究所多細胞システム形成研究センター網膜再生医療研究開発プロジェクト　プロジェクトリーダー

山木邦比古	日本医科大学眼科学　特任教授
馬場隆之	千葉大学大学院医学研究院眼科学　講師
山本修一	千葉大学大学院医学研究院眼科学　教授
常岡　寛	東京慈恵会医科大学眼科学講座　主任教授
池田史子	日高病院眼科　部長
直井信久	宮崎大学医学部眼科学　教授
中村洋介	君津中央病院眼科　部長
須藤希実子	成田記念病院眼科　部長
堀田喜裕	浜松医科大学眼科学教室　教授
中村　誠	中村眼科医院　院長
寺﨑浩子	名古屋大学大学院医学系研究科眼科学　教授
藤波　芳	東京医療センター臨床研究センター（感覚器センター）視覚研究部
角田和繁	東京医療センター臨床研究センター（感覚器センター）視覚研究部　部長
藤巻拓郎	順天堂大学医学部眼科学教室　非常勤講師
諸岡　諭	京都大学大学院医学研究科眼科学
國吉一樹	近畿大学医学部眼科学　講師
近藤寛之	産業医科大学眼科学教室　教授
吉村豪兼	信州大学医学部耳鼻咽喉科学教室
宇佐美真一	信州大学医学部耳鼻咽喉科学教室　教授
神部友香	埼玉県立小児医療センター眼科　医長

眼科臨床エキスパートシリーズ
刊行にあたって

　近年，眼科学の進歩には瞠目すべきものがあり，医用工学や基礎研究の発展に伴って，新しい検査機器や手術器具，薬剤が日進月歩の勢いで開発されている．眼科医は元来それぞれの専門領域を深く究める傾向にあるが，昨今の専門分化・多様化傾向は著しく，専門外の最新知識をアップデートするのは容易なことではない．一方で，quality of vision（QOV）の観点から眼科医療に寄せられる市民の期待や要望はかつてないほどの高まりをみせており，眼科医の総合的な臨床技能には高い水準が求められている．最善の診療を行うためには常に知識や技能をブラッシュアップし続けることが必要であり，巷間に溢れる情報の中から信頼に足る知識を効率的に得るツールが常に求められている．

　このような現状を踏まえ，我々は《眼科臨床エキスパート》という新シリーズを企画・刊行することになった．このシリーズの編集方針は，現在眼科診療の現場で知識・情報の更新が必要とされているテーマについて，その道のエキスパートが自らの経験・哲学とエビデンスに基づいた「新しいスタンダード」をわかりやすく解説し，明日からすぐに臨床の役に立つ書籍を目指すというものである．もちろんエビデンスは重要であるが，本シリーズで目指すのは，エビデンスを踏まえたエキスパートならではの臨床の知恵である．臨床家の多くが感じる日常診療の悩み・疑問へのヒントや，教科書やガイドラインには書ききれない現場でのノウハウがわかりやすく解説され，明日からすぐに臨床の役に立つ書籍シリーズを目指したい．

　各巻では，その道で超一流の診療・研究をされている先生をゲストエディターとしてお招きし，我々シリーズ編集者とともに企画編集にあたっていただいた．各巻冒頭に掲載するゲストエディターの総説は，当該テーマの「骨太な診療概論」として，エビデンスを踏まえた診療哲学を惜しみなく披露していただいている．また，企画趣旨からすると当然のことではあるが，本シリーズの執筆を担うのは第一線で活躍する"エキスパート"の先生方である．日々ご多忙ななか，快くご編集，ご執筆を引き受けていただいた先生方に御礼申し上げる次第である．

　本シリーズがエキスパートを目指す眼科医，眼科医療従事者にとって何らかの指針となり，目の前の患者さんのために役立てていただければ，シリーズ編者一同，これに勝る喜びはない．

2013年2月

シリーズ編集者一同

序

『網膜変性疾患診療のすべて』をお届けします．

網膜変性疾患には，網膜色素変性，黄斑ジストロフィなど国の難病医療とも深いかかわりをもつ疾患が多く含まれていますが，難病の名の通り，ほとんどは有効な治療が確立されていません．しかも，どれもまれな疾患でありながら，光干渉断層撮影（OCT）や広角眼底カメラの普及もあり，日常の診療のなかで予期しないかたちで出会う頻度は増しているように思われます．一方で，患者さんの遺伝子治療や再生医療への関心も高くなっていて，最新の研究動向を尋ねられることも多くなっています．こうした状況のなかで，網膜変性疾患についてわかりやすい解説を得られる一冊でありたいと思い企画しました．診断のための検査や治療の基本のみならず，疾患を理解するために必要な最新の解剖学，発生学，生理学，生化学，遺伝学などの知見について無理なく吸収できることも意識した内容構成としました．できるだけ，activeに網膜研究を行っている現役の先生方に，ご自身のオリジナルな見解を盛り込んで，執筆をお願いしました．各論でとりあげた疾患の多くはシリーズ既刊の『黄斑疾患診療 A to Z』のなかでも素晴らしい解説や症例提示がされていますが，あえて重複を恐れず，大切なポイントをまとめたかたちで新たに執筆をお願いしました．また患者さんにとっても，われわれ医療者にとっても近未来の医療として意識されている遺伝子治療，再生・細胞治療，人工網膜などについても，個別に項目を設けそれぞれの領域の第一人者に執筆をお願いすることができました．

さて，網膜は層構造をもつユニークな神経組織ととらえることもできます．光を認識するセンサーだけではなく，情報処理を行う演算機能をもったコンピュータのようなものでもあります．同じように透明な層構造をもつ角膜の病変が，眼科医ならば細隙灯顕微鏡を用いていとも簡単に病理を層別にとらえることができるのに，少し前までは，網膜病変の把握は，はるかに大雑把なものでしかありませんでした．しかし，今は *in vivo* imaging の進歩のおかげもあり，眼科医はいつのまにか網膜を層別にみて考える技術を短期間に身につけています．視細胞外節の長さを当たり前のように議論できるようになり，近い将来には角膜内皮細胞数を測定するような気軽さで視細胞数を数え始めるかもしれません．「診療のすべて」と銘打っている通り，本書は表向きは臨床医に向けた一冊ではありますが，網膜に関心をもつ日本の研究者が，網膜疾患研究の領域に参入したくなるものでもあればと密かながら願ってもおります．

最後に，本書の刊行にあたり大変な尽力をいただいた医学書院の関係者の皆様に感謝申し上げます．

2016年9月

編集　村上　晶，吉村長久

目次

第1章 総説

網膜変性疾患の診療総論 ……………………（村上　晶）2
- Ⅰ．網膜色素変性の診断 …………………………… 2
- Ⅱ．網膜色素変性類縁疾患の診断 ………………… 8
- Ⅲ．黄斑ジストロフィの診断 ……………………… 10
- Ⅳ．遺伝性網膜変性疾患の治療 …………………… 14
- Ⅴ．合併症の治療 …………………………………… 15
- Ⅵ．遺伝子研究 ……………………………………… 17
- Ⅶ．遺伝子治療と細胞治療の臨床応用 …………… 18
- Ⅷ．人工網膜 ………………………………………… 19
- Ⅸ．社会とのかかわり ……………………………… 19

第2章 総論

Ⅰ 網膜変性疾患を理解するための基礎 …… 24

A 網膜の構造と生理 ……………………（渡辺すみ子）24
- Ⅰ．網膜構造の概要 ………………………………… 24
- Ⅱ．網膜の層構造 …………………………………… 26
- Ⅲ．網膜の主な構成細胞 …………………………… 28
- Ⅳ．伝達神経：双極細胞 …………………………… 29
- Ⅴ．連合神経：水平細胞とアマクリン細胞 ……… 30
- Ⅵ．網膜神経節細胞 ………………………………… 30
- Ⅶ．網膜のグリア細胞 ……………………………… 30
- Ⅷ．虹彩，毛様体 …………………………………… 31

B visual cycle と phototransduction ……（前田忠郎）33
- Ⅰ．視覚成立での visual cycle と phototransduction の役割 … 33
- Ⅱ．RPE を介した visual cycle による視物質の生成と再生 …… 34
- Ⅲ．phototransduction …………………………… 35
- Ⅳ．網膜変性疾患とのかかわり …………………… 36

ix

C 遺伝学 ………………………………………………………（西口康二）38
  I. ゲノム ……………………………………………………………… 38
  II. 遺伝子変異と遺伝性網膜疾患 ……………………………………… 39
  III. 網膜疾患と遺伝形式 ………………………………………………… 41
  IV. 常染色体優性遺伝 …………………………………………………… 42
  V. 常染色体劣性遺伝 …………………………………………………… 43
  VI. X染色体劣性遺伝（伴性劣性遺伝）………………………………… 43
  VII. 孤発例の考え方 ……………………………………………………… 44
  VIII. 遺伝性網膜変性のキャリアー ……………………………………… 44

Topics
疾患モデル研究 …………………………………………………（辻川元一）46
網膜変性疾患に対する iPS 細胞を用いた再生治療 ……………（万代道子）49

II 網膜変性のメカニズム ―遺伝子異常で視細胞死に至る経路 …… 53

A 酸化ストレス ………………………………………………（村上祐介）53
  I. RP と酸化ストレス ………………………………………………… 53
  II. 抗酸化による視細胞保護治療の試み ……………………………… 54
  III. 酸化によって視細胞死が起こるメカニズム ……………………… 56

B 小胞体ストレス ……………………………………………（小沢洋子）59
  I. 小胞体ストレスとは ………………………………………………… 59
  II. 網膜色素変性と ER ストレス ……………………………………… 61
  III. ロドプシン遺伝子変異と ER ストレス …………………………… 61
  IV. ER ストレスを標的とした治療法開発に向けた研究 …………… 62
  V. 臨床応用に向けた課題 ……………………………………………… 63

C ciliopathy …………………………………………………（阿部俊明）64
  I. 繊毛と視細胞外節 …………………………………………………… 64
  II. 視細胞外節の発達と ciliopathy …………………………………… 66
  III. 分子運搬と ciliopathy ……………………………………………… 66
  IV. 繊毛に存在する分子群相互の redundancy ……………………… 67

D 慢性炎症 ……………………………………………………（吉田倫子）69
  I. 慢性炎症と疾患 ……………………………………………………… 69
  II. 網膜色素変性における慢性炎症 …………………………………… 69
  IV. その他の遺伝性網膜変性疾患と慢性炎症 ………………………… 73

E 細胞内カルシウム濃度 ……………………………………（中澤　満）74
  I. 細胞内カルシウムの生理的役割 …………………………………… 74
  II. カルシウムと細胞死 ………………………………………………… 75
  III. アポトーシスとカルシウム ………………………………………… 76
  IV. ネクローシスまたはネクロトーシスとカルシウム ……………… 76
  V. オートファジーとカルシウム ……………………………………… 77
  VI. 視細胞におけるカルシウム調節機構 ……………………………… 77
  VII. カルシウムと視細胞変性 …………………………………………… 77

Ⅷ. カルシウム拮抗薬と視細胞保護 78

　F **光障害** (大石明生) 79
　　　Ⅰ. 光の波長 79
　　　Ⅱ. 網膜へ到達する光の波長とその影響 79
　　　Ⅲ. 実験的網膜光障害モデル 80
　　　Ⅳ. 網膜光障害の分子メカニズムについて 81
　　　Ⅴ. 網膜光障害の臨床的意義 82

Ⅲ 診断検査 84

　A **一般検査**（視力・視野・眼底検査） (和田裕子) 84
　　　Ⅰ. 網膜変性疾患の一般検査 84
　　　Ⅱ. 問診 85
　　　Ⅲ. 眼科的検査 85

　B **電気生理学的検査** (溝田　淳, 渡邊恵美子) 89
　　　Ⅰ. 電気生理学的検査の種類 89
　　　Ⅱ. 網膜電図（ERG） 89
　　　Ⅲ. 眼球電図（EOG） 95

　C **光干渉断層計（OCT）** (牧山由希子) 97
　　　Ⅰ. OCT について 97
　　　Ⅱ. 正常網膜の OCT 所見 97
　　　Ⅲ. 網膜変性疾患における OCT 撮影 99
　　　Ⅳ. 網膜変性疾患でみられる OCT 異常所見 99
　　　Ⅵ. 今後の展望 102

　D **眼底自発蛍光, 補償光学走査レーザー検眼鏡** (大石明生) 104
　　　Ⅰ. 眼底自発蛍光による遺伝性網膜変性疾患の観察 104
　　　Ⅱ. 補償光学走査レーザー検眼鏡による遺伝性網膜変性疾患の観察 106

　E **遺伝学的検査** (大石真秀) 109
　　　Ⅰ. 網膜変性疾患の遺伝学的特徴 109
　　　Ⅱ. DNA の採取方法 110
　　　Ⅲ. 遺伝学的検査の種類, 原理 110
　　　Ⅳ. 遺伝学的検査の限界 113
　　　Ⅴ. 今後の展望 113

Ⅳ 網膜変性疾患の診療の実際 114

　A **一般診療** (岩田文乃) 114
　　　Ⅰ. 診断告知における留意点 114
　　　Ⅱ. 情報提供 116
　　　Ⅲ. 診療継続の重要性 117
　　　Ⅳ. 紹介について 118
　　　Ⅴ. 「共感」と心理的ケア 118

　B **専門外来での診療** (林　孝彰) 120
　　　Ⅰ. 問診 120

Ⅱ．検査 121
　　　Ⅲ．診断後の対応 124
　　　Ⅳ．経過観察 125
　　　Ⅴ．最新の研究成果の情報提供 125
　C　小児の診療 （片桐　聡，東　範行） 127
　　　Ⅰ．外来診察 127
　　　Ⅱ．鎮静下・全身麻酔下における精密検査 131
　　　Ⅲ．保護者や患児への説明，指導 132
　D　ロービジョンケア （小林めぐみ，加藤　聡） 133
　　　Ⅰ．ロービジョンとは 133
　　　Ⅱ．ロービジョンケアとは 133
　　　Ⅲ．ロービジョン外来の実際 134
　　　Ⅳ．補装具交付意見書 140
　　　Ⅴ．スマートサイト 141
　　　Ⅵ．更生施設の紹介（視覚障害手帳持参者向け） 142
　　　Ⅶ．ロービジョン検査判断料 142
　　　Ⅷ．ロービジョンケアの今後 143
　　　Ⅸ．診察室でできるロービジョンケア 143
　　　Ⅹ．日本でのロービジョン関連情報 144
　E　遺伝カウンセリング （和田裕子） 145
　　　Ⅰ．網膜変性疾患の遺伝カウンセリング 145
　　　Ⅱ．どのように遺伝カウンセリングを進めていくか 145
　　　Ⅲ．遺伝カウンセリングを行う際の環境整備について 146
　　　Ⅳ．遺伝性網膜変性疾患の遺伝形式 147
　F　リハビリテーション （佐渡一成） 148
　　　Ⅰ．眼科領域のリハビリテーション 148
　　　Ⅱ．スマートサイト 150
　　　Ⅲ．告知 152
　　　Ⅳ．就学相談 154
　G　鑑別診断 156
　　1　AZOOR （大音壮太郎） 156
　　　Ⅰ．診断 156
　　　Ⅱ．定義 158
　　　Ⅲ．画像所見 159
　　2　ビタミンA欠乏 （近藤峰生） 163
　　　Ⅰ．ビタミンA欠乏による眼症状 163
　　　Ⅱ．原因 163
　　　Ⅲ．ビタミンAとレチノイドサイクル 163
　　　Ⅳ．症状と検査所見 164
　　　Ⅴ．治療 166
　　3　心因性視覚障害 （気賀沢一輝） 167
　　　Ⅰ．視野に異常をきたす疾患の全体像 167

	Ⅱ．診断	167
	Ⅲ．発症メカニズムに関する仮説	169
	Ⅳ．眼科と精神科のパラダイムの狭間での臨床	171

4　薬剤性網膜障害　（畑　匡侑）173
　Ⅰ．各論 173

5　癌関連網膜症とその他の炎症性疾患・感染症　（太田浩一）178
　Ⅰ．癌関連網膜症/自己免疫網膜症 178
　Ⅱ．風疹網膜症 180
　Ⅲ．梅毒 181
　Ⅳ．サルコイドーシス 182
　Ⅴ．Vogt-小柳-原田病（VKH） 182
　Ⅵ．トキソプラズマ眼症 183
　Ⅶ．網脈絡膜炎 184
　Ⅷ．眼内悪性リンパ腫 184

Topics
抗TRPM1抗体による網膜変性　（上野真治）186

Ⅴ　治療　189

A　薬物療法，日常生活の注意点　（和田裕子）189
　Ⅰ．薬物投与の目的 189
　Ⅱ．薬物療法 189
　Ⅲ．日常生活の注意点 190

Topics
黄斑浮腫の治療　（池田康博）191
サプリメント　（荻野　顕）195

B　遺伝子治療　（片桐　聡，東　範行）197
　Ⅰ．疾患発症メカニズムと治療戦略 197
　Ⅱ．眼へのアプローチ方法 200
　Ⅲ．ベクターを用いた細胞レベルでの導入方法 201
　Ⅳ．ヒトにおける臨床研究 202
　Ⅴ．今後ヒトへの臨床応用が期待される研究 202

C　神経保護治療　（池田華子）204
　Ⅰ．現状で行われることのある"神経保護治療" 204
　Ⅱ．神経保護治療研究 206
　Ⅲ．細胞保護効果を期待した幹細胞移植治療 207
　Ⅳ．新規の神経保護治療候補 208

D　人工網膜　（神田寛行，不二門尚）210
　Ⅰ．人工網膜のしくみ 210
　Ⅱ．海外の開発状況 212
　Ⅲ．日本の開発状況 213

E　細胞治療と再生医療　（平見恭彦，髙橋政代）215
　Ⅰ．網膜色素上皮の移植 215

- Ⅱ. 視細胞の移植 ·· 217
- Ⅲ. 臨床応用へ向けての課題 ·· 218

F 合併症の治療 ···（山木邦比古）221
- Ⅰ. Best 病 ·· 221
- Ⅱ. コロイデレミア ·· 221
- Ⅲ. 脈絡膜骨腫 ··· 222
- Ⅳ. ADOA ·· 222

G 手術治療の総論 ··（馬場隆之, 山本修一）224
- Ⅰ. 網膜色素変性の白内障手術 ··· 224
- Ⅱ. 網膜色素変性の網膜硝子体手術 ··· 227
- Ⅲ. 網膜色素変性以外の網膜変性疾患に対する手術治療 ······················ 229

Topics
- 白内障手術と眼内レンズの選択 ···（常岡 寛）231
- 分離症の手術 ···（池田史子）234
- 網膜色素変性と硝子体手術 ···（直井信久）237

第3章 各論

Ⅰ 非進行性疾患 ·· 242

A 白点状眼底 ··（荻野 顕）242
- Ⅰ. 疾患概念 ··· 242
- Ⅱ. 臨床的特徴 ··· 242
- Ⅲ. 原因遺伝子と病態 ·· 243
- Ⅳ. 診断 ··· 244
- Ⅴ. 鑑別診断 ··· 244
- Ⅵ. 治療の試み ··· 247

B 小口病 ···（中澤 満）248
- Ⅰ. 臨床病型 ··· 248
- Ⅱ. 鑑別診断 ··· 249
- Ⅲ. 小口病の分子遺伝学 ·· 250
- Ⅳ. 小口病の分子病態と暗順応特性 ··· 250
- Ⅴ. 金箔状眼底の原因 ·· 251
- Ⅵ. 網膜色素変性との関連性 ·· 251

C 先天停在性夜盲 ··（近藤峰生）253
- Ⅰ. 定義と概念 ··· 253
- Ⅱ. 分類 ··· 253
- Ⅲ. 原因遺伝子 ··· 253
- Ⅳ. 網膜における ON 経路・OFF 経路と CSNB の病態 ······················ 254
- Ⅴ. 完全型 CSNB と不全型 CSNB の症状と検査所見 ·························· 255
- Ⅵ. 治療と予後 ··· 258

D 全色盲 ··（林　孝彰）259
Ⅰ．症状 ··259
Ⅱ．臨床所見 ···259
Ⅲ．分子遺伝学 ···260
Ⅳ．症例提示 ···260
Ⅴ．治療 ··262

Ⅱ 進行性疾患 ···265

A 網膜色素変性 ································（中村洋介，山本修一）265
Ⅰ．概要 ··265
Ⅱ．症状 ··267
Ⅲ．検査 ··269
Ⅳ．治療 ··270
Ⅴ．鑑別診断 ···275
Ⅵ．ロービジョンケア ··279
Ⅶ．遺伝カウンセリング ···279

Topics
EYS 遺伝子 ······································（須藤希実子，堀田喜裕）280
クリスタリン網膜症 ···（岩田文乃）283

Ⅲ 錐体優位の変性 ···285

A 錐体杆体ジストロフィ ·································（中村　誠）285
Ⅰ．臨床型 ··285
Ⅱ．CORD と錐体ジストロフィ ···································287
Ⅲ．鑑別診断 ···287
Ⅳ．遺伝形式 ···288
Ⅴ．原因遺伝子 ···288
Ⅵ．原因遺伝子による臨床的特徴 ·································291
Ⅶ．治療 ··295

B Best 病 ···（寺﨑浩子）297
Ⅰ．臨床型 ··298
Ⅱ．鑑別診断 ···298
Ⅲ．臨床的異質性 ··300

C Stargardt 病 ··（藤波　芳）301
Ⅰ．*ABCA4* と病態生理 ···301
Ⅱ．臨床的特徴と表現型評価 ···302
Ⅲ．分子遺伝学的診断 ··308
Ⅳ．遺伝子型表現型関連 ···308
Ⅴ．中心窩温存型 STGD ···310
Ⅵ．治療 ··310

D 中心性輪紋状脈絡膜ジストロフィ ···················（西口康二）315
Ⅰ．臨床型 ··315

- Ⅱ. 遺伝的背景 …………………………………… 316
- Ⅲ. 鑑別診断 ……………………………………… 317

E オカルト黄斑ジストロフィ（三宅病） （角田和繁） 319
- Ⅰ. 定義 …………………………………………… 319
- Ⅱ. 症状および経過 ……………………………… 319
- Ⅲ. 検査所見 ……………………………………… 320
- Ⅳ. 鑑別診断 ……………………………………… 322
- Ⅴ. 原因遺伝子 …………………………………… 323
- Ⅵ. 患者への対応 ………………………………… 323

F Leber 先天黒内障 （藤巻拓郎） 324
- Ⅰ. 臨床型 ………………………………………… 324
- Ⅱ. 鑑別診断 ……………………………………… 324
- Ⅲ. 遺伝的異質性 ………………………………… 325
- Ⅳ. 臨床的異質性 ………………………………… 327
- Ⅴ. 遺伝子補充療法 ……………………………… 329

Ⅳ その他の網膜脈絡膜変性疾患 …………………… 330

A コロイデレミア （諸岡 諭） 330
- Ⅰ. 疾患概念 ……………………………………… 330
- Ⅱ. 臨床的特徴 …………………………………… 330
- Ⅲ. 原因遺伝子と病態 …………………………… 330
- Ⅳ. 診断 …………………………………………… 331
- Ⅴ. 鑑別診断 ……………………………………… 333
- Ⅵ. 治療の試み …………………………………… 333

B 脳回状脈絡網膜萎縮 （堀田喜裕） 335
- Ⅰ. 臨床所見 ……………………………………… 335
- Ⅱ. 原因変異と病態 ……………………………… 337
- Ⅲ. 治療 …………………………………………… 338

C S 錐体強調症候群 （國吉一樹） 340
- Ⅰ. 症例 …………………………………………… 340
- Ⅱ. 臨床的特徴 …………………………………… 343
- Ⅲ. S 錐体の生理 ………………………………… 343
- Ⅳ. 網膜電図（ERG）所見 ………………………… 344
- Ⅴ. 病因 …………………………………………… 345
- Ⅵ. 臨床像の多様性 ……………………………… 345
- Ⅶ. 治療 …………………………………………… 346

D 若年性網膜分離 （荻野 顕） 347
- Ⅰ. 疾患概念 ……………………………………… 347
- Ⅱ. 臨床的特徴 …………………………………… 347
- Ⅲ. 原因遺伝子と病態 …………………………… 347
- Ⅳ. 診断 …………………………………………… 350
- Ⅴ. 鑑別診断 ……………………………………… 350

         Ⅵ. 治療の試み ··· 350

Ⅴ 網膜硝子体変性 ·· 352

A Stickler 症候群, Wagner 症候群 ···（近藤寛之） 352
　Ⅰ. Stickler 症候群 ·· 352
　Ⅱ. Wagner 症候群 ·· 355
　Ⅲ. Stickler 症候群と Wagner 症候群の鑑別診断 ································ 356

B 家族性滲出性硝子体網膜症 ··（近藤寛之） 358
　Ⅰ. 臨床所見 ··· 358
　Ⅱ. 遺伝形式と原因遺伝子 ·· 359
　Ⅲ. 鑑別診断 ··· 360
　Ⅳ. 類縁疾患 ··· 360
　Ⅴ. 治療 ··· 361
　Ⅵ. 遺伝相談 ··· 361

C 常染色体優性の硝子体網脈絡膜症 ··（大石明生） 363
　Ⅰ. 臨床所見 ··· 363
　Ⅱ. 原因遺伝子 ·· 363

Ⅵ 症候性網膜色素変性 ·· 366

A Usher 症候群 ···（吉村豪兼, 宇佐美真一） 366
　Ⅰ. 臨床型 ·· 366
　Ⅱ. 遺伝子型 ··· 367
　Ⅲ. 遺伝学的検査 ··· 367
　Ⅳ. 治療 ··· 368
　Ⅴ. 症例 ··· 369
　Ⅵ. 遺伝学的検査における Usher 症候群の早期診断 ·························· 371
　Ⅶ. 鑑別診断 ··· 372

B 神経変性疾患と合併する網膜変性疾患 ·······································（阿部俊明） 373
　Ⅰ. 各種神経変性疾患と網膜 ·· 373
　Ⅱ. 脊髄小脳変性症（SCD）··· 374
　Ⅲ. 筋緊張性ジストロフィ ··· 376

C Bardet-Biedl 症候群 ···（神部友香） 377
　Ⅰ. 概説 ··· 377
　Ⅱ. 診断と診療 ·· 377
　Ⅲ. 遺伝的性質 ·· 379
　Ⅳ. 一次繊毛における BBS 蛋白質の機能：BBS 蛋白複合体
　　　 BBSome ··· 379
　Ⅴ. 網膜色素変性の発生機序 ·· 380

和文索引 ··· 381
欧文・数字索引 ·· 387

第1章

総説

網膜変性疾患の診療総論

網膜変性疾患に分類されるものは多岐にわたる．進行性の夜盲と視野狭窄を主症状とする網膜色素変性はその代表疾患であるが，臨床像の現れかた，経過，予後はさまざまである．ほとんどが，ある1つの遺伝子に異常があると想定される疾患，すなわちメンデル遺伝をとる疾患である．原因遺伝子が多数あるという意味での遺伝的多様性のみならず，同じ遺伝子変異をもちながらも家系間での臨床像の違いや，家系内で重症度や異なった病型が観察されることが知られている．このことは，遺伝子の変化に基づいた診断がなかなか捗らない要因にもなっている．一方で，疾患を修飾する要因がどこかにあるということを示唆しており，新たな治療の探索への希望にもつながってくる．

本項では網膜変性疾患のうち，網膜色素変性とその類縁疾患および黄斑ジストロフィの診療について概説する．

I. 網膜色素変性の診断

1. 定義・疫学

遺伝子異常により，杆体の障害が先行して進行し，錐体機能障害がそれに続き網膜萎縮を呈する一連の疾患群をいう．19世紀に眼底に特有な色素沈着をきたす疾患としてretinitis pigmentosa（ラテン語）と記述され，現在は，感染や炎症を主体する疾患ではないという考えでretinitisを網膜炎とはせずに，「網膜色素変性症」と記載されることが多い．日本眼科学会用語集では「網膜色素変性」と記載されている．頻度は4,000人に1人くらいと推定されている．特定の地域の視覚障害による身体障害者数をもとに推計されている日本の失明統計では，ほぼ一定して成人の失明者の1/4前後を占めている．先進国では同じような数字を示し，例えばデンマークの失明統計では29％になっている．常染色体優性（15～17％），常染色体劣性（25～30％），X連鎖性（0.5～1.6％）のいずれかの遺伝形式をとるが，家系内に他の発症者が確認できない孤発例（SP：49～56％）が存在するとされている[1,2]．他にミトコンドリアDNAの異常によるものが少数ある．人の移動が少なく近親婚の頻度が高かった戦前に比べると，おそらく現在は常染色体劣性遺伝を示すものは少なくなって

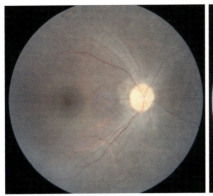
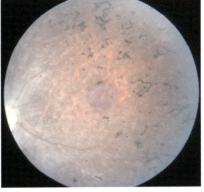

図1 網膜色素変性の眼底写真
時に画角の小さい眼底写真では眼底の色素沈着の所見が発見しづらいことがある．骨小体様と表現される色素沈着は中間周辺部に現れやすい．

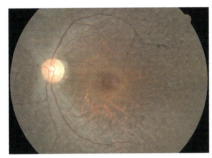

図2 黄斑以外の眼底に色素のむらが目立つ例
色素沈着は網膜血管に沿って認めることも多い．

いると推定される．孤発例には，常染色体劣性遺伝をするものが多く含まれているが，母親や母方の祖母に男性の同胞がいない場合にはX連鎖性の遺伝をとっている可能性もでてくる．また，発端者で新たな遺伝子の変異(*de novo*)があれば，次の世代から優性遺伝をとることもありうる．*de novo*の変異は，疾患によっては(あるいは遺伝子よってといったほうが適切かもしれないが)しばしばみられることがある．最近のゲノム全体を解析した研究では，従来考えられていたより高頻度で起こっていることが判明しており，網膜変性の遺伝においても無視できない現象となっている[3]．

2. 眼底所見

網膜色素変性は典型的には初期病変が杆体優位に起こるが，錐体の変性は杆体障害と共通の遺伝子異常による細胞障害や細胞死のメカニズムで起こる場合もあれば，杆体が大量に消失するために2次的に起こるものもあると考えられている．視細胞の変性とともに，網膜色素上皮，脈絡膜の変性もきたす．これらの一連の変性は，本疾患の眼底所見でみられる眼底の色調変化と骨小体様の色素沈着(図1, 2)，さらには網膜血管の狭細化や視神経乳萎縮など眼底所見を呈する．しばしば色素沈着が目立たない場合もある(図3)．また比較的早期から黄斑に，標的様黄斑変性に類似した変化を認める場合もある(図4)．これらの特有の眼底所見に加えて，①初期の視野変化として輪状暗点，進行すると求心性視野狭窄，②網膜電図(electroretinogram：ERG)では振幅の低下や消失をもって診断されること

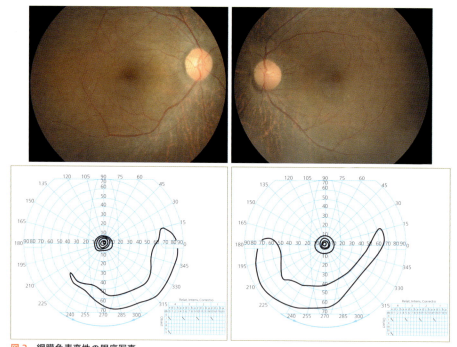

図3 網膜色素変性の眼底写真
比較的色素が目立たない例．視野は典型的は求心性視野狭窄を示している．
（木下 茂 監，中澤 満，村上 晶 編：標準眼科学．第13版．p170，医学書院，2016より）

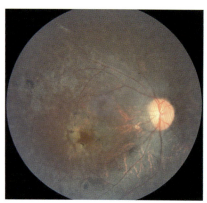

図4 黄斑にも変性を認める網膜色素変性

が多い．近年は，眼底自発蛍光，OCT検査なども用いられるようになり（図5），これらは早期に視細胞や網膜色素上皮の変化を捉えることが可能で診断上，重視されるようになってきている．

3. 発症時期と受診の契機

　発症の時期は幼時から壮年に至るまで多様であるが，一般的には20〜40歳代に気づくことが多い．夜盲や視野狭窄は前述した杆体の機能障害の症状として先に現れ，錐体機能障害である視力障害はあとから現れることが多い．視力障害の進行とともに羞明を訴えることもある．実際には，視野障害はしばしば自覚しにくい症状となっていて，網膜色素変性と診断されるまでほとんど具体的な自覚症状をもっていなかった人は少なくない．人と

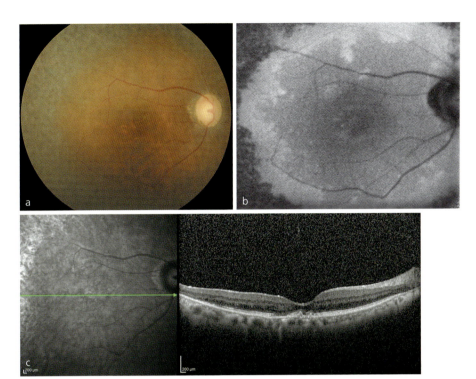

図5　網膜色素変性（1）
a：眼底写真.
b：眼底自発蛍光検査：網膜変性の移行部が過蛍光を示している.
c：眼底OCT：黄斑の耳側から網膜外層の脱落が明らかであり，黄斑にも変性が認められる.

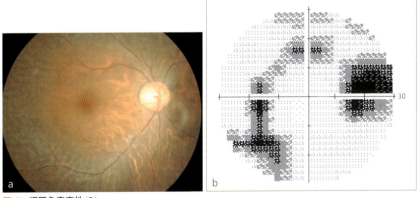

図6　網膜色素変性（2）
a：当初，視神経乳頭陥凹の所見から緑内障治療を受けていた例.
b：同症例の視野検査所見（Humphrey 30-2）.

　よくぶつかる，探しものが見つからない，車の運転で事故を起こす，駐車を失敗するなどといった経験があっても，視野が狭くなっているとは，本人も周囲の人も気づきにくいようである．筆者らの調査では，30％近くは他の疾患の治療目的で眼科を受診した際や，人間ドックや健康診断を受けた際に，網膜色素変性の可能性を指摘されている．病初期には緑内障として治療されていることもある．視神経乳頭陥凹の拡大の疑いをもって視野検査を行っていても，眼底周辺の異常に気づかれないことが時にある（図6）．

4. 視力障害

視力障害の現れかたはさまざまで，かすみ感，コントラストの弱い文字や罫線の読みとりの困難，歪みなどの訴えがある．周辺視野の狭窄とは独立した形で，中心暗点が現れ視力障害をきたす例もある．黄斑に変性を伴う場合は早期から，強い視力障害をきたす例が多い．また，後述する囊胞様黄斑浮腫(cystoid macular edema：CME)を合併する場合は，比較的早期から中等度の視力低下を呈することがある．さらに，網膜前膜や黄斑牽引症候群の合併により，左右の像の大きさの違いや変視，歪視を自覚する．視力障害と関連する症状として羞明(眩しさ)を訴える例も多い．錐体機能障害の現れと考えられる．視力障害が著しくなるとともに，外界と関係なく色のついた光や点滅する光のようなものを感じることがある．一過性のものもあれば，終日続くものもある．おそらく，網膜内層の変化が進んでいることも原因の1つではないかと思われる．

5. 原因遺伝子

70種以上が報告されているが，多くの論文のなかには解釈の誤りと思われるものも少なくない[4]．ロドプシンなどの網膜に特異的に発現する遺伝子のほかに，転写因子や他の組織にも発現している遺伝子も多くある．原因となる遺伝子変異の頻度は人種や地域によって差があることもある．常染色体優性遺伝を示すロドプシンの変異は，米国や欧州では頻度が高いが，日本人のなかでは比較的まれである．長らく日本人に多い遺伝子変異は不明であったが，近年，2つの研究グループがそれぞれ，常染色体劣性遺伝の網膜色素変性にみられる*EYS*遺伝子変異が高頻度にみられることを解明した[5, 6]．c.4957_4958insAの変異が高頻度に認められており，この変異をホモ接合をもつ症例では，比較的均一な臨床所見を示すことが観察されている(図7)．そのほかには，*USH2A*が頻度の高いものとして報告されている．この2つの遺伝子は欧州の検討でも変異をもつ頻度の高いものとされているので，日本人固有というわけではなさそうである[3]．

6. 合併症

網膜色素変性患者の一部，おそらく20%前後は，全身性あるいは他臓器の異常を伴っている．症候性網膜色素変性として分類されるもののうち頻度の高いものとして，遺伝性感音性難聴を伴うUsher症候群がよく知られている．症状の程度と発症時期によりType1～3の3つのTypeに分類され，少なくとも8種類の原因遺伝子が同定されている．近年，網膜色素変性とは独立した形で，国の難病に指定された(http://www.nanbyou.or.jp/entry/918)．その他に肥満，多指(趾)症，精神発達遅滞，性腺機能低下を伴うBardet-Biedl症候群(BBS)がある．繊毛病(ciliopathy)を示す疾患群である．筆者を含め，前世紀に医学教育を受けたものには，Laurence-Moon Biedl症候群という疾患名のなじみが深いが，Online Mendelian Inheritance in Man(OMIM)には見当たらない．Laurence-Moon症候群(LMS)といわれる別の網脈絡膜萎縮，下垂体機能障害，小児期からの神経症状をもつ疾患があり，BBSを合併することがあるため多少混同されたままの病名と存在していたように思われる．ちなみにLMSは，neuropathy target esteraseをコードする*PNPLA6*遺伝子

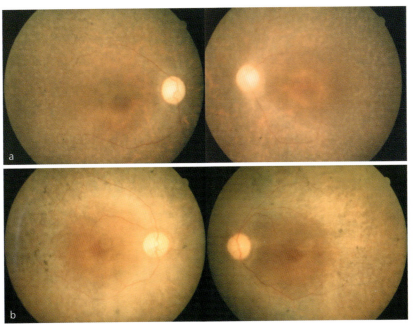

図7 *EYS*遺伝子の変異をもつ網膜色素変性
a：65歳（発症年齢：13歳）．b：62歳（発症年齢：10歳）．
EYS c.4957_4958insA をホモ接合でもつ異なる家系の2症例．発症時期，眼底所見もよく類似している．

の変異が示されている[7]．この報告のなかで，LMS では後述するコロイデレミアに類似した眼底所見を示すことが特徴という指摘がされている．BBS は幼少時に多指(趾)症の手術を受けていると，本人はそのことを記憶していないことがある．夜盲を主訴に受診されて肥満体型などの所見から家族に改めて問診をとって診断ができた経験がある．

7. 鑑別診断

骨小体様色素沈着に類似した病変を呈する梅毒性網脈絡膜症や風疹症候群などの炎症性網膜変性との鑑別が必要である．また，クロロキン網膜症などの薬剤性網膜変性，外傷や網膜剥離後の変性も鑑別を要する．担癌患者が，夜盲や羞明を訴え網膜色素変性様の網膜症（癌随伴網膜症）を発症することがある．ビタミンA欠乏は，消化器手術後の吸収障害や，全身疾患による摂食障害がある患者が夜盲を訴えることがある．夜盲，視力障害とともに眼底に白点が観察されることもあるが，病初期には眼底に異常を認めないことが多い．網膜色素変性の初期と同様に ERG の減弱が認められ，軽度の視野狭窄を認めることがある．OCT でも網膜外層の軽微な変化を認め，網膜色素変性の初期との鑑別を要する．したがって，最近の血液検査データの確認ができないようであれば，一度は血液検査を行っておくべきである．ただしビタミンAの定量は，保険適用がなく，自費扱いで検査会社に委託する必要がある．

II. 網膜色素変性類縁疾患の診断

典型的な網膜色素変性とは異なるが，類似した眼所見や視機能障害を示すものがあり一部は重複しているとも考えられる．

1. Leber 先天黒内障

典型的には生後1年以内に重症の網膜ジストロフィが明らかになる疾患群として定義される．視力障害，羞明，眼振や対光反応の低下に加え，強い遠視や円錐角膜を伴うこともある．視力はほとんどの例で0.1未満である．眼底所見はさまざまで，明らかな形態の異常を認めないものから，黄斑萎縮が著しいもの，逆に黄斑を除く部分に著しい色素沈着を認めるものもある．最終的に網膜色素変性と同様の変化をきたすものが多く，ERGは消失型や振幅の低下を認める．原因遺伝子として少なくとも18遺伝子が同定されている．後述するが，これらの疾患群は，遺伝子補充療法で早期に介入することができれば失明を免れることが期待されており，米国，欧州で原因となる遺伝子変異の同定とともに新規の原因遺伝子の探索が勢力的に行われている．われわれも，かつて17家系の解析を行い*RPGRP1*の変異をもつ1家系と*NMNAT1*の変異をもつ2家系を明らかにしているが，既知の遺伝子の解析で異常が検出できない症例が多く残っており，おそらくまだ同定されていない原因遺伝子が相当数あるものと推定される[8,9]．

2. コロイデレミア

網膜色素変性と類似する臨床所見を呈する．X染色体劣性遺伝形式をとる疾患で*CHM*遺伝子異常による．進行すると脈絡膜の血管の萎縮が目立ち強膜が露出したかのような眼底を呈するが，進行例の網膜色素変性との鑑別が難しくなることもある．自験例では，比較的早期から著しい視野狭窄を示すことが多いように思われる．しかし，Goldmann視野計V-4指標でかろうじて検出できる程に，きわめて狭くなった視野になっても視力は比較的よいことが多い．女性では網膜の色調に軽度の眼底変化を示すことで保因者であることが判明することがある．長年，脈絡膜の変性（色素のむら）があり，視力も視野も異常がなく診断がつけられなかった女性が，網膜色素変性と診断を受けていた父親を診察に連れてきて初めて本症と気づいた経験がある[10]．その患者もさらに経過をみていると軽度の視野異常や傍中心暗点が検出されているので，ある程度の視機能障害がでる例は少なからずあると思われる．すでに，遺伝子補充療法の臨床研究が海外では行われている．高齢になっても1.0程度の視力が維持される例が多いことから，視力の維持が可能かを指標に有効性が検討できると期待される（図8）．

3. 結晶状網膜症（Bietti crystalline corneoretinal dystrophy）

眼底や角膜，結膜に特有の結晶状の沈着がみられる疾患である．やはり非典型的な網膜色素変性として診断を受けていることが多い．常染色体劣性遺伝をとり*CYP4V2*が責任遺伝子として同定されている．視力検査を行うと比較的よい視力が検出されることが多いが，コロイデレミアと同様に年齢とともに視野がきわめて狭くなる傾向があるように思わ

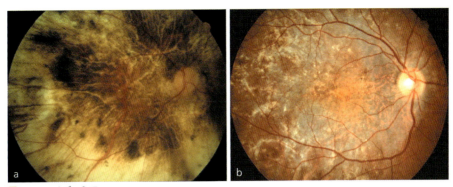

図8 コロイデレミア
a：男性．b：女性．

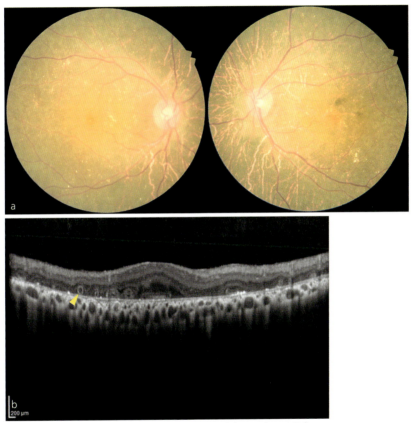

図9 結晶状網膜症（Bietti crystalline corneoretinal dystrophy：BCD）
a：眼底写真．色素沈着と結晶状の沈着を認める（この症例は白内障の合併があり写真が少し不鮮明になっている）．
b：高輝度の沈着物が網膜内に検出され，outer retinal tabulation（ORT，矢頭）とよばれる管状になった網膜外層が観察される．

れる．結晶が目立たない例では診断に迷うこともあるが，最近では，OCTで高輝度の沈着物が網膜内に検出されることや，outer retinal tabulation（ORT）と呼ばれる管状になった網膜外層が観察されてこの疾患を疑うことが多くなった．非常に進行した例では，コロイデレミアとの鑑別が難しいことがある（図9）．

4. 脳回状脈絡網膜萎縮症

オルニチン・トランスアミノフェラーゼ(OAT)の遺伝子上の異常により，血中オルニチンが上昇し，網膜色素変性に類似した障害を呈するもので，特徴的な眼底像を呈する．筆者は実際に診療を行った経験はないが，遺伝性網膜変性疾患のなかで早くから生化学的な異常が明らかにされ，その知見をもとに原因遺伝子が同定された，眼分子遺伝学においては記念碑的疾患である．

5. 無βリポ蛋白血症

ミクロソームトリグリセリド転送蛋白(MTP)の遺伝的欠損により，腸管におけるカイロミクロン形成による脂肪吸収と肝臓における血中への超低比重リポ蛋白(VLDL)分泌ができないため，血中のアポB蛋白を含むβリポ蛋白が欠損する疾患である．Bassen-Kornzweig症候群ともよばれる．脂溶性ビタミン吸収障害に伴う網膜色素変性をきたす．血中のβリポ蛋白欠損のほか，有棘赤血球，網膜色素変性，脂肪吸収障害，神経筋障害が認められる．自験例では，視力障害を主訴に受診し，色素沈着の少ない網膜色素変性様の変化と細かな白点様の沈着を眼底に認めたが，脂質の多い食事を摂れない病歴がきっかけで低コレステロール血症が確認され本症の診断にいたった例を経験している．早期からビタミンAとビタミンEの投与により網膜変性の進行を抑制することができるとされており，薬物療法が有効な数少ない疾患の1つとされている(図10)．

III. 黄斑ジストロフィの診断

遺伝子異常による両眼性の黄斑に進行性の経過をとる疾患を総称して黄斑ジストロフィとよぶ．本疾患群では黄斑の錐体細胞の障害を主体とする症状(視力低下，色覚異常，中心暗点など)を呈する．近年，難病に指定され認定基準が示されている(http://www.nanbyou.or.jp/entry/4799)．卵黄状黄斑ジストロフィ(Best病)，Stargardt病，オカルト黄斑ジストロフィ(三宅病)，中心性輪紋状脈絡膜萎縮(central areolar choroidal atrophy)，パターンジストロフィ，North Carolina黄斑ジストロフィ，輪状ジストロフィが含まれる．これらの疾患はそれぞれ眼底所見，OCT所見，電気生理学的検査からおおむね鑑別は可能であり，さらに，*VMD2*，*ABCA4*，*RP1L1*，*PRPH2*などの遺伝子解析は診断を確実にすると考えられる．一方，錐体ジストロフィは，杆体機能に比べ明らかに優勢に障害され錐体機能不全症状を認めるものと考えられているが，錐体を初発病変とする黄斑ジストロフィの1病型として分類されることもある．錐体の機能とともに杆体機能の変化を伴うものも多く，錐体杆体ジストロフィと区別せずに用いられていることもある．診断は錐体系と杆体系を分離してERGを記録して，錐体系の機能低下が優位であることを示すことが必須であるとされている．眼底所見についてはbull's eye lesionを認めるもの，眼底後極部にびまん性の色素上皮の変化を認めるもののほかに，形態に異常を認めないものがあるが，近年はOCTや眼底自発蛍光検査を用いることで診断精度が上がっている．

少し古くなるが，まだ網羅的な遺伝子解析がほとんど行われていない2014年に，わが

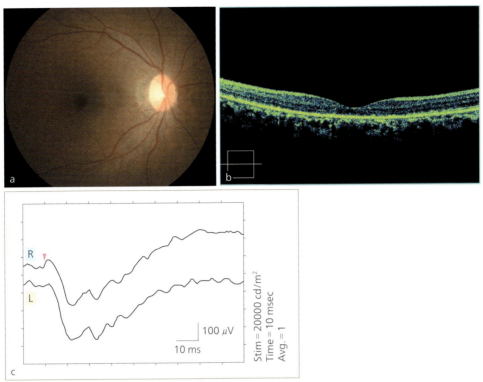

図10　無βリポ蛋白血症
a：細かい白点がびまん性に観察されているが色素沈着は目立たない眼底.
b：網膜外層のみならず内層の変化も認められる.
c：ERG. a波b波の振幅の減弱を認める.

国において日本語で報告された錐体ジストロフィおよび黄斑ジストロフィにどのような疾患が含まれているかを知るために，2013年時点での医学文献データベースである医中誌を検索し，論文を検討したことがある．錐体ジストロフィとして120件の報告が検索された．このうち抄録のあるものが38件であった．眼底に白点を伴う錐体ジストロフィの報告が18件（20症例）であった．これらのうち多くは停止性夜盲に分類される白点状眼底に錐体機能の低下を認めた報告であり，一部は*RDH5*遺伝子の解析で異常が検出されていた．黄斑ジストロフィについては，黄斑変性として6070件が検索された加齢黄斑変性を除くと47件に絞られた．ほとんどが卵黄状黄斑ジストロフィあるいはStargardt病であった．白点状眼底と錐体ジストロフィの合併の報告が比較的多くみられるのは，症例として希少性があると判断され論文化されている可能性がある．また，白点状眼底では，加齢とともに白点が消失するため，錐体ジストロフィ，あるいは黄斑ジストロフィ，さらに萎縮型加齢黄斑変性と診断されている可能性もあると推定される[11~13]．

1. Stargardt病

　常染色体劣性遺伝を示す黄斑変性で，若年から発症し両眼性に進行性の視力低下を示す．眼底後極部に黄白色の斑状病変を伴うことが多く，進行とともに黄斑に網膜沈着を伴う萎縮性の病変がみられる．網膜色素上皮に異常な物質が沈着するため，蛍光眼底検査で

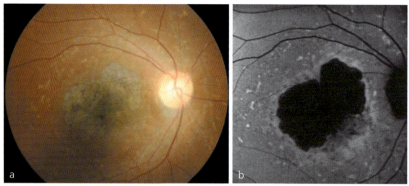

図11 典型的な fleck を伴う Stargardt 病
a：眼底写真．b：眼底自発蛍光．

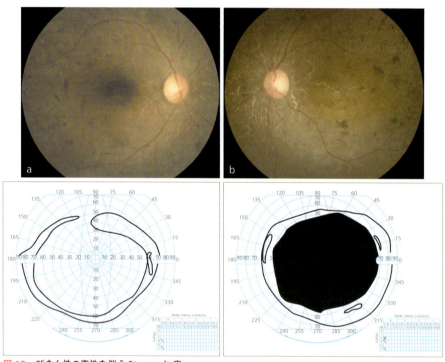

図12 びまん性の変性を伴う Stargardt 病
網膜色素変性と診断されやすい眼底所見を呈しているが（a），視野検査では大きな中心部視野欠損がある（b）．遺伝子検査で *ABCA4* 遺伝子の変異が確認されている．

　眼底全体が暗い背景蛍光（dark choroid）になることが特徴的である．また，眼底自発蛍光検査では，リポフスチンの沈着部が強い蛍光を示す特徴的な所見が観察される．*ABCA4* 遺伝子が原因遺伝子として同定されている（図11，12）[14]．臨床所見にも多様性があり，また進行例では網膜色素変性と区別がつきにくいものもある[15]．

　ABCA4 以外にも，*PRPH2*，*ELOVL4*（elongation of very long chain fatty acids protein），*PROM1*（prominin-1）は Stargardt 病と類似の表現型を示し，常染色体優性の遺伝形式をとる．*ABCA4*，*ELOVL4*，*PROM1* によるものは，それぞれ STGD1，STGD3，STGD4 として OMIM では登録されている．

2. 卵黄状黄斑ジストロフィ（Best 病）

　常染色体優性遺伝で，学童期頃に発症する．進行性で時期により黄斑部の所見は変化するが，黄斑部に黄白色調の沈着物がみられる時期を経て萎縮病変となる．脈絡膜新生血管の発生，網膜出血が合併することもあり加齢黄斑変性と鑑別が難しいことがある．ERG は異常を示さずに，眼球電図（electro-oculogram：EOG）での明順応後の電圧の上昇が著しく損なわれていることが確認できれば，診断は確実となる．典型例の多くは，*BEST1* 遺伝子に変異が検出される．短眼軸を伴うことがあり閉塞隅角には気をつける必要がありそうである．

3. 錐体ジストロフィ（cone dystrophy）

　黄斑のみならず，眼底全体の錐体機能の障害が杆体の障害に先行する疾患と考えられ，錐体と杆体の機能を分離した ERG 検査をもとに診断される疾患である．錐体細胞の変性が主体で，杆体細胞の障害を合併するものは錐体杆体ジストロフィと記載される．進行性に視力低下をきたし，色覚異常も呈する．羞明を訴える例も多い．眼底は初期には変化に乏しく，進行すると標的黄斑病巣を示すことが多い．遺伝的には多様な疾患群で，原因となる遺伝子の一部は網膜色素変性と共通している．常染色体優性遺伝を示すものには，*GUCY2D* に変異をもつものがよく知られている[16, 17]．コドン 838（p.R838）の部位の変異が人種に関係なく認められる．*GUCY2D* は視細胞に存在する guanylate cyclase 2D をコードする遺伝子である．この変異があると，細胞内カルシウムの濃度上昇に伴う酵素活性の抑制が働かなくなり最終的に細胞内のサイクリック GMP（cGMP）の濃度が高いままになっていることが推定されている．*GUCY2D* は常染色体劣性遺伝をとる LCA の原因遺伝子でもあり，この場合は酵素活性がなくなるか，酵素が作られないような停止コドンの変異がみられることが多く常染色体劣性遺伝をとる[18]．

4. 先天網膜分離症

　20 歳未満で診断されることが多く，進行性の視力障害を示す．X 染色体劣性遺伝をとる．網膜表層の神経細胞層付近で網膜分離が生じ，黄斑部では放射状のひだ形成を伴う．進行性で黄斑は萎縮する．ERG では b 波が消失した陰性 ERG が得られる．しばしば，眼底の周辺は小口病と類似した反射を示すことがあることも特徴の1つである．

5. オカルト黄斑ジストロフィ（三宅病）

　網膜黄斑部の機能が徐々に低下し，視力低下，および中心視野欠損を生ずるが，通常の眼底検査や蛍光眼底検査では異常所見を示さず，電気生理学的検査で黄斑局所の異常が示される疾患群である．発症年齢もさまざまで多様な亜型がある．常染色体優性遺伝をとる日本人の家系で *RP1L1* 遺伝子に変異があること解明されたが，他の孤発例や他の遺伝形式をとる例もある．

IV. 遺伝性網膜変性疾患の治療

　現時点では，ごく一部の疾患を除き病気の進行を止めるような有効な治療法はない．そのため，生活指導，薬物対症療法，遺伝相談などが行われる．

　疾患をどう伝えるか，どう説明するかはいつも悩ましい問題である．初診時に診断が確実と思われても，すぐに結論は出さずに，必要な検査を追加しながら，その都度得られた検査の結果を説明していくようにしている．ある程度データが揃ってから，予約を設定してプライバシーが守られる環境で説明を行うのがよい．白内障のみならず閉塞隅角症の頻度も一般集団よりは高い印象をもっているが，他の合併症，例えば前眼部の状態によっては，水晶体再建術などの治療介入を行う必要があることも説明をしている[19]．疾患の説明をしたのちに，患者自身が問題点を整理し疑問を確認するにはある程度時間がかかることを考慮しながら，次の診察の予約を入れるようにしている．その後は，症状が安定していれば，半年から1年後の定期検査を勧めている．未成年の患者にどのように疾患を伝えるかも状況によりさまざまである．学校の授業，クラブ活動などの課外活動の様子を確認しながら，問題点を本人と整理しながら疾患の説明をすることが多い．この場合，少なくとも両親のいずれか，あるいはそれに準ずる方に疾患の説明を行い，どのような説明をするか話し合ったうえで行うようにしている．診断に迷いがあったり，診断後の経過観察を行うのに困難があったりすれば，躊躇せずに該当する疾患を専門に診療している医師などに紹介助言を求めたり，診療を依頼したりすることを多くの患者は了解してくれるようである．

1. 生活指導とロービジョンケア

　網膜変性を起こす遺伝子異常をもったいくつかのモデル動物において，網膜光障害が起こりやすいことが示されている．これをヒトに当てはめ，網膜を保護する意味で，過度の光照射を避けることが推奨されている．しかし，原因遺伝子によって病態も異なることから，一律に厳密な光曝露制限を行うことに，臨床的に意義があるとは思えない．羞明を訴える患者も多く，遮光眼鏡の使用を勧めることは有用であろう．肉体的・精神的過労を避けることは，おそらく生活のリズムを守るうえでも重要であろう．視野狭窄が進行している場合には車の運転は避けるなどの助言は行っておく必要がある．視力障害が進行した場合は，弱視鏡や拡大読書器を使用するなど，ロービジョンケア，さらに就業支援などの眼科リハビリテーションとの連携が重要になってくる．

2. 薬物療法

　マリーゴールドの花弁から抽出したキサントフィル脂肪酸エステル混合物として医薬品ヘレニエン（アダプチノール®）が販売されており，網膜色素変性に対する保険適用が認められている．添付文書によると主構成分はキサントフィルのジパルミチン酸エステルである．網膜でパルミチン酸が外されてキサントフィルとなり暗順応の改善をすることが効能にあげられているが，ルテインと同様に黄斑色素として黄斑の網膜保護，抗酸化作用をもつ物質として位置づけてよいと思われる．

ビタミンAの摂取が網膜変性の進行を抑える可能性が提案されている．1993年のBerson論文発表と同時に，そのデータの取り扱い，解釈などに多くの批判を呼んだが，現在まで多くの眼科医によって論文で勧められるようにビタミンA(15,000 IU/日)の処方が行われているようである．ロドプシン変異をもたせたトランスジェニックマウスを使った実験においては，ビタミンAの効果が示されていることから，ロドプシンが不安定になり，潜在的にビタミンAが網膜において不足する病態においては有効なのかもしれない．しかし特定の遺伝子異常をもつ患者への投与は慎重にすべきであるかもしれない．例えば，*ABCA4*遺伝子の変異は，典型的なStargardt病のみならず，錐体杆体ジストロフィや網膜色素変性様の表現型をとるが，*ABCA4*の機能障害がある場合は，ビタミンAの大量投与により，酸化作用をもつ代謝産物の蓄積が危惧される．

　網膜変性において，視細胞の細胞死は，ほとんどがアポトーシスによるものと考えられていたが，当初考えられていたほど単純なものではないという見方が有力になっている．視機能の維持という点で，錐体細胞の保護に重心を置くアプローチも検討されている．特に，杆体の障害に続発する錐体細胞の変性には，酸化ストレスの関与がある可能性が観察されており，抗酸化療法の導入が提案されている．現時点で抗酸化作用をもつさまざまなものがモデル動物で投与され細胞死を抑制する結果がみられているが，臨床においては，網膜に十分な濃度が得られるかは疑問が残っている．

3. 遺伝カウンセリング

　遺伝カウンセリングは，疾患の遺伝学的関与について，その医学的影響，心理学的影響および家族への影響を人々が理解し，それに適応していくことを助けるプロセスを提供するもので，一般には，臨床遺伝専門医と非医師の認定カウンセラーがその専門としてあたっている．しかし，疾患を最もよく理解し視覚障害の特性を理解した眼科医師が，遺伝カウンセリングに関する基礎知識・技能について理解し診療にあたっていくことも望まれる．

V. 合併症の治療

1. 白内障

　網膜色素変性においては，加齢による白内障に加えて，原疾患に伴う続発白内障が起こる．比較的若年より，前嚢や後嚢下の混濁が起こりやすい．硝子体混濁や硝子体の液化もよく観察されることから，個々の原因遺伝子の変化に特異的なものではなく，網膜組織の破壊に伴うのであることが推定される．視力障害の症状が強くなった場合，錐体機能障害が進行したためか，白内障の影響のいずれかであることが多い．まぶしい，白くかすむといった症状は白内障の症状としてよく経験するが，網膜色素変性の進行期，錐体機能が低下している場合にもしばしばみられる症状であり注意を要する．患者に過剰な期待をもたせることはよくないが，現在もっている視機能を最大限に生かして生活するという考え方もあることを提示している．白内障手術により，原疾患の悪化，進行が早まるのではない

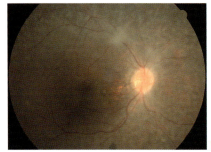

図13　硝子体混濁を伴う網膜色素変性

かという危惧があるが，おおむね明らかな悪影響はないという報告が多いことを患者に説明している．また，OCTでの黄斑の観察は術後の視力を推定するうえで有用である[20]．視野狭窄が進行している例でのかすみ感に対しては，後囊下や前囊の中心にみられる小さな混濁を過剰評価しないことも大切である．手術合併症としては，Zinn小帯が脆弱な例はしばしば経験する．眼内レンズの選択は短波長をカットする黄色着色レンズが通常の手術でも多用されているが，網膜色素変性においても有用であると考えている．術後，後発白内障，前囊収縮の頻度は高く，また程度も強く起こる傾向がある．後発白内障に対して，YAGレーザーによる切開をしたあとに，再度，膜様の混濁物が生じる例を時に経験しているし，硝子体手術を要した報告もみられる．後発白内障が起こっていなくても，手術直後にはよく見えたのに，だんだん見えなくなってきたと訴える患者も少なくない．実際に，視力の低下が認められることもあるし，あまり変化のない例もある．多くは，視野がきわめて狭い例であるが，行った手術の目的，得られた効果などを，術後も再度，問題を整理して説明をするとともに，精神的なサポート，ロービジョンケアへの対応を行うようにしている．期待以上の結果が得られることもある一方で，網膜変性の進行による視力低下をどうしても，眼内レンズの異常や術後の経過の不良と患者がとらえることは少なからずあり，根気よく対応することの覚悟をして診療を行っている．

2. 黄斑浮腫

網膜のなかでも黄斑は，炎症やさまざまな変化の影響を受けやすい場所である．網膜色素変性では，しばしばこの黄斑に浮腫を起こしてくることがある．網膜色素変性そのものの進行で視細胞（錐体）が変性するのではなく，この浮腫のために視力障害をきたすことがある．ステロイドや，緑内障治療で用いられる炭酸脱水酵素阻害薬がこの浮腫を軽減することが知られている．

3. 硝子体混濁

網膜色素変性の一部には明らかに虹彩炎を起こすものがあるが，時にサルコイドーシスなどの疾患の合併もある．また，硝子体混濁が強く出るもの，硝子体腔にメラニン色素の浮遊をみることもある（図13）．外科的な切除は一般に勧められていない．

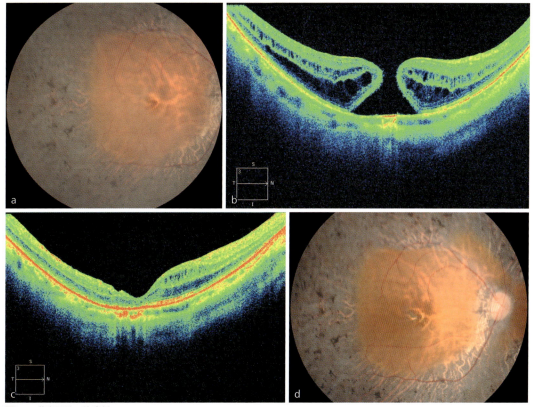

図 14　黄斑円孔の治療例
a：右眼に黄斑円孔が発生し急激な視力低下を自覚している．右眼矯正視力は 0.3．
b：右眼，眼底 OCT 検査．OCT で黄斑円孔を認める．
c：硝子体術後 2 週目の眼底 OCT 検査．黄斑円孔の閉鎖が得られて視力は矯正 0.4 を維持．
d：術後 3 年目の眼底写真．黄斑の網膜色素上皮に変性を認める．視力 0.1 に低下．

4. 網膜前膜，牽引性黄斑症，黄斑円孔

　それぞれに，手術的な治療の報告があるが，自験例では良好な経過を得るのは，黄斑の萎縮や変性が軽度なものに限られているようである．黄斑円孔については，自施設での手術経験は少ないが，解剖学的に円孔の閉鎖が得られて視力も術後 2 年ほどは良好であったが，その後網膜色素上皮の萎縮が黄斑円孔のあった部分から始まり，拡大していく例を経験している（図 14）．これらの長期の治療成績についてのまとまった報告は少なく，今後の検討が必要であろう．

VI. 遺伝子研究

　網膜変性疾患においても，遺伝子に基づく診断のみならず，その病態を理解し有効な治療法を見出すために 40 年近く遺伝学的な解析が精力的進められている．一般に用いられているシークエンス法は，Sanger 法の原理に基づくものである．DNA マイクロアレイを用いてシークエンスする方法も多く試みられた．シークエンス法とは異なるが，DNA マ

イクロアレイを用いて allele-specific primer extension(APEX)法により，一度に数百種の既知の遺伝子変異のスクリーニングを行うことは可能になっている．この方法は既知の変異のみが対象となる．高い精度があり眼疾患に関連する遺伝子解析用パネルも商業ベースで用意されている．現在は，Sanger 法と異なった原理で高速にシークエンスが可能な次世代シークエンサー(next generation sequencer：NGS)が多く用いられている．大量に並行して試料を解析が可能であり，30 億塩基対からなるヒト全ゲノム DNA 解析の主役であるのみならず，RNA シークエンス，エピゲノム解析など幅広い用途がある．目的とする遺伝子のみをターゲットとして，任意の配列を濃縮して多数のサンプルを短時間で解析することも可能であり，臨床でもさまざまな応用がされている．最近は，コスト面の負担が軽減されてきているため，次第に全ゲノムシークエンス(全ゲノム配列決定，whole genome sequencing：WGS)にとって代わられると考えられる．

　遺伝子の研究は，診断のみならず，新たな治療の手がかりとなる．従来から行われている，遺伝情報の変化をもとに遺伝子改変を行ったモデル動物を作製し疾患研究を行う道筋はいまなお疾患研究の中心ではある．しかし遺伝子は，時にヒトならではの働きや発現の仕方をするため限界もある．近年は，遺伝子の変化が明らかになった患者の血液細胞や皮膚から iPS 細胞を作成し，網膜様細胞へと分化させる研究，疾患 iPS 細胞研究が多く行われている．すでに医薬品として使用されていたり，別の疾患の治療の目的で開発された薬品や化合物の作用をこれらの細胞を用いて検討する研究などの道がひらけてきている．

VII. 遺伝子治療と細胞治療の臨床応用

　網膜に発現している遺伝子の異常により，視細胞の障害が起こるものとすると，可能であれば，異常な遺伝子を修復して置き換えたい．これまで，体内にある特定の体細胞に遺伝子の編集を行うのはきわめて困難であるとされていたが，少なくとも細胞レベルでは可能になってきていて，最近注目を集めている．

　一方，遺伝子の異常によっては，作られるべき遺伝子産物(ほとんどは蛋白質といっていいが)を作らせるための遺伝子を補うことは可能になっている．近年は，遺伝子補充療法とよばれるが，現在網膜遺伝子治療の多くはこのカテゴリーになる．LCA2 は *PRE65* 遺伝子の異常で起こる常染色体劣性遺伝を示す疾患である．*PRE65* は主に網膜色素上皮細胞に発現しているが，患者の網膜色素上皮に，正常の *RPE65* を発現できる DNA をアデノ随伴ウイルスのうちの AAV2 を用いて導入する治療が行われている．網膜色素上皮に遺伝子を導入するため，硝子体手術を行ったうえで，限局した網膜剝離を作成して遺伝子導入を行う．手術侵襲によると推定される黄斑網膜への影響も報告されているが，おおむね経過は良好であるとされた．しかし，少なくとも 2 つのグループの報告では，長期の治療効果は疾患の進行を抑制するものではなくまた効果の減弱をみるようである[21, 22]．ヒトへの応用を行う前の，モデル動物であるイヌでの長期経過の観察と異なる結果になっているが，もともとヒトでは *RPE65* の発現レベルが数倍以上高いことが知られており，遺伝子導入効率の向上(より多くの細胞で遺伝子導入を得る)や個々の細胞においての高発現の実現で乗りきれるものなのか議論されている．遺伝子補充療法では，ある閾値を超えてし

まえば進行を抑制できないという仮説のもと早期介入を提案する研究者もいる．このような背景ではあるが，The Children's Hospital of Philadelphia(CHOP)のプログラムを引き継ぐ米国 Spark Therapeutics 社が第 III 相試験を終了し，2018 年の商業化を目指して準備が進められている．また，コロイデレミアに対しては，英国のグループを中心に AAV2 を介した遺伝子補充療法の臨床試験(第 I/II 相)が行われており[23]，希望がもてる結果が得られている．この疾患は比較的高齢まで中心の視力がよい例が多いが，その意味で錐体の維持が可能であれば大きな利点になりうる．

一方，網膜細胞移植も行われている．2010 年，米国 Advanced Cell Technology 社(ACT社)の"ヒト ES 細胞由来の網膜色素上皮細胞 MAO9-hRPE を用いた臨床試験が FDA の許可のもと開始され，2012 年には MAO9-hRPE を Stargardt 病患者と萎縮型加齢黄斑変性患者の網膜下に移植する第 I，第 II 相試験のデータが公開されている．それによれば，加齢黄斑変性症の患者と Stargardt 病の患者の網膜下に MAO9-hRPE を移植し，腫瘍形成，炎症，拒絶反応などは認められず，視力の改善も認められたことが報告されている[24]．これとは別の次元ではあるが，近年，安全性が十分検討されていない FDA 未認可の「幹細胞治療」が網膜変性疾患などに行われており，米国眼科アカデミーが一般へ警告を発している．

VIII. 人工網膜

米国の人工網膜 "Argus®II" やドイツの "Alpha IMS" は医療機器として承認を得て，網膜色素変性患者への埋植が行われている．眼内に多極電極を設置するために，重篤な眼合併症として電極埋植手術後に眼内炎，低眼圧，網膜剥離の報告などがみられている．これに対してわが国では，大阪大学が中心になり電極を脈絡膜と強膜の間に置く方式でのアプローチを行っている．臨床試験が行われているが，眼内に多極電極を設置しないために重篤な有害事象が起こりにくく，安全面では優れていると考えられ，今後の臨床応用が期待されている．

IX. 社会とのかかわり

難治性の疾患の治療を考えるとき，ついわれわれは医学研究にのみ関心をもちがちであるが，問題解決のためのより現実的なプランを立てることができることも考えたい．網膜色素変性の患者からは，視力が良好でも，街中を「神経を研ぎ済ませて人とぶつからないように歩いている」と聞く．「ぶつからない」ための視覚情報処理とそれに連動する運動制御の仕組みの知見はさまざまな分野で積み重ねられているし，「ぶつからないこと」をサポートする機器やロボットの開発は，集学的に取り組めば早いスピードで実用化できるのではと思う．また，自動運転車(autonomous car)への関心が高まっているが，歩行する患者にとっても，運転する患者にとっても恩恵が得られるものへと整備されていくために，われわれは医療者としてかかわり合いをもっていく必要もあるであろう．

日本のみならず，世界中で，急速な高齢化社会への対応がせまられている．高齢者に

とって住みやすい街であることは，網膜変性をもつ患者にとっての住みやすい街と重なる部分があるはずで，疾患の啓発を進めながら，積極的に都市計画や街づくりに視覚の専門家が働きかけることも必要であろう．

参考文献

1) Hayakawa M, Matsumura M, Ohba N, et al：A multicenter study of typical retinitis pigmentosa in Japan. Jpn J Ophthalmol 37：156-164, 1993
2) Hayakawa M, Fujiki K, Kanai A, et al：Multicenter genetic study of retinitis pigmentosa in Japan：I. Genetic heterogeneity in typical retinitis pigmentosa. Jpn J Ophthalmol 41：1-6, 1997
3) Glöckle N, Kohl S, Mohr J, et al：J. Panel-based next generation sequencing as a reliable and efficient technique to detect mutations in unselected patients with retinal dystrophies Eur J Hum Genet 22：99-104. 2014
4) RetNet™ Retinal Information Network. https://sph.uth.edu/Retnet/
5) Iwanami M, Oshikawa M, Nishida T, et al：High prevalence of mutations in the EYS gene in Japanese patients with autosomal recessive retinitis pigmentosa. Invest Ophthalmol Vis Sci 53：1033-1040, 2012
6) Hosono K, Ishigami C, Takahashi M, et al：Two novel mutations in the EYS gene are possible major causes of autosomal recessive retinitis pigmentosa in the Japanese population. PLoS One7：e31036, 2012
7) Hufnagel RB, Arno G, Hein ND, et al：Neuropathy target esterase impairments cause Oliver-McFarlane and Laurence-Moon syndromes. J Med Genet 52：85-94, 2015
8) Coppieters F, Todeschini AL, Fujimaki T, et al：Hidden Genetic Variation in LCA9-Associated Congenital Blindness Explained by 5'UTR Mutations and Copy-Number Variations of NMNAT1. Hum Mutat 36：1188-96, 2015
9) Suzuki T, Fujimaki T, Yanagawa A, et al：A novel exon 17 deletion mutation of RPGRIP1 gene in two siblings with Leber congenital amaurosis. Jpn J Ophthalmol 58：528-535, 2014.
10) Iino Y, Fujimaki T, Fujiki K, et al：A novel mutation（967-970＋2）delAAAGGT in the choroideremia gene found in a Japanese family and related clinical findings. Jpn J Ophthalmol 52：289-297, 2008
11) Nakamura M, Hotta Y, Tanikawa A, et al：A high association with cone dystrophy in Fundus albipunctatus caused by mutations of the RDH5 gene. Invest Ophthalmol Vis Sci 41：3925-3932, 2000
12) 富田直樹, 三宅養三, 堀口正之, 他：黄斑部異常を伴う眼底白点症 定型的眼底白点症との年齢の比較. 眼紀 45：623-626, 1994
13) 片岡晶子, 早川むつ子, 貞松 良, 他：異なる眼底所見を呈した眼底白点症の3症例. 臨床眼科 50：963-967, 1996
14) Fujinami K, Zernant J, Chana RK, et al：*ABCA4* Gene Screening by Next-Generation Sequencing in a British Cohort. Invest Ophthalmol Vis Sci 54：6662-6674, 2013
15) 志村由依, 藤巻拓郎, 濱畑徹也, 他：ABCA4 遺伝子解析を行った Stargardt 病の1例. 眼臨紀要 4：383-387, 2011
16) Fukui T, Yamamoto S, Nakano K, et al ABCA4 gene mutations in Japanese patients with Stargardt disease and retinitis pigmentosa. Invest Ophthalmol Vis Sci 43：2819-2824, 2002
17) Ito S, Nakamura M, Ohnishi Y, et al：Autosomal dominant cone-rod dystrophy with R838H and R838C mutations in the GUCY2D gene in Japanese patients. Jpn J Ophthalmol 48：228-235, 2004
18) Hanein S, Perrault I, Olsen P, et al：Evidence of a founder effect for the RETGC1（GUCY2D）2943DelG mutation in Leber congenital amaurosis pedigrees of Finnish origin. Hum Mutat 20：322-323, 2002
19) Ko YC, Liu CJ, Hwang DK, et al：Increased risk of acute angle closure in retinitis pigmentosa：a population-based case-control study. PLoS One e107660, 2014
20) Nakamura Y, Mitamura Y, Hagiwara A, et al：Relationship between retinal microstructures and visual acuity after cataract surgery in patients with retinitis pigmentosa. Br J Ophthalmol 99：508-511, 2015
21) Bainbridge JW, Mehat MS, Sundaram V, et al：Long-term effect of gene therapy on Leber's congenital amaurosis. N Engl J Med 372：1887-1897, 2015
22) Jacobson SG, Cideciyan AV, Roman AJ, et al：Improvement and Decline in Vision with Gene Therapy in Childhood Blindness. N Engl J Med 372：1920-1926, 2015

23) MacLaren RE, Groppe M, Barnard AR, et al：Retinal gene therapy in patients with choroideremia：initial findings from a phase 1/2 clinical trial. Lancet 383：1129-1137, 2014
24) Schwartz SD, Regillo CD, Lam BL, et al：Human embryonic stem cell-derived retinal pigment epithelium in patients with age-related macular degeneration and Stargardt's macular dystrophy：follow-up of two open-label phase 1/2 studies. Lancet 385：509-516, 2015

(村上　晶)

第2章

総論

I 網膜変性疾患を理解するための基礎

A 網膜の構造と生理

　網膜(retina)の語源は眼球から強膜と色素上皮を剥がし残った網膜がamphiblestrode(被膜，あるいは魚の網袋)と名付けられ，これがラテン語rete(網)と訳され12世紀にretinaとなったという．この描写は必ずしも正確ではないが，網膜の定義は解剖学的には一般的には光の受容器としての機能をもつ網膜視部(pars optica retinae)，毛様体，虹彩の後面の網膜盲部(pars caeca retinae)，網膜色素上皮細胞(stratum pigmenti retinae)の総称ととらえられる．神経網膜といった場合は，視細胞から網膜神経節細胞までの領域を指していると考えてよいであろう．

　網膜は胎生第3～4週以降に前脳の腹外側壁から膨出して形成された眼胞(optic vesicle)が内外2層の眼杯(optic cup)を形成し，外板は網膜色素上皮細胞(retinal pigment epithelium：RPE)へ，内板は網膜に分化する．本項ではRPE，神経網膜に加え外板，内板の境界部に形成される虹彩，毛様体の構造をそれぞれの生理機能と結びつけながら概説し，網膜の構造の概略の理解を目指す．また，個々の病態と関連した重要な構造について詳説することで，網膜変性疾患の病態の理解を助けることを目的とする．実験室で最も頻繁に用いられるモデル動物であるマウスとの違いについて各項目で触れているので，マウスの実験系を用いている諸氏にとって，その構築，評価の際に役立つことを期待している．

I. 網膜構造の概要

1. 概略

　ヒト眼球は直径が約24 mmの球形であり，網膜視部の面積は約1,200 mm^{2}とされる．眼底写真で明瞭に観察される網膜の構造は中心窩(fovea)と視神経乳頭であるが，眼球の前極(anterior pole)を角膜の中心とすると，後極(posterior pole)は中心窩と視神経円板(optic

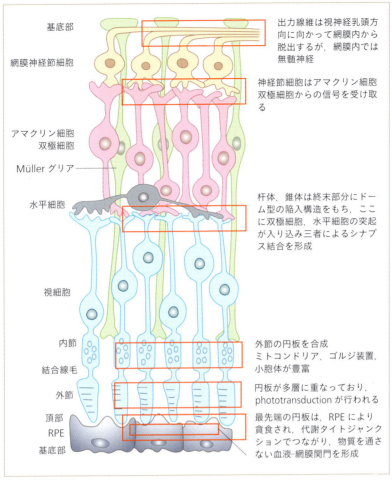

図1 網膜の構造

disc)との間に位置する．

　網膜を垂直面で観察すると数種類の神経細胞とグリア細胞が層構造をなして配置している(図1)．各神経細胞は視細胞，連合神経，伝達(介在)神経，神経節細胞に分類されるがそれぞれに機能的にも構造的にも異なる亜集団が同定されている．これらの細胞の多くは網膜水平面での空間的配置が均一ではなく特徴をもって配置しているが，こうした微細構造の生理的意義は完全に理解されていはいない．

　網膜は，こうした三次元的な神経細胞のネットワークのみならず，この閉じた空間の内外での物質輸送の調節機能を担う構造が巧妙に配置されている．グリア細胞は，正常時に神経細胞の機能を維持する一方，網膜変性時にはMüllerグリア(Müller glia)，マイクログリア(microglia)の構造，位置，機能のダイナミックな変化が観察され，病態の修飾を正・負に行っている．

2. 黄斑部(macular lutea)

　内層に含まれるカロテノイド，ルテインなどのキサントフィル色素により黄色を呈する

領域で，眼球の後極から約20度離れて位置し，中心に中心窩が存在する．色素の機能として酸化ストレスからの防御作用などが報告されているが不明の点が多い．中心窩は直径2.5 mm程度の浅いくぼみで，錐体が高密度で存在し，最も高い分解能の視覚をもつ．杆体と毛細血管を欠き，また錐体は双極細胞とシナプス結合するが，両細胞ともに中心窩の周辺方向に傾くことにより，光の透過性を維持している．この領域のBruch膜は他の領域に比較して薄く，加齢黄斑変性の血管新生がBruch膜を貫通することとの関係が議論されている．マウスには黄斑部，中心窩が存在しないことが知られているが，黄斑部に相当する領域では視細胞密度は辺縁部よりやや高く，またBruch膜がやや薄い．

3. 視神経円板

視神経節細胞(retinal ganglion cell)の軸索が網膜から脳へ投射する出口であり，視神経乳頭と篩状板部で構成される．視神経節細胞のすべての求心性線維が1か所に集まる視神経乳頭は，極度に厚くなっているが，視細胞が視神経円板には存在しないため盲点となる．視神経が網膜と接する境界部には星状膠細胞(astrocyte)が存在しKuhnt組織とよばれる物質移動の関門の役割を果たしている．強膜の内側1/3は結合組織性の篩板(lamina cribrosa)を構成する．ヒトの視神経では篩板まで無髄で，この領域より脳側で有髄神経となって視神経を構築する．マウスでは明瞭な篩板構造が観察されないが，視神経節細胞の線維はヒト同様にこの領域までが無髄で，脳側では有髄となっている．

II. 網膜の層構造

網膜の横断面を染色すると，1層のRPEが最も頂上側に，3層の細胞体(核)の豊富な領域(顆粒層)と，その間に神経突起やシナプスの豊富領域(網状層)が配置し層構造を呈する(図2)．図2はOCT(光干渉断層計)検査で得られる網膜の断層画像と同様のトポロジーの網膜を模式化して表現したものである．OCTはこうした複雑な構造のイメージングを，測定光と，測定光が対象に当たって発する散乱光から抽出した後方散乱光の，干渉信号を解析することにより行う．増幅された両者の干渉信号は増幅されるので微弱な信号が強調される．細胞体では散乱光が少なく，網状層では散乱光が強くなり干渉信号が強く観察される．外節と内節の境界で非常に強い信号が観察される．さまざまな手法によるより詳細な観察により，Schultze(1872)により提唱された10層分類を基本に，RPE層側から第1層〜内境界層を第10層とするのが一般的である．

ここでは各層の構造について簡単に述べて次の項で重要な構造について詳しく述べる．
① RPE層：1層のRPEで構成される層．
② 杆状体・錐状体層：視細胞(杆体，錐体)の外節，内節で構成される．
③ 外境界膜：杆体，錐体とMüllerグリア細胞の接着複合体で構成される．
④ 外顆粒層：視細胞(杆体，錐体)の細胞体が存在する．
⑤ 外網状層：視細胞(杆体，錐体)の軸索終末と双極細胞，水平細胞がシナプス結合により情報を伝達している．外網状層は，ヒトとサルではマウスに比べて，はるかに厚い．
⑥ 内顆粒層：双極細胞，アマクリン細胞，水平細胞の細胞体，Müllerグリア細胞の細胞

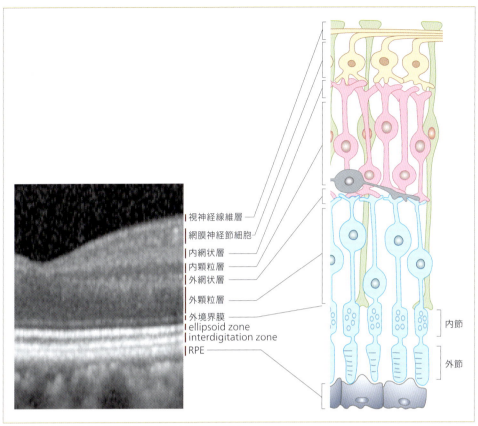

図2　OCT 検査で得られる網膜の断層画像と網膜の細胞層
OCT では構造の違いから網膜の細胞層，網状層とほぼ対応した層構造として観察されるが，視細胞内節，外節についてはこれに対応したシグナルではなく，内節，外節付近の外境界層などの特徴的な構造に対応したシグナルの強弱として観察される.
外境界層：Müller グリアの最外末端が接着複合体と形成している部分.
ellipsoid zone：内節外側部分のミトコンドリアの豊富な領域.
interdigitation zone：cone の外節と RPE の頂点部分.
（正常ヒト網膜 OCT 画像：順天堂大学　松田彰先生提供）

体が存在している．

⑦ 内網状層：網膜神経節細胞の樹状突起，双極細胞の軸索，アマクリン細胞，水平細胞の神経突起の層で，これらの細胞がシナプス結合により情報を伝達している．

⑧ 神経節細胞層：網膜神経節細胞の細胞体で構成される．

⑨ 視神経線維層：網膜神経節細胞の出力線維が乳頭に向けて走行している．部位により軸索が束となり，Müller グリア細胞と星状膠細胞が間に存在する．乳頭に近づくにつれこの層の厚みは増し約 300 μm に達する．

⑩ 内境界層：網膜と硝子体の境界であり，Müller グリア細胞の突起の先端が基底板とよばれる構造を作っている．

III. 網膜の主な構成細胞

1. RPEの構造と生理的機能

　RPEは単層の立方型の上皮で，視神経円板の縁から鋸状縁(ora serrrata)まで広がり，そこから毛様体上皮の色素層につながる．眼球後極付近では細胞の高さが14 μm程度，直径10～14 μm程度であるが，辺縁部にいくと幅60 μmと扁平になる．マウスではこのような極端な細胞の大きさの差異がなく，むしろ後極付近では細胞は辺縁部よりやや大きい．細胞数は400万～600万個で加齢とともに増加する．RPEと神経網膜は，もともと一つながりの神経上皮が基底部側を外側に二つ折りになり発生するため，互いの頂部(apical)面が接した形で配置されている．網膜の外側になる基底部(basal)は脈絡膜血管と接しているが，細胞膜が細かな陥入を示し，ミトコンドリアが豊富で，物質の交換を盛んに行っている．大型の核が基底部近くに存在し2核細胞もしばしば存在する．マウスでは80％以上が2核細胞である．

　RPEは視細胞に面した領域(頂上部)では細胞同士がタイトジャンクションでつながり，物質を通さない血液-網膜関門を形成している．メラニン色素顆粒が頂上部の細胞質や突起中に存在し，過剰な光を吸収する．RPEの頂上面には微絨毛があり，視細胞の外節部分を囲むようにし，視細胞間マトリクスを介して接触する．マトリクスは糖蛋白質，ムコ多糖類の混合体で外節とRPEを接着する役割を果たす．マトリクスに存在する間質性レチノイド結合蛋白質(IRBP)が存在し，ロドプシン(rhodopsin)のレチノールをRPEに運び，RPE内でレチナールに戻ると再び，これを視細胞に戻す働きをする．一方，視細胞の円板の脱落もこの領域で起こる．脱落した円板はRPEに貪食される．これらの過程の多くの遺伝子の変異により視細胞の代謝が阻害され視細胞変性に至る．RPEと視細胞の間が離れることが網膜剝離であるが，上記の円板の貪食，ロドプシンの再生に加え，栄養輸送，代謝産物の処理など網膜の機能を維持するためのさまざまな上皮細胞による作用が障害され，視細胞死の原因となる．

2. 視細胞

1) 視細胞の種類と水平面での分布

　薄明視に関与する杆体と白昼視，色覚に関与する錐体は網膜の水平面で異なる分布をしており，この分布パターンは動物差が大きい．ヒトでは錐体は中心窩部分に高密度に存在し(密度は中心窩で約150,000個/mm^2，その他の場所で5,000個/mm^{2}とされる)，色覚と精密な視覚を担当する．この部分の錐体は窩錐状体とよばれ，きわめて細長い形状をしている．錐体は網膜全体で600万個存在するとされ，中心窩では約26万個と計算される．杆体は周辺部に存在し，周辺視野と暗所視を担当するが，網膜中心から5～6 mm離れた輪状帯で最も密度が高く，周辺部の約5倍程度の160,000個/mm^{2}といわれている．杆体の総数は110～125×10^{6}個と推察されている．

2）視細胞の構造〈錐体オプシンの網膜水平面での空間的配置〉

　視細胞は光受容細胞であるが，杆体にはロドプシンが，錐体にはヨードプシン（iodopsin）という視物質が含まれ，錐体のヨードプシンは色の波長を識別することができる．ヒトの錐体オプシン（cone opsin）は青（420 nm），緑（535 nm），赤（565 nm）に感受性をもつ3種類である．1つの錐体は1種類のオプシンのみを発現し，blue coneは数が少なく，かつ中心窩では約7％しか存在せず，辺縁部に多く，これは中心部で青色が見にくいという心理物理学的実験結果と一致する．マウスはS（359 nm），M（515 nm）の2種類が存在し，SオプシンがMオプシンより多く転写されるが，ほとんどの錐体はS，M両方のオプシンを発現する．発現の量比は錐体の網膜内の位置により大きく異なり，M coneは腹側にS coneは背側に強く発現し，発現量が逆相関して背腹軸方向に傾斜をもって発現している．

3）視細胞の構造〈外節と内節〉

　杆体と錐体は細胞体から細長い突起が網膜の基底側・頂上側に伸びており，頂上側への突起は，網膜外境界層を越え，RPE層に達している．ここに，外節，内節とよばれる構造をもち，両者は結合線毛とよばれる細い構造によりつながれている．

　外節，内節はそれぞれ長さが約30 μmで，外節は杆体では円柱状であるのに対し，錐体では円錐状を呈し，細胞名はこの形状に由来している．外節には円板とよばれる厚み約20〜25 μmの扁平な構造が積み重なっており，杆体の円板は閉鎖した構造体であるが，錐体では円板膜の一部が細胞膜に続いて開口している．円板は，外節基部で作られるが，次々先端のRPE側へ向かって移動していき，最先端の円板は，RPEにより貪食され，代謝していく．この過程は約10日間である．円板に視物質（レチナールとオプシン）が存在している．杆体ではロドプシン，錐体ではオプシンが含まれており，いずれも膜貫通型蛋白質で，補欠分子族としてレチナールを結合し，光の刺激により退色反応をしたレチナールは色素上皮細胞がもつ酵素により再生される．

　内節は極性をもってミトコンドリア，ゴルジ装置，小胞体などの細胞内小器官が豊富に配置し，外節の円板成分を合成している．

4）シナプス結合

　杆体，錐体は終末部分にドーム型の陥入構造をもち，ここに双極細胞，水平細胞の突起が入りこんでシナプス結合をしており，シナプス小胞に囲まれたシナプスリボンという特殊な構造が観察される．杆体の終末は杆体小球（rod spherule）とよばれる構造をとり，錐体の終末は太く拡大した構造で錐体小足（cone pedicle）と呼ばれる．杆体小球がもつ陥入は1個であるが，錐体小足は11〜25個の陥入がある．

IV. 伝達神経：双極細胞

　双極細胞は細胞体を内顆粒層の頂上側におき，杆体性双極細胞（rod bipolar cell）と，錐体性双極細胞（cone bipolar cell）に大別される．錐体性双極細胞はさらにその形態により，小

型(midjet)錐体性双極細胞，びまん(diffuse)型錐体性双極細胞に分類される．前者は複数の錐体小足とシナプス結合し，後者は1つの錐体小足と結合する．また前者の軸索は複数の，後者は1つの網膜神経節細胞の樹状突起と結合する．視細胞はグルタミン酸を神経伝達物質として放出するが，双極細胞はこれにより過分極するON型，脱分極するOFF型が存在し，錐体とはOFF型のみが，杆体には両方のタイプの双極細胞が結合する．光応答に対する異なる極性の信号伝達が対象物の識別を可能にしている．

V. 連合神経：水平細胞とアマクリン細胞

　視細胞-双極細胞-網膜神経節細胞と伝わる信号が，光信号伝達の主要な経路であり，水平細胞(horizontal cell)，アマクリン細胞(amacrine cell)はこれを修飾する役割を果たす．水平細胞，アマクリン細胞は軸索と樹状突起の明確な区別がなく，両方向に刺激を伝える神経突起をもつと考えられる．アマクリン細胞は軸索がないという意味のamcrineという単語が語源である．アマクリン細胞は，内顆粒層の最も内側に細胞体をおき，1本の神経突起が多数の枝分かれをし，双極細胞の軸索終末，神経節細胞の樹状突起とシナプス結合している．その広がりの範囲で数種類に分類され，複数の神経伝達物質を用い，その結合様式で光信号の流れをさまざまに修飾する．水平細胞は名称の通り，網膜の水平方向に広がった細胞で，細胞体を内顆粒層の最も外側におき，錐体小足，杆体小球とシナプス結合をする1本の突起を出し，これが数多くの枝分かれをしている．

VI. 網膜神経節細胞

　神経節細胞は，直径30 μmを超える細胞体をもつものもある大型の細胞で，網膜中心部では5～6層をなし，辺縁部では単層となる．総数 1×10^6 個といわれ，1つの網膜神経節細胞が100個以上の視細胞の情報を集約して伝達している計算となる．双極細胞同様に複数の双極細胞とシナプス結合するびまん型神経節細胞(diffuse ganglion cell)と，1つの小型双極細胞とのみシナプス結合する小型神経節細胞(midget ganglion cell)の2種類に大別される．両者ともアマクリン細胞からの信号も受け取り，共通して大きな細胞体，巨大なゴルジ体，豊富な小胞体をもつ．びまん型神経節細胞は中央部では直径5～10 μm程度の樹状突起の広がりであるが辺縁部ではそれが直径200 μmにも及ぶ．小型神経節細胞は網膜の中心付近に豊富で，直径30～70 μmに広がる樹状突起をもつが，辺縁にいくにしたがいその範囲が狭くなる．出力線維は視神経乳頭方向に向かって網膜内から脱出するが，網膜内では無髄神経である．

VII. 網膜のグリア細胞

1. 網膜のグリア細胞の種類と構造

　網膜にはMüllerグリア細胞，星状膠細胞，マイクログリア(小膠細胞)の3種類のグリア

細胞が存在する．網膜グリアの90％を占めるMüllerグリアが網膜プロジェニター細胞から発生するのに対し，小膠細胞は中胚葉のヨークサックから発生のごく初期に分化し，網膜発生後期に移動してくると考えられている．一方，星状膠細胞の発生起源は実験系により諸説あり定かではないが，視神経で成熟し，網膜発生中に網膜内に移動してくる．Müllerグリア細胞は網膜全域にわたって分布し，核を内顆粒層にもち頂上，基底膜側に突起をのばし，硝子体側では突起が枝分かれし広がり，足板（foot plate）を形成し，内境界層を形成する．頂上画の突起は外境界膜で多数の繊毛突起を伸ばし，Schultzeの線維籠とよばれる構造を形成する．このような網膜全層を貫く構造のため網膜では支持機能と同時に光の散乱を防ぐ効果をもち，さらに神経細胞の代謝や維持にかかわるATPの供給，神経伝達物質の回収と再利用，細胞外カリウムの濃度制御などの機能を担う．

星状膠細胞は網膜の最内層に存在し，多数の小突起が血管を囲むようにして，網膜-血液関門を作っていると同時に，Müllerグリア同様に細胞外イオン濃度の調節に重要な役割をはたしている．

小膠細胞は組織内マクロファージとも呼ばれ，定常状態では小さな細胞体に分岐した長い突起状の構造をもち網膜の内網状層に主に存在し，不要物の貪食を行っていると考えられる．

2. Müllerグリア，マイクログリアの活性化

網膜変性に至るさまざまなストレスによりMüllerグリアとマイクログリアには大きな構造と機能の変化が観察される．Müllerグリアはreactive gliosisとよばれる活性化状態となり，グリア線維性酸性蛋白（glia fibrillary acidic protein：GFAP），ビメンチン（vimentin）の発現が顕著に転写レベルであがり，外境界膜付近で肥大化が起こり，接着複合体の構造が脆弱になる．塩基性線維芽細胞増殖因子（basic fibroblast growth factor：bFGF），毛様体神経栄養因子（ciliary neurotrophic factor：CNTF）などのサイトカインを放出し神経保護作用があるとされる．しかしMüllerグリアの活性化がさらに進むと視細胞とRPEの間でMüllerグリアは分裂しglia scarとよばれる構造をとり，網膜表面を覆い，あるいは網膜全体の構造を破壊し重篤な変性に至る．

一方，静止状態マイクログリア（ramified microglia）は小型の細胞体で繊毛突起をもつが，視細胞変性時など網膜の非常時に活性化されると，アメボイドとよばれる巨大な細胞体に構造が変化し，増殖し，障害を受けた領域に移動する．その際，多くのサイトカインを放出すると考えられる．Müllerグリアによるサイトカインの放出がマイクログリアの活性化にも寄与すると考えられ，グリア細胞によるサイトカインネットワークによる病態の伸展の修飾は今後の重要な研究課題である．

VIII. 虹彩，毛様体

一つながりの網膜神経細胞とRPEの境界部分は，虹彩（iris）と毛様体（ciliary body）の後面の上皮細胞を形成する．いずれも，上皮細胞と支質で構成され，支質は網膜の周囲で間葉系の細胞で形成された脈絡膜外套（choroid coat）が，虹彩の間質，毛様体，毛様体筋（ciliary muscle）, 毛様体突起（ciliary process）を形成し, ここには複数の種類の細胞が混在している. 虹彩は絞りに相当する組織であるが, 支質と2層の上皮細胞層で構成され, それぞれが毛様体の支質, 上皮細胞に連続している. 内板に相当する上皮細胞はメラニン顆粒を含み, 虹彩の伸展時（縮瞳）時には立法あるいは短円錐状, 収縮（散瞳）時には円柱形となる. 細胞は互いに側面でタイトジャンクションにより強く結合し, 物質輸送のバリアーとしての役割を果たしていると考えられる. 外板に相当する上皮細胞は突起が瞳孔散大筋に分化している.

毛様体は前方のひだ状の部分と広報の扁平部に分けられ, 2層の上皮, 深層の筋層で構成される. 毛様体は調節（accommodation）, 房水の産生, ムコ多糖の供給, 細胞外イオンの調節などさまざまな機能をもつ.

参考文献

1) 小川和朗, 他 編：人体組織学7 感覚器. 朝倉書店, 1984
2) 内山安男 監訳：組織細胞生物学 原書第3版. 南江堂, 2006
3) 河村 悟：視覚の光生物学（シリーズ生命機能2）. 朝倉書店, 2010

（渡辺すみ子）

B visual cycle と phototransduction

　視覚は網膜における一連の分子反応である visual cycle と phototransduction が正常に機能することで成立し維持される．各々の主な役割は視物質の生成・再生と光信号の電気信号への変換であり，お互いに密接に関連している．近年のさまざまな研究によりこれらの分子機構の詳細が明らかとなり，網膜変性疾患の分子病態の解明，治療法の開発に応用されている．

I. 視覚成立での visual cycle と phototransduction の役割 (図1a)

　視細胞は光受容体である外節(photoreceptor outer segment：POS)とよばれる構造体を有し，網膜色素上皮(retinal pigment epithelium：RPE)と微絨毛を介して接する．POS内には円板膜が層状に充填し，その上に光感受性蛋白である視物質が局在する．視物質の光感受性と吸光波長特性により，光信号(約400〜800 nm)の電気信号への変換が可能となり，暗所から明所の多様な光条件下で視覚を成立させる．この視物質の生成・再生ならびに光信号の電気信号への変換は visual cycle と phototransduction とよばれ，外層網膜細胞に局在する実にさまざまな分子が織りなす緻密にコントロールされた一連の生化学反応により担われる．

　杆体または錐体視細胞に存在する視物質はロドプシン(単色)または cone opsin(錐体オプシン，c-opsin：青，緑，赤の3色)とよばれており，7回膜貫通型のG蛋白質共役受容体ファミリーに属している．視物質の中心部にはビタミンA(all-*trans*レチノール：atROL)誘導体である光感受性色素団 11-*cis*レチナール(11cRAL)が膜貫通部位にとり囲まれるように Schiff-base を介して結合し安定型視物質を形成する．

　杆体外節には高感度視物質であるロドプシンが高濃度(〜5 mM)で局在するため外節に多方向から到達する1個の光子でも検出可能である．錐体細胞の感度は杆体の1/100以下であり，外節に一定方向で到達する光信号にのみ反応し，明所における高解像度の視覚が成立する．連続的に網膜へ到達する光信号に対して順応するためには光活性化した視物質をすみやかに再生し，視細胞の光感受S性を維持する必要がある．この反応はPOSとRPE間または，錐体とMüllerグリア(MG)細胞間で成立するレチノイド代謝である visual cycle により担われる．

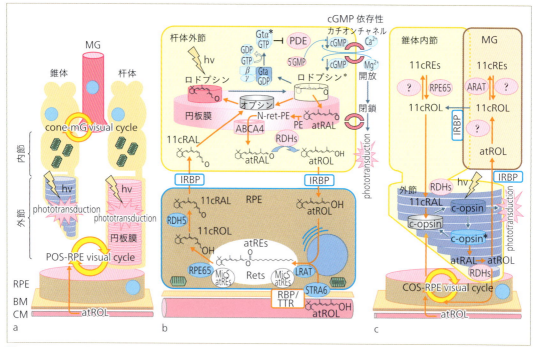

図1 visual cycle と phototransduction
a：visual cycle と phototransduction の網膜外層における成立．光信号（hν）の電気信号への変換である phototransduction は錐体および杆体視細胞の外節（POS）内，円板膜上にある視物質の光活性に始まる．その維持には visual cycle による視物質の再生が必須である．POS：視細胞外節．BM：Bruch 膜．CM：脈絡膜．
b：杆体視細胞外節・RPE 間 visual cycle（橙色矢印反応）と phototransduction（黄色矢印反応）．Gtα：トランスデューシン α サブユニット．MicS：マイクロソーム．RetS：レチノソーム．＊：活性型視物質．
c：錐体視細胞外節（COS）・Müller グリア細胞・RPE 間 visual cycle（橙色矢印反応）と phototransduction（黄色矢印反応）．＊：活性型視物質．

II. RPE を介した visual cycle による視物質の生成と再生

1. ビタミン A（atROL）の体内への取り込み

　　atROL はヒトなどの哺乳類の生体内では合成できないため，動物性食品に含まれる atROL およびその retinyl esters（REs）または植物性食品に含まれるビタミン A 前駆体（β, β-カロテンなど）を摂取する必要がある．食品中の REs は小腸管腔で加水分解され atROL として腸管細胞に吸収される．細胞質内で再び REs となりリポ蛋白質に取り込まれて脂肪酸とともにリンパ管と血液循環を介して全身に運ばれる．β, β-カロテンは腸管細胞に吸収され β, β-カロテン 15, 15'-モノオキシゲナーゼにより 2 分子の atROL に分解され全身に運ばれる．体内に取り込まれた atROL は肝臓のほか，脂肪組織，肺，RPE などに REs として貯蔵される．atROL は体内の貯蔵臓器から retinol binding protein 4（RBP4）と trans-thyretin（TTR）と複合体を形成して血液循環へ分泌される．この複合体は RPE の基底膜側に豊富に発現する stimulated by retinoic acid gene 6（STRA6）に結合し，脈絡膜から RPE へ atROL の効果的な取り込みを促す．

2. 視物質の生成と再生 （図1b）

　RPEへ取り込まれたatROLはlecithin：retinol acyltransferase（LRAT）によりREsに変換され、RPE細胞内のmicrosome（micS）または膜内壁に群列する細胞内小器官であるretinosome（RetS）に貯蔵される．REsはMicS上に局在するretinal pigment epithelium protein 65（RPE65）の膜結合部位からその活性中心に導かれ加水分解されたあと，中間体であるcarbocationを経て11-*cis*レチノール（11cROL）に異性化される．11cROLは11-*cis*-retinol dehydrogenase（RDH5）によりNADHを補酵素とした酸化反応により11cRALに変換される．11cRALは光化学的にきわめて不安定なため，輸送蛋白であるcellular retinaldehyde binding-protein（CRALBP，別名retinaldehyde binding protein 1：RLBP1）に直ちに結合し光異性化を免れ，RPEの微絨毛を経てinterphotoreceptor retinoid-binding protein（IRBP）を介しPOS内に浸透する．POS内に運ばれた11cRALは視物質生成に使われる．

　視物質の光活性後，視物質に結合する11cRALはatRALとなり視物質から遊離し，円板膜外または円板膜内に放出される．円板膜外に放出されたatRALは直ちに還元酵素であるretinol dehydrogenases（RDHs：RDH8または12）によりatROLに還元される．円板膜内に放出されたatRALは円板膜内に豊富に存在するphosphatidylethanolamine（PE）とSchiff-baseを介してN-retinylidene-PE（N-ret-PE）となる．N-ret-PEはATP-binding cassette transporter 4（ABCA4）により円板膜外へatRALとして能動輸送され，RDHsによりatROLへ還元される．atROLはPOSからIRBPを介して濃度勾配によりRPE細胞質内へ分散・浸透する．RPE細胞内でatROLは直ちにMicS上に局在するLRATによりREsに変換され，前述した過程を経て11cRALとなり視物質再生に使われる．

3. Müllerグリア細胞を介した錐体特異的visual cycle （図1c）

　光活性後のc-opsinから遊離したatRALは直ちにRDHsによりatROLへ還元され，IRBPを介してMüllerグリア（MG）細胞に輸送される．MG細胞内でatROLの11cROLへの異性化（責任酵素は未同定）を経てAcyl-CoA：retinol acyltransferase（ARAT）によりエステル化され11cREsとして貯蔵される．11cREsは未同定の酵素により加水分解され11cROLとして錐体細胞内節（cone-IS）にIRBPを介して輸送され，RDHs（RDHs：RDH8または12）による酸化反応を経て11cRALへ変換されc-opsinの生成・再生に使われる．または未同定の酵素によりエステル化されcone-ISに11cREsとしていったん貯蔵されたのち，RPE65により加水分解され11cROLとなりc-opsinの生成・再生に使われる．このMG細胞を介したvisual cycleは11cREsを中間体とするため迅速な視物質再生が可能となり明所での視覚維持に貢献する．

III. phototransduction （図1b, c）

　光信号が視物質に結合する11cRALに吸収され光異性化を起こし，その構造が*cis*型から*trans*型に変換されることで活性型視物質となる．この視物質の活性化に伴い視細胞特異的G蛋白であるトランスデューシンでのαサブユニット（Gtα）に結合するGDPから

GTPへの置換およびβγユニットからの分離によりGtαが活性化される．この活性に伴いホスホジエステラーゼ（PDE）が不活化されPOS内のcGMP濃度が減少しcGMP依存性カチオンチャネルが閉鎖することでPOS細胞膜の過分極が起こり，電気信号が発生する．この電気信号は視細胞より中枢の神経細胞により統合され視覚として処理される．なお，活性型視物質はC末端リン酸化により不活性化され，atRALが視物質より遊離する．

IV. 網膜変性疾患とのかかわり

visual cycleとphototransductionは人の視覚と密接に関係するためその異常はさまざまな網膜変性の原因となる．以下に病態別に代表的な網膜変性疾患を示す．

1. 視物質生成・再生不全

重症型網膜ジストロフィであるLeber先天黒内障（Leber congenital amaurosis：LCA）（MIM204000）に*RPE65*または*LRAT*遺伝子変異が報告されている．両者ともvisual cycleが機能しないため視物質の生成・再生不全となり視細胞変性をきたし，幼少時より重度の視力障害を呈する．これらの患者に対し遺伝子治療またはレチノイド薬経口投与による治験が行われ有効性が報告された．*RDH5*遺伝子変異による眼底白点症（MIM601617）では，視物質再生遅延による夜盲または黄斑変性を示す．

2. 毒性レチノイド副産物蓄積

若年発症の黄斑変性疾患であるStargardt病（MIM248200）では*ABCA4*の遺伝子変異が報告されている．*ABCA4*の機能異常により，光活性視物質から円板膜内に放出されたatRALが円板膜外に輸送されないため，円板膜内に過剰蓄積したatRALはN-ret-PEと重合体を形成し毒性レチノイド副産物としてPOS内に蓄積する．それがRPEに貪食・消化されることでリポフスシン顆粒内にA2Eとして過剰蓄積しRPE変性の原因となる．加齢黄斑変性でも同様の病態を呈する．*RDH12*遺伝子変異をもつLCA患者（MIM612712）ではatRALのatROLへの還元不全によりatRALの視細胞内過剰蓄積が起こる．リポフスシン顆粒は眼底自発蛍光として光学走査型レーザー検眼鏡により観察され，これらの疾患の病状進行の指標となる．

3. 視物質の機能異常

網膜色素変性においてすでに150以上のロドプシン遺伝子変異が報告されている．その変異部位によりロドプシンの構造異常による細胞内異所性過剰蓄積または機能異常に起因するさまざまなストレスから視細胞変性に至る．

今まで培われたvisual cycleとphototransductionに関する知見が現在unmet medical needsとして薬物療法や再生医療そして画像診断機器開発へ応用されており，今後のさらなる発展が期待される．

参考文献

1) Palczewski K：Chemistry and biology of the initial steps in vision：the Friedenwald lecture. Invest Ophthalmol Vis Sci 55：6651-6672, 2014
2) Kiser PD, Golczak M, Maeda A, et al：Key enzymes of the retinoid（visual）cycle in vertebrate retina. Biochem Biophys Acta 1821：137-151, 2012
3) Shichida Y, Matsuyama T：Evolution of opsins and phototransduction. Phil Trans R Sci B 364：2881-2895, 2009

〔前田忠郎〕

C 遺伝学

　遺伝性網膜疾患の病因として，すでに200以上の遺伝子が報告されており，その数は増え続けると予測される．このように，遺伝性網膜疾患は，きわめて複雑な遺伝的背景をもつ．それぞれの遺伝子の異常に伴う病像は，お互いに重複している．そのため，診断時に用いる病名の数は，病因遺伝子の数よりはるかに少ない．このことは，臨床検査による疾患の分類の限界と遺伝子検査の重要性を示唆している．遺伝性網膜疾患の多くは，いまだ治療法のない進行性疾患であり，病因に基づく新しい治療法の開発が切望される．この点からも，疾患の遺伝的要因の解明は重要である．さらに，遺伝解析技術の向上や解析コストの低下で，商業ベースでの患者の遺伝解析サービスの利用が，世界的に急速に広がりつつある．

　本項の目的は，遺伝子解析をとりまく最近の科学的・社会的背景の変化をふまえて，網膜疾患の診療に携わる者が理解しておくべき遺伝学の基礎を解説することである．

I. ゲノム

　ヒトゲノム計画の完遂により，ヒトゲノムは，約31億組の塩基対で構成されていることが判明した．ゲノムは，細胞核内にある22対の常染色体と1対の性染色体および各ミトコンドリアに含まれるミトコンドリアDNAとで構成されている．遺伝子は，ゲノムにある遺伝情報のなかで最も深く研究されてきたエレメントである．それぞれの遺伝子は，1対2コピー(父親由来と母親由来)で構成されており，固有の機能をもつ1つの蛋白質をコードしている．さらに，同じ蛋白質であっても，組織や細胞の種類によって発現パターン(アミノ酸配列や発現量)が異なる．この差異は，遺伝子の機能(働き)が，内部のDNA配列や周囲のゲノム情報により制御されていることにより生じる．また，遺伝子で最も重要なcoding DNA(蛋白質をコードするゲノム)の割合は，全ゲノムの2%以下とわずかである．残りのnon-coding DNAが，ゲノムの98%を占める．そのnon-coding DNAの役割は，長らく不明であった．だが，ENCODEとよばれる最近の研究によると，全ゲノムの80%が，直接転写される，遺伝子発現に関与するなどの何らかの生化学的作用を有するという．これは，従来の遺伝学の常識を大きく変える発見である．

　non-coding DNAの構成要素としては，下記のようなものが挙げられる．
① イントロン：遺伝子上にあり，エクソンと一緒に転写はされるがその後に除去され

mRNAが作られるため，蛋白をコードしない領域である（このイントロンが除去される過程をスプライシングという）．イントロンは，ゲノムの26％を占め，通常蛋白をコードする領域を含むエクソンの10〜100倍のサイズをもつ．同じく non-coding DNA に分類されるものとして，coding DNA の開始点の上流に隣接する 5'-untranslated region（5'-UTR）と，coding DNA の終了点の下流に位置する 3'-untranslated region（3'-UTR）とがある．

② 遺伝子発現調整エレメント：遺伝子の発現を遺伝子の近傍からあるいは遠隔的に制御するものであり，ゲノムの8％を占めるとされる．遺伝子の発現量は，RNAの生合成量によって規定される．ゲノム上の特定の核酸塩基配列部分に結合する転写因子という蛋白質が，遺伝子を読み込む（転写する）効率によって，RNA生成量が調整される．この効率を制御するものが遺伝子発現調整エレメントである．

③ non-coding RNA：DNA には，ribosomal RNA や transfer RNA など蛋白合成と遺伝子の転写に特化した役割を担う RNA をコードする領域がある．また，microRNA などの non-coding RNA は，遺伝子の発現を制御すると考えられる．遺伝子発現の制御には関与せず RNA ポリメラーゼの非特異的な転写で生成する non-coding RNA もある．

④ pseudogene：遺伝子（gene）がゲノム上に複製されたあとに重大な変異が生じて，当該遺伝子が不活化されたものである（この遺伝子の複製と不活性化は，突然変異の一部として，進化の過程でときどき起こるものである）．pseudogene の数は，活動性の遺伝子の数よりはやや少ないが，染色体によっては，遺伝子の数を上回る場合もある．例えば，13番染色体では，活性のある318個の遺伝子より多い323個の pseudogene があるとされる．

II. 遺伝子変異と遺伝性網膜疾患

ゲノムのなかに散在する遺伝子は，最も基本的かつ重要な遺伝情報である．ヒトゲノムには，22,000個以上の遺伝子が，23本の染色体に存在する．なお，ミトコンドリア DNAは，16,569対の塩基対で構成されており，そのなかに13個の遺伝子がコードされている．また，遺伝子の構成要素として，蛋白質そのものをコードするエクソン，蛋白質そのものはコードしないが遺伝子の転写（mRNAを合成するステップ）や発現パターンの制御に関係するイントロン，主に遺伝が転写開始時に重要な役割を果たすプロモーターの三者が特に重要である（図1）．

先にも述べたが，イントロンはエクソンとエクソンの間に存在する．通常，プロモーターは，遺伝子の最上流，つまり最初のエクソンのすぐ上位に位置する．これらの遺伝子パーツが協働して蛋白質の生合成を行う．そのため，パーツのどれかに重大な異常（変異）があると，遺伝子が正常に発現せず，疾患が発症する．

遺伝子からは，プロモーター領域に結合した転写因子という蛋白質により，pre-mRNAが転写される．pre-mRNAからは，エクソンとエクソンの間にあるイントロン部分が切り出され，スプライシングを受けることにより，成熟mRNAが生成する．さらに，mRNAは，核からリボゾームに移動したあと，アミノ酸に翻訳される．そして，それらのアミノ酸の脱水縮合反応により蛋白質が合成される．

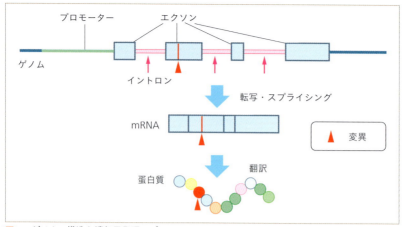

図1　ゲノムの構造と遺伝子発現のプロセス
プロモーター領域に転写因子が結合し，遺伝子の転写が開始される．転写された pre-mRNA はスプライシングを受けて mRNA になる．mRNA は翻訳されて蛋白質になる．

　生成するアミノ酸は，エクソン内の隣接する3つの核酸配列のパターン（コドン）により規定される．核酸には，アラニン（A），シトシン（C），グアニン（G），チミン（T）の4種類があるので，コドンの構成パターンは，4×4×4つまり64種が可能である．しかし，蛋白質を構成するアミノ酸は20種類しかない．そのため，異なる複数のコドンが1つのアミノ酸をコードするケースがある．このことから，エクソン内の遺伝子配列に変異があっても，合成される蛋白質には影響がない可能性がある．また，遺伝子の最後のコドンは，アミノ酸合成を中止する信号をコードするストップコドン（TAA，TAG あるいは TGA）である．

　ゲノム上のさまざまな構成要素に差異（変異）が生じることにより，遺伝子機能が障害され，発症することは前述した．しかしながら，病気との因果関係が実証されている遺伝子変異の大半は，エクソン内での変異であり，遺伝子がコードするアミノ酸に何らかの変化をもたらすものである．以下にアミノ酸が関与する変異の代表的なパターンを紹介する．

1. ミスセンス変異（missense mutation）

　この遺伝子変異により，コードするアミノ酸が変化する．通常，変異の影響を受けるのは1つのアミノ酸である．ミスセンス変異には，病気と因果関係がないものも多数ある．そのため，病気と変異との因果関係の厳密な立証は容易でない．家系図において罹患者と正常者の間で予測に一致した遺伝パターンがみられるか，変異により生じる異常蛋白質の機能障害が生化学的に証明できるか，などがポイントである．

2. ストップ変異（stop mutation）

　この変異では，アミノ酸をコードするはずのコドンがストップコドンになってしまった結果，変異の場所で mRNA 合成が中断する．その結果，mRNA は，安定性を失い，翻訳されずに分解されてしまうことが多い．しかし，変異の位置が最後のエクソン近傍にある場合には，mRNA が分解されず，短くなった異常蛋白が合成されることもある．蛋白が合成されるか否かは，発症の有無や病気の表現型に大きく影響しうる．

3. フレームシフト変異(frameshift mutation)

　コドンに核酸が新たに挿入される変異やあるべき核酸がコドンから脱落する変異もある．この変異では，変異が起こった場所から下流のすべてのコドンの配列にズレが生じる．当然，ストップコドンの位置もこの変異の影響を受ける．新たなストップコドンが生じた位置の違いにより，転写されるmRNAは長くなったり短くなったりする．

4. スプライスサイト変異(splice site mutation)

　蛋白質をコードする遺伝子情報は，いくつものエクソンに分割されてゲノム上に配置されている．遺伝子が転写されpre-mRNAが生成したあとに，不要なイントロンが切離される(前述したスプライシング)．スプライシング機構が，イントロンとエクソンの境界を認識する短い塩基配列をスプライスサイトという．特に各エクソンの上流に隣接するAGまたは下流に隣接するGTという塩基配列に変異が生じると，正常なスプライシングが行われず，転写されるmRNAに大きな変化をもたらす．ただ，変異の結果だけから，どのようなmRNAが合成されるかを正確に予測するのは難しい．

　近年，蛋白質をコードしないnon-coding RNAの役割が注目されている．前述したように，non-coding RNAは，さまざまな遺伝子の発現を制御する役割をもつとされ，non-coding RNAをコードするゲノムの変異が，重篤な遺伝病を引き起こすことが報告されている．

III.　網膜疾患と遺伝形式

　前述したように，遺伝性網膜疾患の病因遺伝子は非常に多く，取りうる遺伝形式にも多くのパターンがある．この遺伝形式は，病因遺伝子ごとにほぼ決まっている．

　しかし，同じ遺伝子での異常が，異なる病名の遺伝性網膜疾患(網膜ジストロフィ)を発症するケースもある．例えば，Peripherin遺伝子は，網膜色素変性の原因遺伝子として知られている．この遺伝子の異常は，黄斑ジストロフィをも引き起こす．このような同じ遺伝子の異常でありながら表現型が異なる要因の多くは，同じ遺伝子内での変異の質の差に基づく．さらに，同じ遺伝子の同じ変異で，同一家系内で異なる病気を発症するケースも報告されている．例えば，同じArrestin変異で，妹は小口病を，兄は網膜色素変性を発症したケースが報告されている．このようなケースでは，環境因子や未知の遺伝的要因が病態を修飾している可能性がある．

　しかし，このような例外的なケースを除くと，ほとんどの場合はメンデルの法則に則った後述する3つの遺伝形式に収束する(図2)．実際の診療では，祖父母，両親，兄弟姉妹，子どもを含む家系で，患者が唯一の罹患者であるとされる孤発例が圧倒的に多い．

　前述したように，取りうる遺伝形式は，病因遺伝子ごとにほぼ決まっている．したがって，患者の病因遺伝子の同定においては，詳細かつ広範囲に家族歴を聴取し，それに基づいて正確な臨床情報を含む広範囲な家系図を作成することが重要である．家系図作成上の注意点を列挙する．

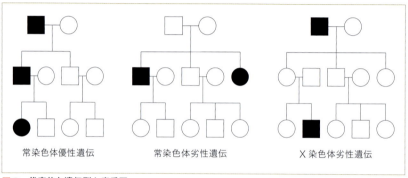

図2　代表的な遺伝型と家系図

① それぞれの家族メンバーを罹患者と正常者に無理に分類する必要はない．特に，患者であると分類する際は，病名が同じか，誰によって診断されたのか，眼科医の診察を受けたうえでの診断か，診断にあたってどのような検査がなされたか，などに留意する必要がある．
② 患者の両親の血縁関係をも聴取する．両親が親戚同士である場合には，たとえ遠縁であっても，患者が常染色体劣性遺伝の病気をもっている確率が高い．これは，両親が同一起源の病因変異のキャリアー（保因者）になる確率が，親戚同士のほうが血縁関係のないカップルよりも，はるかに高いことに起因する．

次に遺伝形式について述べる．

IV. 常染色体優性遺伝

　前述したように，遺伝子は2本鎖（2コピー）であるが，その1本に遺伝子異常あるだけで発症しうる遺伝形態が，常染色体優性遺伝である．通常，この異常は，患者の両親の片方から引き継いだものであり，父母のどちらかは同じ網膜疾患の罹患者である．罹患者の子どもは50％の確率で発症する．また，多くの場合は，遺伝子変異により，コードする蛋白質が異常な機能を獲得し（gain-of-function），網膜症を発症すると考えられる．

　網膜疾患による視機能異常は，患者の加齢に伴って増大する．そのため，家系内の若年者の正常・異常の判断をするには，病歴聴取だけでは不十分である．特に，正常者であると判定するには，眼底検査を含めた精密検査が必要である．

　また，病因遺伝子によっては，隔世的に発症するケースもある．その代表例として，*PRPF31*遺伝子異常が病因である網膜色素変性が挙げられる．*PRPF31*変異を有する場合は，もう片方の正常な*PRPF31*遺伝子の発現量が十分であると病気を発症しないことが知られている．また，その発現量を規定するゲノム領域は*PRPF31*遺伝子近傍にあることが以前より報告されていた．近年，*PRPF31*遺伝子の発現量を規定するのは*CNOT1*という遺伝子であることが判明した．*CNOT1*は*PRPF31*遺伝子のプロモーター領域に結合することにより*PRPF31*遺伝子の発現量を抑制する．

V. 常染色体劣性遺伝

　2コピーある遺伝子の双方に欠損がある場合に発症するのが常染色体劣性遺伝である．これらの遺伝子欠損は，患者の両親から引き継いだものである．

　患者の父親も母親も欠損遺伝子を1つずつしかもっていないため，両親は発症しない．患者の兄弟姉妹は，25％の確率で発症する．患者の子どもは，患者から1つだけ遺伝子欠損を引き継ぐが，欠損が1つなので，発症しない．このように家系内での有病者は原則1世代だけである．

　この遺伝形式では，患者の両親がいとこ同士であったり（血族婚），両親の出身が地理的に非常に近い（つまり，遠縁の親戚である可能性がある）ことがある．前述の通り，本遺伝形式の患者は，父親由来の変異と母親由来の変異をそれぞれ有する．両変異とも同じ遺伝子にあるが，必ずしも同じ変異を2つ有するとは限らない．2つの変異が異なる場合は複合ヘテロ接合体，同じ場合はホモ接合体という．ホモ接合体の場合は，患者の両親が同じ祖先から変異を受け継いだ可能性があることになる．

　Usher症候群やBardet-Biedl症候群など眼以外の臓器の異常を伴った症候性網膜疾患は，このタイプの遺伝形式によることが多い．

　常染色体劣性遺伝型では，変異により，コードする蛋白質が発現しないか，発現しても機能が十分でないこと（loss-of-function）が原因で発症する．したがって，正常な機能を有する遺伝子を網膜細胞に補充することによって，遺伝子治療で病気を治療できる可能性がある．

VI. X染色体劣性遺伝（伴性劣性遺伝）

　性染色体には，X染色体とY染色体の2種類があり，性差に伴う形質をコードする遺伝子のほかに，眼を含むさまざまな臓器で重要な役割を果たす遺伝子が存在する．女性にはX染色体が1対2本あり，男性にはX染色体とY染色体が1本ずつある．1本しかない男性のX染色体上にある遺伝子に，機能低下（loss-of-function）を伴う欠損があると，網膜疾患に罹病することがある．このような遺伝形態がX染色体劣性遺伝である．

　2本のX染色体をもつ女性が，X染色体劣性遺伝の疾患を発症するケースはまれである．このタイプの遺伝形式では，男性患者は母親からX染色体上の遺伝子の異常を引き継ぐが，母親はX染色体を2つもつ（つまり，正常な遺伝子のコピーももつ）ため，発症しない．このように，欠損遺伝子をもっているが発症しない「健常者」を「キャリアー」という．男性患者の子どもが男性の場合には，父親からはX染色体は引き継がずY染色体のみを引き継ぐために，発症しない．子どもが女性の場合には，父親からX染色体上の欠損をもつ遺伝子を引き継ぐが，母親から正常なX染色体遺伝子を引き継ぐために発症しない．しかし，「キャリアー」である女性から生まれた男の子は，50％の確率で欠損をもつ遺伝子を引き継ぐので，半数が発症することになる．

　先に，「キャリアー」は「健常者」であると述べたが，この遺伝形式では厳密にはこの表現には問題がある．X染色体を2つもつ女性の場合，各細胞において，母親由来か父親

由来のX染色体のうちのどちらか1つが不活化(inactivate)される．その結果，女性の「キャリアー」では，病気の細胞と健常な細胞とが網膜に混在し，検出可能な眼底異常や軽度の視機能異常が生じることが多い．

VII. 孤発例の考え方

　以上が，遺伝性網膜疾患の日常診療で遭遇しうる主な遺伝形式である．しかし，現実には家族に病歴のない「孤発例」が圧倒的に多い．
　「孤発例」の遺伝的要因としては，次のような可能性が考えられる．
① 常染色体劣性遺伝：最も多くの患者が該当すると考えられる．もともと，1世代にしか発症しないうえに，患者の同胞の発症確率が25％なので，少子化が進む日本では，患者に罹病家族が見つからないケースが非常に多い．その場合は「孤発例」に分類されてしまう．
② X染色体劣性遺伝：患者が男性で，たどれる家系の範囲が小さい場合には，孤発にみえてしまう場合がある．
③ まれな遺伝形式：患者に新規に常染色体優性遺伝の変異が生じた場合，2つの遺伝子異常が協働して病気を起こす場合，病気の表現型がmodifier geneにより影響を受ける場合などが挙げられる．
④ 非遺伝的な要因：複雑な家族構成の場合(患者が養子であることを含む)，自己免疫網膜症，ぶどう膜炎，感染症，中毒性網膜症，栄養欠乏網膜症などが考えられる．

VIII. 遺伝性網膜変性のキャリアー

　網膜色素変性を含めた常染色体劣性網膜疾患の発生頻度は，約6,000人に1人とされ，この病気は比較的まれな疾患とみなされている．しかし，この疾患を引き起こしうる遺伝子の数は多い．そして，それぞれの遺伝子は病因のわずかな割合を占めるケースがほとんどである．このような疫学的特性から，多数の常染色体劣性遺伝変異の無症候性キャリアーが存在すると推測される．
　正常者の全ゲノムシークエンスデータから確認された結果では，実に4～5人に1人がキャリアーであることが判明している．このことから，血族婚では，子どもが常染色体劣性網膜疾患を発症する確率が比較的高いことが予測される．また，患者の遺伝子検査の結果，常染色体劣性網膜疾患の病因遺伝子に変異が見つかったとしても，その遺伝子が病因であると断定するのは難しいであろう．

　次世代シークエンサーの登場により，網膜疾患の遺伝学的背景の解明が，急速に進んでいる．先端的な遺伝子解析技術の応用により，同時に多くの病因候補遺伝子が解析できるようになった．しかし本邦では，欧米に比して，網膜変性患者の病因変異の同定率が低い．筆者の経験でも，全エクソン解析や全ゲノム解析を行っても，日本人の網膜色素変性患者の病因変異を同定できたケースは半数以下であった．一方，スペイン人の網膜色素変

性患者の遺伝解析では，病因変異の同定率は約 8 割である．日本人患者における病因変異の同定率の低さの原因は未解明であり，遺伝性網膜疾患の遺伝研究におけるさらなるブレークスルーが期待される．

参考文献

1) ENCODE Project Consortium：An integrated encyclopedia of DNA elements in the human genome. Nature 489：57-74, 2012
2) Boye SE, Boye SL, Lewin AS, et al：A comprehensive review of retinal gene therapy. Mol Ther 21：509-519, 2013
3) Nishiguchi KM, Rivolta C：Genes associated with retinitis pigmentosa and allied diseases are frequently mutated in the general population. PLoS One 7：e41902, 2012
4) Nishiguchi KM, Tearle RG, Liu YP, et al：Whole genome sequencing in patients with retinitis pigmentosa reveals pathogenic DNA structural changes and NEK2 as a new disease gene. Proc Natl Acad Sci USA 110：16139-16144, 2013
5) Corton M, Nishiguchi KM, Avila-Fernández A, et al：Exome sequencing of index patients with retinal dystrophies as a tool for molecular diagnosis. PLoS One 8：e65574, 2013

〔西口康二〕

Topics

疾患モデル研究

❶視細胞の研究におけるモデル動物

　網膜は光を感知し脳にその信号を送るという特異的な機能をもつだけでなく，多くの種類の細胞が整然と層構造をなしており，形態学的にもきわめて特徴的で脳を含めた高次神経のネットワークモデルとして重要である．

　このなかでも視細胞はいうまでもなく眼科領域疾患で最大のターゲットの1つである．遺伝性疾患，例えば特定疾患である網膜色素変性だけでなく，よく知られる網膜剥離，加齢黄斑変性，糖尿病網膜症などは最終的には視細胞が脱落するために視力が低下するといってよい．したがって視細胞死の阻止は眼科においては常に中心的な課題であるが，病態の多彩性から想像される通り，その分子メカニズムは多岐にわたり，複雑である．視細胞はきわめて極性が高い細胞であり，シナプス端末，細胞体，内節，外節がそれぞれ異なった機能を担当し，周囲の細胞と関連しながら存在している．視細胞は外顆粒層にその核をもつが，外網状層において中間ニューロンと複雑なシナプス結合を行っており，その形成は視細胞の生存，維持にも必須である．また，さらに外層には色素上皮細胞が存在し，ロドプシンなどの視物質の代謝を担っているだけでなく，視細胞外節の構造自体の代謝にも関連しており，これらなくしては視細胞は生存できない．

　したがって，視細胞を in vitro で研究するのは，その単離，培養が非常に困難なだけでなく，周囲の細胞から独立した環境での実験結果が生体の状況を正確に反映しないという問題がある．視細胞由来のラインも存在するが，上記のような理由から使用は限られる．このことから，網膜，特に視細胞の研究においては，上記のように in vitro での解析が難しく，適切な細胞ラインも存在しないことから，in vivo の研究，つまり，モデル動物を使用した研究に多くを頼っているのが現状である．

　モデル動物において現状では，基礎的な実験には個々の病態に似ていると考えられる自然発症，および，遺伝子改変動物，特に，げっ歯類のモデルを使用することがほとんどである．げっ歯類モデルについて詳しくは他の成書に譲るが，その歴史が長いことから，自然発症モデルの蓄積があるだけでなく，マウスにおいてノックアウト体を作製できることが大きい．しかしながらこのような遺伝子改変マウスはまだまだコストがかかるだけでなく，当然のことながら逆遺伝子学的なアプローチしか基本的にはとることができない．

❷ゼブラフィッシュモデル

　そこで筆者は10年ほど前，研究の対象を角膜から網膜までに拡大するにあたり，ゼブラフィッシュを実験系として選び使用してきた．ゼブラフィッシュはゼブラダニオの名前でペットショップでも手に入る5 cmほどの小型熱帯観賞魚である．原産はインドガンジス川で，したがって淡水で飼育することができる．飼育は容易で，多産（1つがいの1回の交配で百～数百の卵を得ることができ，これを毎週繰り返す），発生は受精直後から始まり同期しており，胚が透明で器官発生を直接

見ることができるうえ，ほぼ5日ですべての器官が完成する．しかしながら，網膜の各細胞の発生の順序は，ヒトおよびげっ歯類と同じであることから，基本的な発生のメカニズムはヒトと共通であると考えられる．また，げっ歯類に比べ色覚が発達しており，錐体の研究にも適している．

❸ゼブラフィッシュの黎明期

　このような遺伝学的背景よりゼブラフィッシュは計画された脊椎動物の順遺伝学のツールとして開発されてきた．まず，1980年代オレゴン大学のStreisingerらはゼブラフィッシュの卵にUVにて不活化した精子で活性化（1倍体），発生を開始させたうえで，熱や加圧にて卵割や減数分裂を阻害し，2倍体（卵子由来）を得ることに成功した．これにより1代で劣性の遺伝の表現型を分離できることを示した．さらにKimmellはγ線照射により染色体の小領域の欠損を起こさせ，変異体を得ることを行った．しかし，γ線照射の方法では1つの遺伝子だけを欠失させることは難しく，近接遺伝子領域も大きく損なわれ，また，これによって，胚の生存にも大きな影響がある．したがって，遺伝子と表現型の投射を1対1の形で研究するには難点があった．これが，モデル動物ゼブラフィッシュの黎明期である．

❹順遺伝学のモデルとして

　1990年代になるとNüsslein-VolhardとDrieverがこの系を取り入れたことによりゼブラフィッシュは研究動物として急速に広がった．彼らはショウジョウバエで行っていた大規模で網羅的な2世代変異スクリーニングを脊椎動物であるゼブラフィッシュに応用したのである．彼らは*N-ethyl-N-nitrosourea*（ENU）という化学変異原を使用し，オスの精子に高頻度で点変異（塩基置換）を誘発させた．そのうえでこのオス（G_0）を正常のメスと交配し，F_1体を得る．このF_1をさらに正常親と交配し，同じ変異をヘテロ接合でもつオスとメスのF_2を得る（劣性の表現型は現れない）．このF_2は半分の確率で変異のヘテロ結合体であるので，ランダムにかけ合わせた場合，4つがいに1つがいの割合でオスメスが同じ変異のヘテロ接合体である状況が生まれ，この場合，生まれるF_3の1/4に劣性の表現型が現れることとなる．このような変異体をランダムに発生させ，興味深い表現型をもつものを解析する．Volhardはチュービンゲンスクリーニングで1,163個の突然変異体を，Drieverはボストンスクリーニングで557個の突然変異体を同定した．その後の遺伝子解析については1998年One-eyed pinheadの原因遺伝子のポジショナルクローニングが成功したのを最初に，ゲノム科学の発展に伴って変異同定例は急増し，これら変異体の原因遺伝子同定はルーチンとして行われるようになった．

❺逆遺伝学的手法

　このように順遺伝学のツールとして発達してきたゼブラフィッシュであるが，近年は逆遺伝学的アプローチで使用されることも多い．ゼブラフィッシュは体外発生であるため，胚操作のみで遺伝子を操作した個体を得ることができる．マウスをはじめとした哺乳類のように，外科的手術による卵の採取や仮親への移植が不要であり，圧倒的に操作が楽である．また，多産であること，胚が透明であり，8細胞期までは受精卵でなく卵黄に目的分子を注入すればよいことから，胚操作自体も容易である．注入する分子はDNAやRNA，修飾アンチセンスRNAなどである．

　RNAを注入した場合，RNAは全細胞に均等に配分されるため，全身に満遍なく目的遺伝子を発現させることができる．このような発現をG_0の注入体で行えるのはゼブラフィッシュ実験系の特徴である．この効果は数日，持続するため器官発生の実験に使用することができる．

　これに対してDNAを注入した場合は均一な発現は得られず，モザイク状の発現となる．均一な発現を得るには通常下記のトランスジェニック体を作製することが必要となるが，これを逆手にとってG_0体において分子を蛍光などで標識し，モザイク体として一個体のなかで解析することも

しばしばある．また，トランスジェニックライン を作成するのも容易である．ゼブラフィッシュの 受精卵に直線化した DNA を注入した場合，DNA がゲノムに取り込まれる確率はマウスと同様数％ であるが，ゼブラフィッシュは多産，体外発生で あるため，一度に数百の受精卵に注入を行うこと ができ，数回の注入でほとんどの場合，生殖細胞 のゲノムに取り込まれ，ラインを作製することが できる．

さらに，ゼブラフィッシュにおいてはトランス ポゾンを用いた手法も利用できる．トランスポゾ ンは両端に特異的認識配列，その間にトランスポ ザーゼのコード配列をもち，トランスポザーゼ が発現すると特異的配列に挟まれた部分がゲノム から切り出され，さらに染色体の別の部分に挿入 される．われわれは国立遺伝学研究所の川上浩一 教授より供与を受けたメダカトランスポゾン tol2 を用いた系を利用している．この系では tol2 の特異的認識配列に挟まれた部分に，ロド プシンプロモーターをもった発現単位を挿入し， トランスポザーゼは mRNA の形で同時に受精卵 に微小注入する．これにより F1 において 20％ ほどの確率でトランスジェニック体が得られる．

❻ ゼブラフィッシュのモデル動物としての可能性

ゼブラフィッシュの遺伝子機能を抑制するに は，従来はモリフォリノとよばれる修飾アンチセ ンス RNA を使用したノックダウンが行われてき た．これにより受精後 5〜6 日，標的遺伝子の発 現を減少することができ，非常に便利なツール であったが，ノックアウト体とは違うフェノタイプ が出ることが指摘され，用途は限られてきてい る．

ゼブラフィッシュに対するノックアウトの技 術は長い間限られていた．しかし，近年の遺伝子 編集技術の進歩により，CRISPR や TALLEN を用 いて容易に任意の位置で DNA 配列を切断，破壊 することが可能となった．また，この位置に相補 的な DNA 断片を同時に導入することで，ノック イン技術も可能となっている．

ゼブラフィッシュは遺伝学的に計画されて使 われ始めた，まだ歴史の浅い実験動物系である． 脊椎動物のでありながら順遺伝子学的手法がとれ ることから，計画，発展がなされ，さらに，操作 の簡易性から逆遺伝子学での利用や，モデル動物 としての利用も拡大している．

（辻川元一）

Topics

網膜変性疾患に対する iPS 細胞を用いた再生治療

　近年，網膜変性疾患に対する治療の1つとして網膜細胞の移植による再生治療が注目されている．従来，中枢神経は一度変性したら回復は難しく，高次なネットワークを構築していることから，変性したあとにそれを修復するのは困難なことと思われていた．

　近年iPS細胞の登場とともに，ES細胞やiPS細胞など多能性幹細胞から身体の組織の一部を作って失われた機能を再生する試みが行われるようになった．ここではわれわれが取り組んでいる網膜組織の再生について現在の進捗と展望をまとめてみる．

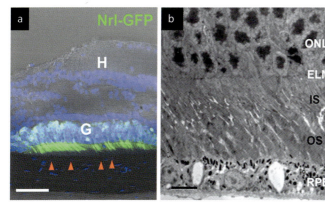
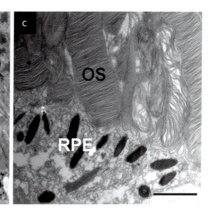
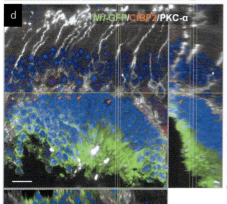

図1　マウス iPS 由来細胞の成熟とホスト網膜とのシナプス形成
a：マウス iPS 由来網膜を網膜変性マウス（rd1）に移植すると成熟し，外節構造を形成する（赤矢頭）．移植視細胞（緑），H：ホスト網膜，G：移植片．
b，c：電顕での拡大像．
d：ホスト網膜と移植視細胞とのシナプス形成（赤矢印）．移植視細胞（緑），前シナプスマーカー（赤），双極細胞（白）．
（Assawachananont J, Ando S, Takata N, et al：Transplantation of embryonic and induced pluripotent stem cell-derived 3D retinal sheets into degenerative mice. Stem Cell Reports. 2：662-674, 2014 より）

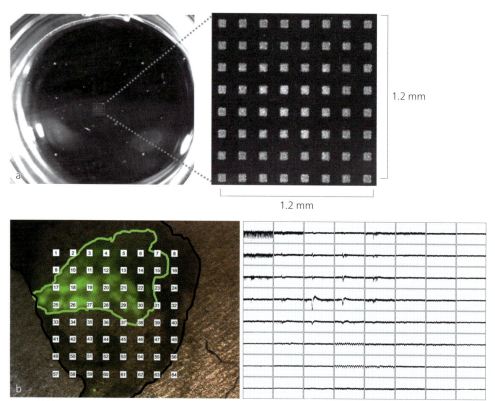

図2 移植後網膜の光応答
a：測定用多電極アレイ．64電極から同時に神経活動を測定できる．
b：移植後摘出したホスト網膜とその光応答（マイクロERG）．緑の範囲に移植視細胞が生着している．光刺激に対し，網膜電位図（ERG）に似た波形を記録できる．

❶ 網膜色素変性と視細胞移植の位置づけ

網膜色素変性は遺伝的な背景により，まずは暗所での視機能を司る杆体視細胞が，そして2次的に視力にかかわる錐体視細胞が徐々に失われていく疾患である．原因遺伝子は今では50以上挙げられており，原因遺伝子により病態や病気の進行速度もさまざまである．

視細胞層の形態的構造が保たれているけれども視細胞が機能していないマウス変性モデルにおいて，移植視細胞による機能回復が示されている．臨床現場では，視細胞がほぼ消失した末期の状態での移植視細胞の生着とシナプス形成が課題であろう．また，網膜色素変性では杆体細胞が錐体視細胞を維持する因子を出していると考えられており，杆体細胞を補うことで，中心部の錐体細胞の2次的な変性に対する保護効果も期待できるかもしれない．

❷ ES/iPS細胞由来網膜組織

2011年に永楽らが，そして翌年には中野らが，それぞれマウス，および人のES細胞から網膜様組織が分化できることを示した．われわれはマウスiPS由来網膜組織もヒトES由来網膜組織も，移植後，視細胞が層構造と外節という成熟形態を形成すること，マウスでは免疫組織学的にホスト-グラフト間のシナプス形成を確認した（図1）．これらの移植後成熟した分化網膜組織はしばしばロゼット構造をとるが，移植後網膜の多電極アレイを用いた解析で，これらのロゼット状の視細胞も光に反応することを確認している（図2）．その応答が，シナプスを介してホストに伝わるかどうかは行動解析など含め，現在さらに検証を進めている．

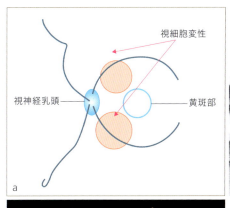
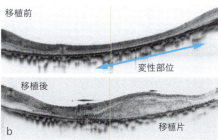
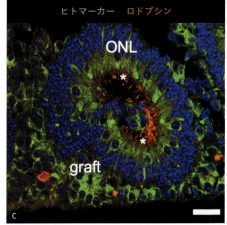

図3 サル視細胞変性モデルの作製とヒトES由来網膜組織の移植後成熟
a：中心外に視細胞変性部位を作製した．
b：変性部位を移植後の網膜断層像．
c：移植後摘出標本で移植片はロドプシン陽性（赤）の成熟した外節様構造（＊）をもつ層構造を形成した．
(Shirai H, Mandai M, Matsushita K, et al：Transplantation of human embryonic stem cell-derived retinal tissue in two primate models of retinal degeneration. Proc Natl Acad Sci USA 113：E81-90, 2016. PNAS plus in press より)

❸臨床応用に向けてのサルモデルの作製

臨床応用にあたっては，実際に移植する条件，手術手技の確認などから，サルなどの中型モデルでの実験が必要である．最初の臨床応用を，杆体の多い黄斑の周辺部に行うことを想定して，われわれは黄斑周辺に移植後評価をするに十分な範囲の，かつ視細胞がほぼ完全に消失するようなモデルを作成し，そこにヒトES細胞由来網膜組織を移植し，免疫抑制下，サルの変性網膜下においてもこれらの移植片が視細胞層を形成して成熟することを確認した(図3)．今後これらのモデルを用いて，実際的な移植条件についても検討を進めていく予定である．

❹移植治療の今後の展望

現在われわれは視細胞の成熟の観点からは，分化培養によりほぼ胎児網膜同等のものを得ることができるようになっていると考えられる．これらのヒト組織を長期培養すると，内層細胞の一部と視細胞層が残存する．視細胞の移植という目的からはこれは望ましく，適切な時期や条件を設定すれば，極力不要な細胞は持ち込まずにシナプスの形成を促進できるかもしれない．現段階ではシナプス形成効率はやや不安定だが，一定以上の効果を確定できるような条件を検討中である．

視細胞移植による効果は未知数である．最初は光がわかるだけ，または暗いところもうっすら何かある気配がわかる，その程度かもしれないが，ヒトES細胞由来網膜には錐体細胞もできており，錐体細胞では視物質サイクルはMüller細胞との間でも回ることから，錐体細胞が生着すればよりよい視機能獲得も期待できるかもしれない．

現在ヒトiPS細胞は日本人に多い遺伝型での細胞バンクが作られつつあり，最も多くの日本人に適合性の高い株を用いれば約10人に1人が低い

拒絶リスクで移植を受けられると考えられている．視細胞移植の臨床研究もその株を用いる予定である．

　視細胞の再生治療はまだまだ出発点に立ったばかりであるが，内在性の回復力，再生能力の力を借りつつ進化していく治療でもある．体のほかの部分と同様，リハビリテーションにあたる，いわゆるロービジョンケアも治療後の大事な成功要因の1つであろう．

参考文献

1) Pearson RA, Barber AC, Rizzi M, et al：Restoration of vision after transplantation of photoreceptors. Nature 485：99-103, 2012
2) Eiraku M, Takata N, Ishibashi H, et al：Self-organizing optic-cup morphogenesis in three-dimensional culture. Nature 472：51-56, 2011
3) Nakano T, Ando S, Takata N, et al：Self-formation of optic cups and storable stratified neural retina from human ESCs. Cell Stem Cell 10：771-785, 2012
4) Assawachananont J, Mandai M, Okamoto S, et al：Transplantation of embryonic and induced pluripotent stem cell-derived 3D retinal sheets into retinal degenerative mice. Stem Cell Reports 2：662-674, 2014
5) Shirai H, Mandai M, Matsushita K, et al：Transplantation of human embryonic stem cell-derived retinal tissue in two primate models of retinal degeneration. Proc Natl Acad Sci USA 113：E81-90, 2016

〔万代道子〕

II 網膜変性のメカニズム
―遺伝子異常で視細胞死に至る経路

A 酸化ストレス

　細胞が正常に機能するために必要なエネルギーの多くは，ミトコンドリアでの酸素呼吸によって供給される．しかし，酸素呼吸の過程において，取り込まれた酸素の一部はスーパーオキシドや過酸化水素などの活性酸素となる．また好中球や単球などの炎症細胞において，NADPHオキシダーゼが細胞膜上で活性化すると，大量のスーパーオキシドが生成される．これらの活性酸素は，細菌や老廃物の除去に役立つ一方で，過剰に存在すると自身または周囲の細胞を障害する．これらの活性酸素に対する防護機構として，生体はスーパーオキシドジスムターゼ(superoxide dismutase：SOD)やグルタチオン，チオレドキシンなどの抗酸化物質を有する(図1)．酸化ストレスとは，活性酸素による障害と防御機構とのバランスが崩れた状態を指し，持続するとゲノム・蛋白質・脂質の酸化損傷によって，細胞さらには組織の恒常性が破綻する．

　酸化ストレスは，従来動脈硬化や糖尿病などの生活習慣病や癌の発症との関連が知られていたが，筋萎縮性側索硬化症においてSODの遺伝子変異が同定されるなど，神経変性疾患にも深く関与している．網膜色素変性(retinitis pigmentosa：RP)などの遺伝性網膜変性疾患においても，近年病態への酸化ストレスの関与が明らかとなっており，抗酸化による治療法の開発が試みられている．本項では，特にRPにおける視細胞死のメカニズムに着目し，酸化ストレスの網膜変性へのかかわりについて最近の報告を中心に概説する．

I. RPと酸化ストレス

　RPは網膜に発現する分子の遺伝子異常によって視細胞が障害される疾患群で，わが国で失明原因の上位を占める難病である．典型的なRP患者では，杆体細胞の機能や構造にかかわる分子に異常があり，そのために夜盲や周辺視野狭窄をきたす．錐体細胞が担う中心視力は，病中期までは比較的保たれるものの，網膜変性の進行に伴い障害され，最終的

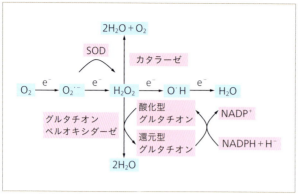

図1　活性酸素と酸化修復酵素
スーパーオキシド(O_2^{-})はSDOの触媒作用によって過酸化水素(H_2O_2)に代謝される．この反応により生じた過酸化水素はカタラーゼやグルタチオンペルオキシダーゼによって還元され，H_2Oに代謝される．
(江口裕伸，藤原範子，大河原知水：酸化ストレスと健康．生物試料分析 32：247-256，2009より改変)

には失明に至る．これまでに50種類以上もの原因遺伝子が同定されているが，これらの遺伝子異常によって杆体・錐体細胞死が起こるメカニズムは十分に解明されておらず，治療法の開発にもつながっていない．しかしながら，RPは臨床的には共通する特徴をもつ疾患群であり，遺伝子異常に起因する発症機序は異なっていても病態形成過程においては共通する分子学的・生物学的特性が存在すると考えられる．

　RPでは網膜変性に伴い網膜血管の狭細化が起こるが，これは視細胞の減少によって脈絡膜からの酸素供給が相対的に過剰となるためと考えられている．このような背景から，Campochiaroらは酸化ストレスがRPの病態，特に杆体が失われたあとの錐体細胞死に関与するとの仮説を立て，動物実験を行った．その結果，RPモデル動物の視細胞において，ゲノム・蛋白質・脂質の酸化が高度に起こっており，さらにこれらの酸化損傷は遺伝子異常の種類にかかわらず共通して存在することがわかった．またRPモデル動物に大量の抗酸化薬を投与したところ，錐体細胞死が著明に抑制されたことから，RPにおいて酸化ストレスは錐体細胞死の誘導に重要であることが明らかとなった．

　またわれわれの検討では，少なくとも2種類のRPモデル動物において，多くの杆体細胞が残存しているごく早期の段階から，網膜外層の酸化障害が起こっていた．さらに抗酸化薬の投与や酸化修復因子の過剰発現によって杆体細胞死が抑制されたことから，酸化ストレスは2次的に誘導される錐体細胞死のみならず遺伝子異常による杆体細胞死にも関与すると考えられる．RPの原因遺伝子は酸化反応には直接関連しないものの，杆体細胞における異常な光伝達シグナルや杆体細胞のストレス反応に呼応したミクログリアなどが，活性酸素のソースとなっている可能性がある．

II.　抗酸化による視細胞保護治療の試み

　RPの病態における酸化ストレスの重要性が明らかとなるにつれて，抗酸化作用を有す

る薬剤や遺伝子を用いたさまざまな治療法が試みられており，少なくとも動物モデルにおいてはその有効性が示されているので，そのなかからいくつかの治療法を取り上げて紹介する．

1. 抗酸化物質（ビタミンC，ビタミンE）

ビタミンCやEはスーパーオキシドなどの活性酸素を除去することで，抗酸化作用を示す．KomeimaらはビタミンC（アスコルビン酸），ビタミンE（αトコフェロール）などの抗酸化物質をrd1マウスに大量に投与することにより，錐体細胞死が有意に抑制されることを示した．また他のRPモデル動物においても同様の視細胞保護効果がみられることから，抗酸化物質はRPに対する有用な治療法となりうる．しかしこれらの実験で用いられた薬剤の濃度は，通常サプリメントとして摂取される量の数十倍であることから，同等の濃度を臨床的に用いることは全身的な副作用の観点から困難と考えられる．

ビタミンC，Eなどの抗酸化物質のヒト眼疾患に対する効果については，大規模なランダム化比較試験（AREDS）において検証されており，加齢黄斑変性の進行を予防したと報告されている．一方，Parkinson病やAlzheimer病を対象としたランダム化比較試験では，ビタミンEの有効性は認めなかったと報告されており，今のところ神経変性疾患に対する有効性を示すエビデンスはない．

2. N-アセチルシステイン（N-acetylcystein：NAC）

NACはグルタチオンの前駆物質であり，活性酸素の処理により抗酸化作用を示す．LeeらはNAC溶液の飲水によって，RPモデルマウスの錐体細胞死が6か月間という長期間にわたって抑制されることを明らかにした．またわれわれの研究の結果から，NAC溶液の飲水によって杆体細胞死も著明に抑制されること，さらにサイトカインの産生やミクログリアの活性化など炎症反応が抑制されることがわかった．NACは活性酸素によるNF-κBの活性化を阻害するとの報告があり，抗酸化作用に加えて抗炎症作用により視細胞保護作用を示す可能性がある．

3. SOD

SODはスーパーオキシドと水素から酸素と過酸化水素を生成する反応を触媒する酵素で，最も重要な活性酸素消去酵素の1つである．哺乳動物では3種類のSODがあり，SOD1は細胞質，SOD2はミトコンドリア，SOD3は細胞外に存在し，それぞれの部位で抗酸化作用を示す．UsuiらはSODを過剰発現させることによって，RPモデルマウスにおける錐体細胞死が抑制されるか検討した．その結果は予想に反して，SOD2の過剰発現では錐体細胞保護効果が得られず，SOD1の過剰発現では逆に網膜変性が増悪した．SODの作用によって過酸化水素が生成されることから，SODに加えて過酸化水素を分解するペルオキシダーゼ（カタラーゼやグルタチオンペルオキシダーゼ4など）を同時に過剰発現させると，錐体細胞死が抑制された．これらの結果から，効率的な活性酸素の除去には複数の活性酸素消化酵素の補充が必要と考えられる．

4. NF-E2 related factor 2(NRF2)

　NRF2は遺伝子発現制御領域のantioxidant response element(ARE)に結合し，さまざまな抗酸化・抗炎症遺伝子の発現を誘導する転写因子である．定常状態ではNRF2はKeap-1という蛋白質に補足され，プロテアソーム系で分解される．酸化ストレス下では，Keap-1の酸化修飾によってNRF2の分解能が低下し，NRF2の核内移行によってAREからの遺伝子発現が起こる．Xiongらは，アデノ随伴ウイルスベクターを用いて*NRF2*遺伝子を視細胞に導入・過剰発現させることで，RPモデル動物における錐体細胞死の抑制効果を検討した．その結果，NRF2の過剰発現によって，SOD2とカタラーゼの過剰発現よりも強力な錐体細胞保護効果が得られることがわかった．NRF2の活性化により，SOD，グルタチオン，ペルオキシダーゼなどさまざまな抗酸化物質が転写されるため，より効率的でバランスのとれた活性酸素の除去が可能と考えられる．NRF2の活性化剤であるBG-12は，米国で多発性硬化症に対する治療薬として承認されており，病気の再発や進行を有意に抑制する．今後網膜疾患を含めた他の領域への応用が期待される．

III. 酸化によって視細胞死が起こるメカニズム

　このようにRPの病態における酸化ストレスの重要性は明らかとなっているものの，視細胞のどの部位の酸化損傷がどのような分子メカニズムで細胞死を引き起こすのかは明らかとなっていない．遺伝情報を担うゲノムの酸化は，その蓄積によってDNAの変異や欠失を生じ，癌や神経変性疾患の原因となる．そこでわれわれは，ゲノムの酸化に注目し，RPの病態への関与について研究を行っている．

　アデニン，チミン，シトシン，グアニンの4つの塩基のうち，グアニンが最も酸化されやすいことが知られている．DNA中の酸化グアニンはアデニンと誤対合を起こし，点変異やDNA一本鎖切断の原因となる(図2)．酸化グアニンを特異的に認識する抗体を用いて，RPモデル動物(rd10マウス，RCSラット)でのゲノムの酸化損傷を検出したところ，病早期から杆体細胞の核内で著しく酸化グアニンが増加していることがわかった．また比較的若年のヒトRP患者の硝子体中においても，酸化グアニンの放出が増加していた(図3)．これらの結果から，酸化ストレスの1つの標的としてゲノムの酸化損傷の重要性が示唆された．

　ゲノムの酸化に対する防御機構として，細胞にはmutT homolog-1(MTH1)や8-oxo-dG DNA glycosylase(OGG-1)，mutY homolog(MUTYH)などのDNA酸化修復酵素が存在する．MTH1はヌクレオチドプール内に存在する塩基の酸化除去にかかわる酵素で，酸化塩基のDNAへの取り込みを抑制する(図2)．MTH1トランスジェニックマウスとの交配により，rd10マウスに*MTH1*遺伝子を過剰発現したところ，杆体細胞のゲノムの酸化ならびに細胞死が著明に抑制されることがわかった(図4)．さらにゲノムの酸化損傷による細胞内シグナルの変化について検討したところ，DNAの一本鎖切断からPARPの過剰活性化が誘導されること，またこれらのイベントはMTH1の過剰発現によって抑制されることがわかった．これらの結果から，ゲノムの酸化から細胞死が起こるまでのメカニズム

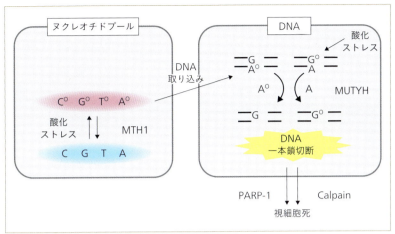

図2 ゲノムの酸化傷害による視細胞死の誘導
ヌクレオチドプール中の酸化塩基は，DNA 中に誤って取り込まれ，G：A^O 対合や G^O：A 対合を形成する．これらの誤対合した塩基は MUTYH の作用によって切り出され，DNA 一本鎖切断を生じる．DNA 一本鎖切断が多量に生じると，PARP-1 やカルパインの活性化により細胞死が誘導される．MTH1 はヌクレオチドプール内の酸化塩基を修復し，酸化塩基の DNA への取り込みを抑制する．

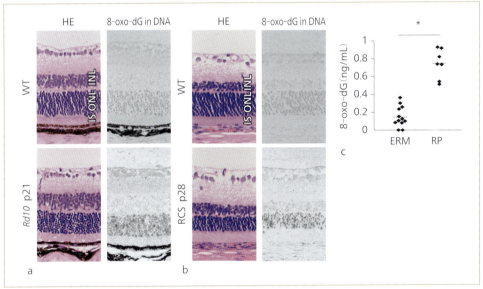

図3 RP におけるゲノム酸化損傷
RP モデル動物である rd10 マウス（a）ならびに RCS ラット（b）において，病早期から視細胞の核内に酸化グアニン（8-oxo-dG）の蓄積がみられた．また RP 患者の硝子体中では，網膜前膜（ERM）患者の硝子体と比較し，酸化グアニンの放出が有意に亢進していた（c）．このことからゲノムの酸化損傷は，RP の病態に広く関与している可能性が考えられる．

の一端が明らかとなり，ゲノム酸化損傷は RP の新たな治療標的になりうると考えられる．

　RP は遺伝学的に多様な疾患群であり，病変の広がり方や進行速度には個人差が大きい．治療としては，原因遺伝子に対するアプローチ（遺伝子治療）が理想であるが，多様な原因遺伝子に対応するためにはコスト面での問題があり，また杆体細胞に関連する遺伝子異常

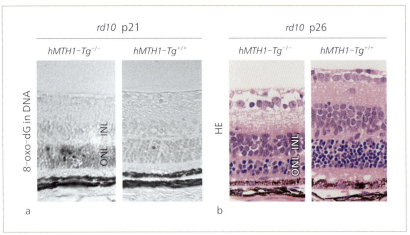

図4 MTH1過剰発現による視細胞死の抑制
ヌクレオチドプール内の酸化塩基を修復するMTH1遺伝子をrd10マウスに過剰発現させると，視細胞のゲノム酸化損傷が減少し（a），視細胞死が著明に抑制された（b）．ゲノムの酸化損傷は，酸化ストレスが視細胞死を起こすメカニズムの1つとして重要である．

の場合には早期に治療を開始する必要がある．酸化ストレスは杆体・錐体細胞死ならびに網膜炎症などRPの病態に広く関与しており，疾患群であるRPに共通する治療標的になる可能性がある．今後酸化ストレスに関連する研究が発展し，新たな治療薬開発につながることを期待したい．

参考文献

1) Komeima K, Rogers BS, Lu L, et al：Antioxidants reduce cone cell death in a model of retinitis pigmentosa. Proc Natl Acad Sci USA 103：11300-11305, 2006
2) Usui S, Oveson BC, Iwase T, et al：Overexpression of SOD in retina：need for increase in H2O2-detoxifying enzyme in same cellular compartment. Free Radic Biol Med 51：1347-1354, 2011
3) Murakami Y, Ikeda Y, Yoshida N, et al：MutT homolog-1 attenuates oxidative DNA damage and delays photoreceptor cell death in inherited retinal degeneration. Am J Pathol 181：1378-1386, 2012
4) Yoshida N, Ikeda Y, Notomi S, et al：Laboratory evidence of sustained chronic inflammatory reaction in retinitis pigmentosa. Ophthalmology 120：e5-12, 2013
5) Xiong W, MacColl Garfinkel AE, Li Y, et al：NRF2 promotes neuronal survival in neurodegeneration and acute nerve damage. J Clin Invest 125：1433-1445, 2015

〔村上祐介〕

B 小胞体ストレス

　網膜変性のなかでも，網膜色素変性は視細胞もしくは網膜色素上皮細胞の遺伝子変異により，最終的に視細胞変性が引き起こされる疾患である．すでに知られている約50個の変異遺伝子（Daiger SP, et al, 2013）のなかでも，視細胞の機能蛋白であるロドプシン遺伝子においては100個以上の変異が報告されている．変異ロドプシン遺伝子がコードする蛋白構造はシミュレーションされ，そのなかのいくつかは小胞体ストレスを生じることで視細胞死を引き起こすというメカニズムが想定されている．本項では，小胞体ストレスについての概略とともに，網膜色素変性と小胞体ストレスの関係を述べる．

I. 小胞体ストレスとは

1. 小胞体ストレスの発生機序

　遺伝子情報をもとに合成された蛋白は，細胞内小器官である小胞体（endoplasmic reticulum：ER）を通って細胞内の目的地に運搬される．その間に，蛋白には糖鎖などによる修飾が加えられたり，折りたたまれて（foldingされて）高次構造を形成したりする．それにより，合成された蛋白は実際に機能する形となり，ゴルジ体を介して最終的な局在部位に届けられる．正常な蛋白はERシャペロン分子により決まった高次構造を形成するべく折りたたまれるが，異常蛋白はER内で異常な折りたたみ方（misfolding）をされ，異常な高次構造をした蛋白（misfolded protein）が蓄積する．ER内に蓄積した異常蛋白は小胞体ストレス（ERストレス）（図1）を引き起こす．細胞内では，このストレスを回避し蛋白の恒常性を維持しようとして unfolded protein response（UPR）をはじめとしたさまざまなストレス応答機構が作動する．しかし，その自己防衛機能を超えるストレスが蓄積すると，細胞は機能不全に陥りやがて死を迎える．

2. UPRの機能

　UPRには主に3つの経路があることが知られる．activating transcription factor 6（ATF6），inositol-requiring protein-1α（IRE1α），および protein kinase RNA（PKR）-like ER kinase（PERK）という3つの経路である（図1）．これらの分子が活性化されると，蛋白の折りたたみを正常に近づけようとしてERシャペロンの発現が上昇したり，新規の蛋白合成を抑制

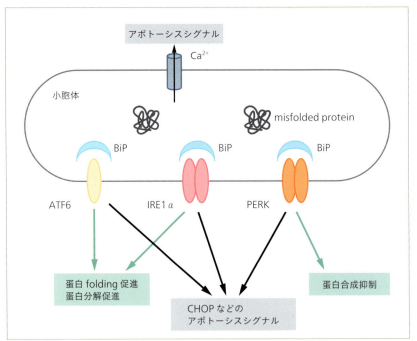

図1 ER ストレスの概要
小胞体の ATF6, IRE1α, PERK には通常は BiP が結合しているが，異常な構造をもつ蛋白（misfolded protein）の蓄積によりこれが外れるとそれぞれの分子が活性化して，蛋白の折りたたみ（folding）や分解促進，蛋白合成抑制などが生じる．これにより異常蛋白が蓄積しないようにする機構が働くとともに，CHOP などを介してアポトーシスシグナルが誘導される．ER からの Ca^{2+} の異常な放出もアポトーシスを促進する．これらの作用のバランスにより最終的な細胞の運命が決まる．

したり，異常蛋白を分解したりするといった ER ストレスを解消するための細胞内機構が活性化される．異常を察知して UPR を活性化させるためのセンサーの役割を果たす分子に binding immunoglobulin protein（BiP）という分子がある．ATF6 や IRE1α や PERK は，通常時には BiP が結合していて不活化されているが，異常蛋白蓄積によりこれが外れて活性化されるのである．

UPR は，上述のように ER ストレスを解消するための機構を活性化する一方で，transcriptional factor C/EBP homologous protein（CHOP）という転写因子を誘導し，アポトーシスの活性化も行う．ER ストレスを解消しきれなくなった細胞は排除されることになる．さらに，ER ストレス時には UPR とは独立したアポトーシス機構も活性化することが知られる．ER は細胞内の Ca^{2+} の主要な貯蔵器官であり，Ca^{2+} に結合するシャペロンが蛋白の折りたたみを行う．ER ストレスでは，ER からの Ca^{2+} の異常な放出がミトコンドリアやアポトーシス関連分子の変化を引き起こす．

このように，ER ストレス時にはさまざまな経路が活性化し，ストレス解消機構とアポトーシス機構のバランスで，細胞の運命が決まる．そして，この異常蛋白の蓄積により生じる ER ストレスは，さまざまな病態に関連しうる．糖尿病，自己免疫疾患，癌，神経変性などにおいて，その報告がある（Kim I, et al, 2008）．

II. 網膜色素変性とERストレス

　網膜色素変性にはさまざまな遺伝子変異の症例が含まれており，変異をもつ遺伝子によって，さらには同じ遺伝子でも変異の部位や種類によって，さまざまな細胞内イベントを生じうる．常染色体優性遺伝を示す網膜色素変性のなかでもロドプシン遺伝子変異は頻度が高いこともあり，これまでによく研究されてきた．遺伝子配列から高次構造を予測する研究，細胞に変異遺伝子を強制発現したときの影響を解析する研究，変異遺伝子をもつ遺伝子改変マウスによる研究などが行われている．そして，ロドプシン遺伝子変異にもさまざまな種類があるのだが，その蛋白の構造からERストレスを引き起こしうる変異が，多数報告されている．

　ロドプシンは348個のアミノ酸から成る7回膜貫通型の蛋白でクロモフォアとよばれる11-*cis*レチナールと結合して視物質として働く．ロドプシン遺伝子の変異はわかっているだけでも100〜120個以上あるとされる．また，常染色体優性遺伝の網膜色素変性のなかの30〜40％がロドプシン変異によるものだという．遺伝子変異の情報はRetinal Information Network（RetNet™，https://sph.uth.edu/retnet/）に更新される．

　異常遺伝子から産生される異常蛋白の構造から，ロドプシン変異はClass I〜IVに分けられる（分類不能のものもある）．そのなかでClass IIに分類されるものが蛋白のmisfoldingをきたし，ERストレスを引き起こすとされる．なお，ほかのClassには，foldingには異常はないが蛋白の輸送がうまくいかない変異，蛋白の安定性に異常がある変異，視物質としての光受容機能の制御異常をきたす変異などがある．

III. ロドプシン遺伝子変異とERストレス

　ロドプシンの遺伝子変異のなかでも米国で最も頻度の高いものは23番目のアミノ酸がプロリンからヒスチジンに変換されたP23Hであり，最もよく研究されている変異の1つである．

　P23H遺伝子をヒト胎児腎細胞由来のHEK293細胞株に強制発現した研究では，P23H変異型蛋白が細胞内に蓄積することが示され，本来であればロドプシンは蛋白分解機構の1つであるユビキチン・プロテアソーム機構により分解されるべきであるが，その分解機構にも影響して変性を引き起こすということが報告された．すなわち，防御反応として異常蛋白を分解しようとしても，その分解機構にも異常を与えかねないということになる．その後，P23H遺伝子改変アフリカツメガエルの網膜における研究で，P23Hロドプシン蛋白は視細胞内節のERにとどまっており，視細胞外節が変性していく様子が報告された（Tam BM, et al, 2006）．哺乳類ではないが，個体レベルでP23HのERへの影響が示されたことになる．さらに，HEK293細胞株にP23Hを強制発現した別の研究では，ERストレスの経路の1つであるIRE1の経路を人為的に活性化するとP23Hロドプシンの分解が促進されることが示された（Chiang WC, et al, 2012）．そして，ユビキチン・プロテアソーム機構だけでなく，オートファジー・リソソーム系というもう1つの代表的蛋白分解機構の活性化も誘導されることが示された．これらの結果から，遺伝子変異により異常蛋白が産

生されても，最初はむしろ蛋白分解機構が誘導されて分解されるが，処理しきれない異常蛋白が蓄積したり，異常蛋白のために分解機構が障害されたりしたときに，自己防衛とアポトーシス機構のバランスが変化して細胞死に至るという筋書きが推察される．それが，本疾患の徐々に進行するという特徴につながるのかもしれない．

IV. ERストレスを標的とした治療法開発に向けた研究

少なくともClass IIに属するロドプシン変異では，ERストレスが病態の一端を成すと考えられる．そこで，それに対する治療介入の可能性を探るための基礎研究が進められている．

1. 遺伝子改変動物を用いた研究

変異型蛋白はERストレスを生じるが，平常状態ではこのストレスを抑える分子にBiPがあることは上述の通りである．P23H変異型ロドプシンはBiP発現の低下を引き起こすことが知られているため，P23H変異モデルラットにBiPをアデノ随伴ウイルス(adeno-associated virus：AAV)で強制発現したところ，網膜内のERストレスマーカーを抑制し，さらには網膜電図(electroretinogram：ERG)の反応低下の抑制にも成功したと報告された．この研究ではBiPはロドプシンの正常な折りたたみを促進したわけではないが，アポトーシスシグナルに作用してアポトーシスを抑えたのであろうと報告された．一方，P23H遺伝子改変マウスにおいてERストレスで活性化されるアポトーシスシグナルCHOPやapoptosis signal-regulating kinase 1(ASK1)を抑制しても視細胞死は抑制できなかったという報告もある(Adekeye A, et al, 2014)．CHOPはERストレスの際にアポトーシスシグナルの活性化を促す転写因子であるが，それを抑制しただけでは視機能を守れないということである．上述のP23H変異モデルラットにおいてBiPがP23H変異型ロドプシン蛋白に対する効果をもたずに，アポトーシスシグナルを抑制したから視機能低下を抑制したのだとすると，合致しないことになる．さらなる解析が必要である．

2. iPS細胞を用いた研究

動物実験とは別に，網膜色素変性患者の体細胞をもとに樹立されたinduced pluripotent stem cells(iPS細胞)を用いた研究が行われた．患者はE181Kという181個目のアミノ酸がグルタミン酸からリジンに変換された，Class IIに属する変異をもっていた．この患者由来のiPS細胞を分化誘導した視細胞では，この変異を保持しており，ヒトの細胞で，それも視細胞の性質をもった細胞で，細胞死のメカニズムの解析が行われた．この細胞ではERストレスマーカーの発現が亢進しており，アポトーシスにより細胞死を生じることが示された．そしてERストレスでは次々にシグナルカスケードが活性化されてアポトーシスに至るのだが，その経路の各段階を抑制しうる試薬をそれぞれ投与することで，この遺伝子変異を保持したヒトiPS細胞由来視細胞のERストレスおよびアポトーシスが抑制されることが示された．その主なものにラパマイシンや，AMP-dependent protein kinase(AMPK)を活性化する5-aminoimidazole-4-carboxamide ribonucleotide(AICAR)があった．

この研究はヒト細胞で行われたことと，遺伝子導入ではなく薬剤を用いた研究であったことが，これまでのモデルマウスを用いた研究と異なるところであった．

V. 臨床応用に向けた課題

　網膜色素変性の遺伝子変異のうち，Class II に属するものは ER ストレスが原因で視細胞死を生じうることはモデル動物や患者由来の iPS 細胞を使用することで明らかにされてきた．そして ER ストレスを制御するという治療概念については複数の報告がある．しかし，実際にはどのような方法で臨床応用するかという点についてはさらなる研究が必要であろう．遺伝子導入の方法ではすべての細胞に導入することはおそらく困難で，また多くの患者が治療を享受するためには，薬物治療のほうがアプローチしやすいであろう．ヒト iPS 細胞を用いた上述の研究結果からはいくつかの薬物が提案され，そのなかでラパマイシンはすでに癌治療の分野で臨床応用されている薬物であることは興味深い．ただし，眼局所で作用させるにはどうしたらよいか，副作用は問題にならないかなど，将来的にヒトに臨床応用できるかについては，今後もさまざまな角度から研究する必要がある．とはいえ，疾患メカニズムが明らかにされていくことは新規治療法の開発の基盤を形成することになるため重要で，最近，ことに研究が盛んになってきていることは，将来に向けて明るい話題となるであろう．

　遺伝子診断の方法は着々と進歩しており，近い将来，遺伝子検査による早期発見が可能になるに違いない．将来的に視細胞死を抑制する神経保護薬が確立されれば，適切な病期から投与を開始することで視機能を守れるかもしれない．遺伝子変異があっても視機能障害をきたさない世の中が来ることを目指して，さらなる研究が行われる必要がある．

参考文献

1) Mendes HF, van der Spuy J, Chapple JP, et al：Mechanisms of cell death in rhodopsin retinitis pigmentosa：implications for therapy. Trends Mol Med 11：177-185, 2005
2) Sano R, Reed JC：ER stress-induced cell death mechanisms. Biochim Biophys Acta 1833：3460-3470, 2013
3) Illing ME, Rajan RS, Bence NF, et al：A rhodopsin mutant linked to autosomal dominant retinitis pigmentosa is prone to aggregate and interacts with the ubiquitin proteasome system. J Biol Chem 277：34150-34160, 2002
4) Gorbatyuk MS, Knox T, LaVail MM, et al：Restoration of visual function in P23H rhodopsin transgenic rats by gene delivery of BiP/Grp78. Proc Natl Acad Sci USA 107：5961-5966, 2010
5) Yoshida T, Ozawa Y, Suzuki K, et al：The use of induced pluripotent stem cells to reveal pathogenic gene mutations and explore treatments for retinitis pigmentosa. Mol Brain 7：45, 2014

〈小沢洋子〉

C ciliopathy

　ciliopathy は cilia（繊毛）の問題が引き起こす疾患であり，繊毛はいろいろな細胞に存在し構造が類似するために，症候群として他臓器疾患に併発する網膜変性が多く知られている．繊毛は細胞に突出する毛状構造をもち，これらの一部は細胞が体液の流れを感知したり，臓器の左右を決定したり，感覚を司ったり重要な役割をすることが知られている．視細胞には繊毛の一部と考えられる構造があり，特徴的構造をもつ．ciliopathy の理解にはまずこの構造の理解が有用と考えられる．

I.　繊毛と視細胞外節

　さまざまな細胞に繊毛とよばれる毛状の構造物が存在する．運動性の機能をもつものと非運動性のものがあり，前者はその構造のなかに 9 個のペア周辺微小管（A 小管，B 小管とよばれる）と 2 個の中心微小管をもち，後者は 9 個のペア周辺微小管が，規則正しく配列し軸糸（axoneme）とよばれる構造を形成する（図 1）．それぞれ従来型繊毛（conventional cilium），一次繊毛（primary cilium）ともよばれる．従来型繊毛は運動機能をもつために，精子，肺胞上皮細胞，脳室などに存在し，体液内の運動や，異物の排除にかかわる．一方，一次繊毛は感覚機能などを司るとされてきており，外界からの刺激を受容するためのさまざまな受容体として重要な役割を担う．網膜に存在する光受容に関係するのは後者の一次繊毛である（一次繊毛は感覚機能を司るだけでなく，運動機能を司るものもあることが報告された）．視細胞外節は繊毛が光受容組織に特別に変形したものといわれている．外節は connecting cilium（CC）で内節に結合しており，CC 内に軸糸が存在する．内節から外節には CC を通して特殊な分子のみが送られており，光情報受容のための特殊な構造を作る．そしてこの構造を維持するために特殊な機構が働いている．例えば内節と外節の間で分子運搬を行うためのダイニンやキネシンとよばれる分子が付属している．外節内にはこれら光情報処理に関連した 2,000 種類以上の分子があるといわれており，これら分子の構造・機能異常は視細胞機能異常に直接かかわるために，網膜変性を引き起こす原因として知られている．本項ではたくさんある分子の 1 つひとつの働きを記載することはできないので，特に視細胞外節発達の時期にかかわる分子群と外節を構成する分子群の運搬にかかわるものを概略する．略語が多く出現するが**表 1** を参照されたい．

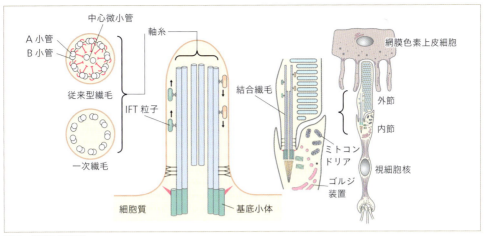

図1 繊毛と視細胞
図左に一般的な繊毛の構造を示し，右に視細胞の connecting cilium 近辺の拡大を示した．axoneme（軸糸）の構造などが類似している．

表1 ciliopathy にかかわる分子群*

TOPORS	topoisomerase I-binding RS protein，RP31
OFD1	oral-facial-digital type 1，oro-facial-digital syndrome，Joubert syndrome
RAB28	RAS-related small guanosine triphosphatase，Cone rod dystrophy
CC2D2A	coiled-coil and C2 domain 2A，arRP
FAM161A	family members in microtubule-network organization and centrosome biology，RP28，arRP
RP1 L1	retinitis pigmentosa 1-like 1，occult macular dystrophy
TMEM67	meckelin（MKS3），Meckel-Gruber，Bardet-Biedl，COACH syndrome
INPP5E	inositol polyphosphatase 5-phosphatase E，MORM syndrome（mental retardation，truncal obesity，retinal dystrophy and micropenis）
ARL13B	ADP-ribosylation factor-like protein 13B，Joubert syndrome
CEP164	centrosomal protein 164，Joubert syndrome，nephronophthisis
RP2	retinitis pigmentosa 2 protein
NPHP3	nephrocystin-3，nephronophthisis，LCA
ARL2BP	activated isoform of the small GTP-binding protein，arRP
BBS21	Bardet-Biedl syndrome
NINL	ninein-like protein，Usher syndrome，LCA
USH2A	usherin，Usher syndrome type 2
USH1C	harmonin，Usher syndrome type 1
USH1B（MYO7A）	myosin7a，Usher syndrome type 1
USH2C	very large G protein-coupled receptor-1（VLGR1），Usher syndrome type 2
CEP290	a putative 2,480-residue centrosomal protein，Joubert syndrome
RPGR	retinitis pigmentosa guanosine triphosphatase（GTPase）regulator
RPGRLP1	RPGR-interacting protein1（RPGRLP1），Joubert syndrome
ALMS1	Alström syndrome1，Alström syndrome
NPHP5	nephrocystin-5，Senior-Løken syndrome

*：本文に略語で記載されたもののみを示し，ciliopathy の一部のみが示されている．

II. 視細胞外節の発達と ciliopathy

　CCが発達する前段階の分子群として，TOPORS, OFD1, RAB28とよばれる分子などがciliopathyに関与し網膜変性を併発することが報告された．次に，軸糸の進展・発達の段階で網膜変性に関与する分子群としてCC2D2AやFAM161Aが報告された．さらに，軸糸が形成されると視物質など光情報にかかわる一連の分子群が外節に運ばれ円板が作られる．RP1やRP1 L1は軸糸の伸張や円板の発達にかかわり，その機能異常により網膜変性に併発するが，RP1 L1はoccult macular dystrophyにかかわることが判明した．また，RP1をリン酸化する視細胞特異的発現をもつ分子 MAK（make germ line cell-associated kinase）は変異することでCCが延長することが報告された．RP1の変異でCCが短縮し両者の変異で正常に類似するので，この2分子は相互作用がある可能性が推測されている．TMEM67も円板構成にかかわるが，この変異はMeckel-Gruber症候群として知られる網膜変性を引き起こす．繊毛には同時に脱リン酸化分子も存在し，繊毛の安定性に重要であると考えられているが，代表的なINPP5Eあるいは関連分子ARL13BやCEP164の変異も網膜変性を引き起こす．

III. 分子運搬と ciliopathy

　外節で光情報処理に関与する分子群は主として内節で作られて運搬されるが，運搬の障害も網膜変性にかかわる．視細胞内節で作られた蛋白質がどのようにCCを通って外節に運搬されるか不明の点もあるが，さまざまな分子群が関与するとされる．まず運搬には内節ゴルジ装置などで蛋白質のfoldingなどの準備が必要になるが，このような準備にRP2, NPHP3, ARL2BPなどの関与が知られており，網膜変性を併発するciliopathyの原因として知られている．

　次にCC内にある軸糸内の分子運搬（intraflagellar transport：IFT）であるが，IFTは内節から外節に分子を運ぶことにかかわるもの（anterograde IFT），逆に外節から内節に分子を運搬することにかかわる分子（retrograde IFT）に分けられる（図1）．前者でキネシンと複数の関連分子が複合体を作るが，その複合体はIFT complex B（IFTB）とよばれ，後者はダイニンなど複数分子がIFT complex A（IFTA）とよばれる複合体を形成する．Complex Bに含まれる分子の異常でJeune症候群，Complex Aにかかわる分子群の異常ではMainzer-Saldino症候群，Jeune症候群，Sensenbrenner症候群などが報告された．

　さらに，IFTAならびにBとともに分子運搬にかかわる重要な分子としてBBSomeとよばれるものを構成する分子群が存在する．これらの分子は20個以上報告されてきており（2016年6月現在），最近ではBBS21に網膜変性に関連する変異が報告された．代表的な表現形として肥満，知能障害，慢性腎障害，性腺機能低下，多指症・合指症を伴う網膜変性で知られるBardet-Biedl症候群がある．これらの分子異常により分子運搬障害が生じるのでロドプシンの異所性などが知られている．このとき外節構成にかかわるすべての分子に異所性が生じるわけではなく，例えば円板を構成するペリフェリンなどは正常な部位に収まるものもある．また，lebercilin, NINL isoform b, usherin（USH2A）なども相互作用し

分子運搬にかかわるが,さらに *MYO7A*(*USH1B*),*USH2C*,*USH1C* など最低9個の遺伝子が聴覚障害や平衡機能障害を伴う網膜変性を起こす Usher 症候群の責任遺伝子として報告され,臨床的に3型に分類されている.*USH1B* 異常は Leber 先天黒内障(Leber congenital amaurosis:LCA)でも知られている.

　正確な機能は不明でも IFT 機能にかかわる CEP290 とよばれる分子の異常も LCA から Joubert 症候群まで報告されている.CEP290 は USH 蛋白以外にも RPGR と相互作用をもつが,RPGR はこれまでのところ X 連鎖性網膜色素変性の多くと,網膜色素変性の約15%で変異があると報告されるくらいの多頻度で変異が報告されている.CEP290 や RPGR と相互作用のある RPGR-interacting protein1(RPGRLP1)も網膜色素変性,錐体杆体ジストロフィ,LCA にかかわることが知られている.これらの分子は腎臓の異常とも関係している.類似した分子群はほかにも多く存在し,例えば Alström 症候群として知られる網膜変性疾患の原因分子も軸糸の分子運搬にかかわる ALMS1 の異常であることが判明している.NPHP5 も RPGR と相互作用するが,この分子の変異は Senior-Løken 症候群にかかわり 100% の確率で網膜変性を併発するといわれる.

IV. 繊毛に存在する分子群相互の redundancy

　繊毛にかかわる1分子欠損マウスに関連他分子を過剰発現させることで表現形が改善することが報告された.さらに,繊毛は動物間で少し異なることがわかってきた.典型例は,Usher 症候群マウスモデルでは聴覚障害は起こしても網膜変性は起こさないことが報告され,動物モデル解析の限界を示していることも報告された.また,繊毛にかかわる分子群には細胞間でも働きが異なる可能性があることがわかってきた.ciliopathy の性質上,胎生死で詳細な機能が不明のものから表現型にあまり影響を与えないものまでたくさんの分子群が存在すると考えられている.

　繊毛の性質上,眼科領域研究者以外にもさまざまな領域の研究者が長年にわたって研究してきているために,ciliopathy に関与する報告はたくさんあり,本項で紹介できるのはごく一部にとどまる.また,上記したさまざまな症候群は網膜所見のみならず,その他の臨床所見や遺伝子変異においても各症候群で重なることが多いことが知られており,鑑別も難しいとされる.臓器の左右を決める機能を有する繊毛が,光情報を処理する外節と類似した機能をもつことを考えると,生命の進化のおもしろさがある.

参考文献

1) Wheway G, Parry DA, Johnson CA：The role of primary cilia in the development and disease of the retina. Organogenesis 10：69-85, 2014
2) Nonaka S, Shiratori H, Saijoh Y, et al：Determination of left-right patterning of the mouse embryo by artificial nodal flow. Nature 418：96-99, 2002
3) Akahori M, Tsunoda K, Miyake Y, et al：Dominant mutations in RP1 L1 are responsible for occult macular dystrophy. Am J Hum Genet 87：424-429, 2010

4) Omori Y, Chaya T, Katoh K, et al：Negative regulation of ciliary length by ciliary male germ cell-associated kinase(Mak)is required for retinal photoreceptor survival. Proc Natl Acad Sci USA 107：22671-22676, 2010
5) Lehman AM, Eydoux P, Doherty D, et al：Co-Occurrence of Joubert Syndrome and Jeune Asphyxiating Thoracic Dystrophy. Am J Med Genet A 152A：1411-1419, 2010

〔阿部俊明〕

D 慢性炎症

I. 慢性炎症と疾患

　炎症とは，生体に加わる有害刺激に対する生体防御反応である．炎症は急性炎症と慢性炎症に大別されるが，時間経過だけではない両者の相違点が明らかとなってきている．急性炎症は古典的には発熱，発赤，腫脹，疼痛を4徴とし，細胞・組織障害に伴って局所へ好中球を中心とした炎症細胞が浸潤する．原因物質が除去され，細胞・組織が修復されると炎症は収束に向かう．一方，慢性炎症では病巣での細胞・組織障害が持続し，単球・マクロファージやリンパ球などの免疫細胞の集積，線維化，血管新生などが起こる．通常，生体はさまざまな発症要因を排除し修復に向かおうとするが，炎症応答が不十分もしくは逆に過剰である場合には，組織が不可逆的に障害されてしまう．このような組織変化の過程もしくは結果は組織リモデリングとよばれ，臓器の機能不全をもたらすと考えられている．最近の研究では生活習慣病，癌，神経変性疾患などのさまざまな疾患の基盤病態として慢性炎症の関与が明らかとなっている．

　眼科領域でも，加齢黄斑変性などの発症において，組織の微小な障害に対して定常状態への修復反応が生じていることが示されており，遺伝性網膜変性疾患においては，網膜色素変性(retinitis pigmentosa：RP)を中心に慢性炎症の病態への関与について研究が進められている．本項では，われわれのこれまでの研究成果を中心に，慢性炎症と遺伝性網膜変性疾患との関連について概説する．

II. 網膜色素変性における慢性炎症

　RPは網膜に発現する分子の遺伝子異常によって徐々に視細胞が障害される疾患群で，中途失明の主要な原因の1つである．RPの原因遺伝子はこれまでに50種類以上が同定されているが，これらの遺伝子異常によってどのように視細胞が死に至るかはいまだ不明であり，有効な治療法が確立されていない．「網膜炎(retinitis)」という単語にみられるように，当初よりRPの病態に炎症は重要であると考えられていたが，原因遺伝子の探索がRPに対する研究の中心となり，炎症との関連は長らく忘れられていた．最近のわれわれの報告により，病態を修飾する因子の1つとして慢性炎症が再び注目されつつある．

表1　前部硝子体細胞数の分類

分類	細胞数（1視野あたり）
0	0個
±	1〜4個
1+	5〜9個
2+	10〜30個
3+	31〜100（推定）個
4+	無数

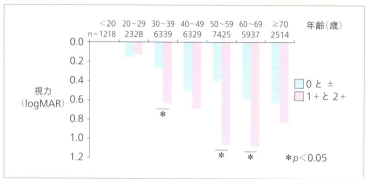

図1　慢性炎症と視機能の関与

1. 眼内炎症細胞と視機能

　神経変性疾患において病変部への炎症細胞の浸潤が知られているが，RP患者においても硝子体中へのマクロファージやリンパ球の浸潤が報告されている．実際にRP患者の前部硝子体をよく観察すると，細胞がたくさん浮遊していることに気づく．われわれは1×9 mmの垂直細隙灯顕微鏡光でみられる前部硝子体中の細胞数を計測し分類した（表1）．その結果，対照群では前部硝子体中に細胞をほぼ認めないのに対し，RP患者では37.3％の患者で1+以上の細胞を認めた．さらに1+以上の細胞数を認めたRP患者では，それ以外の患者と比較して最高矯正視力ならびにHumphrey 10-2視野検査での網膜感度が有意に低下していた（図1）．

　より客観的な評価を行うため，レーザーフレアーメーター®を用いて前房フレア値と視機能との関与を解析した．過去の研究において，前房フレア値は血液-眼関門の破綻や炎症により増加する蛋白濃度と比例し，RP患者では対照群と比較して有意に上昇することが報告されている．われわれの解析でも，RP患者で前房フレア値が有意に上昇しており，さらに前房フレア値は中心視機能と有意に相関していた．これらの結果から，RPにおける眼内炎症反応の亢進や，炎症と視機能低下との関与が示唆される．

2. 前房水・硝子体液の解析

　網膜疾患において，サイトカインやケモカインを含む可溶性因子が前房や硝子体腔に分泌され，さまざまな炎症反応の過程に関与することが報告されている．RP患者の前房水および硝子体液をmultiplex ELISA法を用いて検索したところ，インターロイキン（IL）-1β，monocyte chemoattractant protein（MCP）-1を含むさまざまなサイトカインやケモカインの発現が亢進していた．さらにRPモデルマウス網膜におけるIL-1β，tumor necrosis factor（TNF）-α，MCP-1などの発現を経時的に測定したところ，視細胞死が起こるとされる時期より前からサイトカインやケモカインの発現が亢進していることがわかった．これらのサイトカインやケモカインは，ミクログリア/マクロファージの走化，増殖，活性や，リンパ球のTh1，Th2応答に関与することから，さまざまな炎症細胞が複雑に絡み合う慢性炎症が，RPの基盤病態として存在することが示唆される．

3. 新たな治療法開発

　抗炎症療法といえば，まずはステロイド系抗炎症薬や非ステロイド系抗炎症薬が挙げられる．しかしながら，RPに対するこれら一般的な抗炎症療法の効果は臨床上あまり報告がなく，RPモデル動物への投与でも明らかな視細胞保護効果は確認されていない．近年の研究からRPに伴う慢性炎症の分子メカニズムの詳細が明らかになってきており，特定の炎症細胞や分子群を標的とした抗炎症療法の有効性が示唆されている．本項では，そのなかからいくつかの経路を取り上げて紹介する．

1）ミクログリア/マクロファージ

　ミクログリアは中枢神経系に常在するマクロファージで，酸化ストレスなどにより活性化され，局所での増殖，遊走，貪食の増強，サイトカインやケモカインの分泌などを引き起こし，神経変性に重要な役割を担うと考えられている．抗酸化薬は直接的な抗酸化作用だけでなく，間接的な抗炎症作用により神経保護効果を有することが報告されている．抗酸化薬である N-アセチルシステイン（NAC）をRPモデルマウスに経口投与したところ，NACを投与されたマウスでは，MCP-1などの発現が著明に低下していた．さらにミクログリアの活性化，網膜外層への浸潤が減少し，視細胞死が抑制された（図2）．これらの結果から，酸化ストレス下での過剰な炎症は網膜変性を促進させると考えられる．

　一方で，抗SDF-1抗体を用いて骨髄由来のミクログリア/マクロファージの浸潤を抑制すると，RPモデル動物の視細胞死が促進されるとの報告もある．また，活動性の高い血管内皮前駆細胞を眼内に注入するとマクロファージの浸潤を誘導し，網膜変性が抑制されるとの報告もあり，ミクログリア/マクロファージの特定の分画は網膜変性に保護的に働く可能性がある．近年，マクロファージは周囲の刺激因子に応じてTh1型免疫応答を担う炎症促進型のM1マクロファージと，Th2型免疫応答を担う炎症抑制型のM2マクロファージという2つの異なるサブセットへ分化することが明らかになっている．今後は，網膜変性過程で誘導されるミクログリア/マクロファージの質的分類ならびに経時的な変化をより詳細に明らかにする必要がある．

2）damage-associated molecular patterns（DAMPs）

　細胞が死に瀕すると，細胞内のさまざまな分子を細胞膜上に漏出あるいは細胞外に放出し炎症細胞にシグナルを送る．これらの分子はDAMPsとよばれ，細胞死と炎症のつなぎ手として着目されている．例えばアポトーシスの細胞から放出されるATPや細胞膜上に漏出したホスファチジルセリンは，マクロファージによるアポトーシス細胞の貪食を促進する．ネクローシスに陥った細胞からは細胞内のさまざまな分子が放出され，特にhigh-mobility group box（HMGB）-1はtoll-like receptorを刺激し，マクロファージを著明に活性化する．

　RPにおける杆体細胞死はアポトーシスによって起こることが知られているが，その後に生じる錐体細胞死については明確な報告がなされていなかった．われわれはRPモデルマウスを用いて錐体細胞死はネクローシスの所見を示すことを明らかとした．近年の研究

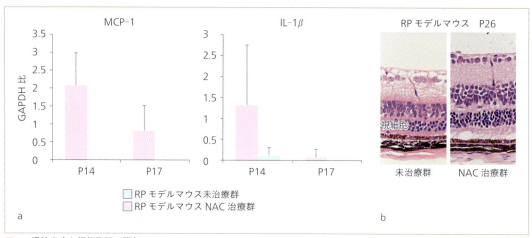

図2　慢性炎症と視細胞死の関与
RPモデルマウス網膜では，生後早期より炎症反応が認められたが，抗酸化薬投与によりその反応が抑えられ(a)，視細胞保護効果が認められた(b)．

から一部のネクローシスは receptor-interacting protein kinase(RIPK)など特定の分子の活性化を介して能動的に誘導されることが明らかとなってきている．そこで RIPK の阻害薬あるいは遺伝子欠失によって RIPK の活性を阻害したところ，RP モデルマウスの錐体細胞死は著明に抑制された．また，RIPK を阻害した RP モデルマウスでは，早期の炎症反応に変化はなかったが，錐体細胞死の時期に一致してミクログリア/マクロファージの活性化や浸潤の抑制を認めた．*in vitro* の実験では，ネクローシスを誘導した細胞から HMGB-1 などの DAMPs が放出されること，さらにネクローシス細胞由来の DAMPs を含んだ培養上清は，マクロファージを刺激し TNF-α，IL-6 などのサイトカインの発現を促進させることがわかった．これらの結果から，視細胞死によるさらなる炎症惹起という悪循環が RP の病態に存在する可能性が考えられ，それぞれの経路は新しい治療標的となりうる．

3)抗サイトカイン/ケモカイン療法

抗サイトカイン療法として現在使用されているものに TNF-α 阻害薬がある．現在，本邦では眼科領域において Behçet 病を適応とするインフリキシマブが使用されているが，アダリムマブを RP モデルマウスに腹腔内投与することにより視細胞保護効果が得られたとする報告がある．抗サイトカイン療法は抗 IL-1 療法や抗 IL-6 療法などが続々と登場している．炎症性サイトカインを標的とした分子標的薬は，ぶどう膜炎のみならず網膜変性疾患に対しても有用である可能性がある．

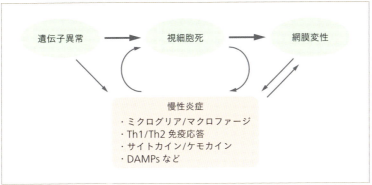

図3　遺伝性網膜変性疾患における慢性炎症の関与

IV. その他の遺伝性網膜変性疾患と慢性炎症

　これまでに得られた知見から，遺伝性網膜変性疾患における慢性炎症の関与について概略図を図3に示す．遺伝性網膜変性疾患における慢性炎症の意義に関しては，まだ研究の端緒についたばかりであり課題は山積している．複雑な慢性炎症の病態の解明によって，網膜変性疾患に対する新しい治療薬が発見されることを期待したい．

参考文献

1) Yoshida N, Ikeda Y, Notomi S, et al：Clinical evidence of sustained chronic inflammatory reaction in retinitis pigmentosa. Ophthalmology 120：100-105, 2013
2) Yoshida N, Ikeda Y, Notomi S, et al：Laboratory evidence of sustained chronic inflammatory reaction in retinitis pigmentosa. Ophthalmology 120：e5-12, 2013
3) Murakami Y, Matsumoto H, Roh M, et al：Receptor interacting protein kinase mediates necrotic cone but not rod cell death in a mouse model of inherited degeneration. Proc Natl Acad Sci USA 109：14598-14603, 2012
4) Murakami Y, Matsumoto H, Roh M, et al：Programmed necrosis, not apoptosis, is a key mediator of cell loss and DAMP-mediated inflammation in dsRNA-induced retinal degeneration. Cell Death Differ 21：270-277, 2014
5) Murakami Y, Yoshida N, Ikeda Y, et al：Relationship between aqueous flare and visual function in retinitis pigmentosa. Am J Ophthalmol 159：958-963 e951, 2015

〔吉田倫子〕

E 細胞内カルシウム濃度

　網膜変性疾患になぜ細胞内カルシウムがわざわざ 1 つの項目として取り上げられたのだろうか，と不思議に思われる読者もおられることと思う．その答えはあらゆる細胞の機能においてカルシウムがシグナルを伝達する役割を果たしていることが基本としてあり，それは生理的な細胞本来の働きに始まり，細胞死というある意味異常な状態に至るまで普遍的にみられる現象だからである．網膜変性に焦点を絞ると，網膜色素変性に代表される遺伝性網膜変性では視細胞の原発性変性すなわち視細胞死が根本的な病態である．この視細胞死のシグナルの 1 つが細胞内カルシウムイオン濃度の上昇であり，ここにカルシウムと細胞死，そして網膜変性とが結びつく経路がある．ただし，細胞内カルシウムを起点とする視細胞死の全容はまだ完全に解明されてはいない．しかしながら，網膜変性を細胞内カルシウムという視点で眺めることもこの難解な疾患群に対する認識をある程度深める一助になると思われる．

I.　細胞内カルシウムの生理的役割

　カルシウムイオンは各種の細胞機能においてそのオン(on)とオフ(off)のシグナルを伝達する物質(シグナルメッセンジャーあるいはセカンドメッセンジャー)として大変重要な働きを担っている．細胞外のカルシウム濃度は通常 10^{-3} M 程度であるが，細胞質内のカルシウムは 10^{-6}〜10^{-8} M と細胞外と比べて 1 千〜10 万倍も低い濃度に保たれている．この急峻な濃度勾配は細胞膜や小胞体，ミトコンドリアの膜に存在する各種のカルシウムチャネルやポンプによって厳密に保持されている(図 1)．これをカルシウムホメオスタシスという．細胞内の多くの機能性蛋白質にはカルシウムが結合することで活性化し，本来の働きを果たすものが数多く存在する．その多くは生理的に起こる瞬間的で細胞内局所的なカルシウムイオン濃度の上昇に反応すると考えられている．しかし，その場合でも役割を果たしたカルシウムイオンは各種のポンプによって直ちに細胞外ないし小胞体などの細胞内小器官に汲み出されるため，カルシウム濃度の上昇は一時的な現象で収まり，必要以上に長引くことはなくホメオスタシスが保たれる．

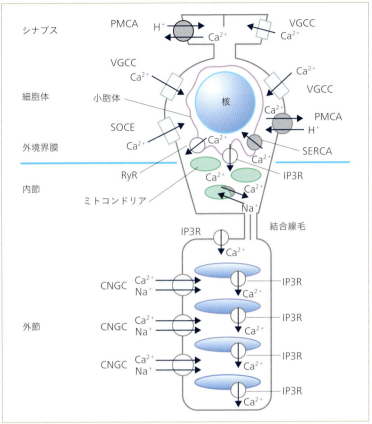

図1 杆体視細胞におけるカルシウムチャネルの概略
略語は以下の通り．CNGC：cyclic-nucleotide-gated cation channel．VGCC（L-type）：voltage-gated calcium channel．PMCA：plasma membrane calcium ATPase．SOCE：store-operated calcium entry．SERCA：sarcoplasmic-endoplasmic reticulum Ca^{2+}-ATPase．IP3R：inositol 1, 4, 5-triphosphate receptor．RyR：ryanodine receptor
ミトコンドリアからのカルシウムイオンの放出は Na^+/Ca^{2+} トランスポーターと Ca^{2+} ユニポーターチャネルからなっている．

II. カルシウムと細胞死

　細胞内カルシウムが注目を集めるようになったのは，細胞が死を迎えるときに，細胞質内のカルシウム濃度が上昇することが知られるようになったからである．しかし，この場合は先に述べた各種の生理的な反応経路とは異なり，カルシウムイオンは生理的な範囲を超えて異常に高濃度に，しかも長時間続くため，各種の病的な反応がまるで暴走でもするかのように引き起こされ，細胞の機能も構造も破綻して，それぞれの状況に応じた各種様式の細胞死がスイッチオンとなる．

　この各種様式の細胞死機構は非常に複雑であり，まだその概要は完全には解明されていないものの，いくつかの反応経路がこれまでの研究によって知られてきている．それらには形態学的に大きく分けて3つの種類にまとめられている．第1はアポトーシス（apoptosis）とよばれるもの，第2はネクローシス（necrosis）またはネクロトーシス（necroptosis）とよばれるもの，そして第3はオートファジー（autophagy）である．さらに，これらの3種類に

大別される細胞死の様式のいずれにも細胞内カルシウムホメオスタシスのアンバランスが密接に関与していることが報告されている．

III. アポトーシスとカルシウム

　細胞死の研究は20世紀に主として線虫を用いて行われたため，線虫において起こる主な細胞死の様式が細胞死一般の主要な経路だと多くの研究者が錯覚した．しかし，現在ではアポトーシスそのものも多様性のあるさまざまな反応経路から成り立っていることが知られるようになってきた．線虫によって明らかにされたアポトーシスはしばしば古典的アポトーシス（classic apoptosis）とか，カスパーゼ依存性アポトーシス（caspase-dependent apoptosis）などとよばれる．その反応経路はカスパーゼ酵素群の連鎖反応によって最終的に細胞骨格，各種細胞内蛋白質およびDNAの断片化を起こし，細胞を死に至らしめる．その過程で細胞質内カルシウムイオン濃度の上昇が起こり，それがミトコンドリア膜の透過性亢進を引き起こす．すると，ミトコンドリアマトリクス内のチトクロームCの細胞質への放出が起こり，この現象が細胞障害を促進する．一方で，古典的アポトーシスに対してカスパーゼ非依存的アポトーシス（caspase-independent apoptosis）とよばれるアポトーシスの反応がある．その1つがアポトーシス誘導因子（apoptosis inducing factor：AIF）による経路で，平常時にミトコンドリア膜間腔に不活化されて固定されているAIFが，ミトコンドリア内のカルシウムイオン濃度の上昇に伴い活性化されたカルパインによって限定分解されることで遊離・活性化し，活性型AIFがミトコンドリア内から核へ移動することによってDNAの断片化が起こるというしくみである．この場合のミトコンドリア内カルシウム上昇は細胞質内カルシウム上昇が引き金となると考えられている．この経路はカルシウム濃度上昇が10分以上継続しないと発動しないことは興味深い．アポトーシスでは最終的に細胞内容物はアポトーシス小胞に包まれるため，周囲の細胞に迷惑を及ぼすことなくマクロファージなどによって処理される．視細胞変性も多くはアポトーシスによって進行すると考えられている．

IV. ネクローシスまたはネクロトーシスとカルシウム

　ネクローシスは以前，細胞の受動的な死であり，アポトーシスに対応するものとしてとらえられていたが，最近の研究により細胞死の際のカルシウム濃度や酸化ストレスなどの状況に応じて細胞はアポトーシスで死ぬか，あるいはネクローシスで死ぬかのスイッチを切り替えたり，あるいは両者の反応同時を起こしたりすることがわかっている．このことからネクローシスもあらかじめプログラムされた反応経路であることが知られることとなり，ネクロトーシスというよび方もされるようになった．一般的には細胞内のATPが枯渇しているときにはネクロトーシスが選択される傾向があるらしい．網膜剝離における視細胞変性にネクロトーシスが関与することが報告されており，このことから網膜変性疾患においてもネクロトーシスによる視細胞死が関与している可能性は高い．ネクローシスを起こすとアポトーシスと異なり，細胞膜は破裂して内容物は細胞外にばらまかれることに

なるため，周囲の細胞を傷つけ，炎症反応などを惹起することになる．網膜変性に伴う炎症もこのことで説明できる可能性がある．生化学的には細胞内カルシウムの濃度上昇はホスホリパーゼを活性化し，これが細胞膜のリン脂質を分解することで細胞構造を脆弱化させることがわかっている．

V. オートファジーとカルシウム

オートファジーはそもそも細胞内で不要となった蛋白質をリソソーム酵素によって自己分解し，アミノ酸を新たな蛋白質合成のための材料として回収するリサイクル経路として知られ，生理的に起こっている反応であると認識されていた．その後，研究が進むにつれ，ミトコンドリアなどの細胞内小器官の分解やそれに続く細胞死をも受け持っていることがわかった．オートファジーによる細胞死ではアポトーシスと異なり，クロマチンの濃縮はみられずに，細胞質内に大きな空胞状の構造物（オートファジー空胞）を形成する．この空胞の形成やリソソーム酵素の活性化にカルシウム依存性酵素が関与している．細胞死がオートファジーを経由するかアポトーシスを用いるかについても両者の間には制御機構があるらしいが，詳細はまだわかっていない．

VI. 視細胞におけるカルシウム調節機構

視細胞杆体にも各種のチャンネルが存在してカルシウムホメオスタシスが維持されている(図1)．杆体は光受容，興奮伝達および視物質代謝など高度に分化した機能と形態をもつ．カルシウムチャンネルはその部位により異なるが，細胞体とシナプス部の細胞膜にはL-type電位依存性カルシウムチャネル(VDCC)，外節細胞膜にはcGMP依存性陽イオンチャネル(CNGC)が存在しているほか，細胞内カルシウム貯蔵庫として小胞体，外節，ミトコンドリアにそれぞれカルシウムチャネルが存在している．このうちCNGCはロドプシンの光受容から始まるphototransductionの最終段階で光受容後に起こる外節細胞膜の膜電位の変化に関与する．一方で，杆体の代謝はもっぱら内節と細胞体に存在する核，小胞体，ミトコンドリアなどで活発に行われ，この部位での細胞外からのカルシウムの供給は主としてVDCCを介すると考えられる．細胞内カルシウム貯蔵庫である小胞体にはイノシトール3-リン酸受容体(IP3R)があり，これを介して小胞体から細胞質やミトコンドリアなどへカルシウムが供給される．

VII. カルシウムと視細胞変性

1993年に網膜色素変性のモデル動物であるRCSラット，rdマウスおよびrdsマウスがその網膜変性過程においていずれもアポトーシスを起こしていると報告され，網膜色素変性における視細胞変性は原因遺伝子異常の多様性にかかわらず最終的には共通の単一反応経路に集約されるものと考えられた．しかし，その後の動物モデルを用いたさまざまな検討から，網膜色素変性モデルでの視細胞死の様式には多様性があり，例えば同じロドプシ

ン遺伝子であっても変異の種類が異なれば細胞死のパターンが異なるという事実が報告されるようになった．視細胞死にも他の細胞同様，その詳細な分子機構の全容は不明であるものの，アポトーシス，ネクロトーシスおよびオートファジーの3者が複雑に関係していると考えられている．したがって，それらいずれにも細胞内カルシウムが関与していることを根拠とすれば，視細胞死の制御を新規の治療法として考案する場合には，いかにして細胞内カルシウム濃度を制御するかという観点も十分に検討する価値があるものと考えられる．

VIII. カルシウム拮抗薬と視細胞保護

　視細胞死と細胞内カルシウム濃度上昇との関連性から，網膜変性の治療薬としてカルシウム拮抗薬の効果を検討したのは Frasson らである．彼らはジルチアゼムが VDCC と CMGC の両者を抑制することから視細胞変性に効果があるのではと考えて rd1 マウスにジルチアゼムを腹腔投与した．結果は形態的にも電気生理学的にも視細胞変性遅延効果がみられたが，その効果は VDCC 抑制効果によるのではないかと考察されている．ただし，ジルチアゼムの視細胞変性に対する保護効果の有無については賛否両論ある．その後，VDCC のみを選択的に抑制するニルバジピンによっても各種網膜変性モデル動物で視細胞保護効果がみられることが報告された．これらの結果を受けてわれわれは実際に網膜色素変性患者でニルバジピンが変性遅延効果を示すかどうかを検討した．投与群（1日4 mg）と対照群との中心視野感度低下の進行度（MD 値/年）は平均値でみると有意に投与群のほうが遅延していたが，実際には患者個人間のばらつきが大きく，薬物の感受性には多様性があることが示唆された．

参考文献

1) Norberg E, Gogvadze V, Ott M, et al：An increase in intracellular Ca^{2+} is required for the activation of mitochondrial calpain to release AIF during cell death. Cell Death Differ 15：1857-1864, 2008
2) Murakami Y, Notomi S, Hisatomi T, et al：Photoreceptor cell death and rescue in retinal detachment and degeneration. Prog Retin Eye Res 37：114-140, 2013
3) Chang GQ, Hao Y, Wong F：Apoptosis：final common pathway of photoreceptor death in rd, rds, and rhodopsin mutant mice. Neuron 11：595-605, 1993
4) Frasson M, Sahel JA, Fabre M, et al：Retinitis pigmentosa：rod photoreceptor rescue by a calcium-channel blocker in the rd mouse. Nat Med 5：1183-1187, 1999
5) Nakazawa M, Suzuki Y, Ito T, et al：Long-term effects of nilvadipine against progression of the central visual field defect in retinitis pigmentosa：an extended study. Biomed Res Int 2013：585729, 2013. doi：10.1155/2013/585729

〈中澤　満〉

F 光障害

　網膜は日々大量の(平均10^{12}〜10^{15}個とされる)光子を吸収している．このプロセスは網膜を介して外界の情報を得るという生物学的設計上必要なものではあるが，一方で過剰な光は網膜に不可逆的な障害をきたしうる．工業用レーザーなど非常に強い光ではごく短時間でも熱凝固や蒸散というかたちでの障害が起こりうるし，また網膜を障害する閾値以下の発熱しかない光量であっても，特定の波長に一定時間曝露され続けると細胞内の化学反応に起因する障害が生じうる．変性疾患との関連が問われるのは後者の photochemical damage であると思われる．なお日食網膜症として現れる網膜光障害の主体もこの photochemical damage である．本項ではこの photochemical damage による網膜光障害について述べる．

I. 光の波長

　光はその波長により性質が異なる．非常に短い波長ではγ線，X線として，長い波長ではマイクロ波や電波として認識される性質をもち，医療用，工業用，電化製品などに広く用いられている．人間が知覚できる範囲の光は可視光とよばれ，おおむね380〜780 nmの波長の光がこれにあたる．これより長い波長は赤外線(infrared：IR)，短い波長は紫外線(ultraviolet：UV)，紫外線のなかでも200〜380 nmの波長は近紫外線とよばれ，人体への影響の違いから，さらにUVA(315〜380 nm)，UVB(280〜315 nm)，UVC(200〜280 nm)に分けられる(図1)．光のエネルギーは光に含まれる光子の量とエネルギーにより決まり，光子のエネルギー：E(eV)はその波長：λ(nm)から，$E = 1240/\lambda$という式で計算できる．
　つまり同じ光量であれば波長が短いほどエネルギーが高いということがわかる．一方組織中への光の深達度は一般に波長が長いほど深くなり，短い波長の光は組織表面にしか影響を及ぼさない．臨床的にはこの深達度とエネルギーのバランスが問題となる．

II. 網膜へ到達する光の波長とその影響

　上記の分類のうち可視光は"可視"であることからわかるように当然網膜に到達している．それより長い波長も到達はしているが，光としては知覚できず，エネルギーも弱いため生理的に明らかな影響は及ぼさない．可視光より短い波長の紫外線はエネルギーが高く

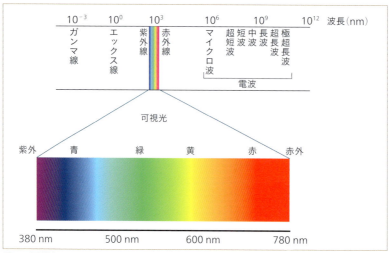

図1 電磁波のスペクトル
電磁波はγ線のような高エネルギーの状態からテレビやラジオ放送の電波のような状態まで幅広い状態をとる波動である．このうちヒトの眼では380〜780 nmの波長を光・色として認識でき，ここを可視光とよんでいる．

問題となるが，UVCはオゾン層で吸収されそもそも地表にほとんど到達しない．UVAとUVBは日焼けの原因になることからわかるように地表には到達しているが，眼球内では角膜，前房水，水晶体，硝子体に吸収されるため，網膜に達するのは1%以下である．白内障を摘出し眼内レンズにすると吸光スペクトルが変化するが，近年はそれも考慮して着色レンズを使用することが一般的になっている．俗説的なイメージで紫外線が悪いという話を聞くことがあるが，網膜の障害に関しては紫外線を作業に用いる工場や，滅菌装置などのブラックライトに当たり続ける状況，直射日光下での日除けなどを全く用いない長時間作業など，非常に特殊な場合以外ではその影響はさほど大きくないと考えられる．溶接のように大量の紫外線を発する作業でも，障害されるのは通常角膜上皮であって網膜ではないことを想起されたい．網膜光障害の主体は可視光，そのなかでも紫外線との境界付近のエネルギーの高い短波長の光である．

III. 実験的網膜光障害モデル

網膜光障害の研究は実験動物では1966年のNoellらの報告に始まっている．一番はじめの研究はラットを用いており，その後マウス，カニクイザル，ハムスター，ニワトリ，魚（ゴールデンシャイナー）などさまざまな種で報告がある．この実験系はマウスであればBalb/cなどの系統を数時間5,000〜8,000 luxの緑または白色光に曝露することで視細胞が特異的に障害されるというものである（**図2**）．5,000 luxという光量は一見大きくみえるが，日光が直接当たる場所の照度は100,000 luxにも達することを考えると，実はそれほどの光量ではない（**表1**）．

また興味深いことに200 lux程度の低い光量でも数日間という単位で連続して曝露することで視細胞障害が引き起こされることがわかっている．200 luxというと通常の住居内

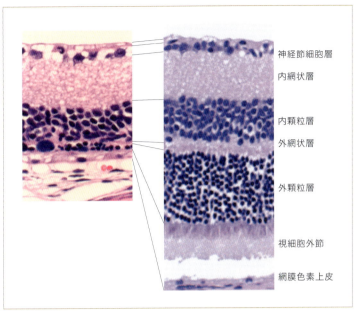

図2　マウスの網膜光障害実験
アルビノの系であるBalb/cマウスを暗順応指せたあと5,000 luxの光に2時間曝露した1週間後の状態が左の写真である．光曝露をしていない右側の写真と比べ，特に外顆粒層が強く障害されていることがわかる．

表1　環境中の照度の目安

屋外・快晴	100,000 lux
屋外・曇天	30,000 lux
手術室，術野のJIS基準	20,000 lux以上
学校の黒板のJIS基準	500 lux以上が望ましい
居間	200 lux
屋外・闇夜～満月	0.005～0.2 lux

での照度のレベルであり，日常生活で同様のことが起こっているのか不安を感じるが，サルでの実験では10,000 lux程度以下の光量では12時間照射でも障害はほとんどなかったとされている．このように光障害への感受性は種により，また同種間でも系により大きく異なる．ヒトにおいて生活環境中の光で網膜障害が起こるとは考えにくいが，2000年頃までは内眼手術時の光源により網膜障害が起こったというような報告もあり，眼底観察機器や内眼手術などでは注意が必要である．またこの障害は上記のように光の波長に依存しており，フルオレセイン造影に使うような短い波長では閾値が低くなる可能性があることにも留意する必要がある．

IV. 網膜光障害の分子メカニズムについて

　このように一定以上の光量を当てると網膜が障害されることは確かであるが，なぜ，どのように光照射で網膜が障害されるのかは完全にはわかっていない．phototransductionおよびvisual cycleが阻害された状態では障害が起こりにくいこと，十分な暗順応でロド

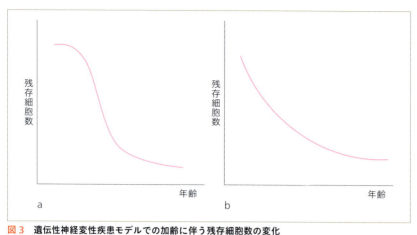

図3　遺伝性神経変性疾患モデルでの加齢に伴う残存細胞数の変化
もし加齢に伴いさまざまなストレスが蓄積していくのであれば，その影響は次第に大きくなりaのように細胞死が加速していくことが予想される．しかし実際の観測結果はbのように，常に一定の割合で細胞死が起こると想定した場合の予測に合致するものであった．遺伝子異常をもつ細胞がストレスを蓄積していき，最終的に死に至るという考え方ではこの結果は説明がつかない．

プシンが蓄積した状態では障害が強くなることから，ロドプシンの活性化に伴う all-trans-レチナールなどの代謝産物の蓄積，phototransduction の結果としてのナトリウムチャネルの持続的な閉鎖と細胞内カルシウム濃度の低下，などが機序として考えられている．また加齢に伴い網膜色素上皮に蓄積するリポフスチンは光を吸収し活性酸素を生み出すことが知られており，これによる酸化ストレスの影響も考えられ，実際に動物実験では抗酸化物質の投与で障害が軽減されることが報告されている．

V.　網膜光障害の臨床的意義

ではこのような機序の網膜光障害が，正常の網膜で，または遺伝性網膜変性疾患でどの程度起こっているのだろうか．これに関してははっきりしたデータがないのが現状である．そもそも，網膜変性を含む遺伝性神経変性疾患で起こる細胞死はランダムなイベントであり，さまざまなストレスの蓄積の影響は軽微であるとする研究もある．これはさまざまな神経細胞変性疾患の動物モデルでの細胞死を検討し，加齢に伴い個々の細胞が死ぬリスクが増えることはなく，一定もしくは減少したという結果に基づいている（図3）．

一方で pde6b に変異をもつ rd10 マウスのように 24 時間暗所で飼育すると視細胞の変性が遅れる系もあり，光照射が網膜変性に対し無関係とはいい切れない．ヒトでの影響を直接検討した報告は非常に限られているが，少なくとも網膜色素変性 2 例で片眼のみの遮光コンタクトレンズによる光遮蔽を 5 年間行った研究では僚眼との間で症状の変化に明らかな差はなかったとされている．

動物実験の結果からは過度の光が変性を早める可能性は否定できず，今後の研究で光遮蔽が特に有効な遺伝子型が同定されることも期待されるが，現時点では生活環境中の光が，特に網膜色素変性などの疾患をもつ患者では屋外での活発な活動は制限されているであろうことを考えると，疾患の経過に影響する可能性は低いといってよいだろう．

参考文献

1) Ham WT Jr, Mueller HA, Ruffolo JJ Jr, et al：Sensitivity of the retina to radiation damage as a function of wavelength. Photochem Photobiol 29：735-43, 1979
2) Berson EL：Light deprivation and retinitis pigmentosa. Vision Res 20：1179-84, 1980
3) Clarke G, Collins RA, Leavitt BR, et al：A one-hit model of cell death in inherited neuronal degenerations. Nature 406：195-199, 2000
4) Oishi A, Otani A, Sasahara M, et al：Granulocyte colony-stimulating factor protects retinal photoreceptor cells against light-induced damage. Invest Ophthalmol Vis Sci 49：5629-5635, 2008

〈大石明生〉

III 診断検査

A 一般検査(視力・視野・眼底検査)

I. 網膜変性疾患の一般検査

　遺伝性網膜変性疾患は，進行性，停止性に分類される．進行性の遺伝性網膜変性に対して現在まで有効な治療法は確立されていない．進行性の網膜変性疾患患者の診察にあたる場合は，患者および家族のメンタル面まで気を使いながら診察，診断を行う必要がある．

　病気の特徴上，遺伝することがあり家族にも病気に対する不安などを他疾患より与えやすく，家族単位での診察・説明が必要になる．さらに停止性の網膜変性疾患のなかにも進行する症例が報告されており，そのこともふまえ，定期的な経過観察が重要であることを患者に説明する必要がある．

　網膜変性患者が，その専門外来受診をする際は，大きく分けて，以下のように3パターンがある．

① 夜盲や羞明，視野狭窄，視力低下でなど変性疾患による症状があり眼科受診または紹介受診をする．
② 家族に網膜変性疾患患者がいるために，同症状があるまたは症状はないが発症の有無を確認するため受診する．
③ 無症状で，他症状で眼科を受診した際に眼底検査で発見される．

　インターネットが普及した現在では，外来受診時には，ある程度の病気に対する情報を患者や家族も得ていることが多く，かえって，中途半端に得た知識が患者の不安を大きくしていることも否定はできない．患者，家族の心理状態もふまえ，問診をする際から眼科的検査を行うまで，わかりやすく丁寧な説明を行い，眼科的検査を進めていくことが患者との信頼関係を得るうえでも重要である．初診時に医療側の説明不足が生じると患者側は治療法がない，失明すると思い込み通院を中断してしまうことがある．

II. 問診

　網膜変性疾患患者を診察する場合，問診は検査とならんで非常に重要であり，時間をかけて問診を取ることが必須である．初診時は，患者のみならず家族も不安のなかで診察を受けている．家族歴，視力低下の自覚の有無，夜盲，昼盲，視野狭窄の自覚などわかりやすく患者目線で聞いていくことが重要である．例えば夜盲の有無を聞いても，患者側では幼少時より暗いところの見え方は今と変化がないと感じるとそれを正常だと自覚し，夜盲はないと答えることがある．暗室または診察室での行動や精密細隙灯顕微鏡検査の際，顎台に乗せる患者の態度をよく観察すると夜盲の有無を知る手がかりになる．錐体細胞がダメージを受けると昼盲，すなわち明るいところが苦手になるがこの症状は比較的患者自身が正確に把握できていることが多い．また，散瞳下での眼底検査，精密細隙灯顕微鏡検査の際，羞明が強く検査がスムーズに行えないことも患者の羞明の有無の手がかりの1つになる．初診時は患者は病院またはクリニックの構造に慣れていないため，診察室の出入りの態度を観察することも重要である．

III. 眼科的検査

　遺伝性網膜変性疾患の場合，最初に現れる症状が変性の主体が錐体細胞なのか杆体細胞なのかで大きく違ってくる．遺伝性網膜変性疾患患者の基本的検査は，視力検査，視野検査，眼底検査，網膜電図，蛍光眼底検査，色覚検査，光干渉断層計（OCT）である．

1. 視力検査

　網膜色素変性に代表される変性疾患のように杆体細胞の変性が錐体細胞の変性に先行する場合は，視力低下の進行は緩徐であることが多く，視力が比較的後期まで保持されることがある．しかしながら視力が良好例でも視野狭窄が進行している場合はLandolt環を探すまでに時間がかかることが多く，日によって視力に変動があることも考慮したい．また，進行例では，黄斑変性が合併することが多く，視力低下は著しくなる．視力検査の際，ゆっくりと視標を探させる配慮も必要である．逆に黄斑変性や錐体ジストロフィなどは中心部からやや視線をずらすことで視力が向上することが多い．実際に患者自身も視線をずらし視力を向上させ，生活していることが多いので，よく話を聞きながら視力検査をする必要がある．

　患者側の症状に応じた検査ができるように医療側も看護師，視能訓練士の技術，知識向上を目的とした指導，育成を行い，変性疾患に熟練した検査が行える体制を整える必要がある．小口病，白点状眼底に代表される停止性夜盲疾患は視力低下をきたしていないことが多く，視力検査はスムーズに行えることが多い．しかし，停止性夜盲疾患患者のなかには進行性の経過をたどる場合があることを診察時に考慮すべきである．

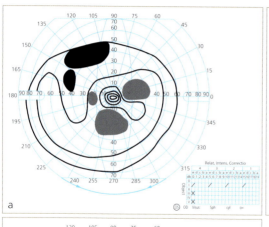
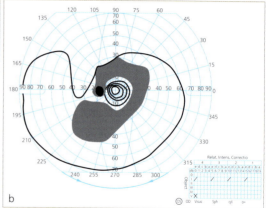
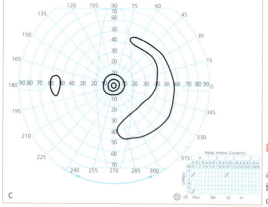

図1 網膜色素変性患者のGoldmann動的視野検査の時系列の経過
a：網膜色素変性初期の視野.
b：3年後の視野. 輪状暗点と求心性視野狭窄.
c：5年後の視野. 求心性視野狭窄と周辺部に残存する視野.

2. 視野検査

　視野検査は見える範囲を調べるもので，遺伝性網膜変性疾患の進行度を調べるうえで重要な検査である．視野検査は大きく分けて動的量的視野検査，静的量的視野検査の2種類がある．周辺部が保存されている症例，輪状暗点，中心暗点の検出などは動的量的視野検査を行う必要がある．また，視覚障害申請，年金申請の際に視能率の検査には動的量的視野検査が必須である．求心性視野狭窄が著しく，中心部の視野の状態を時系列でみる場合は静的量的視野検査も有用である．

　網膜色素変性患者のGoldmann動的量的視野検査の時系列の結果を示す(図1)．視野は，網膜色素変性初期では輪状暗点，弓状暗点，さらにはV-4-eイソプタは正常であるが，I-4-e，I-2-eイソプタで求心性狭窄を示す．さらに進行すると，周辺部残存視野も消失し，すべてのイソプタで求心性狭窄を示す．黄斑変性，錐体ジストロフィは中心暗点を呈する．中心暗点を呈し，周辺部視野が保存されている場合は，視力低下が著しくても周辺部視野が保存されているため歩行などは比較的1人で行えることが多い．

3. 眼底検査

　遺伝性網膜変性疾患は，特徴的な眼底所見を呈することが多く，網膜変性疾患の診断確

表1 代表的な網膜変性疾患の特徴的な眼底所見

	網膜色素変性	錐体ジストロフィ（錐体杆体ジストロフィ）	コロイデレミア	Stargardt病	クリスタリン網膜症	白点状眼底	小口病	X連鎖性網膜分離症
特徴的眼底所見	網膜色素上皮の粗糙化，網膜血管狭細化	標的黄斑症，脈絡膜血管萎縮，びまん性色素塊	びまん性の進行性脈絡膜萎縮	中心窩反射の消失	輝く黄色の結晶沈着物が後極部を中心に広くみられる	眼底に多数の白点	特有な灰白色あるいははげかかった金屏風様金箔反射	黄斑部が車軸状
	赤道部から中間周辺にかけて骨小体様色素沈着	後期は周辺部網膜の変性も伴うことがある	初期には，赤道部から後極部にかけての網膜色素上皮の萎縮	beaton-bronze atrophy	後極部に色素上皮の萎縮病巣	視神経乳頭異常，血管の狭細化は一般的には認められない	金箔反射には多様性がある	
	後期は眼底の赤色調は黄斑部に残存か黄斑部も含み変性が進行する	進行とともに網膜色素変性と類似の眼底所見を呈する．	色素上皮-脈絡膜萎縮が拡大し脈絡膜血管が透見可能	bull's eye maculopathy	萎縮巣は拡大し，病巣内に島状の脈絡膜毛細管板萎縮			
	視神経萎縮，脈絡膜硬化		黄斑部は後期まで保存される	眼底には黄色斑が多数（flecks）				
ポイント	初期では網膜血管狭細化のみを呈することがある	初発症状が視力低下か夜盲か知ることが必要	保因者の眼底は，「ごま塩状眼底」	蛍光眼底検査でdark choroid	角膜輪部の結晶沈着物を認める	錐体ジストロフィを合併することがある	金箔反射が消失する水尾-中村現象	網膜電図で陰性b波

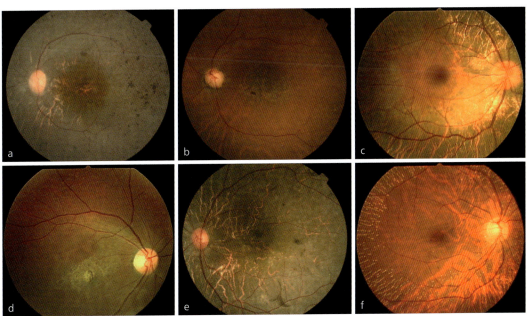

図2 表1で示した網膜変性疾患の眼底所見 （つづく）
a：網膜色素変性．b：錐体杆体ジストロフィ．c：コロイデレミア．
d：Stargardt病．e：クリスタリン網膜症．f：白点状眼底．

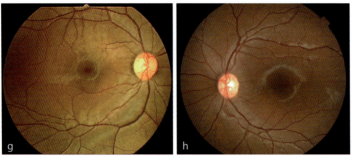

図2 表1で示した網膜変性疾患の眼底所見（つづき）
g：小口病
h：網膜分離症

定をするうえで眼底検査は必須である．主な遺伝性網膜変性疾患の特徴的な眼底所見を**表1，図2**に示す．**表1**に示すように特徴的な眼底所見を呈することより，眼底検査で診断確定は困難ではない．しかし，網膜変性疾患も進行した後期になると特徴的所見が消失し，網膜色素変性と同所見を呈することが多く，網膜色素変性と診断されている症例のなかには初期，中期では異なる眼底所見を呈し，他疾患である可能性がある．したがって家族歴の聴取，初発症状など詳細な問診が実用的である．

　網膜色素変性の場合，初期は網膜色素上皮の粗糙化はわずかで，血管の狭細化のみを呈することがあり，同年齢層に対して血管の狭細化の有無が診断の大きな決め手となる．ただし，眼底検査のみで診断の困難な場合は，視野検査，網膜電図，蛍光眼底検査の検査結果もふまえて慎重に診断を行う必要がある．外来で最も患者数が多い網膜変性疾患患者は網膜色素変性であり，他の遺伝性網膜変性疾患患者を診察する機会は多くなく，特徴的所見，遺伝形式を熟知して鑑別を行えるようにする必要がある．

参考文献

1) Wada Y, Abe T, Sato H, et al：Novel Gly35Ser Mutation in the RDH5 Gene in a Japanese Family with Fundus albipunctatus Associated with Cone Dystrophy. Arch Ophthalmol 119：1059-1063, 2001
2) Wada Y, Abe T, Fuse N, et al：A Frequent 1085delC/insGAAG Mutations in the RDH5 Gene of the Japanese Patients with Fundus Albipunctatus. Invest Ophthalmol Vis Sci 41：1894-1897, 2000
3) Wada Y, Nakazawa M, Tamai M：A patient with progressive retinal degeneration associated with homozygous 1147delA mutation in the arrestin gene. In：LaVail M, Anderson R, Hollyfield J(eds)：Degenerative Retina Diseases. pp 319-322, Plenum Publishing Corporation, New York, 1997

〈和田裕子〉

B 電気生理学的検査

　遺伝性の網膜変性疾患の多くは通常網膜の特定の層，あるいは特定の細胞が障害されることが多いため，全視野刺激による電気生理学的検査により，その異常検出感度は高いと考えられる．このような観点から電気生理学的検査は遺伝性網膜変性疾患の診断や病状の進行の度合いなどの評価として有用なものと考えられる．本項では，このような症例の電気生理学的な評価に関して解説する．

I. 電気生理学的検査の種類

　網膜の機能を反映する検査としては，眼球電図(electro-oculogram：EOG)，網膜電図(electroretinogram：ERG)，視覚誘発電位(visual evoked potential：VEP)などがある．網膜の部位とこれらの電気生理学的な反応に関して図1にまた典型的なERGの波形を図2に示す．ただし網膜の内層の反応は，外層からの反応に影響されるため，例えばERGのa波と関連する視細胞が障害されることによりa波の反応は悪くなるがそれ以降の反応，例えば，ERGのb波，あるいはPhNR(photopic negative response)やVEPなども影響されることを頭に入れておかなければならない．またc波の発生源は網膜色素上皮であるがその発生には視細胞も関係するために，視細胞の障害はその外側であるc波に影響を与える．通常網膜変性というと網膜外層の障害のことが多い．網膜外層といっても直接光を受ける，視細胞あるいはそれと密接な関係のある網膜色素上皮細胞の異常が多いが，それより内層の双極細胞以上の場合も存在する．いずれにせよ，基本的にはERG検査が診断に有用なものとなる場合が多いので，ERG検査を中心に説明する．

II. 網膜電図(ERG)

1. ERGの種類と刺激法

　ERGの種類としてはその刺激法で分類されることが多い．刺激方法としては，大きく分けて，フラッシュ刺激と，CRTモニターなどで刺激するパターン刺激がある．パターン刺激に関しては網膜神経節細胞からの反応が主といわれており，遺伝性網膜変性疾患に関しては主にフラッシュ刺激が診断に用いられている．また特殊な場合を除いて，白色光

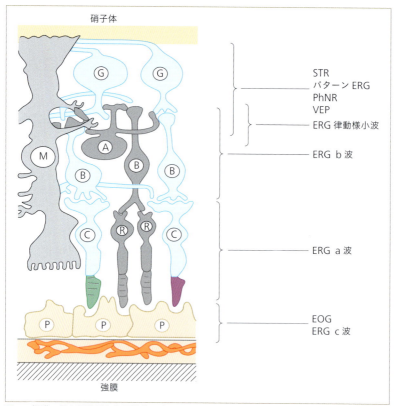

図1 網膜の層と視覚電気生理学的反応の関係
G：神経節細胞．A：アマクリン細胞．M：Müller細胞．B：双極細胞．R：杆体．C：錐体．
STR：scotopic threshold response．PhNR：photopic negative response．
VEP：視覚誘発電位．EOG：眼球電図．

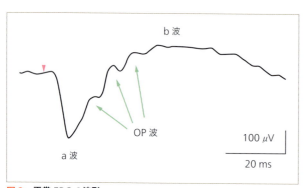

図2 正常ERGの波形
暗順応下で強い刺激を与えた場合の反応．

の刺激が用いられている．障害されている細胞の種類などに関して検討する場合は全視野刺激が多く用いられ，障害されている部位に関して検討する場合は局所刺激が用いられる．

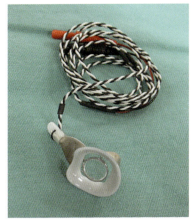

図3　Burian-Allen 電極

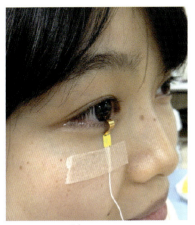

図4　フォイル電極

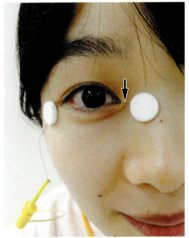

図5　DTL 電極

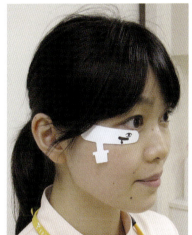

図6　皮膚電極

2. ERG の電極

　ERG とは光刺激に対する網膜の反応を電気生理学的に記録したものであり，電極，刺激光，記録装置があれば基本的には記録できるものである．関電極で最も一般的に用いられているのはコンタクトレンズ電極で，代表的なものは Burian-Allen 電極（図3）である．それ以外にもフォイル電極（図4），DTL 電極（図5）などがある．近頃記録に際してのノイズを減らすさまざまな工夫がなされて，皮膚電極（図6）も普及してきている．Burian-Allen 電極に関しては関電極と不関電極が組み込まれているが，そうでない電極では外眼角の皮膚に不関電極につけるのが望ましい．また接地電極に関しては耳朶や前額部などにつける．

3. フラッシュ全視野刺激による ERG

　通常全視野刺激を行う場合は全視野刺激装置の Ganzfeld 刺激装置（図7）を用いることが

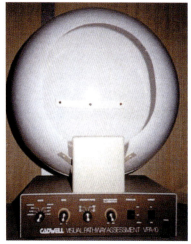
図7 Ganzfeld 刺激装置

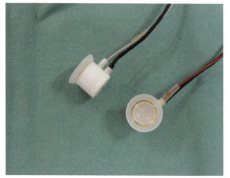
図8 LED 刺激装置を内蔵した角膜電極

勧められている．刺激光の色は色温度が7,000℃の白色光が基準となっているが，LEDでも測定は可能である．ただしLEDの白色光は色の分布が異なるために注意が必要である．また電極にLED刺激装置を入れたものもあり容易に刺激と記録ができる(図8)．

全視野刺激のERGにおいてはその刺激条件によって，杆体，錐体の反応を分離して測定することが可能である．その条件に関しては国際臨床視覚電気生理学会(ISCEV)による基準があり，5年ごとに更新されている．その条件で記録することが学会発表などでは共通の理解が得られやすい．簡単に説明すると以下の通りである(図9)．

① 杆体反応(rod response)：20分以上の暗順応のあとに薄暗い光で刺激をすることにより，杆体からの反応を得る(図9a)．

② 混合反応(combined response)：暗順応のあとに，明るい光で刺激を行い，錐体，杆体の両方の細胞からの反応を記録する(図9b)．また以前はstandardに入っていなかったがより強い刺激を用いることにより，先天停止性夜盲などのときの陰性波形となるような条件で刺激することもある(図9d)．

③ 律動様小波(OPs)：暗順応の後に強い光での刺激で記録する．測定のフィルターの幅を変えることにより記録する(図9c)．

④ 錐体反応(cone response)：single flash cone response といわれることもあり，これはこの後のフリッカERGと区別するためのsingle flashという言葉を使っている．必ず1回だけの刺激で記録しなければならないということではない．10分以上明順応を行い杆体の反応を抑制したあとに明るい光で刺激して錐体の反応を得る(図9e)．

⑤ フリッカ反応：明順応のあとに明るい30 Hzの頻度で刺激をする．通常この速さでは杆体の反応はついてこられない速さなので，錐体の反応をみている(図9f)．

上記のような条件で記録して，a波，b波の振幅や頂点潜時などから網膜の障害されている細胞(層)を判断する．基本的には1回の刺激でも記録は可能ではあるが，ノイズの関係から何回かの加算平均することによってよりS/N比の良好な波形が得られる．ただし，

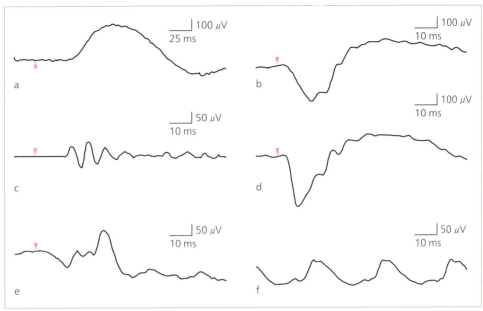

図9 ISCEVの基準にて記録した正常者の反応
a：杆体反応．b：混合反応．c：律動様小波（OPs）．d：混合反応のより刺激を強くしたもの．
e：錐体反応（single flash cone response）．f：フリッカ反応．

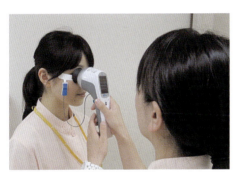

図10 RETeval®による皮膚電極でのERGの測定

順応の関係もあり，刺激の間隔には注意が必要である．具体的な例としては遺伝性網膜変性疾患である杆体錐体変性では，病気によっても異なるが，通常初期から，杆体反応は消失あるいはほぼ消失し，混合反応も同様の所見を示すが，錐体反応に関してはかなり後期まで残存する．

ERGのc波に関してはかなり遅い反応であり測定条件が異なることやヒトでの記録に関しては，瞬目や眼球運動などの影響を受けやすく，評価は困難である．

通常5 msといわれている刺激時間を100〜200 msに長くして，双極細胞のなかのOn細胞とOff細胞を分離した反応を記録することもある．

近年皮膚電極によるERG記録の可能な簡易な測定装置も開発されており（図10），振幅は角膜電極の場合と比較して小さいものの小児などにおいての記録が容易となった．機種によっては上記の杆体，錐体などの反応に関してコンタクトレンズの場合と同様の波形を得ることが可能である（図11）．

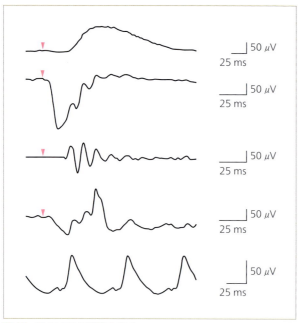

図11　図10での正常者のERG

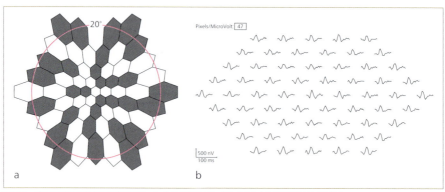

図12　多局所網膜電図の刺激パターン（61個のエレメント）(a)と正常者の反応(b)

4.（多）局所ERG

　錐体反応も杆体反応も同様に障害されているような疾患に際しては，網膜の層ではなく部位における障害が考えられるので，多局所ERG（図12）や局所ERGなどのように網膜の限られた部分からの反応の記録を行う．この2種のERGで注意が必要なのは，まず角膜，水晶体を通して，局所に光刺激を与えるので，中間透光体の混濁があるような症例では測定，評価が困難な点である．またCRTモニターによるものや眼底を直視下にて記録するために，明順応下での記録と考えられ，基本的には錐体の反応をみている．個々の部位というように網膜全体から考えると狭い部位からの反応であるので，振幅自体は小さくかなりの数の波形を加算平均している．設定時間などによっても異なるが，多局所ERGの場合は理論上数千回の反応を加算平均している．局所ERGの場合でも数百回の反応を

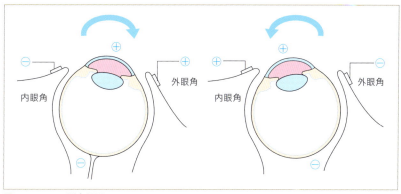

図13　EOGの測定原理

加算平均しており，良好なS/N比の波形を得るためには，多局所ERGの場合は刺激のエレメント数をあまり大きくしすぎない，局所ERGの場合は刺激範囲をある程度大きく設定するなど，波形を見て考える必要がある．

また多局所ERGの場合はトポグラフィとしても表示できるが異常を考えるときは必ず波形をみて評価する必要がある．

5. その他のフラッシュERGやその反応

暗所閾値電位(scotopic threshold response：STR)はしっかり暗順応を行った状態で，光を感じる閾値より少し強い刺激を与えることによって記録することのできる網膜の反応で，positive STRとnegative STRがあり網膜内層からの反応とされている(図1)．PhNRはsingle flash cone responseにおける，陽性波であるb波のあとの陰性波のことであり，通常は基線からの振幅を測定する．網膜神経節細胞からの反応とされている(図1)．

6. パターンERG

基本的には輝度の変化のないパターン刺激に対する網膜の反応であり，網膜の内層を発生源としている．そのため緑内障などの診断のために用いられることもある．また網膜の中央部からの反応を反映しているので，後極部網膜の障害でもその振幅は低下する．振幅自体は小さいので良好な反応を得るためには数百回の加算平均が必要である．この場合には屈折矯正を行って測定する．

III. 眼球電図(EOG)

角膜を陽性とする眼球常在電位の暗順応下と明順応下での変化をみたもので，網膜色素上皮細胞の機能を反映するとされている．眼球常在電位を直接測定することはできないので，内眼角と外眼角の皮膚に電極を置き，眼球を左右に動かすことにより，その電位変化を測定する(図13)．暗順応下と明順応下で同じ角度で眼球運動をしたときの電位の振幅を測定する．眼球常在電位は明順応すると大きくなるので暗順応下での振幅と明順応下で

の振幅の比(Arden ratio)を取り,正常者との比較を行う.Best 病などの診断に有用とされている.

参考文献

1) McCulloch DL, Marmor MF, Brigell MG, et al：ISCEV Standard for full-field electroretinography(2015 update). Doc Ophthalmol 130：1-12, 2015
2) Marmor M, Brigell M, McCulloch DL, et al：ISCEV standard for clinical electrooculography(2010 update). Doc Ophthalmol 122：1-7, 2011
3) Arden GB, Barrada A：Analysis of the electro-oculograms of a series of normal subjects：role of the lens in the development of the standing potential. Br J Ophthalmol 46：468-482, 1962
4) Miyake Y：Electrodiagnosis of Retinal Disease. pp90-113, Springer-Verlag Tokyo, 2006

〔溝田　淳,渡邊恵美子〕

C 光干渉断層計(OCT)

　光干渉断層計(optical coherence tomography：OCT)は近赤外光を利用することで，網膜の断層像を非侵襲的に描出することができる装置であり，現在では日常診療に欠かせない検査となっている．

　本項では OCT における正常網膜の層構造と名称，網膜変性疾患の診療における OCT の撮影方法，異常所見について述べる．

I.　OCT について

　OCT は参照光を照射し，組織からの反射波とコントロール波の干渉現象により反射波の時間的遅れと振幅を検出し画像化する装置である．近赤外線を眼内に照射し，網膜内の各層からの反射波を解析し，それを繰り返し行うことで網膜断層像を得ることが可能である．詳しい原理については現在多くの成書，雑誌の特集がありそちらを参考にしてほしい．

　1997年日本に導入された time-domain OCT(TD-OCT)は断層像を得られる点では画期的であったが，撮影に時間もかかり，層構造の理解までは困難であった．その後，spectral-domain OCT(SD-OCT)の出現により，スキャンスピードは格段に上昇し，スペックルノイズの除去により，縦分解能は3～7 μm までに向上した．網膜の層構造がより詳細に描出でき，三次元化も可能となった．

　近年では，波長掃引光源を用いて，1,050 nm と長波長の光源を利用し光源自体の波長を順次変化させて発振する swept-source OCT(SS-OCT)も登場し，さらに短い時間で，脈絡膜の観察も可能となっている．

II.　正常網膜の OCT 所見

　網膜は光学顕微鏡の所見より 10 層構造をしていることがわかっている．SD-OCT の出現により，視細胞層を中心とする網膜外層において，4本のラインが分離され描出できるようになり，それぞれのラインは内層より順に，外境界膜(external limiting membrane：ELM)，IS/OS(junction between photoreceptor inner and outer segment)，COST(cone outer segment tips)line，網膜色素上皮(retinal pigment epithelium：RPE)であると考えられてきた．2011 年

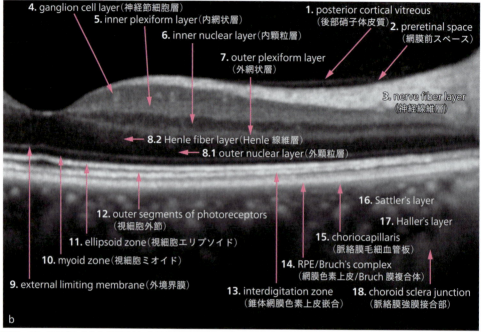

図1　SD-OCT（スペクトラリス）による水平断とその名称
bはa白枠部位の拡大図（層構造の理解のため縦4倍，横2倍に拡大した）．

にはSpaideらは解剖学的所見とOCT画像の比較によりIS/OSといわれるラインは視細胞内節のellipsoid zone（ISe：IS ellipsoid）に一致すると提唱した．

2014年Ophthalmologyに画像診断のスペシャリストで構成されたIN・OCT（International Nomenclature for Optical Coherence Tomography）Panelが，正常後眼部SD-OCTにおいて観察できるそれぞれの高反射，低反射領域に対して解剖学的構造をもとに名称をつけた論文が発表されたのでそれを紹介し，正常の所見を理解したい．

図1に示すように，SD-OCT画像を後部硝子体皮質から脈絡膜強膜接合部までを18のzone，layerに分け，名称づけしている．

外顆粒層（outer nuclear layer：ONL）とされてきた層は，**8.1**：ONLと**8.2**：Henle fiber layer（Henle線維層）に分けられた．視細胞内節は解剖学的に，ゴルジ体や小胞体が多く含まれるmyoid zone（硝子体側）とミトコンドリアが豊富に含まれるellipsoid zone（RPE側）に分けられる．これによりellipsoid zoneが高反射となると考えられ，**11**のIS/OSとされてきた高反射領域はellipsoid zoneとなった．**13**のCOST lineとされてきた高反射領域は錐体外節先端がRPEの微絨毛に覆われている部位に一致し，interdigitation zone（錐体網膜色素上皮嵌合）となった．**14**はRPE/Bruch's complex（網膜色素上皮，Bruch膜複合体），そして**9**

と 11 の間の層が **10. myoid zone**, 11 と 13 の間の領域が **12. outer segments of photoreceptors**（視細胞外節）となった（図1）.

正常眼の網膜厚, 脈絡膜厚については測定する機械や計測方法により SD-OCT を用いた中心窩網膜厚で 216〜277 μm, EDI-OCT での中心窩下脈絡膜厚で 272〜448 μm と報告により幅がある.

III. 網膜変性疾患における OCT 撮影

1. 水平断, 垂直断, radial scan

まずは中心窩を通った黄斑の OCT 撮影をすることが基本である. 中心窩には網膜内層は存在しない. よって図1の **6. 内顆粒層**（inner nuclear layer：INL）より硝子体側の網膜が中心窩にて左右途切れていることが, スキャン断面が中心窩を通っているかの判断になる. 杆体優位の変性では, 中心窩付近での OCT 異常がはっきりしない場合も多い. 長いスキャン幅で撮影することで見落としが少なくなる.

2. 網膜厚マップ（図2）

網膜変性疾患において, 変性が進むとほとんどの疾患で網膜の菲薄化がみられるが, その起こる位置は黄斑部付近とは限らない. 網膜厚マップを利用することで, スキャンラインに含まれない病変の検出も可能である. ただし, 網膜変性疾患では層構造の不明瞭化により auto で正確にライン引きができていないことがあるので注意したい.

3. enhanced depth image OCT（EDI）, SS-OCT による脈絡膜の観察

従来の OCT の撮影方法では, OCT の測定光が減衰するため, RPE よりも深層にある脈絡膜は描出が難しかった. また網膜変性疾患において RPE の萎縮にあたる部分は, 脈絡膜の反射が亢進し, 詳細な観察が難しいことが多い. そこで OCT 画像を反転し, 脈絡膜側が画像の上方に位置するように撮影する EDI を利用すると, 脈絡膜の解像度が高くなり, 脈絡膜の詳細な観察が可能になる. また前述の SS-OCT を使用することでも, 脈絡膜の描出が可能である.

IV. 網膜変性疾患でみられる OCT 異常所見

1. ellipsoid zone の不明瞭化, 消失（図3）

網膜色素変性では周辺部から ellipsoid zone が不明瞭化, 消失することが多く, この残存の程度が視力, 中心視機能に影響しているといわれている. また逆に錐体ジストロフィでは黄斑部で不明瞭化, 消失が起こる. この変化と前後して, ELM, interdigitation zone も不明瞭化, 消失し, 網膜外層および網膜全層の菲薄化が起こっていく.

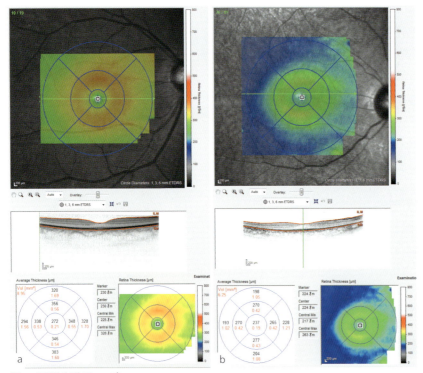

図2 網膜（全層）厚マップ
a：正常．b：網膜色素変性．
bの網膜色素変性患者のマップにおいて，黄斑部上方〜耳側〜下方にかけて青色で示され菲薄化している．網膜の菲薄化の範囲が一目瞭然である．

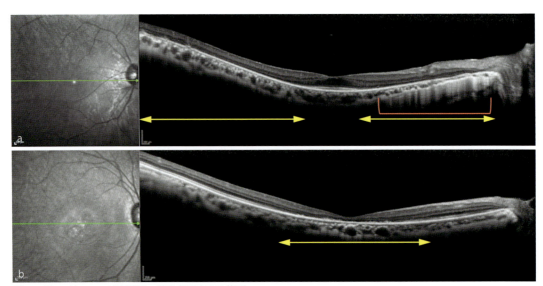

図3 ellipsoid zoneの不明瞭化，消失（黄両矢印の範囲）
a：網膜色素変性．ellipsoid zoneが周辺部より消失し短縮，中心窩付近のみ残っている．赤枠の範囲は網膜色素上皮の萎縮により脈絡膜が高反射となるアーチファクトである．
b：錐体ジストロフィ．黄斑部のellipsoid zoneが消失，周辺部の網膜外層は保たれている．

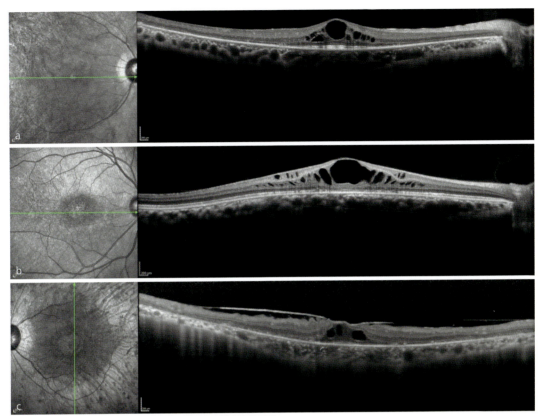

図4 黄斑浮腫(囊胞様変化),網膜分離,硝子体黄斑牽引症候群
a:網膜色素変性.INL,OPL+Henle 線維層に囊胞様変化を認める.
b:若年性網膜分離.GCL,INL,OPL に囊胞様変化,網膜分離を認める.
c:網膜色素変性.硝子体による黄斑牽引と OPL+Henle 線維層に囊胞様変化を認める.

2. 黄斑異常

網膜色素変性の7.4〜47%(自験例では22.5%)に黄斑浮腫(囊胞様変化)を伴うといわれている(図4a).若年性網膜分離症の診断にも OCT は非常に有用である(図4b).また網膜色素変性では黄斑上膜,硝子体黄斑牽引(図4c),黄斑円孔などの黄斑合併症を伴う症例がある.黄斑合併症は中心視機能へ影響し,近年網膜変性疾患の黄斑病変に対しても硝子体手術が行われているので OCT での評価が重要である.

3. outer retinal tubulation (図5a)

高反射の境界をもつ低反射腔として外顆粒層に描出される所見で,視細胞に強い障害が起こり,視細胞配列が乱れることによりこのような変化が起こると考えられている.黄斑ジストロフィ,網膜色素変性,加齢黄斑変性,Stargardt 病,コロイデレミア,A200R などの網膜,脈絡膜疾患でみられるが,特にクリスタリン網膜症では高率に認められる.

4. foveal cavitation (図5b)

ellipsoid zone と RPE/Bruch's complex の間にみられる低反射の空隙様の所見である.錐

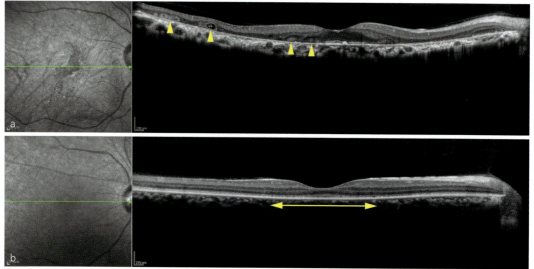

図5 outer retinal tubulation, foveal cavitation
a：クリスタリン網膜症．矢頭部分に outer retinal tubulation を認める．
b：錐体杆体ジストロフィ．黄両矢印の範囲に foveal cavitation を認める．

体優位の変性疾患において多く認められると考えられる．全色盲，錐体ジストロフィ，錐体杆体ジストロフィ，網膜色素変性にて描出されることが多い．自験例では錐体杆体ジストロフィの約 25.7% にこの所見を認めた．

VI. 今後の展望

　OCT は導入以来約 20 年で驚くほどの進化を遂げ，上記の OCT のほかに，波面収差を補正する補償光学を利用した adaptive optics OCT やより広い範囲を撮影できる超広角 OCT，網膜，脈絡膜の血流の計測や血管を描出できるドップラー OCT，OCT アンギオグラフィー，複屈折が生じる組織をより鮮明に描出できる偏光 OCT（polarization-sensitive OCT）なども開発されており，よりよい画像を得るための進歩は現在も進んでいる．

　今回，IN・OCT Panel により提案された正常後眼部 SD-OCT の名称を紹介したが，今後も OCT の改良に伴い新知見が出てくるものと考えられる．現時点での理解，解釈は一時点のものであり今後も変化しうるものである．常に知識のアップデートが必要である．

参考文献

1) 岸　章治：OCT 眼底診断学．第 3 版．pp6-18，エルゼビアジャパン，2014
2) Staurenghi G, Sadda S, Chakravarhy U, et al：International Nomenclature for Optical Coherence Tomography（IN・OCT）Panel：Proposed lexicon for anatomic landmarks in normal posterior segment spectral-domain optical coherence tomography：the IN・OCT consensus. Ophthalmology 121：1572-1578, 2014
3) Ooto S, Hangai M, Yoshimura N：Effects of sex and age on the normal retinal and choroidal structures on optical coherence tomography. Curr Eye Res 40：213-225, 2015

4) Makiyama Y, Oishi A, Otani A, et al : Prevalence and spatial distribution of cystoid spaces in retinitis pigmentosa. Retina 34 : 981-988, 2014
5) Inui E, Oishi A, Oishi M, et al : Tomographic comparison of cone-rod and rod-cone dystrophies. Graefe Arch Clin Exp Ophthalmol 252 : 1065-1069, 2014

〔牧山由希子〕

D 眼底自発蛍光，補償光学走査レーザー検眼鏡

　眼底自発蛍光(fundus autofluorescence：FAF)は蛍光眼底造影を行う場合と同様の装置を用いて，フルオレセインなどの蛍光物質を投与せずに眼底を撮影する方法である．網膜内にもともと存在する蛍光物質，主にリポフスチンが発する蛍光を記録する．蛍光物質の静脈内投与という過程が不要になるため，非侵襲的な検査であり，かつ短時間で撮影できることが利点である．定量性にはまだ限界があるが，遺伝性網膜変性疾患の評価に非常に有用な検査である．

　補償光学走査レーザー検眼鏡(AO-SLO)はもともと天体観測の分野で開発された補償光学という技術を用い，眼球の高次収差を補正してより鮮明な眼底画像を得るという機器である．まだ新しい技術であり，狭い撮影画角や撮影，画像処理に時間を要することが課題ではあるが，視細胞のモザイクを直接観察できるという点でほかにない機能をもっている．遺伝性網膜変性疾患の評価には用いられ始めたばかりであり，今後さらなる発展が期待される．

I. 眼底自発蛍光による遺伝性網膜変性疾患の観察

　遺伝性網膜変性疾患の評価にFAFが用いられるようになったのは2000年代前半頃からであり，まだ比較的新しい検査であるといえる．当初は画角30度程度の画像で黄斑部の評価を行うことが主体であったが，超広角走査レーザー検眼鏡が市販されてからは周辺部も含んだ検討が行われている．図1に正常眼での眼底自発蛍光所見を示す．正常眼ではこのように，周辺部では一様に中等度，黄斑部周辺でやや強くなり，中心窩は周囲より弱い，というパターンの自発蛍光の分布を示す．

　この検査の有効な利用法の1つはStargardt病やBest病のように蛍光物質の蓄積を伴う疾患の診断である．Stargardt病では錐体杆体ジストロフィとの鑑別が，成人型Best病では加齢黄斑変性との異同が問題となることがあるが，特徴的な自発蛍光の増強所見がみられれば診断は容易になる(図2, 3)．萎縮巣の境界も眼底写真より鮮明に写るため，面積の定量にも使いやすい．

　もう1つの利用法は網膜の健常性の評価である．例えば網膜色素変性では黄斑部にしばしば輪状の自発蛍光増強所見がみられるが，この輪状の所見の径が大きいほど，視力や中心視野の視機能が保たれているということがわかっている．またOCTで描出される網

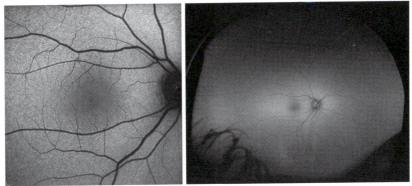

図1　正常眼の眼底自発蛍光，後極部と広角撮影
正常眼では眼底自発蛍光は後極に向かうにつれやや強くなり，黄斑部では減弱するという分布を示す．

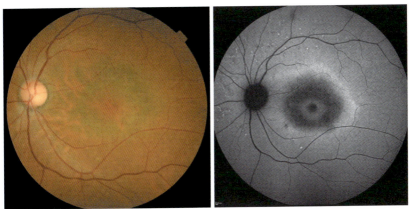

図2　Stargardt病の症例の眼底写真と眼底自発蛍光
眼底写真では一見fleckが見分けにくいが，自発蛍光ではアーケード付近に散在していることがすぐにわかる．

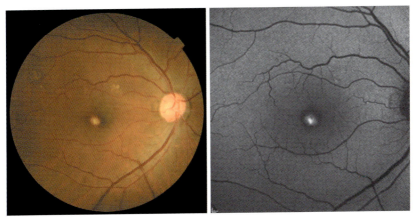

図3　成人型Best病の症例
卵黄様病巣が非典型的な症例では，加齢黄斑変性などとの異同が問題になることもあるが，自発蛍光の増強を認めることが鑑別に有用となる．

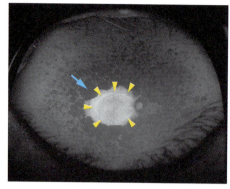

図 4 網膜色素変性の広角眼底自発蛍光
黄斑部に輪状の自発蛍光増強所見を認めることが多い(矢頭).網膜が障害された領域では斑状,顆粒状の自発蛍光の減弱を示し,斑状の自発蛍光(矢印)を認める範囲から罹病期間がある程度推測できる.

膜外層の所見と比較した報告では,この自発蛍光増強部位が視細胞 ellipsoid(または内節外節接合)の障害部位と対応していることが示されている.われわれは網膜変性疾患の眼底自発蛍光検査には上記の超広角走査レーザー検眼鏡を主に用いているが,この検討により自発蛍光の異常を認める面積が,Goldmann 動的視野や全視野網膜電図による網膜全体の機能障害とよく相関すること,網膜色素変性でみられる斑状の病変が罹病期間と相関することが示されている(図 4).遺伝性網膜変性疾患の多くは黄斑部のみでなく,網膜全体に病変が広がっており,その評価という意味では現行の光干渉断層計などと比べても優れた検査であると思われる.

II. 補償光学走査レーザー検眼鏡による遺伝性網膜変性疾患の観察

AO-SLO は上記のように天体観測の分野で開発された技術である.天体観測では刻々と変化する大気のゆらぎが解像度を落とす原因となるため,このゆらぎを波面センサーでリアルタイムに計測し,波面補正素子で補正することで,ゆらぎの影響を打ち消した画像を得るというのが基本的な原理である.これとの比較で生体眼について考えると,眼底の観察においては角膜や水晶体による高次収差のほか,涙液,前房水,硝子体の状態により刻々と変わる波面収差が問題となり,これを打ち消すことでより鮮明な画像を得られるであろうことが想像できる.実際に眼科領域で用いられるようになったのは 2000 年代後半という自発蛍光よりさらに新しい検査である.理論的には $2\,\mu m$ の面分解能を得ることができるとされており,他の機器では達成できない解像度であるといえる.現在 AO-SLO による観察評価法が確立されている項目は網膜神経線維,毛細血管と血球の動態,視細胞(錐体),である.網膜変性疾患ではこのうち視細胞の変化が問題となるので,これについて少し詳しく述べる.

AO-SLO で視細胞レベルに焦点を合わせると,モザイク状のパターンがみられる.この 1 つひとつが視細胞の外節であろうと考えられている.プロトタイプのレベルでは杆体まで可視化できる機器も存在するが,今のところまだ錐体が主な解析対象である.正常眼での視細胞パノラマ像とその拡大を図 5 に示す.拡大像でモザイク状に配列する錐体

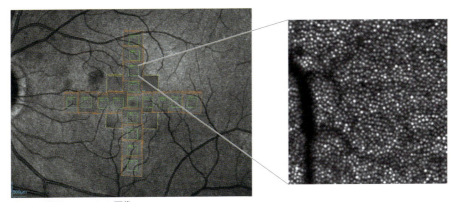

図5 正常眼のAO-SLO画像
パノラマ画像からわかるように，視細胞の観察を行うには1枚1枚の画像は非常に狭い画角で撮影することとなる．拡大画像で錐体細胞のモザイクが規則的に配列していることが観察される．

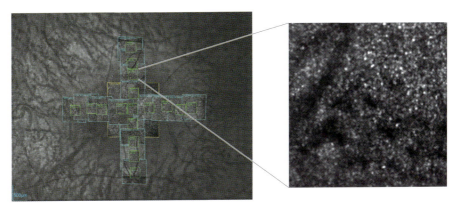

図6 網膜色素変性のAO-SLO画像
図5の正常眼の拡大画像と同じ黄斑部から上方1.0 mmの位置の拡大画像を示す．モザイクの配列が乱れ，細胞自体を認めない領域も存在する．

細胞が観察される．一方このような詳細な観察を行うためには，1枚1枚の画像はパノラマ像に示されるような狭い範囲しか撮れない．各部位の画像を比較することで，組織学でわかっているように黄斑部付近では小さい錐体細胞が密に，黄斑部から離れるにつれ個々の細胞が大きくなり密度が下がっていくことが示されている．

遺伝性網膜変性疾患では，錐体杆体ジストロフィ，Stargardt病，網膜色素変性などで検討が行われ，網膜萎縮に対応して錐体細胞のモザイクが全くみられない，またまばらにしかみられない領域があること，錐体細胞の密度が低下していることが報告されている．われわれも網膜色素変性でいまだ黄斑部の障害が軽度の症例，具体的には視力が1.0以上に保たれている症例について検討したが，これらの症例でもすでに錐体細胞の密度が減少していること，配列の規則性が乱れていることがわかった（図6）．興味深いことにわれわれの検討では，基本的に錐体の障害はないと考えられている白点状眼底についても同様の変化が観察された．このように細胞レベルでの観察が可能なAO-SLOでは，他の検査では検出が困難な早期の変化，または微細な変化をとらえられる可能性がある．

参考文献

1) Oishi M, Oishi A, Ogino K, et al：Wide-field fundus autofluorescence abnormalities and visual function in patients with cone and cone-rod dystrophies. Invest Ophthalmol Vis Sci 55：3572-3577, 2014
2) Oishi A, Ogino K, Makiyama Y, et al：Wide-field fundus autofluorescence imaging of retinitis pigmentosa. Ophthalmology 120：1827-1834, 2013
3) Makiyama Y, Ooto S, Hangai M, et al：Macular cone abnormalities in retinitis pigmentosa with preserved central vision using adaptive optics scanning laser ophthalmoscopy. PLoS One 8：e79447, 2013
4) Makiyama Y, Ooto S, Hangai M, et al：Cone abnormalities in fundus albipunctatus associated with RDH5 mutations assessed using adaptive optics scanning laser ophthalmoscopy. Am J Ophthalmol 157：558-570. e1-4, 2014

〔大石明生〕

E 遺伝学的検査

　遺伝性網膜変性疾患は遺伝子変異により生じる疾患であるが，臨床的にも遺伝学的にも異質性が高く，これまで原因遺伝子の解明が困難であった．しかし，近年急速に遺伝学的検査の技術が進歩し，全ゲノムや全遺伝子(エクソン)を対象とした網羅的検索が短期間で行えるようになった．また，遺伝子治療が世界で研究されており，Leber 先天黒内障など一部の疾患ではすでに治験が行われている．遺伝学的検査を行うことは病態解明の手がかりとしてだけではなく，治療への橋渡しとして今後ますます重要になると考えられる．

I. 網膜変性疾患の遺伝学的特徴

　遺伝学的検査を選択，実施する際に考慮すべき特に重要な事項について解説する．遺伝学一般については「遺伝学」の項(⇒ 38 頁)で詳しく解説されているのでそちらを参照のこと．

1. 疾患による原因遺伝子数の違い

　クリスタリン網膜症や若年性網膜分離，コロイデレミアに代表される，その多くが単一遺伝子の変異で説明される疾患と，網膜色素変性のように 80 個を超える原因遺伝子が報告されている疾患があり(表 1)，それにより効率的な遺伝子検査方法が異なる．

2. 遺伝形式による違い

　複数の遺伝形式が存在する場合，遺伝形式により診断プロセスおよび診断率が異なる．しかしいずれの場合も，詳細な家系図の聴取と家族(特に両親)の DNA サンプルを取集することが診断率および信頼性向上のために非常に重要である．

3. 人種差

　網膜変性疾患の原因遺伝子は人種によりその頻度が異なることが知られている．そのため，欧米の結果から日本人患者でどの原因遺伝子の可能性が高いかを推測することは困難である．例えば，欧米では常染色体劣性遺伝形式の網膜色素変性の原因遺伝子として *USH2A* が多いと報告されているが，日本人患者では *EYS* が 15％程度(網膜色素変性患者全体の約 11％)を占め，最も多い〔詳しくは Topics「*EYS* 遺伝子」の項(⇒ 280 頁)を参照のこと〕．

表1 疾患による原因遺伝子の数の違い

原因遺伝子の数	疾患名	原因遺伝子
多数	網膜色素変性	*EYS*, *USH2A*, *RHO*, *RP1L1*, *PDE6B*, *RPGR*, *PRPH2* 他合計81個
	錐体ジストロフィ/錐体杆体ジストロフィ	*ABCA4*, *CDHR1*, *CRB1*, *CRX*, *GUCY2D*, *KCNV2*, *PROM1* 他合計33個
	Leber先天黒内障	*RPE65*, *CEP290*, *CRX*, *GUCY2D*, *PRPH2* 他合計24個
	Usher症候群	*USH2A*, *GPR98*, *MYO7A* 他合計13個
少数	Best病	*BEST1*, *PRPH2*, *IMPG1*, *IMPG2*
	小口病	*SAG*, *GRK1*
単一	クリスタリン網膜症	*CYP4V2*
	若年性網膜分離	*RS1*
	コロイデレミア	*CHM*
	白点状眼底	*RDH5*

〔RetNet™(Retinal Information Network). https://sph.uth.edu/Retnet/ より一部抜粋. 2016.6.27 閲覧〕

また，欧米でこれまで疾患の原因とされていた変異が，正常日本人のデータベースで比較的多くみられるものであると判明することもある．

II. DNAの採取方法

末梢血からの抽出が質・量の観点から望ましい．採血は一般的な健康診断のときに行う採血方法と基本的に同じで，採血管1本(7 mL)もあれば十分である．唾液や口腔粘膜擦過による採取も可能だが，抽出不良のため再採取が必要となる場合がある．また，次世代シークエンサーを用いた網羅的遺伝子検査にはDNAサンプルの質を担保するため末梢血からの抽出が望ましい．

III. 遺伝学的検査の種類，原理

DNAシークエンシング(DNA sequencing)，すなわちDNA塩基配列の読み取りの方法としては，1977年にSangerが発表し，ポリメラーゼ連鎖反応(polymerase chain reaction：PCR)の開発により世界で広く行われるようになったSanger法が主流であったが，その後マイクロアレイやMLPA法などが開発され，解析速度や対象が拡大された．そして，近年「次世代シークエンサー(next generation sequencer：NGS)」が登場したことにより飛躍的に解析速度が向上し，遺伝学的検査の手法も大きく変化した．以下，現在行われている代表的な遺伝学的検査について概説する．各疾患の原因遺伝子や変異の数およびその頻度によって効果的な検査方法が異なる(表2)．

1. Sanger法

目的とする配列をそれぞれの塩基ごとに異なる4つの蛍光体で標識し，電気泳動板に流して整列させ，レーザーを照射して蛍光を検出することで配列を読み取るキャピラリー

表2　代表的な遺伝学的検査

検査	コスト	時間	適応
Sanger法	数千円/1か所	数日	・比較的小さい単一遺伝子による疾患 　例）クリスタリン網膜症：*CYP4V2*， 　　　若年性網膜分離：*RS1* ・頻度の高い変異 　例）網膜色素変性：*EYS* 　　　c.4957dupA(p.S1653 Kfs*2)および c.8805C＞A(p.Y2935*)
MLPA法	数千円/1か所	数日	・遺伝子/エクソンレベルの欠失や重複の検出
マイクロアレイ（APEX）	数万円/検体	数週間	・複数の原因遺伝子に変異が報告されている疾患のスクリーニング検査
次世代シークエンサー	数十万円/検体	数か月	・知られている原因遺伝子の網羅的検査 ・新規の原因遺伝子の発見

（コストや時間は目安．各施設により異なる）

シークエンスが一般的である．1回の泳動で800塩基(bps)程度まで読み取れる．単一遺伝子もしくは少数の遺伝子が原因となっている疾患は，Sanger法のよい適応である．当該遺伝子全長あるいは全エクソンをシークエンスすることで，高い信頼性をもって変異を検出できる．ただし Stargardt 病の原因となる *ABCA4* 遺伝子のように，単一ではあってもあまりに大きな遺伝子では実際の作業は困難となるため他の方法を考える必要がある．

また複数の原因遺伝子が知られている疾患であっても，特に頻度の高い変異だけを確認するという使い方も可能である．例えば本邦では常染色体劣性網膜色素変性の原因として，*EYS* 遺伝子の c.4957dupA(p.S1653 Kfs*2)および c.8805C＞A(p.Y2935*)の頻度が高い．2か所のみであればコストも低く試す価値のある方法である．

2. MLPA法（multiplex ligation-dependent probe amplification）

従来の方法では検出が難しかったエクソンや遺伝子といった大規模な欠失や重複を調べるのに効果的な検査で，一度に数十か所を調べることが可能である．Sanger法でも使用される機器のほかは特殊な分析装置は不要で，比較的安価で迅速に結果が得られる．

3. DNAマイクロアレイ（arrayed primer extension：APEX）

DNAマイクロアレイは，区切られた基盤の上に配列の明らかなDNAの部分配列を高密度に配置したものである（遺伝子発現量を測定する際にも用いられる検査である）．APEXはこれにマルチプレックスPCRとシングルベースエクステンション技術を組み合わせることで，数百個の変異を一度に検出することを可能にした検査方法である．ただし，検査対象の配列があらかじめわかっている必要があり，既知の変異しか検査できない．したがって，原因遺伝子が単一ではないが，既知の変異で多くが説明できる疾患がマイクロアレイによるスクリーニングのよい適応である．この検査は商業化されたものがあり，例えばAsper Biotech社では常染色体性劣性遺伝形式の網膜色素変性の場合，28個の遺伝子の合計710か所の変異を一度に検査でき，結果の解釈まで出してくれる．一方，既知の変異というのは多くが欧米で同定された変異である．欧米ではStargardt病の診断などにかなり有効なようだが，これを日本人患者に使う場合には限界があるため注意が必要である．

4. 次世代シークエンサー（next generation sequencing：NGS）

　従来の手法とは大きく異なるアプローチで大量の遺伝情報を並列に処理することで，ゲノムDNA配列解読の超高速化，大量化を実現した装置である．Sanger法を利用した蛍光キャピラリーシークエンサーである「第1世代シークエンサー」に対比して「次世代シークエンサー」とよばれる．Sanger法では一度の解析で読み取れる塩基は最大数万塩基であったのに対し，2007年に登場した次世代シークエンサーは1回のランで10億塩基（1 Gb）の解析が可能であった．また，2012年には1回のランで1兆（1Tb）塩基の解析が可能となった．2003年に解読完了宣言された「ヒトゲノム計画」で10年以上の歳月をかけて解読されたヒトのゲノムサイズが31億塩基対であることを考えると，この高速化は革命的であるといえる．

　次世代シークエンサーはさまざまなゲノム解析に応用されているが，網膜変性疾患のゲノム研究にも大きな変革をもたらしている．世界各地で網羅的遺伝子検査が行われるようになり，これまで変異の特定が困難であった網膜変性疾患の診断率が飛躍的に向上している．網膜色素変性や錐体杆体ジストロフィなど原因遺伝子が多数ある疾患ではこれ以外の方法で網羅的にスクリーニングを行うことは事実上不可能である．既知の遺伝子に変異がないかを確認するという使い方のほか，新規の原因遺伝子検索にも用いることができ，実際に新規の原因遺伝子の報告も続いている．

　欠点の1つは繰り返し配列など一部読み取りが難しい領域が存在することであるが，解析精度は年々向上している．もう1つの欠点として1検体十〜数十万円と，いまだ安いとはいえないコストがかかることが挙げられる．また，シークエンスは早くても，得られた結果を解析するにはそれなりに時間がかかり，膨大なデータから変異箇所を検出し，病原性の判定などを行うには技術や経験が必要となる．しかし，今後さらに原因遺伝子を同定する助けになることは間違いない．

　以下に網膜変性疾患の遺伝学的検査に有用と考えられる方法をいくつか挙げる．
① WGS（whole genome sequencing）：全ゲノムを対象とした解析．
② WES（whole exome sequencing）：全遺伝子の全エクソンを対象とした解析．エクソンは全ゲノムの2％弱の領域を占めるのみだが，これまでに報告されている病原性変異の85％はエクソン上の変異である．したがって，WGSと比較して安価に効率的に変異の検出が行えると考えられる．
③ targeted sequencing：検索対象とするゲノム上の領域を任意に設定できる．対象領域を絞ることでより多くのサンプルを一度に処理できるため，1検体あたりの検査コスト，時間を削減できる．

IV. 遺伝学的検査の限界

　クリスタリン網膜症や若年性網膜分離症のように単一遺伝子の検索で診断率が80％を超える疾患もあれば，診断率がまだ低い疾患もある．われわれが行った日本人患者を対象とした網羅的遺伝子検査（targeted exome sequencing）では，網膜色素変性の遺伝子診断率は約36％，錐体ジストロフィ/錐体杆体ジストロフィでは約28％であった．現在報告されているのは原因遺伝子の一部でしかなく，まだ多くの原因遺伝子がわかっていないことが1つの理由であると思われる．また，これまでに報告されている変異のうちbiologicalに病原性が証明されている変異は一部にとどまる．上述のように，欧米患者で疾患の原因として報告された変異が日本人データベースでは正常者でもある程度の頻度でみられるなど，病原性に疑問がある変異も存在する．遺伝学的検査によって変異をもっているということまでは確かめられるが，それが疾患の原因かどうかについては不確定な要素があることに注意が必要である．

　先天性難聴など遺伝学的検査が保険適用になっている疾患もあるが，網膜変性疾患の遺伝学的検査は現在保険適用外である．検査の費用は今のところ研究費で負担するしかない．また，現在検査が実施可能な施設は一部の大学病院や研究所に限られる．得られた結果についてカウンセリングが必要となる場合もあるので，十分な体制を整えることが重要である．

V. 今後の展望

　シークエンス技術およびデータ解析技術は日々進歩しており，それに伴って診断率の向上，診断に至るまでの時間短縮が見込まれる．また，年々検査費用も下がっている．遺伝子治療，再生医療，新薬の研究などが大きな話題になるなか，患者の網膜変性疾患への理解と治療への期待も高まっている．遺伝学的検査に関しても適切な情報提供ができるよう知識をアップデートしていくことが大切である．

参考文献

1) Oishi M, Oishi A, Gotoh N, et al：Comprehensive molecular diagnosis of a large cohort of Japanese retinitis pigmentosa and Usher syndrome patients by next-generation sequencing. Invest Ophthalmol Vis Sci 55：7369-7375, 2014
2) Ogino K, Oishi A, Makiyama Y, et al：Genotype screening of retinal dystrophies in the Japanese population using a microarray. Nippon Ganka Gakkai Zasshi 117：12-18, 2013
3) Kurg A, Tõnisson N, Georgiou I, et al：Arrayed primer extension：solid-phase four-color DNA resequencing and mutation detection technology. Genet Test 4：1-7, 2000
4) O'Sullivan J, Mullaney BG, Bhaskar SS, et al：A paradigm shift in the delivery of services for diagnosis of inherited retinal disease. J Med Genet 49：322-326, 2012
5) Ratnapriya R, Swaroop A：Genetic architecture of retinal and macular degenerative diseases：the promise and challenges of next-generation sequencing. Genome Med 5：84, 2013

〈大石真秀〉

IV 網膜変性疾患の診療の実際

A 一般診療

　筆者は，現在治療法が十分ではない網膜変性疾患の診療にあたり，日々試行錯誤している開業医であるが，専門としている遺伝カウンセリングのなかで，網膜変性疾患の患者や家族が，検査，診断や経過観察中の説明，医療従事者の言動などに強い影響を受けていることを思い知らされてきた．この経験をもとに一般眼科診療において，網膜変性疾患の診療で陥りがちな，あるいは見落とされやすい点を挙げ，眼科医がそれぞれの持ち味を生かしながら日々の診療に活用できる材料になればと考えている．

　なお，一般診療における鑑別診断のための検査，各疾患の診断，治療や対応，さらにロービジョンケアや遺伝カウンセリングについてはそれぞれ別項を参照していただきたい（⇒133，145頁）．

I. 診断告知における留意点

1. 診断の重みについて深く認識して取りかかる

　基本としてまず挙げられるのは，網膜色素変性などの進行性の疾患で「失明」「治療法がない」「遺伝」のいわゆる「3点セット」のみを伝える診断告知にしないということである．

　従来からこのような告知の問題が指摘されてきた．希望のもてない診断告知は見え方が急に変わったわけではないにもかかわらず「失明して何もできなくなる」と落胆させ，患者や家族の生活を一変させてきた．

　そのような診断告知に限らず，告知後に不眠や食欲不振になっている患者はまれではなく，つらい感情が湧き出ることもある．そのようなとき，「（思いもよらない）診断に驚いたことはよくわかる」「このような状況で感情が自分の思うようにならなくなることは誰に

でも起こる当然なこと」と認め,「しかしよく考えれば自分の目はその日を境に急に何か変わったわけではない」ということを認識できるように説明し,「今は精神的にも混乱しているかもしれないが時間が経てば必ず落ち着いてくる」と保証している.なかには精神科の介入が必要なケースもあり見落としてはならないが,多くの場合は眼科でのサポートこそ必須なのである.

治療法のない網膜変性疾患の診療では,患者がその疾患とともに生活していくために困難を乗り越える,その人が本来もっている生きるための精神的な力といえる「レジリエンス(resilience)」を後押しする姿勢が不可欠である.それを生かせるか逆に削いでしまうかは,眼科医による診断告知の際の対応やその後の対応が大きなカギを握る.

「3点セット」にしないよう,例えば症状を自覚して間もない定型網膜色素変性の場合,失明の不安に対しては,中心視力を長く保てる場合が少なくないことや,視力低下があっても機器やソフトウエアの利用や工夫で文字を読み仕事を続けている人も多いこと,完全な失明が多いわけではないことなどの情報提供が考えられる.治療は確立されていないという現状でも,行われている複数の研究の具体的な説明が多くの患者の希望を支える情報になっている.遺伝については,特別なカウンセリングでなくても遺伝子の変異が決してその人や家族が特殊で起こっているわけではなく,すべての人が変異を複数もっており,どの人やどの家族にも起こりうるという説明も重要である.逆に根拠のない説明は避けなくてはならない.

また,診断を伝えたきりになることは避け,できる限り診断後の受け止め方やその後の生活状態を確認して,何が必要かを評価することが大切である.特に本人の不安が強い場合や,逆に1人で解決しようとして抱え込もうとする場合,さらに家族など周囲の理解や心理的サポートが不十分とみられる場合には注意が必要である.就労や経済的問題も早期の対応が必要なこともあるので確認を要する.

なお,認知症などの介護では家族が無理しないようにすることが重要であるという意識が広がっているが,視覚障害の家族の心身への配慮も必要である.

2. ネット上の情報などに留意する

インターネットは便利な反面「検索したがブログの内容に怖くなってやめた」という人は多い.医師が「のちに説明をしたかったが病名を質問されたのでまず伝えた」ところ,「ネット検索による情報で悲観的になり引きこもってしまった.なぜ病名だけ無責任に伝えたのか」と家族が抗議したという事例もある.原則として安易に病名(疑いを含む)のみを伝えないようにする.

また,同疾患者の存在は,孤立がちな患者にとって重要な存在である.しかし一方で,各人の症状に差があることや個人的な発言などからその後の出会いを拒否するきっかけになってしまうこともある.特に診断時,情報提供をネットや患者同士での情報交換や交流にすべて任せてしまうことのないように,個人や団体などを紹介するときは細心の注意を払うべきであろう.

II. 情報提供

1. 情報提供の基本

　告知のいわゆる「3点セット」の問題は，本人にとって悪い知らせを伝えてはいけないということではなく気休めの誤った情報のほうがよいという意味でもない．「治療法はないが進行はゆっくり」「現在は治療法がまだだがさまざまな研究者が努力している」「進行しても働き続けて家庭をもっている人は多くいる」など，疾患の否定的な一面のみではなく心理面に配慮をしつつ多角的に説明し，本人の自立やその疾患への対応に結びつく情報提供にすることが大切なのである．

　必要な情報は順を追いながら理解しやすいように説明することを心がけたい．わかりにくいことは質問するように促すと効果的である．質問には1つひとつ答える方法もあるが，それでは本筋を見失うこともある．筆者は，その質問がどのような意味をもっているのか考えながら質問の本筋に答えられるように心がけている．医師が重要と考えていることと本人が知りたいこと，気になることは往々にして食い違っており，食い違ったままの情報提供をしても有用な情報提供になりにくいと感じるからである．説明と質問の流れが不自然になったときには，特に立ち止まってなぜそれが気になるのかなど聞き取るようにしている．

2. 情報提供や対応の時期と効果

　はじめからもれなく情報提供をする責任があると考えてしまいがちだが，多くを説明してかえって伝えたはずの重要なことが全く理解されていないこともある．筆者も経過中に何度も説明していたことを何年か経ってから「初めて聞いた」と言われることがあるし，「知人に最近聞いて初めて知った」と言われることもある．

　何度もホームから転落していながら白杖を持とうとしなかった患者は，自分より視覚障害の程度が強い人と一緒に歩いたとき，自分よりも目的地に早く正確に歩けるのを知って白杖を持つようになった．

　この例のように，眼科での説明ではない別のきっかけが道を開くこともあるし，本人の心理状態などにより障害手帳や就労相談などの情報提供に対して機が熟していないと考えざるをえないこともあるので，患者へすぐ伝わらないことで落胆しすぎないほうがよい．一方，運転の中止は，現実問題として特に受け入れられにくい内容の1つだが，はっきりと，しかしできるだけ受け入れやすいような方法や言い方で伝えること，医療との関係を途切れさせないことが大切だと考える．

3. 時間のとり方

　時間をかけた説明で外来が滞ってしまうことは現実的な問題である．診察後に検査をして，午前あるいは午後の終わりなど時間を決めて再度検査結果の説明を行うようにすることで，ある程度解決できることがある．それが困難あるいは望ましくない場合は，次回予約時に最終的な検査後に説明する予定で時間をとるなど，そのケースで最良の方法を探す

ことが望ましい．また，一度にすべてを説明することは話す側にとっても受け取る側にとっても困難である．一度ですべてを網羅した説明をするべきと考えず，患者の受け止めや理解に合わせ信頼関係を築きながら話し，「時間をとって説明したいので」と近日中に予約を取り補足することも一案である．

III. 診療継続の重要性

1. 通院中断の理由

　網膜変性疾患の治療が十分であれば，問題のほとんどは医療機関で解決するはずだが，治療法がないと医療機関は疎遠になりがちである．なかには来院しない選択を尊重すべき場合もあると考えるが，網膜変性疾患をもつ多くの患者は，「検査ばかりしているが改善方法がない」という理由で定期検査を受けなくなり，必要な情報から遠ざかってしまうおそれがある．その間に白内障などの合併症や他の疾患が進行していることもある．

　患者が来院を続けている理由は，医療機関とつながり情報を得る期待，それほど進行していないことを確認することで安心したいという希望のほか，社会制度の利用に必要という理由や，医師に指示されたからなどがある．しかし，受診しても有益に感じないばかりか，視野や網膜電図（electroretinograph：ERG），眼底写真などの検査自体が苦痛と訴える人も少なくない．視野検査などで進行を意識するだけでなく，「疾患自体を再認識してしまうため，大きなストレスとなるので受診をしたくない」という人も多い．検査が通常よりも長くなると患者の不安と疲れが強くなり，受診や検査に消極的になるため，検者は被検者の負担軽減に努める必要がある．また，医師も検査や受診の必要性を吟味し，検査をする理由などについても丁寧な説明を心がける．また，その結果は本人の実感と対比しながら説明し，本人にとって意味の感じられる受診にし，「検査が苦痛」「受診しても意味がない」という理由の中断をなくしたいものである．

2. 眼科診療を継続する意義

　視機能の変化は経過観察をしないと判定が困難なことがある．しかし，経過観察の必要性は視機能の面からだけではない．

　視機能の問題による日常，学校や社会などでの困難さは，大学進学，就職，就労の継続，結婚などで解決されたとみなされがちだが，患者自身は孤立して課題に向き合い続けているかもしれない．患者が「今はまだ大丈夫」とぎりぎりまで自身の努力で切り抜けてきたあと，個人の努力だけでは立ち行かなくなり退職や退学を決めてからやっと眼科を再受診することがある．このような事態になる前に眼科を窓口とした相談や対応ができるような経過観察が望まれる．

　小児期には保護者が主導で来院していたが，成人して通院が途切れ，社会人となって久しぶりに眼科を受診することもある．本人が自主的に通院，相談しやすい関係を築くように努めたい．

　このような，治療とは異なる社会心理的な課題に対して一般眼科医が何をなすべきか，

ということは一概には決められないし容易ではないことが多い．しかし，患者の視機能障害とその影響は年齢に伴い変化するので一般診療においても適切な時期に対応できるように努めなくてはならないことを強調したい．

3. 診療継続に関する問題点

定期検査で通院することだけでも継続の意義があるが，多くの患者は医師が忙しそうだからという理由で相談をためらっている現状がある．患者が積極的に相談しやすい環境を作っておくことが望ましい．

病院の勤務医は特に異動が多く，1度や2度の診察で担当医が交代してしまうことが多いが，その場しのぎにならないように長期的な視点を心がけてほしい．一方，頻繁な担当医の交代に不安を抱く患者は少なくない．状況によっては開業の常勤医によって経過観察をしたほうがよいと考えられる場合もある．開業医が研修会などでロービジョンケアや網膜変性疾患の知識を豊かにすれば信頼関係のある病診連携が可能になると考えられる．しかし開業医も患者の一生を診続けられるわけではないので，病院でも診療所でも担当医が交代したときには，引き継いで診てゆくという姿勢を伝えて継続していただきたい．

IV. 紹介について

通院の意義を見出せずに自主的に来院しなくなる患者がいる一方で，医師のほうから来院しなくてよいと言われ突き放されたように感じる患者がいる．他院へ紹介されたというだけでも不安や疎外感を訴える患者が意外に多い．診断のため専門外来などへの紹介が必要なとき，あるいは経過観察のための通院が容易な近医へ逆紹介をする際は，それが患者にとってどういう利点があるのかを説明することとともに，これでここでの診療が終わりになるわけではなく何か変化があったときなどは再受診が可能なことなども補足するべきである．

V. 「共感」と心理的ケア

「共感」の重要性が強調されているが，病院の職員が「かわいそう」と言っているのが聞こえてショックに感じたという患者もいる．「共感」についての職員全体の基本的な正しい認識と医療職としての基本的な姿勢が必要である．

医師が患者とともに悲しんだり涙を見せたりするとき，患者や家族は，「医師が患者の気持ちになってくれた」と肯定的に感じる場合がある一方で「自分たちが泣きたいのに医師に泣かれたらどうしたらよいかわからない」と訴える患者や家族の声もある．思わず涙が出てしまう本当の感情は大切にするべきであるが，医師が頼られていることも忘れてはならない．

一方，進行性の疾患患者を担当することが担当医やコメディカルの心理的な負担につながることもあるので症例について相談や検討ができる場を設けることも大切である．

すべての網膜変性疾患の十分な治療法の確立を誰もが待ち望んでいる．しかし一方で，将来いくつかの疾患の治療が実現したときには，まだ治療できない進行性の疾患はさらにまれになり，そのまれな疾患の患者を診察できる一般眼科の減少が危惧される．

　本項で強調していることは，通常意識されないほど普通で常識的なことばかりだが，見落とされがちな落とし穴でもある．これらを忘れずに多くの眼科医が網膜変性疾患診療の経験を豊かにし，すべての網膜変性疾患の治療が確立するまで次世代につなげていっていただきたいと願う．

〔岩田文乃〕

B 専門外来での診療

　網膜変性疾患の種類は多岐にわたるが，いずれも比較的まれな疾患である．網膜色素変性は，日常診療で遭遇する可能性が最も高い疾患であるが，それでも4,000人に1人の割合である．次に頻度が高い錐体ジストロフィは，数万人に1人と考えられており，疾患頻度が低い網膜変性疾患の診断は必ずしも容易ではない．専門外来での診療の最初の役割そして最も重要なことは，確定診断を下すことである．診断することによって，遺伝形式，子への遺伝，疾患の特徴（全身合併症の有無），視機能予後を大まかに推定できるだけでなく，患者やその家族に病気を理解してもらうことが可能になる．本項では，確定診断までの道筋，診断後の対応，経過観察の必要性について述べる．

I. 問診

　専門外来を受診する前にすでに一般外来でいくつかの検査が行われていることが多い．診断する前に，以下に示す専門的な問診が重要である．

① 一般外来もしくは専門外来を受診するきっかけは何か．例えば，自覚症状が乏しく，健診で眼底異常を指摘されて受診したケースは，比較的視機能が良好であることが多い．

② 夜盲の自覚について聴取．夕方から夜にかけて周りの人と同じように歩くことができるか，歩いていて人とぶつかったことはないか．映画館の暗い場所で周りの人と同様に席取りができるかどうか．網膜色素変性を代表とする進行性夜盲性疾患や停在性夜盲性疾患（先天停在性夜盲，小口病，白点状眼底）では必発の症状である．

③ 羞明の有無について聴取．多くの網膜変性疾患で，羞明を訴える．同時に日中白っぽく見えること（昼盲）はないかも尋ねる．昼盲は錐体ジストロフィで必発である．

④ 視力障害の有無について聴取．中心部が見にくいにもかかわらず眩しく感じている場合は網膜変性疾患を，逆に暗く感じる場合は視神経疾患であることが多いことを念頭におくとよい．黄斑ジストロフィや錐体ジストロフィのケースでは，視力障害と同時にチカチカ感を訴えることがある．網膜色素変性の初期で，視力障害を訴えることは少ない．

⑤ 視野障害の有無について聴取．人とぶつかることはないか，足下のものを見落とすことはないかを尋ねる．視野障害の程度が日中と夜間で異なるかどうかも尋ねる．

⑥ 色覚異常の有無について聴取．多くの場合，後天性の色覚異常があっても自覚しているケースは多くない．左右で色の見え方が異なるかどうか，周りの人に色誤認を指摘されたことはないかなどを尋ねる．黄斑ジストロフィや錐体ジストロフィのケースでは，色覚異常は必発である．色覚異常は，黄斑部の錐体密度の低下を示唆している．

⑦ 家族歴の聴取．同胞（兄弟姉妹）に同様の症状を訴えたり，眼疾患を指摘されたりしているものがいるか，両親やおじ・おば，祖父母ではどうか，両親の近親婚の有無について聴取する．家族歴の聴取は重要であり，一度もち帰って家族に尋ね，再診時にもう一度聴取し，家系図を作成する．常染色体優性遺伝であれば両親のどちらかが発症している．両親が近親婚であったり，両親が非罹患者であるにもかかわらず同胞発症がみられれば，常染色体劣性遺伝を疑う．家系内に複数の発症者が存在し，罹患者が男性に限られる場合，X連鎖劣性遺伝を疑う．

II. 検査

眼科的検査として，一般外来での検査に加え，専門的検査を行い，診断を絞っていく．すべての患者に以下の検査を行うわけではない．検査には，診断に必須の検査，鑑別診断に重要な検査が優先的に行われるべきである．以下に述べる検査は，診断および病態把握を目的とした検査項目である．

1. 視力検査

通常，小数視力を測定する．微妙な進行度を評価する場合，ETDRS（early treatment diabetic retinopathy study）による判読文字数を評価することもある．初期網膜色素変性では視力は低下しないが，黄斑ジストロフィや錐体ジストロフィでは，早期に両眼性・進行性の視力障害が検出される．

2. 視野検査

視野検査には，Goldmann視野を代表とする動的量的視野，Humphreyなどの自動視野を代表とする静的量的視野がある．網膜色素変性では，Goldmann視野を行い，病初期であっても，V/4e視野に比べ，I/4e視野が狭窄していること（V/4eとI/4eの解離）が多い．進行してくるとV/4e視野も狭窄する．中心視野の評価としては，Humphrey自動視野（MD値，PSD値，中心4点の感度）が経時変化の評価に役立つ．Goldmann視野は視覚障害者認定や難病（網膜色素変性）認定に必須である．

3. 中心フリッカ値

視神経疾患と網膜疾患の鑑別に役立つ．視神経疾患では低下するが，黄斑ジストロフィや錐体ジストロフィではそれほど低下しない．

4. マイクロペリメトリー（眼底視野計）

黄斑部機能障害が存在する場合，中心固視が不安定になり，正確な視野測定が行えない

場合がある．眼底視野計は，眼底を直視しながら刺激光を投影し，網膜局所の視感度を定量的に測定できる．

5. 色覚検査

検査は，片眼ずつ行われる．視力が良好な時期に検査されることは少ないが，黄斑ジストロフィや錐体ジストロフィの早期でも異常が検出されることが多い．また，黄斑部の錐体密度が低下してくると網膜色素変性でも異常が検出される．色相配列検査（パネル D-15 test や The Farnsworth Munsell 100 hue test）で赤緑異常，青黄異常，混合型の異常が検出される．

6. 光干渉断層計（OCT）検査

網膜変性疾患の診断に最も重要な検査の 1 つである．網膜色素変性では，中心 1〜3 mm 径での網膜厚は正常であっても，中心 3〜6 mm 径の部位では菲薄化していることが多い．錐体ジストロフィでは，眼底所見が乏しい場合であっても，黄斑部網膜の外層部もしくは全層の菲薄化が特徴的所見である．特に中心窩付近の視細胞内節 ellipsoid zone の不明瞭化・断続性・欠損などは診断のみならず病態把握に役立つ．若年網膜分離症では黄斑分離が，Stargardt 病では黄斑部網膜の菲薄化が検出される．網膜色素変性では，囊胞様黄斑浮腫や黄斑上膜が検出される場合に遭遇する．大部分の網膜変性疾患で異常所見が検出される．また，視神経疾患との鑑別の目的で，神経線維層欠損（nerve fiber layer defect：NFLD）の有無も一度は確認することが重要である．筆者は，緑内障と誤診されていた網膜変性疾患や緑内障を合併していた網膜変性疾患を経験している．

7. 検眼鏡検査

網膜の色調異常（網膜色素上皮の異常）の部位・範囲や網膜血管の狭小化の有無，網脈絡膜萎縮の範囲などの所見をとり，病変が，両眼性かつ左右対称性かどうかチェックする．最近では，超広角眼底像撮影が可能となり，眼底の経時変化に欠かせないツールとなっている．

8. 短波長光による眼底自発蛍光

検眼鏡検査では，気づかれない異常が検出されることがある．2 次的に網膜色素上皮障害が引き起こされることによって，自発蛍光部位が検出される．超広角眼底撮影による撮影が病態把握に役立つ．網膜色素変性では，自発蛍光部位，低蛍光部位，網膜血管狭小化などの所見が一目瞭然となる（図 1）．Best 病や成人発症卵黄状黄斑ジストロフィの卵黄状病変は自発蛍光を発するが，萎縮性病変へ進行すると周囲に比べ低蛍光となる．Stargardt 病でみられる黄色斑も自発蛍光を発する．癌（腫瘍）関連網膜症に合併する網膜変性は両眼性であるが，網膜変性疾患と異なり左右対称性に乏しく鑑別の一助になる．

9. フルオレセイン蛍光眼底造影検査

侵襲的な検査であることから，OCT や眼底自発蛍光の登場で，行われない場合もある．

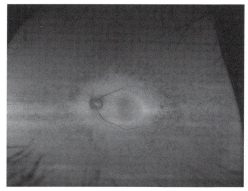

図1 網膜色素変性患者(左眼)の超広角眼底撮影による眼底自発蛍光
自発蛍光部位,低蛍光部位,網膜血管狭小化などの所見がみられる.

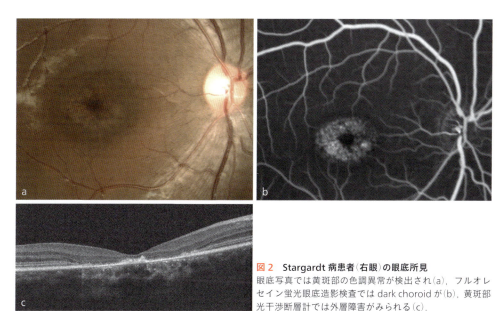

図2 Stargardt病患者(右眼)の眼底所見
眼底写真では黄斑部の色調異常が検出され(a),フルオレセイン蛍光眼底造影検査ではdark choroidが(b),黄斑部光干渉断層計では外層障害がみられる(c).

しかし,Stargardt病では,dark choroidが診断に重要であり,他の黄斑ジストロフィとの鑑別に有用である(図2).

10. 網膜電図検査

確定診断のための最重要検査で,通常,全視野刺激網膜電図を指す.国際臨床視覚電気生理学会(International Society for Clinical Electrophysiology of Vision:ISCEV)推奨に準拠した方法で記録する.網膜色素変性では,杆体反応のみならず錐体反応も著しく減弱する.錐体ジストロフィ,全色盲・杆体1色覚,停在性夜盲性疾患,若年網膜分離症,enhanced s-cone症候群の診断には必須である.その他,黄斑部機能評価として,黄斑部局所網膜電図や多局所網膜電図を記録する.enhanced s-cone症候群の確定診断には,色刺激網膜電図を行う.

11. 眼球電図検査

成人発症卵黄状黄斑ジストロフィと Best 病の鑑別診断に必須である．Best 病では，網膜電図の最大応答が正常であるにもかかわらず，L/D 比が著しく低下する．成人発症卵黄状黄斑ジストロフィでは，L/D 比が正常範囲内であることが多い．

12. 視覚誘発電位検査

これは，視神経疾患や頭蓋内疾患の鑑別診断の目的，心因性視覚障害を診断する際の器質的疾患の除外目的で行われることが多い．

13. 遺伝学的検査

国内外の施設で，研究として行われているのが現状と考えられるが，例えば，NPO 法人オーファンネットジャパン(http://onj.jp/)では，クリスタリン網膜症(*CYP4V2*)，若年網膜分離症(*RS1*)，白点状眼底(*RDH5*)など，一部の疾患で検査可能となっている．疾患原因が 1 つの遺伝子変異による場合は，確定診断に役立つ．網膜色素変性や錐体ジストロフィは，原因が多岐にわたるため，遺伝子変異を突き止めることは困難である．

III. 診断後の対応

診断がついたあと，患者は自身の視機能予後，子への遺伝について気にかけていることが多い．日常生活，社会生活での留意点，また，福祉施策について対応する必要がある．

① 診断された疾患の特徴，大まかな視力および視野の予後を伝えることは重要であるが，初期段階で視機能予後が不良である旨を伝えることは，患者に不安を与えるだけで適切でない場合が多い．

② 遺伝形式を決定する目的で，必要があれば患者家族の眼科的検査を行う．遺伝形式が決定されれば精度の高い遺伝カウンセリングの提供が可能となる．

③ 視力障害や視野障害の程度に応じて，視覚障害者手帳の申請，網膜色素変性であれば難病認定，障害年金の診断書作成などを検討する．重度の視覚障害者であれば，介助認定についても検討する．

④ 視力障害や視野障害に対しては，ロービジョンケアが重要である．遮光眼鏡装用，拡大鏡(拡大読書器)，白杖などの必要性について説明する．ロービジョンケアを行った際は，ロービジョン検査判断料(1 回/1 月)が算定できる．

⑤ 治療に関して，多くの網膜変性疾患に対して確立した治療法はない．対症療法として，網膜色素変性や若年網膜分離症に対する炭酸脱水酵素阻害薬の内服や点眼治療によって，一部の患者で嚢胞様黄斑浮腫や黄斑分離が改善したという報告がある．白内障が強い場合，白内障の程度，眼底所見および OCT 所見(特に ellipsoid zone の状態)を鑑み手術適応を決定することが重要である．

IV. 経過観察

　診断も確定し，診断後の措置も落ち着いたあと，経過観察の重要性を説明する．視力障害や視野障害の進行度を把握することは，医師側だけでなく，患者側にとっても今後の人生設計を見極める意味で重要である．定期検査の間隔は，進行度に合わせて決定していくが，6か月に1度の定期検査が一般的である．

① 視力検査：小数視力に加え，ETDRSによる判読文字数の経時変化を記録する．
② 視野検査：網膜色素変性の場合，Goldmann視野検査による判定・進行度評価を行う．V/4e視野が30°以内になった場合はHumphrey 30-2プログラムを行う．V/4e視野が中心10°以内になった場合や中心視野の経時変化を測定する場合は，Humphrey 10-2プログラムが役立つ．視覚障害者手帳の等級決定には，Goldmann視野検査が必須である．黄斑ジストロフィや錐体ジストロフィでは，適宜Humphrey 30-2もしくは10-2プログラムによる経過観察を行う．
③ 超広角眼底像撮影による眼底写真，自発蛍光写真を撮り，変性巣・自発蛍光・低蛍光領域の範囲をベースラインと比較する．
④ OCT検査：黄斑部網膜厚の経時変化，視細胞内節ellipsoid zoneの不明瞭化・断続性・欠損などの範囲をベースラインと比較する．診断時に囊胞様黄斑浮腫，黄斑分離，黄斑上膜が検出された場合，その経時変化を比較する．
⑤ マイクロペリメトリー：黄斑部機能障害に対して，黄斑部網膜の視感度を測定し，経時変化を記録する．今後さまざまな治療が登場した際，視力の変化にかかわらず視感度が変化していないのか上昇しているかを判定する際は，必須の検査となる．実際，点眼治療，遺伝子治療，再生医療の臨床応用の際，マイクロペリメトリーが利用されてきた．

V. 最新の研究成果の情報提供

　患者やその家族は，網膜変性疾患で確立した治療法がないことを理解している．しかし，治療に関する情報収集については貪欲である．網膜変性疾患を診療する専門医は，治療に関する基礎・臨床研究成果を患者とその家族に説明する責務がある．

　研究成果の代表例を挙げると，2008年，*RPE65*遺伝子異常によるLeber先天黒内障に対する遺伝子治療が米国と英国で実施された．神経保護因子である毛様体神経栄養因子（ciliary neurotrophic factor：CNTF）含有ECTインプラント治療が，2006年に網膜機能が著しく障害されている患者を対象に第I相臨床試験が行われ，安全性が確認された．その後，第II相臨床試験が米国の複数の施設で網膜色素変性患者を対象に行われ，網膜厚が上昇した患者の存在が報告された．2014年，コロイデレミア患者6例に対して，遺伝子治療が行われ視機能の改善した症例が報告されている．2015年，胚性幹細胞（ES細胞）由来網膜色素上皮移植がStargardt病9例に行われ，視力の改善した症例が報告された．網膜変性疾患に対する新しい治療法について，常にup-to-dateな情報を収集し，患者やその家族に情報提供を行うことが重要である．

参考文献

1) Bainbridge JW, Smith AJ, Barker SS, et al：Effect of gene therapy on visual function in Leber's congenital amaurosis. N Engl J Med 358：2231-2239, 2008
2) Maguire AM, Simonelli F, Pierce EA, et al：Safety and efficacy of gene transfer for Leber's congenital amaurosis. N Engl J Med 358：2240-2248, 2008
3) Sieving PA, Caruso RC, Tao W, et al：Ciliary neurotrophic factor(CNTF)for human retinal degeneration：phase I trial of CNTF delivered by encapsulated cell intraocular implants. Proc Natl Acad Sci USA 103：3896-3901, 2006
4) MacLaren RE, Groppe M, Barnard AR, et al：Retinal gene therapy in patients with choroideremia：initial findings from a phase 1/2 clinical trial. Lancet 383：1129-1137, 2014
5) Schwartz SD, Regillo CD, Lam BL, et al：Human embryonic stem cell-derived retinal pigment epithelium in patients with age-related macular degeneration and Stargardt's macular dystrophy：follow-up of two open-label phase 1/2 studies. Lancet 385：509-516, 2015

〔林　孝彰〕

C 小児の診療

　小児の遺伝性網膜障害は，先天性では Leber 先天黒内障，全色盲，後天性では網膜色素変性，錐体ジストロフィ，Stargardt 病のような進行性ジストロフィがあり，ほかに家族性滲出性硝子体網膜症(familial exudative vitreoretinopathy：FEVR)や Stickler 症候群のように硝子体にも病変が及ぶさまざまな疾患が含まれる．これらは，乳幼児期に発症するものが多く，早期に発見し的確に診断を行うことが，その後の quality of vision の向上につながる．しかしながら，低年齢の小児において，詳細な網膜構造・機能評価は難しいことが多い．本項では，遺伝性網膜疾患が疑われる低年齢の小児の診療法について述べる．

I. 外来診察

1. 問診

1）主訴・受診のきっかけ

　乳幼児では追視不良・固視不良，3～4 歳から学童までは，視力低下・視力不良が最も多い．斜視，眼振も視力不良を示唆する症候であり，ほかに羞明・夜盲・色覚異常で気づかれることもある．

2）既往歴・全身合併症

　全身症状から眼科を受診する場合がある．例えば，Usher 症候群(網膜変性，聴力障害)，Bardet-Biedl 症候群(網膜変性・腎障害・肥満・多指症・発達遅滞)のような ciliopathy など〔詳細は「ciliopathy」の項(⇒64 頁)を参照〕，さまざまな症候群がある．また，Norrie 病は FEVR の亜型で小頭症，難聴を伴い，Stickler 症候群には側弯症，口蓋裂，関節過動症を伴う．

3）家族歴

　家族歴を調べることは，遺伝疾患において重要である．また，すでに網膜変性疾患と診断されていたり，視力が不良な家族がいる場合，遺伝性疾患を疑う強い根拠となる．しかし，実際には患児に網膜硝子体異常があることがわかってから，家族歴を詳細に検討する場合が多い．

2. 検査

眼底検査を優先せず，まず視反応，眼位，前眼部から後眼部へと順を追って検査する．一般に乳幼児の検査では，家族に抱かれた状態や，膝の上に座った状態で，さらに音や光の出る玩具で気を引きながらなど，本人のストレスにならないように診察する．白衣を着用しない，声かけを行うことなども，緊張をとる手助けとなる．難しい場合には，タオルなどで体幹・頭部を固定し，手指や開瞼器による開瞼下で診察する．

1）眼位検査，瞳孔検査

先天性あるいは乳幼児発症で，両眼視力不良の症候として，眼振（感覚欠陥型）が重要である．大まかには，眼振があれば視力予後は 0.3 未満にとどまる．また，視力に大きな左右差がある，あるいは両眼視が得られない場合は，続発性に斜視が発症する．ほとんど失明状態でなければ，対光反応に異常があることは少ない．

2）視反応，視力検査

視力が測定できない乳幼児では，まず片眼ずつの固視と追視を観察する．3 歳以前に行える他覚的な視力測定は縞視力検査であり，preferential looking（PL）法やそれを応用した Teller Acuity Cards™，Cardiff 視力検査などで行うことができる．さらに大まかであるが，視覚誘発電位（visual evoked potential：VEP）でも重篤な視機能障害の有無を検討することができる．自覚的視力検査ができるのは 3 歳以降であり，絵視力や年齢に応じて，字ひとつ視力，字づまり視力へと計測方法を変更していく．一般的に矯正視力 0.4 程度で新聞の文字が読めるとされており，日常生活や学業における 1 つの指標となる．

3）屈折検査

Stickler 症候群における強度近視や FEVR における屈折異常の合併が知られており，高度の屈折異常があれば，視力障害には網膜障害に加えて屈折性弱視の要素が加わるおそれがある．この点からも，屈折検査は必須である．時には小眼球を合併することもあり，超音波検査で眼軸測定を行う場合もある．

4）細隙灯顕微鏡検査・眼圧検査

Stickler 症候群における白内障，FEVR における水晶体後部線維組織など，遺伝性網膜疾患はさまざまな前眼部・中間透光体異常を合併することが多い．遺伝性網膜疾患で緑内障の合併は多くないが，FEVR で線維組織収縮による浅前房によって起こることがあり，眼圧検査も行うべきである．

5）眼底検査

広域の眼底検査は倒像検眼鏡で行うが，小児の網膜疾患では，病変の主体が後極ではなく周辺部にも存在することも多いことを念頭におく必要がある．手指による開瞼と倒像鏡検査で中間周辺部までは観察できるが，最周辺部まで検査するには，開瞼器と未熟児鉤・

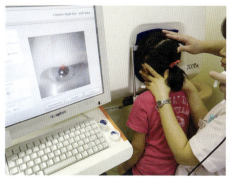

図1 Optos®を用いた外来における小児の眼底撮影
（写真提供：原眼科医院　原　裕先生）

強膜圧迫子を使用するべきである．体動や眼球運動で観察が難しい場合，造影検査などさらに詳細な観察が必要な場合には，鎮静下や全身麻酔下で行う．

6）眼底撮影

最近は広画角撮影が可能となり，各瞬間に眼底の一部しか把握できない検眼鏡検査に比べて，全体像を把握できるとともに，多くの医師で情報を共有できる利点は大きい．

眼底撮影装置として，RetCam®は接触型であるが，仰臥位で乳幼児に行える点で優れている．レンズが乳幼児の眼球の大きさに合わせて撮影像を設定しているために，年長児や成人の撮影には向かない．一方で，Optos®は座位で器械に顔を接触させて撮影するために，ある程度の年長にならないと行えない．しかし，非接触で眼底のほぼ全体を1枚で撮影することができる．疑似カラーなので，病変の正確な色調は再現できない（図1）．

7）蛍光眼底造影（fluorescein angiography：FA）

変性におけるwindow defectやstaining，病的新生血管による蛍光漏出は，診断のための重要な所見である．多くの形成異常，ジストロフィによる網膜障害では，window defectやstainingがみられる．FEVRなどの線維血管増殖では，疾患の活動性を評価し，光凝固や硝子体手術の適応を判断することができる．

8）光干渉断層計（optical coherence tomography：OCT）

網膜の層構造を評価する点では，現在最も有用な検査法である．小児での検査は難しいものの，おおむね2歳半から座位で評価可能な画像を得ることができる．一方で，高度な視力障害による固視不良や，眼振がある症例では撮影が難しい．その場合でも，家族の立ち会い・声かけや，外部固視灯を利用するなど，さまざまな工夫のもと，可能な限り撮影を試みるべきである．

9）眼底自発蛍光検査

網膜色素上皮細胞を中心に網膜評価を行うことができる．赤外自発蛍光と青色自発蛍光の2種類を主に施行することができ，Best病の早期診断・評価に赤外自発蛍光が有効であることが報告されているなど，有用な検査である．無侵襲かつ短時間で撮影できる．

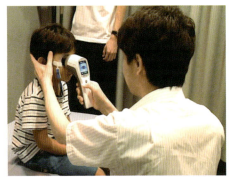

図2 RETeval®を用いた全視野網膜電図検査
(写真提供：三重大学　近藤峰生先生)

10) 網膜電図 (electroretinogram：ERG)

　眼底検査や撮影，OCTなどの構造の評価に対して，ERGは網膜の機能を詳細に評価できるため，非常に有用である．全視野ERGでさまざまな成分を解析することにより障害されている網膜細胞を同定できるとともに，黄斑局所ERG，多局所ERGなどで眼底内における病変の局在を検討できる．感電極も接触型コンタクトレンズだけでなく，皮膚電極を用いた検査装置が開発されている．それでも，小児症例においては，暗順応や検査における負荷のために行うことは難しかった．

　近年，無散瞳下で行うことができ，かつ手持ち式である皮膚電極型の網膜電図RETeval®が開発された．当初はフリッカ波形しか計測できなかったが，現在はすべての波形が計測できるようになった．従来のERG検査に比べて低侵襲であり，低年齢の症例に対して施行できるため，外来における小児の網膜機能評価に有用である(図2)．

11) 動的視野検査

　眼底における網膜感度分布，障害の程度を把握する点で非常に有用な検査であるが，小児においては難しい．注意や固視が持続せず，時間を要するのに注意が持続しない．検査が可能となるのは学童中期(7〜8歳以降)である．精度も不良で，成人例のものに比べ信頼性に劣るため，複数回の安定した検査結果を得たうえで評価することが望ましい．

12) 色覚検査

　錐体ジストロフィなどで有用であるが，石原式はもとよりパネル検査やhue検査は学童近くの年長にならないと行えない．最も幼少向けの大熊式も，行えるのは3歳程度である．

13) 全身検査

　全身異常があることによって小児科から眼科に診療依頼があり，遺伝性網膜疾患の診断がつくこともある．一方で，眼科疾患が疑われた場合，全身合併症の検索をすることも重要である．

14) 遺伝検査〔「遺伝学的検査」の項(⇒ 109 頁)参照〕

　まずは家族性か孤発性かを検討する．常染色体劣性遺伝(孤発例と区別できないことが多い)，常染色体優性遺伝，伴性劣性遺伝などの遺伝形式の同定は，疾患鑑別の助けとなるため，家族歴は詳細に聴取すべきである．また，伴性劣性遺伝形式のコロイデレミアの保因者のように，特徴的な眼底所見を示すが本人が眼異常を自覚していない例も散見されるため，家族性が疑わしい場合は，家族の眼科検査は可能な限り施行することが望ましい．小児の診療においては家族が同伴することが多く，成人の症例に比べ，家族の眼科診察を行いやすい環境にある．しかし，家系内の診察・診断は，遺伝などに絡んで社会的な問題が起こることがあるため，十分に説明し同意を得たうえで行うべきである．

　遺伝子検査は，従来のスクリーニング検査のみでなく，次世代シークエンサーを用いた網羅的な遺伝子解析も施行されるようになり，そのハードルは年々低くなってきている．しかしながら，遺伝子検査による原因検索は，両親と患児本人のみでなく，その兄弟，場合によっては親戚にまで影響を及ぼす．遺伝カウンセリングや遺伝外来を活用し，両親だけでなく，間接的でも親戚まで説明，インフォームドコンセントを行うことが望ましい．

II. 鎮静下・全身麻酔下における精密検査

　小児，特に乳幼児における精密な網膜構造・機能検査は，眼振による固視不良や検査の負荷の問題から難しいことが多い．鎮静下・全身麻酔下では，多くの眼科検査をより精密に行うことができる．一方で，呼吸器障害などの合併症をもつ症例においては，喉頭痙攣や無呼吸，無気肺などの麻酔関連合併症が起こることがあり，麻酔前の慎重な全身評価も必要である．

　全身麻酔下検査では，検査機器の手術室への移動や，顔台の着脱を可能としておくなど，いくつかの問題を解決する必要があるものの，ERG や OCT を含めて多くの検査をまとめて行うことができ，その利点は大きい．

　RetCam®による眼底撮影や蛍光眼底造影，コンタクトレンズ電極による全視野 ERG は仰臥位において，黄斑局所 ERG や OCT は顔を横に向ける側臥位において行う(図 3〜5)．

　多くの眼科検査において，全身麻酔の影響はないとされるが，ERG については麻酔深度により検査には影響が生じることが報告されている．しかし，実際の臨床においては，全身麻酔下と局所麻酔下での波形の潜時・振幅は明らかな違いをきたすことはほとんどなく，覚醒時のものと同様に評価できる．また，全身麻酔下での正常症例の検査結果の蓄積が難しい場合，覚醒時のものを正常波形として代用できる．全身麻酔下の網膜電図の撮影は，局所麻酔下と比べ眼球運動に伴うノイズが入りづらく綺麗な波形になる一方，手術室はシールドルームではなく電磁波などによるノイズが入ることがあるため，ノイズの入りづらい部屋を事前に検討しておき，同じ部屋で撮影することが安定した検査につながる．

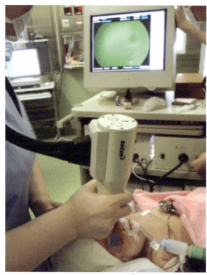

図3 全身麻酔下でのRetcam®を用いた眼底撮影
(横井 匡：眼底の検査．東 範行 編：小児眼科学．p54, 三輪書店, 2015 より)

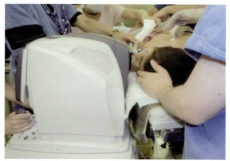

図4 全身麻酔下での光干渉断層計検査

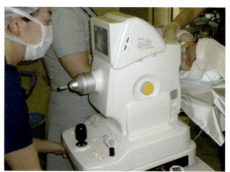

図5 全身麻酔下での黄斑局所網膜電図検査

III. 保護者や患児への説明，指導

　すべての検査が終わり，診断がついた段階で，多くは保護者，年長であれば患児自身に病状と予後を説明しなければならない．患児の生涯にかかわる内容となるので，説明には過度の期待や失望をもたせないよう，慎重を要する．以後のケアについて詳細はそれぞれの項に譲るが，ロービジョンケア，遺伝カウンセリング，就学相談とリハビリテーションなどの指導・情報提供を年齢に応じて適宜行う．

　遺伝性網膜疾患は，その診断・評価のためにさまざまな眼科検査が必要となるが，小児においては，検査自体が難しいことが多く，さまざまな工夫が必要となる．施設ごとに設備や診療体制が異なっており同じ方法で検査できるわけではないため，侵襲が少なく，かつ詳細な診療を工夫する必要がある．

参考文献

1) 東 範行 編：小児眼科学．pp17-71, 三輪書店，2015
2) Reynolds, JD, Olitsky SE(eds)：Pediatric retina. pp 67-84, Springer Science & Business Media, New York, 2010
3) McCulloch DL, Marmor MF, Brigell MG, et al：ISCEV Standard for full-field clinical electroretinography(2015 update). Doc Ophthalmol 130：1-12, 2015

〈片桐　聡，東　範行〉

D ロービジョンケア

　網膜色素変性の患者が充血など別な症状で眼科へ受診し，病気を最初に診断した経験をもつ医師は少なくないであろう．

　病気を発見した際に，眼科医が（治療法がない，遺伝する，いずれ失明する）と心ない宣告をし，精神的なショックを受けたと訴える患者もいる．

　病状説明のみならず，現時点での視機能を最大限に活用し，現在そして未来にわたってよりよく生活できるようにアドバイスをし，ロービジョンケアをすることが患者の一生を左右するといっても過言ではないであろう．

I. ロービジョンとは

　ロービジョン（low vision）とは，視機能障害により，見えにくい，視界がぼやける，かすむなどの症状をきたす状態である．日本では「成長・発達あるいは日常生活・社会生活に何らかの支障をきたす視機能または視力」（日本学術会議臨床医学委員会感覚器分科会，2009）と定義されている．

　わが国における視覚障害認定（表1, 2）は身体障害者福祉法に基づいており，厚生労働省の実態調査では，視覚障害の手帳持参者は31万人〔2006（平成18）年度〕と報告されている．

　日本眼科医会の2007年の調査では，矯正視力0.1以上0.5未満（米国でのロービジョンの基準）で手帳に該当しない人は144万9千人，0.1以下の人は18万8千人であり，合計は2015年の鹿児島県の人口に匹敵する．2030年には200万人になると推定されており，その数は2015年の群馬県の人口に匹敵する．世界の視覚障害者は約1億4千万人といわれ，WHOの定義では，矯正視力0.05以上0.3未満：ロービジョン，0.05未満：失明と定義されている．

II. ロービジョンケアとは

　眼科的検査を行い，視機能を正しく評価し，保有する視機能を最大限に活用し，QOV（quality of vision），QOLの向上を目指すケアのことである．具体的には以下に示す要素から成る．

① 問診

表1 視覚障害の等級

等級	視力（矯正視力）	視野	指数
1級	両眼視力和 0.01 以下		18
2級	両眼視力和 0.02 以上 0.04 以下	一眼 10°以内・他眼 10°以内 かつ両眼視野の視能率損失率 95％以上	11
3級	両眼視力和 0.05 以上 0.08 以下	一眼 10°以内・他眼 10°以内 かつ両眼視野の視能率損失率 90％以上	7
4級	両眼視力和 0.09 以上 0.12 以下	一眼 10°以内・他眼 10°以内	4
5級	両眼視力和 0.09 以上 0.12 以下	両眼視野 1/2 以上欠損	2
6級	両眼視力和 0.2 超え 一眼 0.02 以下 他眼 0.6 以下		1

表2 視覚障害の等級別合計指数

合計指数	認定等級
18 以上	1級
11〜17	2級
7〜10	3級
4〜6	4級
2〜3	5級
1	6級

視力障害と視野障害の両障害に該当する場合には，障害の合計指数によって認定する．
例：視力 右 0.04，左 0.04 で視力障害 3級（7点）となる．視野障害 4級（4点）であれば 7＋4＝11 点となり視覚障害 2級になる．

② 正確な眼科的検査
③ 適切な補助具選定
④ 更生施設-生活訓練施設，職業訓練施設などを紹介

III. ロービジョン外来の実際

　2002年4月より現在に至るまで東京大学病院でのロービジョン外来の実際を例にとって述べるが，一般外来にて視覚障害者手帳申請後，Goldmann 視野検査施行後の紹介制である．対象者は以下のような患者である．
① 視覚障害者手帳持参者
② 日常生活で何らかの不自由を自覚していること
③ 来院受診中もしくは他院より紹介された患者
　家族には，体験セットで患者の見え方（視力，視野）を体験しながら一緒に検査をする（図1）．家族から，見え方の理解，共感を得られることが多い．

1. 問診（VFQ）

　「NEI VFQ-25 日本語版 V. 1.4 2005」で問診をとり，1〜5段階で点数化する．項目としては，大きく下記の3つに分けられる．
① 全身の健康状態と視力
② 日常生活の難しさ（新聞，テレビ，運転）
③ 視覚障害についての質問（心の健康）
　特に今後何をしたいのか，新聞や本を読みたいのか，仕事をしたいのか，身の回りのことを自分でしたいのか，希望を聞く．

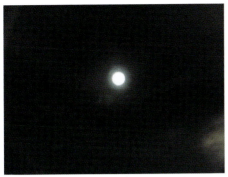

図1 視野3°のシミュレーションでの見え方

1) 問診のポイント

- 新聞や本を読みたい⇒補助具の選定
- 仕事をしたい⇒職業訓練施設の紹介
- 身の回りのことをしたい⇒生活訓練施設の紹介

2. 正確な眼科的検査および適切な補助具選定

文字を認識できる(弱視)か,認識できないか(全盲)かによって別々に解説する.

1) 文字を認識できるケース

(1) 視力の矯正

① 矯正眼鏡(遠用,近用眼鏡ともに)の度数が合っているか否か
  合っていなければ遠用眼鏡,近用眼鏡を処方する.
② 度数が合っていてもレンズに傷や濁りがないか
  レンズに傷やコーティングの剝がれがあり新しいレンズにすることにより視機能向上が期待される場合には処方する.
③ 求心性視野狭窄が著明な症例では,視野を考慮して遠近眼鏡ではなく,遠用,近用眼鏡を別々に作製する.

(2) 羞明の改善,コントラスト感度の向上

i) 遮光眼鏡(図2〜5)

 羞明の軽減を目的として,まぶしさの原因である500 nm以下の短波長光(紫外線および青色光線)をカットすることによりコントラストを強調する眼鏡のこと.網膜色素変性のみならず,緑内障,糖尿病網膜症など他のすべての眼疾患の症例にもQOVの向上が期待でき,トライアルすべきである.
 トライアル時,羞明を感じる場所(屋外か屋内か),天気,時間帯,季節を聞き出すことも重要であり,実際にトライアルをして改善するか否かを確認して処方する.
 普段,「まぶしいですか」と聞いてもまぶしさを自覚していないあるいはまぶしさに気

遮光レンズ有　　　　　　　　　　　遮光レンズ無

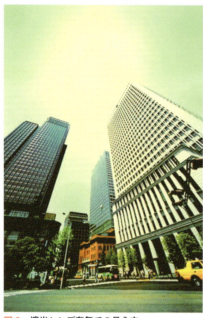 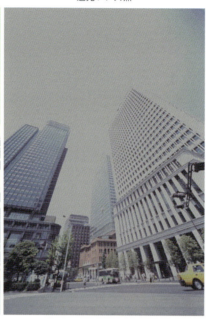

図2　遮光レンズ有無での見え方
（写真提供：東海光学株式会社）

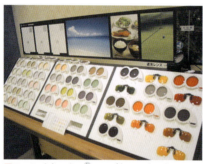 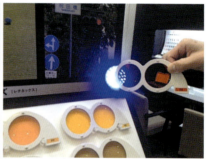

図3　レチネックス®レンズ（HOYA）のトライアル
実際にブルーライトを遮光している実感を体験できる．

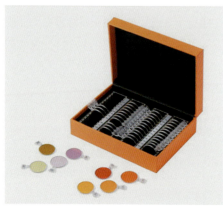

図4　STGテストレンズキット
東海光学の遮光眼鏡のトライアルセット．通常の視力測定用の眼鏡の検眼枠に装着できるので，屈折矯正しながら遮光レンズのトライアル可能．度付きの遮光眼鏡のトライアルにお勧めである．
（写真提供：東海光学株式会社）

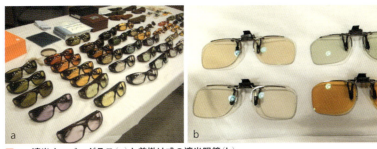

図5　遮光オーバーグラス(a)と前掛け式の遮光眼鏡(b)
オーバーグラスは眼鏡の上から掛けるタイプであり，前掛け式は眼鏡の前に掛けるタイプである．持参の眼鏡の度数が合っていて新たに作製不要の場合などに勧められる．
(写真提供：東海光学株式会社)

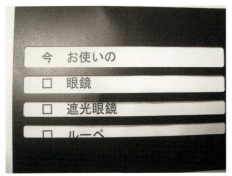

図6　タイポスコープ

がついていない人にも，遮光眼鏡を試すことによりコントラスト感度上昇を実感できるケースもあり，自覚のない人にもトライアルすることをお勧めする．

　レチネックス®レンズ(HOYA)，CCP(clear cut plastic)，CCP400 シリーズ(ともに東海光学)，ビーダハード5(ニコン)などがある．

ii) タイポスコープ（図6）

　白い紙からの反射による羞明を防ぎ，読みたい文章のコントラストを向上させる効果が期待できる．また行の読み違えを防ぐ．市販品もあるが，黒い画用紙などを切って自分で作製可能である．

(3) 文字や物体の拡大

i) 拡大鏡（図7）

　手持ち式・卓上式のルーペ．

ii) 拡大読書器

　拡大読書器とは，見たいもの(例：新聞，雑誌，書籍，辞書，写真など)を拡大して画面に映し出す器械である．下の台に見たいものを置き，拡大，画像調節(カラー，白黒，白黒反転など)をしてリアルタイムに読み書きのできる器械である(図8)．

① 読む：下のXYテーブルを動かすことにより文章も読むことができる．新聞などの縦の文章は縦に，横の文章は横に動かすことがコツである．訓練すると読書速度があがる．

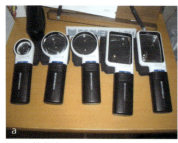 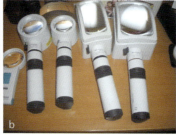 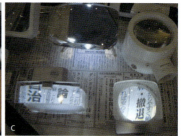

図7 拡大鏡
a：手持ち式拡大鏡．b：卓上型拡大鏡．c：ライト付き拡大鏡．

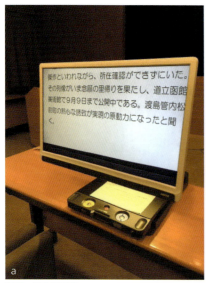 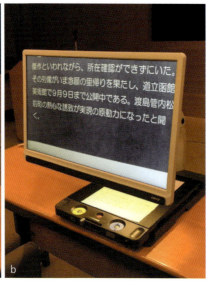

図8 拡大読書器
a：卓上式カラー画像．b：卓上式白黒反転画像．

②書く：書く文字を拡大し，確認しながらXYテーブルを動かすことにより，書くことができる．

卓上型，ポータブル型・携帯型（図9）があり，自宅で使うか，外出先で使うか用途により使い分けるケースが多い．

拡大読書器設置の際には近用眼鏡を装用し，視野を考慮して設置する．拡大読書器の通常モードで文字を拡大しても見えないケースでも白黒反転により文字が見えるケースもある（図10）．上方の視野が残存している場合，椅子を低めに，拡大読書器を高めに設置することがポイントである．

日常生活用具として一部給付金が出るが，各市区町村行政判断のため，購入前に各市区町村の障害福祉課に問い合わせをする必要がある．自費にて購入後には給付金が出ない．

通常は1個のみの給付金であるため，卓上型と携帯型を両方ほしい場合では，安いほうの携帯型を自費で購入する．

申請の際には身体障害者手帳，日常生活用具給付申請書，世帯の前年度源泉徴収書，業者の見積書が必要である．

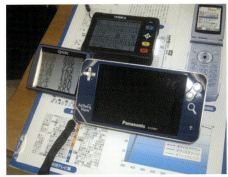

図9 携帯型拡大読書器

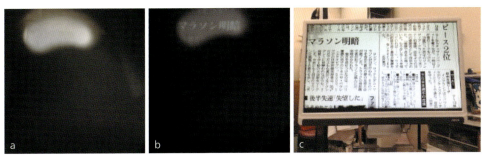

図10 拡大読書器での見え方のシミュレーション（矯正視力0.01，視野狭窄）
拡大読書器で文字を拡大しても通常モードで見えないケース（a）でも，白黒反転にて文字が見えた（b）．cは晴眼者での見え方．

iii）単眼鏡：焦点調節式弱視眼鏡

遠くの文字，看板などを拡大して見ることができる（双眼鏡の片眼バージョン）．

単眼鏡を逆にのぞき込むことにより，景色が縮小されて小さくなるものの，位置関係を把握しやすくなる．網膜色素変性などの求心性視野狭窄がある場合に有用である（単眼鏡の逆使用）．

2）文字を認識できないケース

（1）触覚

i）サインガイド（図11）

サインする際に，書く場所を明確にするガイドのこと．黒い画用紙などを切って自分で作製可能であるが，市販品もある．

ii）工夫としてできること

① しょうゆさしに輪ゴムをはめる．

② 部屋のドアにハンカチなど触ってわかるものをつける．

③ 突起のあるドットシールを電気のスイッチや目薬のふたに貼る．

④ 牛乳やシャンプーについているマークを触れて認識する．

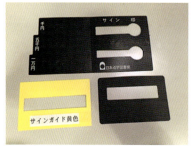

図 11　サインガイド

（2）聴覚
① 音声時計：音で時刻を教えてくれる．
② 音声ソフト（パソコン用）：入力した字や文章の読み上げ機能，メールの内容の読み上げ機能，web の内容の読み上げ機能．

（3）音声入力
　音声入力により，調べたい情報，天気，ニュース，時間などを聞いて調べることができる．
① Siri®（iOS 向けの音声認識型アシスタント機能）：iPhone 4s 以降，iPad（第 3 世代以降），iPad mini，iPod touch（第 5 世代），Apple Watch に対応．
② しゃべってコンシェル®（NTT ドコモのアプリ）．

（4）アプリの有用活用
① 物体認識アプリ（TapTapSee）：物体の名前の読み上げ機能．
② 紙幣認識アプリ（LookTel®マネーリーダー）：紙幣を読み上げ機能．
③ 色認識アプリ（Color Say）：色の読み上げ機能．
④ 明暗認識アプリ（Light Detector）：明るさを音の大きさで示す機能．

IV.　補装具交付意見書（図 12）

　補装具費の支給制度（一部）がある．身障者手帳と補装具交付意見書と世帯の前年度源泉徴収票と業者の発行した見積書が必要である．申請対象外の場合は自費で購入する（支給額は年度，市区町村により異なる）．

1）矯正眼鏡，コンタクト，遮光眼鏡，弱視眼鏡

（1）遮光眼鏡の補装具交付の対象者
　2010 年 3 月 31 日より一部改定され，視覚障害の身体障害者手帳を所持していれば，原因疾患の限定がなくなった．
　以下の条件を満たすことが必要である．

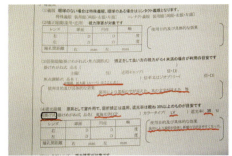

図 12　補装具交付意見書記入の実際(例：東京都の場合)
網膜色素変性，視野障害で視覚障害 2 級．視力は両矯正 0.2．遮光眼鏡の前掛け式（クリップオン），東海光学 CCP LY．効果には，新聞の字が見やすくなったことなど具体的なことを書く．遮光率は 100−視感透過率で計算できる．視感透過率は各社 web サイトで確認することができる．

① 視覚障害により身体障害者手帳を取得していること．
② 羞明をきたしていること．
③ 羞明の軽減に遮光眼鏡の装用により優先される治療がないこと．
④ 補装具費支給事務取扱指針に定める眼科医による選定，処方であること．

(2) 補装具交付意見書の作成の仕方アドバイス
① 視力は矯正効果なし(n. c.)であると，矯正効果がなく矯正眼鏡が通らない可能性がある．少しでも改善するようであれば better と書く．
② 視野障害のみでの視覚障害であれば，矯正眼鏡は申請できない．
③ 弱視眼鏡：東京都の場合は，矯正視力 0.4 未満とされているが，他の都道府県は視力に関しては特にコメントなし．

2) 拡大鏡（ルーペ）

焦点調節式弱視眼鏡として申請．

3) 単眼鏡

遠用焦点調節式弱視眼鏡として申請．

V. スマートサイト

スマートサイト(Smart Sight™)とは，2005 年より開始された米国眼科学会(American Academy of Ophthalmology)のウェブサイトで，ダウンロード可能なロービジョンケアの情報パンフレット，およびシステムのことである．すべての眼科医が患者に手渡す目的で作成されている．

米国でのロービジョンの定義は ① 視力が 0.5(20/40)未満，② 暗点のある患者，③ 視野欠損 20°以下，④ コントラスト感度低下，とされている．

日本ではスマートサイトとして以下の都道府県などで作成されている．

北海道，宮城県(仙台・宮城版スマートサイト)，福島県，新潟県(ささだんごネット)，山梨県(なかま)，岐阜県(岐阜県版スマートサイト)，兵庫県(つばさ)，岡山県(かけはし)，高知県，鹿児島県(スマートサイト鹿児島・さつまの輪)など．

今後，このような情報パンフレットにより，情報が手に入らない患者がゼロになることを願いたい．

VI. 更生施設の紹介（視覚障害手帳持参者向け）

希望により紹介先を検討する．以下に例を示す．
① 学校に通学したい（教育）：視覚特別支援学校，特別支援学級
② 就職したい（職業訓練）
　・日本盲人職能開発センター
　・日本ライトハウス
　・職業リハビリテーションセンター
　・東京都視覚障害者生活支援センター
　・国立障害者リハビリテーションセンター（所沢）
　・函館視力障害センター
　・神戸視力障害センター
　・福岡視力障害センター
③ 日常生活をよりよくしたい〔日常生活訓練（障害者生活訓練事業：各自治体による）〕
　・東京都盲人福祉協会中途視覚障害者緊急訓練（荒川区，世田谷区，武蔵野市以外に在住，電話で予約制で自宅で訓練が可能）
　・東京都視覚障害者生活支援センター
　・国立障害者リハビリテーションセンター（所沢）
　・日本ライトハウス視覚障害リハビリテーションセンター（大阪）
　・函館視力障害センター
　・神戸視力障害センター
　・福岡視力障害センター

VII. ロービジョン検査判断料

診療点数としてロービジョン検査判断料（月1回250点）が2012年に新設され，ロービジョンケアが眼科で重要なケアであると認識された．ただし請求するには以下のような条件がある．以下に該当せず検査判断料をとれなくてもロービジョンケアは行うことができる．

1. D270-2 ロービジョン検査判断料

① 身体障害者福祉法別表に定める障害程度の視覚障害を有するものに対して，眼科学的検査を行い，その結果を踏まえ，患者の保有視機能を評価し，それに応じた適切な視覚的補助具（補装具を含む）の選定と，生活訓練・職業訓練を行っている施設との連携を含め，病養上の指導管理を行った場合に限り算定する．

② 当該判断料は，厚生労働省主催視覚障害者用補装具適合判定医師研修会(眼鏡等適合判定医師研修会)を修了した医師が，眼科学的検査を行い，その結果を判断した際に，月に1回に限り算定する．

2. ロービジョン検査判断料に関する施設基準

眼科を標榜している保険医療機関．厚生労働省主催視覚障害者用補装具適合判定医師研修会(眼鏡等適合判定医師研修会)を修了した眼科を担当する常勤の医師が1名以上配置されていること．ロービジョン検査判断料に関する施設基準に係る届出がなされていること．

VIII. ロービジョンケアの今後

目の治療による治療効果が期待できなくても，QOL，QOV向上のために，治療しながらロービジョンケアを施し，保有する視機能を最大限活用し，よりよい人生を患者に送ってもらえるよう最善を尽くすことが望ましいと考える．

IX. 診察室でできるロービジョンケア

① ルーペ：診察室にある20Dレンズ．
② 体験セット：検眼レンズのピンホールもしくは紙コップに小さい穴をあけて求心性視野狭窄の体験が可能．京都ライトハウスでは自分で作製するロービジョンキットを販売している．
③ 遮光眼鏡のシミュレーション：東海光学の遮光カラーシミュレーションアプリであるCCP SERIES Simulatorをダウンロード(iPadやiPad miniで使用可)すると，遮光CCPシリーズとCCP400シリーズのレンズ装着した見え方を晴眼者も体験できる(2015年5月20日リリース)．
④ スマートフォンもしくは携帯型タブロイド端末(iPadやiPad miniなど)：物体や景色や文字などを写真として撮影し，写真を拡大して見ることができる．

視覚障害者認定は，Goldmann視野計と視力測定，第15条指定医の申請と登録で可能である．第15条指定医であれば補装具交付意見書を作成できる．指定医ではない場合，指定医やロービジョンケア施設へ紹介するか，東京都在住であれば，市区町村を通じて東京都心身障害者福祉センターの予約し身体障害者認定や補装具判定を受けることも可能である．患者の状態が視覚障害に該当し，かつ治療により回復が望めない場合，(あなたは視覚障害に該当する)と宣告することは，患者の不安をあおるだけである．こういったロービジョンケアを受けるにあたり，多くの職業訓練施設や生活訓練は視覚障害手帳の持参者を対象としていること，補装具や日常生活用具(年度，市区町村により多少異なる)の費用が一部支給される可能性があるといった視覚障害の手帳をもつことのメリットを話して，視覚障害手帳申請を勧めることが望ましい．

目が見えにくくなって患者が頼ってくるのは，眼科医療従事者である．
治せる病気は治すが治せない病気があるのも事実である．たとえ治せない病気にかかっ

たとしても，治療法はない，いつか失明すると伝えるのではなく，見えている今こそ，保有する視機能を最大限活用するためにロービジョンケアを勧めることが望まれる．

X.　日本でのロービジョン関連情報

(1) 関連学会（日本で行っているロービジョンケア施設一覧）
- 日本眼科医会　http://www.gankaikai.or.jp/lowvision/
- 日本ロービジョン学会　https://www.jslrr.org/low-vision/institutions/

(2) 関連サイト
- 日本網膜色素変性症協会（JRPS）
- 視覚障害リハビリテーション協会
- タートルの会
- ヘレンケラー協会
- 弱視問題研究会
- ロービジョン支援ホームページ
- サイトワールド（視覚障害者向け総合イベント）
- 視覚障がい者向け使い方教室 for iPhone（アプリ）

(3) 日常生活に便利なグッズ販売
- 日本点字図書館
- 日本盲人会連合
- 東京都盲人福祉協会
- 日本ライトハウス
- 京都ライトハウス
- ジオム社

参考文献

1) Yamada M, et al：Prevalence of visual impairment in the adult Japanese population by cause and severity and future projections. Ophthalmic Epidemiol 17：50-57, 2010
2) 佐渡一成，仲泊　聡：これから始めるロービジョン外来ポイントアドバイス．全日本病院出版社，2014
3) 仲泊　聡：平成 24 年度第 1 回視覚障害者用補装具適合判定医師研修会資料．

〔小林めぐみ，加藤　聡〕

E 遺伝カウンセリング

　遺伝カウンセリングは，患者や家族に正確な遺伝学的情報やそれに付随する情報を説明し，それらを理解したうえで遺伝子診断や治療法の選択など患者・家族が意思決定ができるようするものである．遺伝性であることイコール遺伝するということではないが，患者は必ず遺伝すると誤解をしてることも多いので正確な情報提供が必要になる．患者自身のみならず家族にも影響を与えるため，専門家へのカウンセリング依頼が好ましいと考える．しかし網膜変性疾患の診断を下すのは眼科医であるので外来で正確な情報を収集し，少なくとも必要最低限の正確な情報は患者，家族に提供する必要がある．

I. 網膜変性疾患の遺伝カウンセリング

　網膜変性疾患は遺伝性であるが，その疾患により遺伝形式は異なり，遺伝カウンセリングをする場合は，相談に来た患者の病気の遺伝形式がどれにあたるかを正確に把握していることが重要である（図1）．
　網膜変性疾患患者が遺伝カウンセリングを希望する場合は，以下の理由によるものが多い．
① 本人，両親，配偶者，子ども，同胞，その他の血縁者に遺伝性網膜変性疾患の発症者がいて，自分または子が同じ病気を発症するのか，または発症しているのかの不安を抱え，相談に来院する場合．
② 婚姻に関与する場合で，婚姻相手または婚姻相手の血縁者に遺伝性網膜変性患者がいる場合．

II. どのように遺伝カウンセリングを進めていくか

① 遺伝性網膜変性疾患はさまざまな遺伝形式をとるので，まずは，患者の網膜疾患の診断を正確に行うことが必須である（表1）．
② 詳細な家系調査を行い，時には家族それぞれの臨床所見をとる必要がある．特にコロイデレミアなど保因者の眼底が特徴的所見を呈する際には重要な手がかりになる．
③ 正確な家系図を作成する．例えばその疾患に関係ないと思われてもできるだけ情報を詳細に集める．

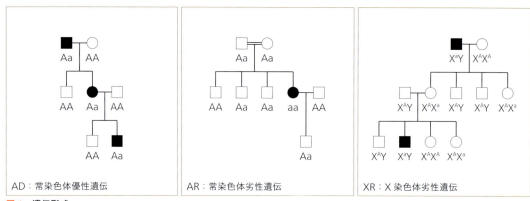

図1 遺伝形式
A：正常．a：疾患遺伝子．

表1 代表的な遺伝性網膜変性疾患の遺伝形式

	AD	AR	XR
網膜色素変性	○	○	○
錐体ジストロフィ	○	○	○
錐体杆体ジストロフィ	○	○	○
コロイデレミア			○
Stargardt 病		○	
クリスタリン網膜症		○	
小口病		○	
白点状眼底		○	
X 染色体連鎖性網膜分離症			○

例）両親の出身地などを聞くことで出身地が近ければ保因者同士の結婚の可能性も否定はできない．

同じ病気の方はいましたか？　という聞き方をしても詳細な情報を得られないことがある．ご両親は車の免許を持っていましたか？　眼科に通院していたことはありませんか？　など日常生活に結びつけて聴取する必要がある．

④出生前診断，保因者診断の検査を希望する場合には受けられる場所を紹介する．

⑤患者，家族により疾患，遺伝に対する理解が異なるために，重要なことは疾患，遺伝に対して患者家族にどれだけの理解度，受け入れ体制があるかをカウンセリングを行う者がカウンセリングの間で把握し，患者家族の意思決定を補助する．

III. 遺伝カウンセリングを行う際の環境整備について

①遺伝カウンセリングは非常にデリケートな部分に触れるため時間をかけてプライバシーが守られた環境で行うことが望ましい．

②患者のみならず家族，さらには婚約者などが同席する可能性があり，広さにも余裕のある明るい個室を用意することが望ましい．

③時間をかけてカウンセリングを行うため完全予約制で行う必要がある．

以上のことを考えると一般眼科外来で行うことは不可能な場合が多く，専門のカウンセリング施設へ紹介することが望ましいと考える．しかしながら診断をした者が診断だけしてカウンセリング施設に直ちに紹介するのではなく，診断した際に遺伝のことは必要最低限でも正確にわかりやすく説明する必要があると考える．

IV. 遺伝性網膜変性疾患の遺伝形式

主に以下の遺伝形式をとる．

1. 常染色体優性遺伝

両親のどちらかが病気の遺伝子をもっており，1/2 の確率で遺伝する．患者の子どもが同病を発症する頻度は 50％で性差はない．

・遺伝カウンセリングのポイント

両親のどちらかが発症しており，症状がない患者が遺伝相談に来院した場合，無発症例つまり遺伝子の異常はもっているが，発症していない可能性がありその子どもが発症する可能性があることを説明する必要がある．無発症例で眼科検査，特に網膜電図で異常所見を呈する場合があるので必要に応じて眼科検査を勧める．

2. 常染色体劣性遺伝

両親が保因者で子どもが 1/4 の確率で発症する．同一家系内に同症状をもつ患者の存在がなくても，子どもだけが遺伝性疾患による症状をもつことがある．性差はない．

・遺伝カウンセリングのポイント

発症者は兄弟，姉妹であり両親，また子孫には患者はいない．つまり遺伝相談に来た患者が子どもについて相談してきた際は，配偶者が保因者でなければ同病が遺伝することはない．両親が血族結婚のことが多い．

3. X 染色体劣性遺伝

X 染色体上の遺伝子異常により発症する．男性から男性の遺伝はない．X 染色体上の遺伝子異常により発症する．女性が保因者になる．X 染色体劣性遺伝の網膜色素変性は重症になることが多い．

・遺伝カウンセリングのポイント

女性保因者は無症状であるがコロイデレミアのように特徴的なごま塩状眼底を呈し，診断確定に有用なことがある．患者の娘は，配偶者が疾患の保因者でない限りすべて保因者となり，この保因者を通じ疾患が男性に発症する．

（和田裕子）

F リハビリテーション

　見えない状態でも命(人生)は続く．視覚障害による負担は個人にとっても社会にとっても多大である．したがって，視覚障害のため生活に支障がある人には，精神的にも行動的にも自分らしい生活ができるような支援が必要である．

　視覚に障害のある人の生活全般の課題を解決するためには，医学的な対応だけでは不十分である．このため，教育・福祉などさまざまな分野からの支援・専門家と連携が必要であり，この連携をスムーズに行うための1つのヒントが各地で広がりつつある「スマートサイト(後述)」である．

　また，自分らしい生活を得るためには，当事者本人が自身の状態を知ることが必要なため適切な告知や進路選択につながる就学相談も重要である．

　そこで，本項では眼科領域のリハビリテーション，スマートサイト，告知，就学相談について概説する．

I. 眼科領域のリハビリテーション

1. リハビリテーションとは

　リハビリテーションの定義には，WHOによる定義(1981年)，国際障害者世界行動計画による定義(1982年)，国際障害者リハビリテーション協会の80年代憲章の定義，地域リハビリテーション支援活動マニュアルの定義(1999年)などがある．

　これらを筆者なりにまとめると，リハビリテーションとは以下のようなことになる．

① 本人の障害と社会制度や慣習・偏見などによって人が生まれながらにしてもっている人権が失われた状態から，本来のあるべき姿に回復させること．
② サービスの1つであるとともに，技術であり，思想でもあること．
③ このためには，医学，教育，職業，社会など，きわめて多角的なアプローチ(スマートサイト)が必要であること．
④ 環境に適応するための訓練を行うばかりでなく，環境や社会に手を加えることも含むこと．
⑤ ③④などにより身体的，精神的，かつ社会的に「最も適した機能水準」を達成することによって，各個人が自らの人生を変革していくための手段を提供していくこと．

⑥「時間を限定したプロセス」であること.

　「最も適した機能水準」とは，必ずしも就労による自立を意味しない．特に高齢障害者などのリハビリテーションでは「補助具を利用することなどで精神的にも行動的にも自分らしい生活」を獲得すること，言い換えると趣味などを再び楽しめるようになり，自分らしく充実した生活ができることなどを目指す．また，リハビリテーションは生涯継続するものではなく期間を区切って達成するもの「時間を限定したプロセス」と定義されている．言い換えると，「自分らしい生活ができていない状態」を「自分らしい生活を獲得した状態」にするまでがリハビリテーションの期間ということになる．リハビリテーション期間の終了後は「自分らしい生活を獲得した状態」を持続できるように当然支援は継続するがこれはリハビリテーションの概念には含まれない．

2. ロービジョンケア

　日本ロービジョン学会のホームページにはロービジョンケアの説明として「視覚に障害があるため生活に何らかの支障を来している人に対する医療的，教育的，職業的，社会的，福祉的，心理的等すべての支援の総称である」とあり，「眼科リハビリテーション」と明確に区別することは困難なため，本項中でも混在している．あえて私見を述べると，眼科医側からみたリハビリテーションがロービジョンケア〔詳細は「ロービジョンケア」の項(⇒133頁)参照〕であるという印象をもっている．

1）歴史

　室町時代以降，検校(けんぎょう)は，盲官(盲人の役職)の最高位であった．江戸時代には，盲官の身分として，検校，別当，勾当，座頭があり，箏曲や鍼灸を実質的な職業として，社会的にもかなり地位が高かった．このように，日本には視覚障害者と共存する文化が古くからあった．

　日本で最初の視覚障害教育および聴覚障害教育の機関である京都盲唖院が創立されたのは1878年，最初の弱視学級が東京市麻布区南山尋常小学校に開設されたのは1933年である．

　1964年に故・赤松恒彦先生は順天堂医院眼科で視覚障害のリハビリテーションを開始し，1968年の東京都心身障害者福祉センターや1979年の国立身体障害者リハビリテーションセンターの創設にあたり助言を行った．

　1993年に拡大読書器が日常生活用具に指定され，2000年に日本ロービジョン学会が設立された．

　2009年には日本眼科医会が，視覚障害の疾病負担は個人にとっても社会にとっても多大であること，この負担は金銭価値に換算し8兆8,000億円にも及ぶことを報告した．2012年，ロービジョンケアの重要性が広く認識されてきたことに伴い「ロービジョン検査判断料」の算定が可能になった．

　ユニバーサルデザインであるiPadやiPhoneといった最近の情報通信技術(ICT)の発達は，ロービジョンケアにも大きな変革をもたらし始めている．

　山中伸弥教授が開発したiPS細胞(2012年ノーベル生理学・医学賞受賞)からの世界初の臨

床応用である加齢黄斑変性への細胞移植が，2014年髙橋政代先生らによってスタートした．

2）展望

従来，ロービジョンケアとは著しく障害された視機能の回復が見込めない患者に対して行われるケアであり，患者の視機能はよくても現状維持・しばしば低下していくことを念頭におかなければならなかったが，再生医療の実現は今後ロービジョンケアにも大きな変革をもたらすであろう．それでも再生医療で回復させ得た視機能のみで日常生活を行うことは困難なため，再生医療のあとでも残存視機能を有効に利用するロービジョンケア（眼科領域のリハビリテーション）が重要であり，再生医療とはリハビリテーション（ロービジョンケア）とセットで完成する治療である（髙橋政代，2013）．

眼科領域のリハビリテーションは，困っている人の生活を支えること，身体的，精神的，かつ社会的に「最も適した機能水準」を達成するものであり，眼科医療関係者とさまざまな分野の専門家が連携して支援する「スマートサイト」は有効な方法である．

II. スマートサイト

1. スマートサイト

SmartSight™（http://one.aao.org/smart-sight-low-vision）は，American Academy of Ophthalmologyのインターネットサイトからダウンロードして利用するロービジョンケアに関する情報で「患者向け」と「眼科医向け」がある．「患者向け」のリーフレットには視覚障害に陥った患者の心理変化に配慮する文章で保有視機能の活用法など生活に役立つヒントが記載されており，ロービジョンケアを受けることができる施設の紹介も行っている．「眼科医向けのレベル1」では，すべての眼科医が ① 視力が0.5（20/40）未満，② 暗点がある，③ 視野欠損がある，④ コントラスト感度が低下している，のいずれかに該当する患者に「リーフレット」を手渡すことになっている．

眼科領域のリハビリテーション（ロービジョンケア）の普及・実施状況に地域的なばらつきが大きいわが国の現状を考えると，SmartSight™の「リーフレット」のような簡単に手渡せる日本語版の地域情報の作成は，各地に眼科領域のリハビリテーションを普及させる第一歩となる．実際，永井春彦先生がわが国に紹介以来，全国各地で地域版のリーフレットの作成をきっかけに他業種の専門家との連携が広がり始めている．

アメリカのSmartSight™がきっかけであるが，わが国のスマートサイトはSmartSight™と同じではなく，「リーフレット」を指す場合と他業種の専門家との連携した支援活動を指す場合がある．

2. 仙台・宮城版スマートサイト

本項では「仙台・宮城版スマートサイト（http://www.sado-ec.com/worklist10.html）」を紹介する．「リーフレットを渡された患者が自分から情報や支援機関にアクセスする確率は高

ＦＡＸ連絡票 ◆送信日：＿＿年＿＿月＿＿日 仙台・宮城版スマートサイト

◆送信先：

□ アイサポート仙台
（仙台市中途視覚障害者支援センター）
FAX 022-212-1136
TEL 022-212-1131

□ 日本盲導犬協会仙台訓練センター
リハビリテーション事業部
FAX 022-226-3990
TEL 022-226-3910

◆発信者：

医療機関名・部署名	
担当者名	
TEL （内線　　　）	FAX
住所	

◆患者さんの情報： ※個人情報のため、FAX を送信するにあたってはとくにご注意ください。

氏名 ※イニシャルでも可	性別 □男 ・ □女	年齢 歳
住所 ※居住地域が大まかにわかれば可（例：○○市△△町）		

◆患者さんへの情報提供と同意：

スマートサイトのコーディネート窓口に連絡することを患者さんに説明し、コーディネータから連絡させていただくことに了解していただけましたか？
□は い ・ □いいえ

◆依頼項目：

□ ロービジョン補助具について
□ 身体障害者手帳の申請について
□ 障害年金の手続きについて
□ 障害福祉サービスについて
□ 介護保険サービスについて
□ 進学や学習・学校生活について
□ 就労（勤務の継続や就職など）について
□ 歩行・日常生活訓練について
□ （家族への）介助方法の助言
□ 総合的な生活相談
※「何に困っているか？」のニーズ把握をしてほしい など
□ その他
（　　　　）

◆通信欄：

Ver. 2011/03

図 1 FAX 連絡票

くない」という現状を打開するために，筆者たちは 2010 年からリーフレットを渡すだけでなく患者の了解を得たうえでコーディネーターに連絡する「仙台・宮城版スマートサイト」を開始した．

眼科医が診察の際に支援の適応だと判断したら，ホームページからあらかじめダウンロードしておいた「FAX 連絡票(図 1)」に患者の同意を得ていることも記載してコーディネーターに FAX する．依頼項目はチェックするだけですむようになっていることに加えて，何に困っているか具体的に把握できない場合でも総合的な生活相談という欄をチェックすれば対応してくれるようになっている．

眼科からコーディネーターに FAX 連絡票が届くと，コーディネーターが当事者のニーズ(困っている点)を把握し必要な支援を組み立てて，必要な分野の専門家に支援を依頼する．例えば，行政手続きが必要な場合は眼科医に診断書の作成を依頼し，診断書ができたら福祉の窓口に同伴する．また，就労継続の支援が必要な場合は，職業訓練が受けられるように訓練施設側だけでなく職場側との連絡・調整も行ってくれる．このようにコーディネーターを中心に多分野の専門家が連携することで，有効な支援が患者(当事者)に届くよ

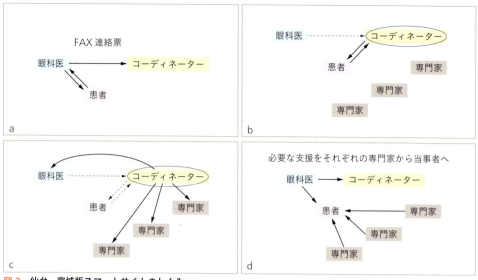

図2　仙台・宮城版スマートサイトのしくみ
a：眼科医が患者の同意を得てコーディネーターに連絡(FAX).
b：コーディネーターが当事者のニーズを把握する.
c：コーディネーターから必要な分野の専門家に支援を依頼する.
d：専門家が依頼に応じて支援を行う.

うになるし，（必要な場合）支援は繰り返し行われる(図2).

　2010年の開始から2011年1月までの利用は，当初のメンバー2施設からの12件．2011年2月から1年間の利用は21件(新たに参加した2施設から5件の依頼を含む)，2012年2月からの1年間の利用は34件(新たに参加した6施設から13件の依頼を含む)であった．しかし，その後の2年間の年間利用件数は15件程度で，新たに参加した眼科も1件ずつであった．宮城県内の眼科医療施設は大学病院を含めて約100件なので，1割はスマートサイトを利用したことになる．また，スマートサイトにかかわっているメンバー間の情報交換は活発・密接になっているが，ここ2年間は新たに参加する眼科の増加が少なかったためリーフレットを新しくカラフルなものにするなど啓発活動を強化することにした．これまでは2か所だったコーディネーター(アイサポート仙台と日本盲導犬協会仙台訓練センター)も宮城県視覚障害者情報センターに参画してもらい3か所になった．宮城県立視覚支援学校にも，連携施設の1つとしてだけでなくコーディネーターとしての参画を働きかけている．今後もそれぞれの得意分野を生かして，より有効な支援につなげていきたい．

III. 告知

1. 適切な告知の重要性

　治せる病気なら治すことが医師の仕事であるが，治せない病気の場合は患者(家族)を支えることも医師の仕事である．「告知」は，医師の仕事のなかで避けられないものであり，

まれなことでもない．そして無責任な「告知」は患者に深刻な悪影響を与えるにもかかわらず，網膜色素変性の患者に対して ① 進行性で失明の可能性がある，② 治療法はない，③ 遺伝性であるという3点をまとめて一気に伝えるような全く配慮に欠けた告知（このような告知は「3点セット」と揶揄されている）を行っている眼科医がいまだに散見される．外来の3分診療のなか，突然このような「告知」をされたら患者はショックと混乱で絶望してしまいかねない．

　本症の告知に関しては，これまでにも「眼科医にとってロービジョン対策以前の課題である（安達恵美子，2008）」，「提供するデータを研究するのみではなく，得られた医学情報の伝達方法についても検討し，医療技術の一部として教育や研鑽に努める必要がある（岩田文乃，2008）」などの考察があった．しかし，臨床の現場に浸透しているといえる状態ではなく，また眼科医の人間性に頼るだけでは不十分である．治療の主治医と告知を行う医師は別なほうがよい場合もあるであろうが，医師である以上は，無責任な告知を行ってはならないし，他の医師に依頼する場合でも告知の注意点は知っておかなければならない．

2. 患者には自分の情報を知る絶対的権利がある

1）告知すべきかどうか

　患者の情報は患者自身のものであって，医師のものではない．このことは疑う余地がない．したがって，告知をすべきかどうかでなく，「理解してもらうためにどのように伝えるか」「現実を理解したあとで一緒に対処すること」が大事なのである．

2）どのように伝えるべきか

　告知に関するシンポジウムにおいて，ロービジョンケアを積極的に行っている眼科医から「前医から受けたマイナスのコメントが患者・家族のトラウマとなり，大きな生活制限につながってしまっている例がある」という報告があった．また，別の眼科医からは「障害があったらどうしたらよいかという情報が今はたくさんあるので，たとえ見えなくなっても一生読み書きはできるなどといった情報を一緒に伝えるべきである」という意見や「眼科医として，将来の夢を一緒に考えていく姿勢が必要」という意見もあった．網膜色素変性の患者に対して安易に「3点セットの告知」を行うことは，何の配慮もしていないことであり，医師としての資質を疑う有害行為である．

3.「告知」は医師の仕事であり，基本的技術のなかで必須のものである

　医師は，日常的に患者に病状を説明している．当然，個々の病状・予後は異なるが，楽観的なものだけでなく，機能低下が避けられないものも少なくない（眼科ではまれだが，なかには死が避けられないものもある）．

　したがって，機能低下が避けられないことや改善が望めないこと，そのことによる不利益が避けられないことなどを隠さずに伝えたうえで，これらの現実に対処する方法（選択肢）を示してその後の対応について相談することも，医師の仕事である．しかし，ショックを最小限にして，現実に前向きに対処できるように伝えるためには技術・訓練を要す

る．このような「告知」の場面はまれなことではないにもかかわらず，きちんと学ぶ機会がなかった医師がほとんどであり，このため適切な「告知」が行われてこなかった．ロバート・バックマンらが多忙な臨床現場で日常的に行っていることを非常にわかりやすく教えてくれている文献を参考文献に示した．

「告知」を行う医師は，患者や家族に対して継続的に責任をもつ必要がある．責任をもてない医師が告知を行ってはならない．もし安易に不適切な告知を行えば患者・家族との信頼関係は崩れてしまうが，十分に配慮した適切な告知を行えば，患者・家族はその医師を信頼し続けることになる．

IV. 就学相談

高齢障害者などのリハビリテーションでは就労による自立を目指さないことも多いが，就学年齢や就労年齢では障害の程度に応じて就労による自立を目指す．「精神的にも行動的にも自分らしい生活ができること」と「就労による自立」などを実現するためには進路の選択(就学相談)が重要である．以下に基本的な事項2点を記載した．

就学相談は当事者の将来にとって重要な判断なので，筆者は基本事項をもとに当事者の状態を判断したうえで，教育分野の専門家などの助言を得て対応している(スマートサイト)．

1. 盲学校(特別支援学校)か，普通学校か

当事者の性格や周囲の環境により，どちらがよいのか一概には決められない．

私見だが，盲学校の場合は，学校だけでなく寄宿舎においても目が行き届き，マンツーマンに近い状態で十二分な教育を受けることができる．一方，限られた人数の人間関係のなかで成長し，手厚い支援を受け続けてきたためだと思われるが，大人になっても他者のために何かをするという意識が希薄だと感じる人もいる．視覚障害者が自立するためには手厚い支援が必要であるが，盲学校を出てからの人間関係・コミュニケーションにおいてギャップが少なくない可能性があり一般社会に参加する際にマイナスになるかもしれない．

一方，普通学校に行くと，弱視学級であっても盲学校ほどの手厚い支援を受けることはできず，日常的に当事者自ら問題を克服していかざるをえない．著作権の改正により拡大教科書などはかなり充実してきているものの，教科書(拡大文字，点字)の準備だけでも大変である．さらに，いじめの問題もあるかもしれないし，通学方法も考えなければならない．普通学校なら保護者の送迎が必要になる場合もあるが，盲学校には寄宿舎があるので通常は保護者が通学にかかわる必要はない．このような支援の差から，途中で盲学校に転校してとても気が楽になったと聞いたこともある．一方で，普通学校の場合は，周囲に多くの人がいる環境で成長するので，学校内外での人間関係・コミュニケーションでギャップを感じることは少なく，一般社会への参加はスムーズである．

2. 点字か，墨字か

　近年，音声パソコンなどICTの進歩によって，墨字を選択できる範囲が広くなったが，先天盲や若年のうちに高率に失明することが予想される場合なら，就学や就労のために点字は必須だと考えている．目が不自由になった時期が何歳頃かにもよるが，墨字を習得後の失明であれば墨字と点字の両方が使えることが望ましい．

　一方，社会人になってからの中途失明であれば点字は不要とまでは思わないが，点字を学ぶ時間を音声パソコンなどICT関連機器を利用したコミュニケーション技術の習得に費やしたほうが得られる情報量も多く，仕事を進めていくためには有効である．

　網膜色素変性の場合，小学校入学時に日常生活上の困難を自覚することは少ない．仮に診断が得られ将来的な視覚障害の進行が予測されたとしても最初から盲学校に入学しなければならないわけではない．日常生活上の困難を自覚するようになったら盲学校と普通学校，それぞれの利点・欠点を考慮したうえで決めるということで問題ない．普通学校に進学した場合でものちに盲学校へ変更することも可能である．

参考文献

1) 日本眼科医会：日本における視覚障害の社会的コスト．日本眼科医会研究班報告 2006～2008．日本の眼科 80(6)，付録，2009
2) 川瀬和秀：他業種との連携（スマートサイト）．MB OCULISTA No.15 これから始めるロービジョンケア外来ポイントアドバイス．pp62-68，全日本病院出版会，2014
3) 佐渡一成：告知：いかに伝えるか（網膜色素変性を中心に）．MB OCULISTA No.15 これから始めるロービジョンケア外来ポイントアドバイス．pp72-78，全日本病院出版会，2014
4) 佐渡一成，石井雅子，小野峰子：網膜色素変性症の告知について考える．臨床眼科 63：449-453，2009
5) ロバート・バックマン 著，恒藤 暁 監訳，前野 宏，他 訳：真実を伝える―コミュニケーション技術と精神的援助の指針．診断と治療社，2000

　　　　　　　　　　　　　　　　　　　　　　　　　　　　　　　　　　　　　（佐渡一成）

G 鑑別診断

1 AZOOR

　遺伝性網膜変性疾患と鑑別すべき疾患の1つに，急性帯状潜在性網膜外層症(acute zonal occult outer retinopathy：AZOOR)が挙げられる．

　1992年，Gassは光視症・中心視力障害があり，急性期は眼底が正常だがのちに地図状に萎縮し，色素沈着を伴った変性を起こす13例の症例を報告し，AZOORと名づけた．この論文に記載された症例の他の特徴は以下の通りであり，網膜外層障害が最初の変化であると記載している．

① 比較的若年．
② 女性に多い．
③ 片眼性・両眼性のどちらもありうる．
④ 区画状の視野欠損を認める．

　その後OCTを用いた研究により，AZOORが急性期に網膜外層，特に視細胞外節に障害が起こることが確認された．

I. 診断

　急性期の診断は，眼底所見では異常が確認できないが，区画状視野欠損(多くはMariotte盲点の拡大を伴う)領域に対応した部位にOCTで網膜外層障害(ellipsoid zone, interdigitation zoneの消失)・多局所ERGでの振幅低下で診断を行うことができる(図1)．発症が急性であること，両眼性でも発症・程度に左右差がある場合が多いこと，眼底所見が一見正常なことから遺伝性変性疾患との鑑別は難しくはない．

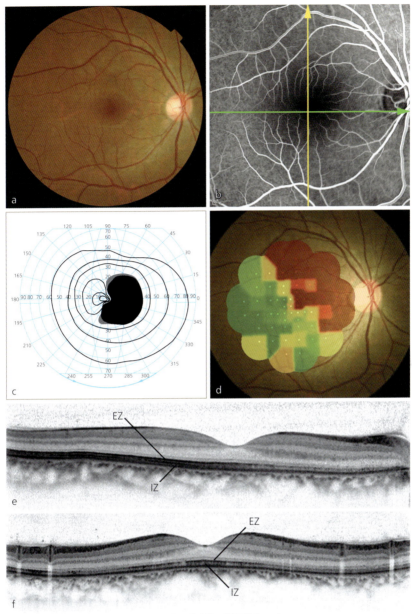

図1 AZOOR 症例(急性期)の画像所見(40歳女性,矯正視力 0.5)
a:眼底写真.正常眼底.
b:フルオレセイン蛍光眼底造影.異常所見を認めない.
c:Goldmann 視野にて Mariotte 盲点の著明な拡大を認める.
d:マイクロペリメトリーにて鼻側傍中心領域に網膜感度低下を認める.
e:スペクトラルドメイン OCT(SD-OCT)水平断(b の緑線).視細胞 ellipsoid zone(EZ),inter-digitation zone(IZ)を示すラインが中心窩鼻側で不整・消失しており,マイクロペリメトリーにおける網膜感度低下領域と一致する.
f:SD-OCT 垂直断(b の黄線).EZ,IZ ラインが中心窩の上・下側で不整・消失しており,マイクロペリメトリーにおける網膜感度低下領域と一致する.

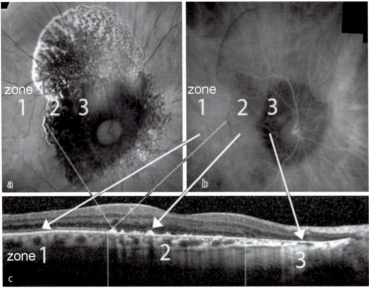

図2　AZOOR 症例（慢性期）の multimodal imaging 所見
a：眼底自発蛍光．b：IA．c：SD-OCT．
・AZOOR ラインの外側では正常網膜（zone1）
・AZOOR ラインの内側では眼底自発蛍光ではスペックル状の高自発蛍光，IA では軽度の蛍光漏出，SD-OCT では subretinal drusenoid deposits 様物質の蓄積（zone2）
・さらに内側では眼底自発蛍光は低自発蛍光，IA は低蛍光，SD-OCT では RPE，脈絡膜の萎縮を認める（zone3）
（Mrejen S, Khan S, Gallego-Pinazo R, et al：Acute zonal occult outer retinopathy：a classification based on multimodal imaging. JAMA Ophthalmol 132：1089-1098, 2014 より引用，改変）

II.　定義

　2014 年，Yannuzzi らのグループは multimodal imaging を用いて AZOOR の再定義を行った．この論文で挙げられた特徴を以下に示す．
① 比較的若い女性に多い．
② 視野欠損部位に光視症．
③ 区画状暗点．
④ 網膜外層レベルに境界線を有する．
⑤ OCT，眼底自発蛍光，インドシアニングリーン蛍光眼底造影（IA）にて 3 つの領域（正常・境界部・異常）を示す．
⑥ 片眼性のこともあるが僚眼に異常が出ることもある．
⑦ 進行例では網膜・網膜色素上皮（retinal pigment epithelium：RPE）・脈絡膜の強い障害がみられる．

　また，multimodal imaging により多発消失性白点症候群（multiple evanescent white dot syndrome：MEWDS）などの白点状症候群や遺伝性網膜変性疾患と鑑別可能であることを記載している．

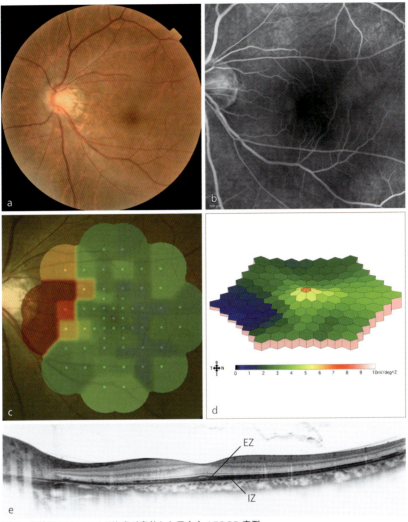

図3 急性期にステロイド治療が奏効した日本人 AZOOR 症例
37 歳男性．3 日前からの視野欠損を自覚し来院．矯正視力 1.5.
a：眼底写真．異常は明らかでない．
b：フルオレセイン蛍光眼底造影．異常はみられない．
c：マイクロペリメトリーで乳頭周囲に網膜感度低下を認める．
d：多局所 ERG にて網膜感度の低下部位に一致して振幅低下．
e：SD-OCT 水平断にて網膜感度の低下部位に一致して EZ，IZ の不整・消失を認める．
AZOOR と診断し，プレドニゾロン 40 mg 内服加療開始した．

III. 画像所見

1. 眼底自発蛍光所見（図2a）

① AZOOR ラインの外側では正常自発蛍光（zone 1）．

② AZOOR ラインの内側ではスペックル状の高自発蛍光（zone 2）．

③ さらに内側では脈絡膜萎縮に一致して低自発蛍光（zone 3）．

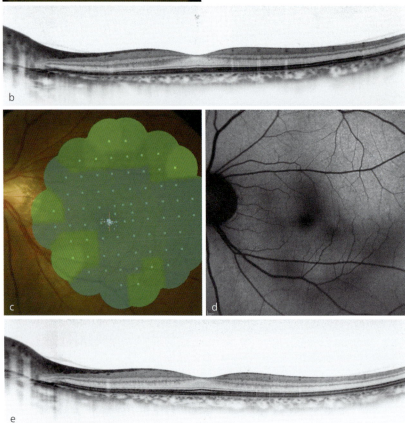

図4 図3症例の治療後の経過
a, b：治療開始1週間でEZが復元しつつあり，網膜感度が上昇している．
c, d, e：4年後，EZは完全に復元し，網膜感度も正常．眼底自発蛍光は異常を認めない．
このように急性期では，ステロイド内服加療が奏効する場合がある．

2. IA 所見（図2b）

① AZOOR ラインの外側では正常（zone 1）．
② AZOOR ラインの内側ではわずかな蛍光漏出（zone 2）．
③ さらに内側では脈絡膜萎縮に一致して，低蛍光（zone 3）．

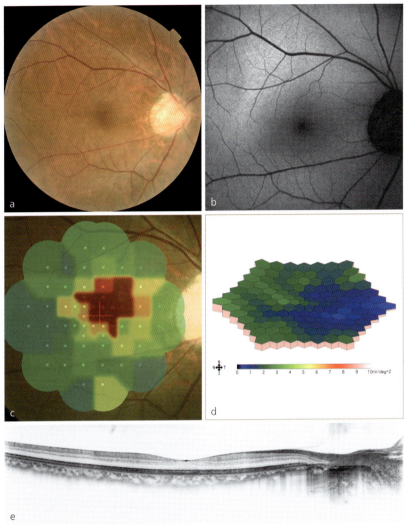

図5 慢性期 AZOOR 症例（図 3, 4 症例の僚眼）
10 年前に AZOOR 発症し，矯正視力は 0.3
a：乳頭周囲に網脈絡膜萎縮を認める．
b：眼底自発蛍光では乳頭周囲が低自発蛍光．
c：マイクロペリメトリーでは網脈絡膜萎縮部位を越えて網膜感度が低下している．
d：多局所 ERG では網膜感度低下部位に一致して振幅の低下がみられる．
e：SD-OCT 水平断にて黄斑部網膜の菲薄化・傍乳頭領域に網脈絡膜萎縮を認める．

3. OCT 所見 （図 2c）

　Yannuzzi らの報告では，正常・異常境界線を AZOOR ラインとよび，以下の特徴がみられる．
① AZOOR ラインの外側では網膜構造は正常（zone 1）．
② AZOOR ラインの内側では subretinal drusenoid deposits（pseudodrusen）様の物質が網膜下に存在（zone 2）．
③ さらに内側では視細胞・RPE・脈絡膜萎縮が著明（zone 3）．

しかしながら日本人のAZOORでは広範囲にRPE・脈絡膜萎縮をきたす症例はまれで，図3〜5の症例のように慢性期でも網脈絡膜萎縮は限局的であることが多く，人種差があるようである．AZOORはまれな疾患のためエビデンスレベルの高い治療法は確立されていないが，急性期ではステロイド内服が奏効する場合がある(図3, 4)．

参考文献

1) Gass JD : Acute zonal occult outer retinopathy. Donders Lecture : The Netherlands Ophthalmological Society, Maastricht, Holland, June 19, 1992. J Clin Neuroophthalmol 13 : 79-97, 1993
2) Mrejen S, Khan S, Gallego-Pinazo R, et al : Acute zonal occult outer retinopathy : a classification based on multimodal imaging. JAMA Ophthalmol 132 : 1089-1098, 2014

〔大音壮太郎〕

2 ビタミンA欠乏

I. ビタミンA欠乏による眼症状

　　ビタミンA欠乏は，後天性の夜盲をみた場合に，遺伝性網膜疾患と鑑別を要する疾患として重要である．ビタミンAは視細胞が光を受容し信号に変換する際の重要な蛋白であるロドプシンの構成要素である．そのため，ビタミンAが欠乏すると暗順応が遅延し，夜盲の症状が出現する．またビタミンAは全身の上皮細胞の成長，維持，分化にも関与しており，これが不足すると皮膚や粘膜に異常がみられる．眼では角結膜の乾燥症を生じ，進行すると角膜軟化症を起こして失明に至ることもある．

II. 原因

　　ビタミンA欠乏を起こす主な理由として，長期のビタミンA摂取不足により発症する場合と，消化器系の疾患や術後（特に十二指腸バイパス術後など）によりビタミンAの吸収，貯蔵，あるいは輸送が阻害されて発症する場合の2つがある．長期のビタミンA摂取不足は発展途上国に多く，そのような国では現在でもこの疾患は小児の重要な失明原因である．

　　現在の日本では長期の摂取不足によるビタミンA欠乏は非常にまれで，消化器系の疾患あるいは術後の合併症として発症することがほとんどである．

III. ビタミンAとレチノイドサイクル

　　ビタミンAとは，レチノール，レチナール，レチノイン酸とその類縁化合物の総称であり，化学的にはレチノイドとよばれる．ビタミンAは哺乳類の生体内で合成できないので，食品から摂取しなければならない．食事から摂取されたβ-カロテン（ビタミンAの前駆体）は，小腸の上皮細胞，あるいは肝臓や腎臓において分解されてビタミンAになる．血液中のビタミンAはほとんどがレチノールである

　　レチノイドサイクルは視物質である*cis*-レチナールを再生するための連続的な生化学反応からなり，網膜のなかで視細胞と網膜色素上皮細胞において行われている（図1）．視細胞が光を受容すると，*cis*-レチナールは*trans*-レチナールに変換される．この構造変化により視細胞に電位変化が生じ，その信号はさらに中枢に伝えられる．*trans*-レチナールはABCA4により視細胞の円板膜内から膜外へと輸送され，レチノール脱水酵素RDH8とRDH12により*trans*-レチノールに変換される．*trans*-レチノールはCRBP1により網膜色素上皮細胞へと輸送され，網膜色素上皮においてさらにLRATによりレチニルエステルに変換される．さらにレチニルエステルはRPE65により*cis*-レチノールに，またRDH5をはじめとするレチノール脱水酵素により*cis*-レチナールに再生される．再生された*cis*-レチナールはCRALBPにより視細胞に輸送され視物質として再利用される．

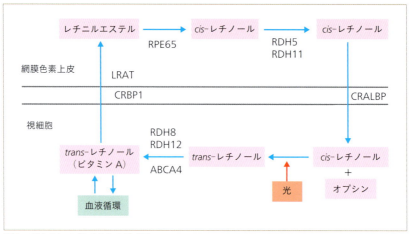

図1　ビタミンAサイクルの模式図

　この回路のどの段階に異常が起きても視細胞に機能異常が生じる．ビタミンAであるレチノールが不足すると，上記のレチノイドサイクルが機能しなくなるために，夜盲となる．

IV.　症状と検査所見

　ビタミンA欠乏の初発症状として重要なのは，進行性の夜盲である．「暗い場所に入ると慣れるまでに時間がかかる」，あるいは「明るい場所ではいいが，少し暗くなると見えなくなる」などのような症状を訴える．軽度の眼乾燥症状を伴うことも多い．

　初期では眼底もフルオレセイン蛍光眼底造影も正常である（図2）．進行したビタミンA欠乏患者では，眼底に多数の白点がみられることもある（図3）．視力は初期では正常であるが，進行するにつれて徐々に低下する．視野検査では全体的な視野狭窄がみられる（図4）．

　診断に重要な検査は網膜電図（electroretinogram：ERG）である（図5）．暗順応後に記録した杆体応答は低下し，暗順応後に強いフラッシュ刺激を用いて記録した最大応答はa波もb波も振幅が低下する．b波の振幅がa波の振幅より低下して，陰性型（negative-type）になることもある．錐体応答，フリッカ応答の振幅は，杆体応答やフラッシュ最大応答の振幅に比べて保たれていることが多い．この所見は錐体障害よりも杆体障害のほうが強いことを示しており，診断に重要な所見となる．

　視野やERGの異常は，ビタミンAによる治療後には劇的に回復する（図4, 5）．

　原因不明の進行性の夜盲の患者で，栄養状態が不良，あるいは消化管疾患がある患者をみた場合には，上記の眼科検査とともに血漿中のビタミンA値を測定する．正常範囲は，20〜80 μg/dL程度である．

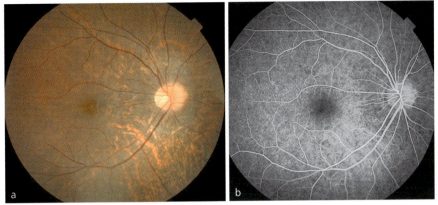

図2 ビタミンA欠乏の患者の眼底
極端な偏食と栄養不足によりビタミンA欠乏となった．13歳男子の右眼の眼底（a）とフルオレセイン蛍光眼底造影（b）．ともに異常はみられない．矯正視力は0.4である．

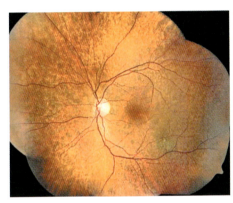

図3 眼底に白点がみられたビタミンA欠乏の患者の眼底
(Genead MA, Fishman GA, Lindeman M：Fundus white spots and acquired night blindness due to vitamin A deficiency. Doc Ophthalmol 119：229-233, 2009 より許可を得て引用)

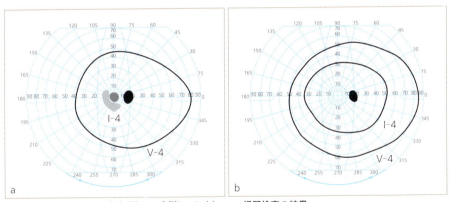

図4 ビタミンA欠乏の患者（図2の症例）のGoldmann視野検査の結果
aは治療前，bはビタミンAによる治療後である．治療により視野が改善し，特にI-4イソプタの面積が劇的に拡大している．

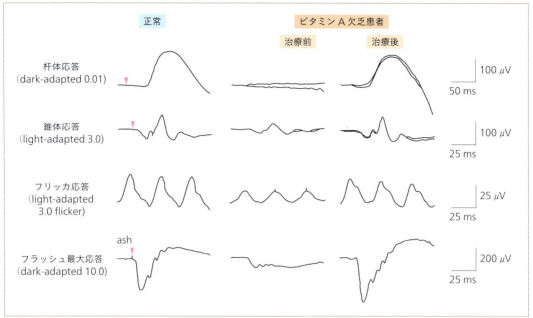

図5　ビタミンA欠乏の患者（図2の症例）の網膜電図（ERG）の結果
治療前とビタミンAによる治療後の波形が示されている．治療により特に杆体応答とフラッシュ最大応答が劇的に改善している．

V.　治療

　長期のビタミンA摂取不足の場合は，ビタミンA（10,000 IU）を経口で1日1回投与する．消化管の吸収障害がある患者では，筋肉注射による投与も考慮する．長期にわたる大量の連日投与はビタミンA過剰症を生じる可能性があるため，特に小児や妊娠している女性では十分な注意が必要である．

参考文献

1) Dowling JE, Wald G：Vitamin A deficiency and night blindness. Proc Natl Acad Sci USA 44：648-661, 1958
2) Sommer A, Vyas KS：A global clinical view on vitamin A and carotenoids. Am J Clin Nutr 96：1204S-6S, 2012
3) Akhtar S, Ahmed A, Randhawa MA, et al：Prevalence of vitamin A deficiency in South Asia：causes, outcomes, and possible remedies. J Health Popul Nutr 31：413-423, 2013
4) Palczewski K：Chemistry and biology of the initial steps in vision：the Friedenwald lecture. Invest Ophthalmol Vis Sci 55：6651-6672, 2014
5) Genead MA, Fishman GA, Lindeman M：Fundus white spots and acquired night blindness due to vitamin A deficiency. Doc Ophthalmol 119：229-233, 2009

〈近藤峰生〉

3　心因性視覚障害

　心因性視覚障害は眼科臨床では比較的よくみられる疾患であるが，その症状は多彩である．視覚は視力，視野，色覚，立体覚，運動覚，調節などで構成されているが，心因性視覚障害においてはそれらが程度の差と組み合わせの多様性をもって発現してくる．視力，視野，色覚に異常をきたしている心因性視覚障害では，網膜変性との鑑別が重要となる．特に，眼底に明らかな異常がみられないタイプの網膜変性との鑑別には心因性視覚障害に関する知識が必須であるので，その概要を解説する．

I.　視野に異常をきたす疾患の全体像

　視野に異常をきたす代表的な疾患は網膜病変(網膜剝離，網膜変性，眼底出血など)，視神経病変(緑内障，視神経炎，虚血性視神経症，遺伝性視神経症，薬物中毒，外傷など)，脳内の視路の病変(視交叉，視索，外側膝状体，視放線，後頭葉視中枢に生じた脳出血，脳梗塞，脳腫瘍など)である．これらの器質的病変においては，視野欠損の形から疾患および病変部位を推定できる場合が多い．輪状暗点なら網膜色素変性，中心暗点なら視神経炎，求心性視野狭窄なら緑内障，網膜色素変性，半盲なら頭蓋内病変といった具合である．心因性視覚障害においてはらせん状視野(図1)，管(筒)状視野，求心性視野狭窄(図2)を呈することが多いが，どんな形の視野障害でも起こりうると考えておくべきである．

II.　診断

1. 器質的疾患の除外

　心因性視覚障害の診断においては，まず器質的な異常の除外が求められる．よって，その診断の精度は，器質的異常の検出能力に比例するといってもよい．標準的な検査で器質的異常のみられない視覚障害に遭遇した場合，本当に器質的異常がないのか，異常を検出できないだけなのかは，この疾患を扱ううえで本質的な問題である．例えば，眼科領域においては，近年大変重要な発見があり，これまで心因性視覚障害と診断されてきた症例が実は器質的な疾患であることが判明する事例が出現した．それはオカルト黄斑ジストロフィ(三宅病)と名づけられた疾患である．オカルト(occult)とは目に見えないという意味で，文字通りこの疾患の眼底は全く正常にみえる．一見眼底が正常な網膜疾患としては，錐体(杆体)ジストロフィなどが知られており，これらは従来の全視野網膜電図(electroretinogram：ERG)で異常を検出することができたが，オカルト黄斑ジストロフィ(三宅病)はこの全視野ERGもまた正常の波形を呈するのである．1989年，三宅は局所ERGという革新的な手法を開発することにより，網膜局所のERGの測定を可能とし，それによって黄斑部のERGにのみ異常がみられる疾患を発見し，それをオカルト黄斑ジストロフィ(三宅病)と名づけた．このように，その時代の最高レベルの機器を使っても検出できない器質的異常が

存在し，それがさらなる科学技術の進歩によって検出可能となる場合があることは，心因性視覚障害の診断において常に留意しておくべき重要な点である．

2. 心因性であることの積極的診断

1）トリック視力検査

　この検査法を一言で表現すれば，度のない眼鏡を装用させて，視力が上がれば心因性視覚障害の可能性が高いということである．この現象は眼鏡をかけることによって心理状態が変化して生じるものと思われる．ここには「眼鏡をかけると見えるようになる」という自己暗示が作用している可能性がある．具体的な方法としては，まずプラスレンズを装用させて視界をぼやけさせ，マイナスレンズで度のない状態まで中和させていくのが一般的である（中和法）．患者が子どもの場合は，保護者の前で度のない眼鏡をかけさせて視力が向上する様子を観察してもらい，いったん子どもだけを退出させ，今装用したのは度なしの眼鏡であったことを告げると，保護者を納得させやすい．小児に多くみられる現象で，すべての症例にみられるわけではないが，これがあれば心因性視覚障害の診断の確度は高まる．

2）視野検査

　心因性視覚障害では，特徴的な視野を呈する場合が少なくない．その代表がらせん状視野である．これはGoldmann視野計で動的量的視野を測定する際にみられる現象で，測定中に視野が狭窄してくるため，測定点が求心性のらせん状を呈するものである（図1）．心因性視覚障害以外でこのような視野を呈する疾患はないので，この結果をみれば診断の確度は高まる．このほかの視野異常としては，管（筒）状視野（遠見時も近見時も視野の広さが変わらずトンネル状の視野を呈する），求心性視野狭窄（図2）もよくみられる．これらの視野変化はすべての症例にみられるわけではないが，小児にも成人にも広くみられる現象である．視野狭窄は網膜疾患，視神経疾患，頭蓋内視路障害でも生じるが，器質的な所見に見合わない視野異常があれば，心因性の可能性を考慮すべきである．

3）視覚誘発電位（visual evoked potential：VEP）

　視力低下，視野欠損があっても，パターンVEPが正常範囲であれば，心因性の可能性が高まる．

4）明らかな心因の存在

　通常の眼科検査で異常がなく，視覚障害発症直前に明らかな精神的ショックを経験している場合，あるいは持続的で強度の心的ストレスに晒されている場合は，心因性視覚障害の可能性を考慮する．

5）検査結果のばらつき

　検査結果がその都度異なり，一貫性がないことも心因性視覚障害を示唆する所見である．

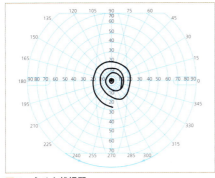

図1　らせん状視野

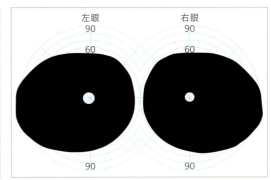

図2　求心性視野狭窄

　以上，器質的な眼疾患としては矛盾する所見が1つあるいはそれ以上みられる場合には心因性視覚障害を積極的に疑う．

III. 発症メカニズムに関する仮説

1. Charcotの脳機能障害説

　Charcot JM（1825〜1893）は19世紀後半にヒステリーとよばれていた発作性あるいは持続性の運動，知覚の機能障害に関する研究を行い，その成因として遺伝的素因を重視し，これに自己暗示や栄養障害が加わると発症すると考えた．Charcotの最も大きな業績はヒステリーを脳の機能的障害とみなし，器質的疾患と機能的疾患の鑑別の重要性を説いたことである．Charcotは多発性硬化症（multiple sclerosis：MS），筋萎縮性側索硬化症（amyotrophic lateral sclerosis：ALS）などの器質的神経疾患の発見者であり，1882年に世界初の神経病学講座の教授に就任した．

　彼は1870年にパリのサルペトリエール病院てんかん病棟の責任者になったことをきっかけにヒステリーに関心をもった．病棟内には真性のてんかん患者とてんかん発作に似たけいれんを起こすヒステリー患者が混在していた．治療効率を高めるために，Charcotは器質的なてんかん患者と機能的なヒステリー患者の鑑別に着手したのである．そして，この研究は同じ病院に勤務していた弟子のJanetとFreudに引き継がれた．

2. Janetの解離説

　Charcot門下のJanet P（1856〜1947）は解離（dissociation）という概念を提示してヒステリー症状を解釈した．人間には基本的に感覚，精神，運動，生物的な機能が備わっていて，これらは通常連合することによって統合されている．ただ，この統合には基本的な心的エネルギーが必要であり，それが病的に低下すると統合が崩れて解離が起こると考えた．エネルギーの病的低下には，心的外傷による消耗が大きな役割を果たすとも考えられた．これは過剰な精神的葛藤に対する防御反応とも理解される．すなわち，困難な問題に直面したとき，熟考された高度な行動で対処ができない場合，上記のような低次の症状（解離症

状)を発現させることによって，精神的な危機を回避することが可能となる．これは Freud がのちに提唱した疾病利得に相当する．

　視覚は視力，視野，色覚，立体覚，運動覚，調節などが統合されたもので，その解離性の機能障害は視力低下，遠見視力と近見視力の解離(調節障害など)，周辺視野と中心視野の解離(求心性視野狭窄，中心暗点)，左右視野の解離(半盲)，検査上説明のつかない色覚異常など，多彩な視覚の統合の解離現象として出現する．

3. Freud の転換説

　Freud S(1856〜1939)は Janet と同じく Charcot のもとでヒステリー研究を行った経験があり，その解釈の基本に解離の概念をおいていたが，解離症状のうちの身体症状を転換(conversion)症状として分離した．Janet は解離の原因を統合に要するエネルギーの低下に求めたが，Freud は抑圧という概念を導入した．心的外傷などに伴う痛々しい記憶は抑圧という積極的な機能によって無意識の領域に押し込められる．それが何らかの精神的な葛藤に出会うことによって抑圧機能が低下し，抑圧されていた記憶が不安を惹起し，それは視覚障害を含むさまざまな身体症状に転換され(疾病への逃避)，精神的危機が回避される．この自我防衛機制は疾病利得とも名づけられた．なお，Freud の初期の著作である「防衛-神経精神病」(1894 年)，「ヒステリー研究」(1895 年)では簡潔に「転換とは心的な興奮が肉体的な持続症候に変わること」と述べられている．

4. 暗示説

　Freud と Janet は転換と解離において暗示が重要な役割を果たすことを指摘している．Freud は「ヒステリー性盲の患者は，意識に対してのみ盲目なのであって，無意識においては見えている．ヒステリー者が見えないのは，見えないという観念が自己暗示された結果ではなく，視行為のなかにある無意識過程と意識的過程が解離した結果である」(「精神分析的観点から見た心因性視覚障害」，1910 年)と書いている．また，Janet は「初期の転換を引き起こすのは暗示であり，転換の始まりを導入し，それを始動せしめるとさえ私は信じている」(「心理学的医学」，1923 年)と述べている．そして，被暗示性が高まる状態として，先天的素質，疲労，感情的動揺で反省力が減弱しているとき，現実理解が未熟で，意志や信念が未発達な状態などを挙げている．

5. 現代医学による研究の現状

　Janet，Freud の時代から 1 世紀が経ったが，解離および転換の発症メカニズムが科学的に解明されたわけではない．心因性視覚障害においては VEP が正常であることから視覚刺激は後頭葉の第一次視覚野に到達していることがわかっているが，事象関連電位が低下する傾向があり，視覚連合野の機能低下が示唆されている．近年，fMRI，PET といった脳機能画像検査装置を使っての研究が行われているが，まだ心因性視覚障害に特異的な異常所見は見出されていない．視覚連合野は側頭連合野，頭頂連合野，前頭連合野，大脳辺縁系ともネットワークを形成しており，これらの回路のどこにこの疾患の本質的な病理が存在しているかはいまだ不明なのである．よって，有効な薬物療法は確立しておらず，

治療はJanetとFreudの方法論の延長線上で試行錯誤を繰り返すしか方法がない状態である．具体的な治療の手順については他誌の総説で述べたので参照されたい．

IV. 眼科と精神科のパラダイムの狭間での臨床

　最後に心因性視覚障害の主治医は眼科医か精神科医かという問題に触れる．実は，これはまだ決着がついていない問題である．その病理が精神と身体の両方にまたがっているからである．その診断と治療には眼科の知識だけでは不十分であると同時に，精神科の知識だけでも不十分である．なぜなら，それぞれの専門科のパラダイムが異なるからである．パラダイムとは科学史家Kuhn TS(1922～1966)が提唱した概念で，「一定の期間，研究者の共同体に問題の解法モデルを提供する専門的な研究業績」と定義されている．

　眼科のパラダイムには眼科診断学，屈折矯正学，眼科薬物療法，眼科手術療法，ロービジョンケアなどが含まれているが，精神療法は含まれていない．一方，精神科のパラダイムには精神科診断学，精神科薬物療法，精神療法(カウンセリング，認知療法，行動療法，精神分析，森田療法など)などが含まれるが，眼科診断学は含まれていない．すなわち，眼科医は眼科診断学によって器質的疾患を除外し，非器質的疾患(心因性)の可能性が高いという判断を下すことができるが，精神療法をパラダイムのなかにもたないので，その患者を治療することができない．一方，精神科医はその治療法をパラダイムのなかにもっているが，器質的な疾患の診断学をもたないので，患者の訴えが器質的なものか非器質的なものかを鑑別することができない．両者が密に連携できればよいが，臨床の現場はその時々の訴えに対する診断と治療がダイナミックに入り混じって進行していくものであるから，迅速で綿密な情報交換はなかなか難しい面がある．また，訴えの標的は精神ではなく眼なので，患者は眼科での治療を希望する．よって，最初に診察した眼科医が示す方向性が患者の予後に大きな影響を及ぼす．

　そこで筆者は精神療法のエッセンス(主としてカウンセリングと認知療法と森田療法)を取り入れて非器質的眼症状を治療する方法を心療眼科的アプローチと名づけて実践することを提唱している．異なる専門分野の治療法を導入することなど困難だと思いがちであるが，非器質的(心因性)疾患の治療のためには主観の病理に迫ることがどうしても必要である．主観は検査機器で見ることができないので，その評価の客観性のレベルは機械よりは低くなり，解釈は多様にならざるをえない．だから，眼科における精神療法は非侵襲的で，患者の自然治癒を促進する穏やかで汎用性の高いものを選択すべきである．また，この種の疾患を瞬時に治す魔法のような治療法はなく，治癒は治療関係のなかだけではなく，患者の個人的な転機によって生じることも多いので，器質的な異常の有無をチェックしながら，長い展望をもってその転機をうかがう態度も必要である．

　心因性視覚障害ではあらゆるタイプの視野障害が出現する可能性があるので，器質的な異常がみられない視野障害をみたら，その可能性を念頭において診療を継続する必要がある．らせん状視野のように積極的に心因性を示唆する所見を呈する症例はわかりやすいが，求心性視野狭窄や中心暗点を呈する症例では，心因性と網膜変性などの器質的病変の

両者の可能性を睨みながら，慎重にフォローアップする必要がある．いずれにしろ，生活上の困難があれば，ロービジョンケアの導入も積極的に行うべきである．

参考文献

1) 小口芳久：心因性視力障害．日眼会誌 104：61-67, 2000
2) 気賀沢一輝：心因性視覚障害の診断と治療．心身医 52：654-660, 2012
3) 気賀沢一輝：眼科診療に役立つカウンセリング・精神療法の基礎知識．日本の眼科 81：1146-1151, 2010
4) 気賀沢一輝：眼科医ができる非薬物療法．若倉雅登 編：実践！ 心療眼科．pp37-46, 銀海舎, 2011

〔気賀沢一輝〕

4 薬剤性網膜障害

　薬剤の網膜毒性により，囊胞様黄斑浮腫(cystoid macular edema：CME)，漿液性網膜剝離(serous retinal detachment：SRD)などの網膜浮腫や網膜出血，網膜色素異常，網膜血管閉塞が出現することがある．時に，網膜色素沈着や標的黄斑症(bull's eye maculopathy)，中心性漿液性脈絡網膜症と類似の所見をきたすことがあり，遺伝性網膜変性や黄斑疾患との鑑別が必要なケースをしばしば経験する．薬剤性の網膜障害は，初期では左右差がみられることもあるが，基本的には両眼性である．既往歴や過去に使用した薬剤の服用歴，現在の服薬内容を丁寧に問診することが薬剤性を疑うきっかけとなるため，普段から既往歴や治療歴などをしっかり確認することが重要である．網膜障害をきたしうる代表的な薬剤を**表1**に示す．

I. 各論

1. フィンゴリモド(fingolimod)またはFTY720(イムセラ®，ジレニア®) (図1)

　フィンゴリモドは，本邦で開発された新しいタイプの免疫抑制薬である．今まで再発予防・進行予防薬としてIFNβ製剤が唯一の保険適用薬であった多発性硬化症に対して，フィンゴリモドの有用性が認められている．フィンゴリモドは，スフィンゴシンアナログで，スフィンゴシンキナーゼによりリン酸化され，リンパ球遊走にかかわるS1P-R1〔スフィンゴシン-1-リン酸受容体(S1P-R)の1つ〕に結合して内在化させることで，中枢神経系へのリンパ球浸潤が抑制される．また神経細胞やグリア細胞に発現するS1P-Rにも作用することがわかってきている．

　副作用として，徐脈性不整脈，易感染性，肝機能障害などとともに黄斑浮腫が生じることが知られている．黄斑浮腫の形態としては，黄斑部の内顆粒層，外網状層にCMEがみられることが多く，SRDを伴うこともある．また網膜中心静脈分枝閉塞症や黄斑部に網膜出血を認めた報告も存在する．眼科医としては，多発性硬化症に対するフィンゴリモド治療中の患者を診た際は，原疾患である多発性硬化症に伴う視神経炎の発症に加え，薬剤性の黄斑部網膜障害の発生に留意すべきである．

　発症機序については，網膜でのS1P-Rの存在で説明されているが，不明な点も多い．また，糖尿病網膜症，ぶどう膜炎，網膜血管閉塞症の既往がある患者の場合には，黄斑浮腫の発症リスクが高まるとされている．

　フィンゴリモドによる黄斑浮腫の発症頻度は1.6％と低い．発症時期は導入3～4か月後に多いとされるが，導入1～2週間または2年後に発症したという報告もある．本邦での報告は，国内臨床試験では1例のみであったが，承認以降は10例以上の報告がされている．

　対処法としては，フィンゴリモド投与の中止により，大部分の症例で症状が消失することが示されている．しかし，内服を中止した場合，原疾患の再燃の可能性もあるため，

表1 網膜障害を起こす代表的な薬剤とその所見

フィンゴリモド：網膜浮腫
アミノキノリン誘導体(chloroquine，ヒドロキシクロロキン)：網膜色素異常
フェノチアジン誘導体(クロルプロマジンなど)：網膜色素異常
タモキシフェン：結晶沈着，網膜血管閉塞
パクリタキセル：網膜浮腫
インターフェロン：網膜出血
経口避妊薬，ホルモン剤：網膜血管閉塞
副腎皮質ステロイド：網膜浮腫
キナーゼ阻害薬(チロシンキナーゼ阻害薬：イマチニブ，ソラフェニブ)：網膜浮腫
ジギタリス：色覚異常，視力低下

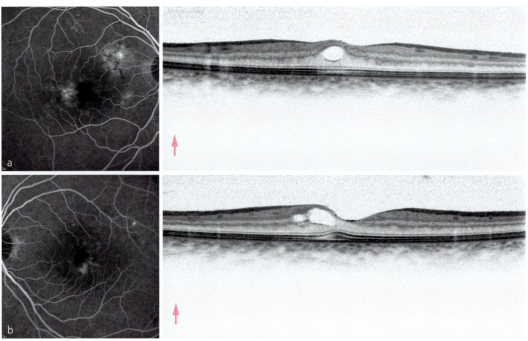

図1 イムセラ®による両眼の嚢胞状黄斑浮腫(a：右眼，b：左眼)
64歳女性．多発性硬化症(両球後視神経炎の既往あり)に対して再発予防のためにイムセラ®を使用開始．開始3か月後の眼科定期検査で，矯正視力両眼1.5と良好であるが両眼に嚢胞様黄斑浮腫(CME)を認めた．イムセラ®中止1か月で，CMEは消失した．

フィンゴリモドを継続しながらトリアムシノロンアセトニド硝子体注射で対応するという方法も試みられている．さらにフィンゴリモドを中止しても黄斑浮腫が改善しない症例もあり，この場合はステロイド点眼を含めた治療が試みられている．導入早期から眼科医による定期診察を厳格に行い，早期発見をする必要がある．

2. アミノキノリン誘導体(抗マラリア薬)：chloroquine，ヒドロキシクロロキン(プラケニル®)

chloroquine，ヒドロキシクロロキンはマラリア治療薬として有名である．クロロキン網膜症は1959年に海外で初めて報告され，その後，本邦でも報告が相次いだ．本邦ではマラリア治療薬として認可されていないが，海外からの帰国者や渡航者での問診は重要である．一方で，全身性エリテマトーデス(systemic lupus erythematosus：SLE)，関節リウマチ

などの自己免疫疾患に対する有効性が知られており，海外では以前から広く使用されていたが，本邦でも2015年7月に皮膚エリテマトーデス，SLEに対してヒドロキシクロロキン（プラケニル®）が承認された．今後，内科医と連携して網膜障害の発生に注意をしていく必要がある．

クロロキン網膜症の典型的な症状としては，視力低下や夜盲の自覚症状があり，所見としては角膜混濁やbull's eye maculopathy（黄斑部に特徴的な標的状の変性）をきたす．黄斑ジストロフィなど先天性の黄斑疾患との鑑別を要する．初期には，視野障害の訴えがあっても，光干渉断層計（OCT）検査で異常がないこともある．

アミノキノリン誘導体は網膜色素上皮や脈絡膜などメラニンを含む組織に蓄積しやすく，種々の酵素阻害作用をもつが，オートファジーとよばれる生理的な細胞内不要物の処理機構を阻害することが毒性の原因とされている．10年以上の内服治療での発生率は，chloroquineで2.5％，ヒドロキシクロロキンでは0.1％と報告されているが，毒性は用量依存性であり，投与量が増えると，また長期に内服をすると，発生率は増加するので注意が必要である．

治療は直ちに薬を中断することであるが，進行してからの発見が多く，また体外への排出が遅いため予後は悪い．補助的にビタミンB剤が投与されることがあるが効果は不明である．

3. フェノチアジン誘導体：クロルプロマジン（ウインタミン®，コントミン®）など

フェノチアジン系抗精神病薬であるクロルプロマジンは，強力な鎮静作用と抗幻覚妄想作用を有しており，世界的に使用されている薬剤である．ドパミンD_2受容体を遮断することによる，悪性症候群，薬剤性パーキンソニズム，遅発性ジスキネジアなどの副作用はよく知られているが，角膜障害や水晶体混濁，網膜色素沈着などの眼障害も生じる．別のフェノチアジン誘導体であるチオリダジン（メレリル®，現在販売中止）についても，網膜色素沈着や網膜血管狭細化，黄斑浮腫などの網膜色素変性様の眼底変化の報告が散見される．

クロルプロマジンはメラニン顆粒と結合するため，網膜色素上皮内に沈着し，光毒性を誘発して網膜障害を起こすと考えられている．1日内服量200〜800 mgで内服開始から1〜2年での発症の報告が比較的多いが，投与量がそれほど多くなくても長期に及べば発症する可能性があるので注意すべきである．

経過については，投薬減量もしくは中止後に改善したという報告や悪化したという報告もありさまざまであるが，一般的には進行した症例における視機能改善の可能性は乏しいと考えられている．

4. その他

1）タモキシフェン

タモキシフェンは，抗エストロゲン作用をもつ乳癌治療薬である．典型例では黄斑部周囲の網膜内層にクリスタリン様沈着物がみられる．また，内服後数週間で，エストロゲン

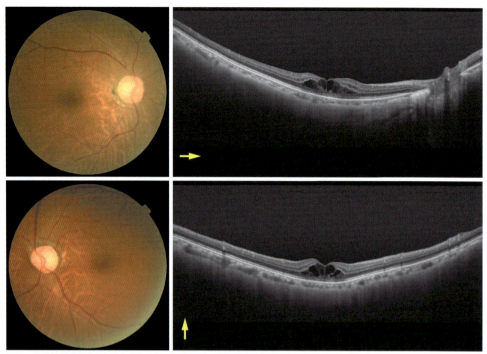

図2　抗悪性腫瘍剤（パクリタキセル）による両眼の嚢胞様黄斑浮腫（上：右眼，下：左眼）
78歳女性．乳癌に対してパクリタキセル使用開始3か月後に両眼視力低下を自覚し眼科受診．矯正視力右眼0.5，左眼0.2．両眼に嚢胞様黄斑浮腫（CME）を認めた．パクリタキセル中止2か月でCMEは改善傾向を示した．

活性の変化による静脈血栓形成によると考えられる．網膜浮腫や網膜出血，視神経乳頭腫脹などの急性期障害がみられることもある．

2）パクリタキセル

パクリタキセルは，微小管脱重合阻害をもつ植物性アルカロイドであり，乳癌，胃癌，非小細胞肺癌など幅広い固形癌に使用されている抗悪性腫瘍薬である．副作用として，発熱，骨髄抑制，末梢神経障害，心障害に加え，網膜浮腫を生じることがある．両眼性のCMEを呈する（図2）．

なお，悪性腫瘍を有する患者の場合は，癌関連網膜症（cancer-associated retinopathy：CAR）や，放射線治療歴のある患者にみられる放射線網膜症を発症する可能性に関しても留意が必要である．

3）ジギタリス

ジギタリスは代表的な強心配糖体であり，うっ血性心不全や心房細動，上室性不整脈の治療薬として品用されている．しかし，ジギタリス血中濃度の治療域と中毒域は接近しており，過剰投与による中毒症状が出現しやすい．中毒症状として，心性症状（心不全増悪，不整脈），消化器症状，神経症状，眼症状が知られており，ジギタリス服用者の7％に視覚障害が認められるとされている．ものが黄色や白に見えるといった色視症が多く，色覚異常，羞明感，中心暗点など錐体機能低下を中心とした網膜障害が認められる．本剤使用者

で上記症状があった場合は内科医に連絡し，血中ジギタリス濃度を測定のうえ，減量または中止を考える．

4）ビガバトリン

抗てんかん薬であるビガバトリンは，以前に臨床治験の段階において，海外で不可逆性の視野狭窄の副作用の報告があり，開発が中止されていた経緯があるが，米国では2009年に難治性てんかんでの使用について承認され，国内でも2016年3月に承認され使用可能となっている．網膜内のGABA濃度上昇により網膜錐体細胞に障害を与えることで視野狭窄が起こるとされているが，詳しいメカニズムは不明である．

5）イマチニブ，ソラフェニブ

キナーゼ阻害薬であるイマチニブ（グリベック®）やソラフェニブ（ネクサバール®）などにより視神経乳頭腫脹や黄斑浮腫が生じたという報告がある．これらの分子標的薬物は，今後ますます使用頻度が増えることが予想されることから，眼科合併症の関連に留意すべきである．

薬剤による網膜障害は，同じ薬剤の曝露であっても年齢や健康状態によって発症率や重症度が異なることが知られている．また，発見が遅れれば不可逆性変化となることも多いことから，早期発見と対応が望まれる．そのためには，薬剤による網膜毒性の可能性を念頭において，既往歴や治療歴，生活歴など幅広い問診を普段から心がけることが肝要である．

参考文献

1) Jain N, Bhatti MT：Fingolimod-associated macular edema：incidence, detection, and management. Neurology 78：672-680, 2012
2) Marmor MF, Melles RB：Disparity between visual fields and optical coherence tomography in hydroxychloroquine retinopathy. Ophthalmology 121：1257-1262, 2014
3) Satanove A, McIntosh JS：Phototoxic reactions induced by high doses of chlorpromazine and thioridazine. JAMA 200：209-212, 1967
4) Gianni L, Panzini I, Li S, et al：Ocular toxicity during adjuvant chemoendocrine therapy for early breast cancer：results from International Breast Cancer Study Group trials. Cancer 106：505-513, 2006
5) Weleber RG, Shults WT：Digoxin retinal toxicity. Clinical and electrophysiological evaluation of a cone dysfunction syndrome. Arch Ophthalmol 99：1568-1572, 1981

（畑　匡侑）

5　癌関連網膜症とその他の炎症性疾患・感染症

　網膜色素変性を代表とする網膜変性疾患の鑑別診断としては網膜が障害される疾患が挙げられる．非特異的な網膜障害の結果，網脈絡膜萎縮をきたし，進行した網膜色素変性と診断が困難となることがある．

　教科書的には鑑別すべき疾患として，風疹網膜症，梅毒性ぶどう膜炎が挙げられる．緊急に鑑別する必要性があるのは，急激な視力低下および視野障害をきたす癌関連網膜症（cancer-associated retinopathy：CAR）である．なお，風疹網膜症はもちろん，CAR も発生頻度は高くはない．これらの疾患以上に診察する機会がある疾患はサルコイドーシスを代表とするぶどう膜炎である．以上の疾患について眼底写真とともに概説する．なお，各ぶどう膜炎疾患に関しての詳細な説明は他の成書などを参考にしていただきたい．

I.　癌関連網膜症/自己免疫網膜症

1. 分類

　癌関連網膜症（CAR）は抗網膜自己抗体により網膜異常をきたす悪性腫瘍随伴症候群もしくは傍腫瘍症候群（paraneoplastic syndrome）の1つである．

　近年は CAR は自己免疫網膜症（autoimmune retinopathy：AIR）の1型とされている．AIR は CAR，悪性黒色腫関連網膜症（melanoma associated retinopathy：MAR），および狭義の自己免疫性網膜症（non-paraneoplastic autoimmune retinopathy：npAIR）の3型に分類されている（CAR と MAR を併せ，広義の癌関連網膜症とよぶこともある）．

2. 眼所見

　大きな特徴は「明らかな網膜異常がないのに両眼性の視力低下や視野障害が数週から数か月で急進行する」ことである．

1）結膜・角膜・前房

　毛様充血や角膜後面沈着物などはみられない．時に軽微な前房炎症．

2）硝子体

　軽度の硝子体混濁を伴うことがある．また，前部硝子体にわずかの細胞を認めてもよい．

3）網膜

　初期：明らかな異常所見なし．網膜動脈の狭細化．
　中期：網膜の色調不良（図 1a）．
　後期：網膜色素変性様の色素沈着を伴うことがある．網膜色素上皮の色調変化・萎縮．

4）視神経乳頭

進行すれば色調不良，さらには蒼白化．

3. 検査所見

1）蛍光眼底造影所見

典型的には特に異常はない．網膜血管からの軽度の蛍光漏出例もある（図 1b）．

2）視野検査（図 1c）

典型的には輪状暗点とされるが，中心暗点症例もある．特徴的なことは数週間から数か月という短期間に視野障害が進行する点である．

3）網膜電図（図 1d）

a 波および b 波の減弱（低下から消失まで程度はさまざま）．

4）OCT 所見

網膜外層障害（図 1e）．
・外顆粒層の減少・消失
・視細胞内節・外節境界断裂や消失
・網膜色素上皮レベルの異常
・網膜厚の減少

5）全身検査

眼科的に CAR を疑う場合は全身的に悪性腫瘍が高い確率で存在すると考え，積極的な全身検査を必要とする．

肺癌（肺小細胞癌），子宮体癌，大腸癌，（浸潤性）胸腺腫，悪性リンパ腫，精巣腫瘍を経験している．

6）確定診断のための特殊検査

抗リカバリン抗体の検出．

CAR の原因となる網膜内蛋白としてはほかにも α-enolase, arrestin, transducin, TULP1, などが報告されている．現時点ではこれらの蛋白および他の抗網膜抗体の検出には各施設の研究室レベルでの検索に限られている．

4. 鑑別のポイント

（無色素性）網膜色素変性：家族歴，夜盲の自覚，進行性（CAR は早い）により鑑別するしかない．網膜色素変性の多くは初期に視力低下はない．網膜色素変性の原因遺伝子変異の有無の検査も可能であるが，保険適用はない．

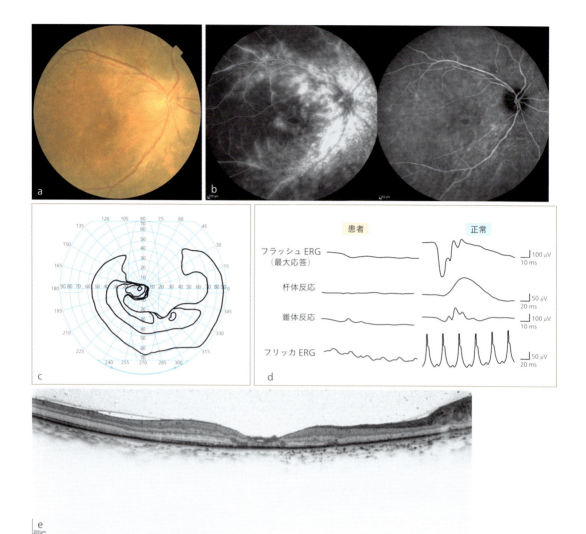

図1 癌関連網膜症(CAR)(肺小細胞癌症例，65歳男性)
a：右眼底写真．矯正視力(0.4)．視神経乳頭は正常．網膜動脈はやや狭細化．粗糙な色調．
b：蛍光眼底造影検査．左フルオレセイン，右インドシアニングリーン．フルオレセインの網膜血管からの蛍光漏出．
c：Goldmann視野検査．輪状暗点を認める．
d：網膜電図(ERG)．abnormal(non recordable)．
e：光干渉断層像．広範囲での網膜外層欠損．
(北野病院 吉村長久先生のご厚意による)

　　CARは悪性疾患が確認できれば診断可能であるが，npAIRは緩徐な進行の症例もあり，比較的若年，自己免疫性疾患を有する点以外は網膜色素変性との鑑別が難しい．

II. 風疹網膜症

1. 概念

　　Rubella virusによる感染で，先天性風疹症候群(congenital rubella syndrome)は先天性心疾患，難聴，白内障を3大症状とする．

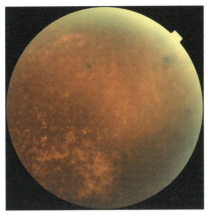

図2　先天性梅毒症例の眼底写真
網脈絡膜の色素沈着および粗糙な網膜.

2. 眼所見

　白内障，網膜症，小眼球，緑内障，虹彩異常，角膜混濁，斜視，眼振などがある．風疹網膜症は眼底の後極部から赤道部にかけて，色素の集積と脱色素病変を伴った広範な網膜色素上皮萎縮を呈し，ごま塩状(salt and pepper)眼底とよばれる．

3. 鑑別のポイント

　難聴を伴うと Usher 症候群(感音性難聴を伴う網膜色素変性)との鑑別が必要となる．先天性風疹症候群に伴う所見の有無や病歴聴取が重要である．

III. 梅毒

1. 概念

　Treponema pallidum の感染による全身性の感染症である．胎盤感染による先天梅毒と代表的な性感染症の1つである後天梅毒に分類される．

2. 眼所見

　先天梅毒では前眼部所見が多く，虹彩炎，角膜実質混濁を残す角膜実質炎が生じる．後天梅毒では両眼性の虹彩炎，眼瞼や結膜の硬結，結膜炎，強膜炎，硝子体混濁など多彩な所見を呈す．眼底では滲出斑，網膜血管炎を認める．
　急性期を過ぎると網脈絡膜の萎縮病巣や色素斑が出現し，網膜色素変性との鑑別が難しくなる(図2)．

3. 鑑別のポイント

　先天梅毒では実質性角膜炎がみられる．色素沈着病変部は大きさが均一的でなく，斑状である．網膜色素変性と異なり，周辺と同様に後極にも病変部があり，典型的な骨小体病変は多くはない．硝子体混濁やぶどう膜炎の既往や併発は本疾患を示唆する．

IV　網膜変性疾患の診療の実際　　181

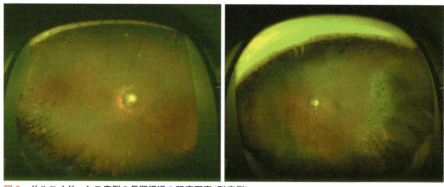

図3　サルコイドーシス症例の長期経過の眼底写真(別症例)
それぞれ耳側に黒色の顆粒状の色素沈着を伴う網脈絡膜萎縮.

IV. サルコイドーシス

1. 概念

　ぶどう膜炎の原因として第1位になることが多い．非乾酪性類上皮細胞肉芽腫性病変を特徴とする全身性の疾患である．肉芽腫性ぶどう膜炎を呈し，多彩な眼所見を呈するが，すべてが出現するとは限らず，重症度もさまざまである．

2. 眼所見

　毛様充血，豚脂様角膜後面沈着物，前房炎症，隅角結節，テント状虹彩前癒着，硝子体混濁(雪玉状，真珠の頸飾り状)などの所見がある．眼底では網膜血管周囲炎，網膜出血，網脈絡膜滲出斑がみられる．時に視神経乳頭や脈絡膜に肉芽腫を形成することがある．

　サルコイドーシスは重症例もあるが，時間とともに炎症は落ち着くこともまれではない疾患であり，数年で虹彩炎が消え，網膜周辺部を中心に黄白色の不定形萎縮斑や色素と沈着を伴う光凝固斑様の網脈絡膜萎縮病巣がみられるようになる(図3)．

3. 鑑別のポイント

　両眼性が多いものの網脈絡膜萎縮病巣は不規則に散在している．黒色の色素沈着例も多いが，網膜色素変性の典型的な骨小体様とは異なる．ぶどう膜炎所見の合併や既往歴を確認することが鑑別に役立つ．

V. Vogt-小柳-原田病(VKH)

1. 概念

　メラノサイトに対する全身性の自己免疫性疾患である．ぶどう膜炎のほか，頭痛，耳鳴り，難聴，発症から2～3か月で脱毛，白髪化，皮膚の脱色などが生ずる．

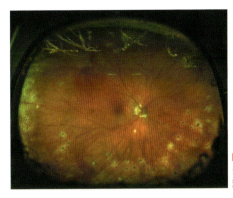

図4　Vogt-小柳-原田病症例の長期経過の眼底写真
夕焼け状眼底所見に加え，周辺の点状の網脈絡膜病変を認める．

2. 眼所見

急性期には脈絡膜の炎症に起因する網膜剥離をきたす．視神経乳頭の発赤，毛様体腫脹による浅前房も時に生ずる．重症例や治療開始が遅れた症例では肉芽腫性ぶどう膜炎所見を呈し，慢性化・遷延化しやすい．適切なステロイド治療により，網膜剥離は消退し，虹彩炎もなく，無治療で視力改善を維持できる症例も多いが，夕焼け状眼底は生じやすい．時に白色の斑状萎縮巣を多数認めることがある（図4）．

3. 鑑別のポイント

VKHでは両眼性が多く，多発性に萎縮巣を認めることがあるが，ぶどう膜炎の併発やVKHに関する病歴聴取で鑑別は可能である．

VI. トキソプラズマ眼症

1. 概念

ネコを最終宿主とする *Toxoplasma gondii* によるぶどう膜炎である．先天感染は両眼性の黄斑部の萎縮性変化が主体である．眼球振盪，小眼球，瞳孔膜遺残も生ずる．後天感染は片眼性の限局性の網脈絡膜炎での発症が多い．

2. 眼所見

後極部の萎縮病巣に隣接して白色の滲出性病変を呈する．後天感染の初感染では萎縮病巣はなく，前房炎症，硝子体混濁，網膜血管炎を伴う．再発を繰り返すと広範な網脈絡膜萎縮巣を認める（図5）．

3. 鑑別のポイント

寛解期には白色病巣は認めず，網脈絡膜萎縮巣は限局性である．病歴の聴取やぶどう膜炎所見の併発は重要な情報である．

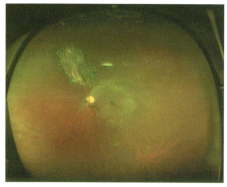

図5 トキソプラズマ症例の長期経過の眼底所見
上鼻側に複数回の炎症を起こしたあとの網脈絡膜萎縮.

VII. 網脈絡膜炎

1. 概念

　地図状脈絡炎，birdshot chorioretinopathy，多発性脈絡膜炎など複数の疾患がある．急性期を過ぎると眼底に色素沈着を伴ったり，あるいは白色に脱色した小円型状，癒合状，地図状の大小さまざまな萎縮・瘢痕病巣をきたす(図6)．

2. 鑑別のポイント

　網膜色素変性と異なり，境界明瞭な円形または地図状に癒合した萎縮巣が多い．

VIII. 眼内悪性リンパ腫

1. 概念

　眼内または中枢神経系(CNS)原発の悪性リンパ腫と他臓器の悪性リンパ腫の血行性転移による眼内転移の眼内リンパ腫がある．前者は非ホジキンB細胞のリンパ腫が多い．びまん性の硝子体混濁が主病変である型と硝子体混濁は軽微で網膜下浸潤病変が主病変である型がある．

2. 眼症状

　網膜下浸潤病変では散在性，多発性または癒合性に黄白色，時に隆起性の滲出斑を認める．黄白色のなかに顆粒状の茶褐色の色素斑を認めることもある．メトトレキサート治療や放射線治療に反応して，黄白色隆起病変は消失し，平坦化した灰白色病変が残る(図7)．

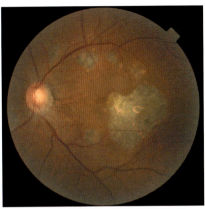
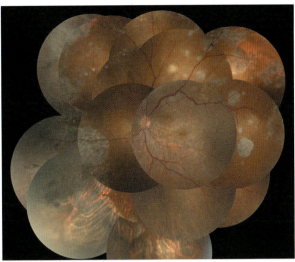

図6 網脈絡膜炎症例の長期経過の眼底写真
黄斑から耳側にかけての癒合性の網脈絡膜萎縮と斑状の萎縮巣.

図7 眼内悪性リンパ腫の長期経過の眼底写真
メトトレキサートの硝子体内注射により,活動性の黄白色隆起病変が消退し,広範な灰白色の萎縮病巣を認める.

3. 鑑別のポイント

斑状,癒合状の萎縮巣がみられるが,骨小体様の黒色病変はない.左右眼で対称性ということもなく,不規則な病変である.

参考文献

1) Sawyer RA, Selhorst JB, Zimmerman LE, et al：Blindness caused by photoreceptor degeneration as a remote effect of cancer. Am J Ophthalmol 81：606-613, 1976
2) Thirkill CE, Tait RC, Tyler NK, et al：The cancer-associated retinopathy antigen is a recoverin-like protein. Invest Ophthalmol Vis Sci 33：2768-2772, 1992
3) Adamus G, Ren G, Weleber RG：Autoantibodies against retinal proteins in paraneoplastic and autoimmune retinopathy. BMC Ophthalmol 4：5, 2004
4) Ohta K, Kikuchi T, Yoshida N：Slowly progressive non-neoplastic autoimmune-like retinopathy. Graefes Arch Clin Exp Ophthalmol 249：155-158, 2011
5) Imai H, Ohta K, Kikuchi T, et al：Cancer-associated retinopathy in a patient with seminoma. Retin Cases Brief Rep 6：159-162, 2012

〔太田浩一〕

Topics

抗TRPM1抗体による網膜変性

網膜の変性というと，網膜色素変性に代表される視細胞変性や，緑内障に代表される網膜神経節細胞死が思い起こされるだろう．今まで，網膜の中層にある双極細胞の特異的な変性という概念はなかったが，われわれのグループは最近腫瘍関連網膜症に伴って生じた自己抗体がON型双極細胞の変性を起こすことを発見したので解説する．

❶双極細胞機能障害を引き起こす腫瘍関連網膜症

悪性腫瘍患者において腫瘍細胞の直接の浸潤や転移などによらず，自己免疫機序の遠隔効果によって，網膜に障害を生じるものを腫瘍関連網膜症(paraneoplastic retinopathy)とよんでいる．腫瘍関連網膜症は網膜に対する自己抗体が発現することより生じると考えられ，視細胞が障害される癌関連網膜症(cancer-associated retinopathy：CAR)と，ON型双極細胞の機能障害が生じる悪性黒色腫関連網膜症(melanoma associated retinopathy：MAR)に分けられる．後者の網膜機能障害は，主に悪性黒色腫に付随して生じるとされ，他の癌に伴って発症することはまれとされている．MARの症状は夜盲と光視症が主である．視力は保たれていることが多く，眼底所見やOCTで異常がみられないため診断が難しく，診断は網膜電図によって行われる．

❷腫瘍関連網膜症における抗TRPM1抗体の検出

MARの抗原は最近まで同定されておらず，なぜ双極細胞に対する自己抗体が悪性黒色腫という限られた癌に伴って高頻度に生じるのか不明であった．最近MARの抗原の1つがtransient receptor potential melastatin 1(TRPM1)という陽イオンチャネルであることがわかり病態の解明が進んできた．TRPM1は当初メラノサイトに発現する蛋白として報告された．その後，このTRPM1が網膜のON型双極細胞の陽イオンチャネルそのものであることが証明された．TRPM1がメラノサイトとON双極細胞に発現することから，MARの原因抗原であることが推察され，われわれともう1つのグループからMAR患者の血清からTRPM1に対する自己抗体が検出されたという報告がなされた．われわれはさらに，MARと同様の症状を示す肺小細胞癌患者にも抗TRPM1抗体が発現していることを見つけた．

この患者は69歳の男性で両眼の急激な夜盲と光視症を主訴に来院．視力は矯正右0.9，左0.6であった．網膜電図(electroretinogram：ERG)の検査の結果は，陰性型を示しON型双極細胞の機能障害を示していた．所見からMARを疑い全身の検索を行ったが悪性黒色腫は検出されず，精査にて肺小細胞癌がみつかった．患者は肺癌の治療を行い4年が経過しているが再発もなく経過良好である．しかしながらERGは回復せず，夜盲は持続したままである．

❸抗TRPM1抗体の自己抗体の作用機序

CARにおいては光干渉断層計(OCT)で視細胞層が菲薄化することから，視細胞に対する自己抗体

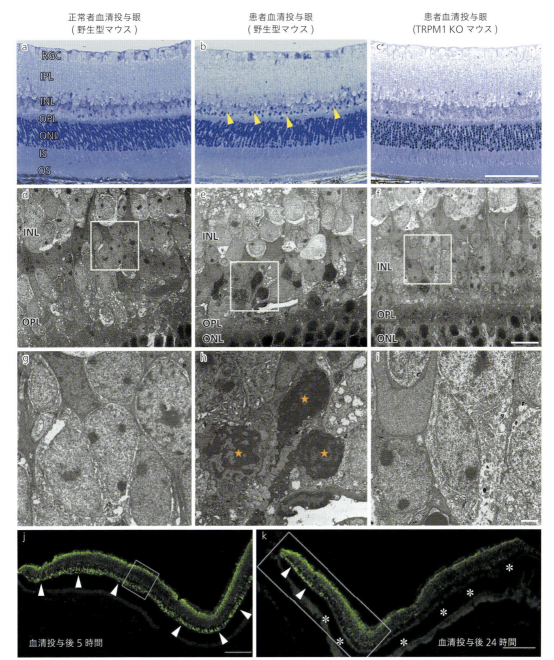

図1 抗TRPM1抗体を含む血清をマウス硝子体に投与後のマウス網膜の組織像

a, d, g：野生型マウス硝子体内にコントロール血清を投与．b, e, g, j, k：野生型マウス硝子体内に抗TRPM1抗体を含む患者血清を投与．c, f, i：遺伝子改変TRPM1欠損マウスの硝子体内に抗TRPM1抗体を含む患者血清を投与．
a〜c：トルイジンブルーによる染色．d〜i：電子顕微鏡像．j, k：抗PKCα抗体による免疫組織染色．
k以外は血清投与5時間後の組織像．kは血清投与24時間後の組織像．
b：黄矢頭に示すように内顆粒層にトルイジンブルーで濃染する核がみられる．e, h：患者血清を投与した網膜の内顆粒層を電子顕微鏡で確認すると核の断片化が起こっている（★）．k：患者血清投与24時間後に，わずかに周辺部にPKCαの染色（矢頭）がみられるだけで，他の部位では消えている（＊）．

(Ueno S, Nishiguchi KM, Tanioka H, et al：Degeneration of retinal oN bipolar cells induced by serum including autoantibody against TRPM1 in mouse model of paraneoplastic retinopathy. PLoS One 8：e81507, 2013 より改変)

が視細胞の変性を引き起こすと考えられる．しかし，現在のOCTの精度ではON型双極細胞の形態をみられないので，MARにおいてはON型双極細胞が変性を起しているのか，それとも変性は伴わず機能低下しているのか判定できない．MARと診断された患者の剖検眼からは，組織では内顆粒層の変性がみられたという報告と，異常がみられなかったという報告がある．そこでわれわれは，抗TRPM1抗体をもつ前述の患者の血清をマウスの硝子体内に投与し，患者血清のマウス網膜に対する作用機序を検討した．

実験は正常マウスと遺伝子改変TRPM1欠損マウスに，患者もしくは正常者の血清を硝子体内に投与しERGと組織にて評価を行った．血清投与後3時間で，患者の血清を投与した正常マウスでは，ERGが患者自身の波形と同様に陰性型となった．これは患者と同じくこのマウスがON型双極細胞の機能不全を示していた．その後ERGを経時的に記録したが，ERGは回復しなかった．

組織学的検討では，図1bの矢頭で示されるように患者の血清を投与されたマウスでは5時間後に内顆粒層にトルイジンブルー染色で核の濃染が多数みられた．これは電子顕微鏡で確認すると図1hの☆印に示されるように核の断片化を認め細胞死が起こっていた．このような変化は正常者の血清を投与したマウスや遺伝子改変TRPM1欠損マウスの網膜組織にはみられなかった．免疫組織染色でも患者の血清を投与したマウスではON型双極細胞のマーカーであるPKCαの染色が血清投与24時間で消失していた（図1k, ＊）．

ERGの結果と組織の結果より抗TRPM1抗体がON型双極細胞の急激な細胞死を引き起こすことが推測された．われわれはこれらの実験結果から，抗TRPM1抗体をもつ腫瘍随伴網膜症患者に網膜双極細胞の変性が起こっていると推測している．

今回われわれは患者の血清から抗TRPM1抗体を検出し，その血清がON型双極細胞の変性を起こすことを証明した．ON型双極細胞の変性は画像検査ではとらえることができず，ERGによってのみ診断されるため診断が難しい．しかしこの腫瘍関連網膜症は，診断できないと患者の生命予後にかかわるので，夜盲や光視症を訴える患者がいた場合は，ぜひERGを記録することを勧めたい．

参考文献

1) Kondo M, Sanuki R, Ueno S, et al：Identification of autoantibodies against TRPM1 in patients with paraneoplastic retinopathy associated with ON bipolar cell dysfunction. PLoS One 6：e19911, 2011
2) Ueno S, Nishiguchi KM, Tanioka H, et al：Degeneration of retinal oN bipolar cells induced by serum including autoantibody against TRPM1 in mouse model of paraneoplastic retinopathy. PLoS One 8：e81507, 2013

（上野真治）

V 治療

A 薬物療法，日常生活の注意点

　網膜色素変性に代表される有効な治療法が確立されてない疾患であるため，診察をしたうえで年齢，進行度，眼底所見などを含めて治療薬を選択することが望ましい．ただし，治療薬といっても有効性は不明であり，そのことをしっかり説明する必要がある．

　主訴を詳しく聞かずに治療薬を出さない，またはすべての患者に同じ薬を判で押したように出すことは望ましくない．

I. 薬物投与の目的

　網膜色素変性を始めとする遺伝性網膜変性疾患に対しては根本的な治療法はないため進行を少しでも遅らせる治療になる．しかしながら薬物治療が進行防止につながるか否かは確証はない．緑内障や黄斑浮腫に対しては点眼，内服加療を行うこともある．

II. 薬物療法

① 網膜色素変性の適応薬剤ではヘレニエン（アダプチノール®）がある．アダプチノール®はマリーゴールドの花弁から抽出したキサントフィル脂肪酸エステル混合物である．効能は一時的視野・暗順応の改善といわれている．アダプチノール®を内服する副作用として羞明や光視症を訴え，内服を中断する患者も存在する．

② ビタミンA大量療法（15,000 IU）は，1993年にBersonらによって，同意が得られた網膜色素変性患者に大規模な臨床試験が行われた．その有効性を錐体系網膜電位図で確認した．日本でビタミンA大量療法を施行された報告は現在までない．

③ 野菜から得られるビタミンAが好ましいので野菜ジュースなどは手軽に入手できるので外来で患者に提案する．

④ ドコサヘキサエン酸(DHA)が変性を抑制すると報告されているが，BersonらがビタミンA大量療法とDHAを1日1,200 mgを内服したグループとビタミンA大量療法とコントロールカプセルを内服したグループでその効果を静的視野検査，網膜電図で検討結果，効果に有意差が認められないと報告された．

⑤ カルシウム拮抗薬ニルバジピンによる視細胞の細胞死が抑制されるとモデルマウスでは報告されている．現在検討が進められている．高血圧治療中の患者では主治医との相談のうえ，カルシウム拮抗薬ニルバジピンへの変更を考慮してもらう．

⑥ またカリジノゲナーゼなどの循環改善薬が使用されることも多い．

⑦ 黄斑浮腫に関してはアセタゾラミド(ダイアモックス®)の内服を処方することがある．

⑧ イソプロピルウノプロストンは緑内障の治療薬で，網膜変性の抑制効果があると報告されたが現在点眼での有効性は治験では認められていない．

⑨ ビタミンEは抗酸化作用が網膜変性を抑制する可能性あるが，過剰摂取は，網膜色素変性の進行を早くするという報告があるため，処方する際は注意を要する．

⑩ 薬物治療を行う際は，作用，副作用などについて詳しく説明することが望ましい．さらに，処方されている薬のほかに患者自身でサプリメントを内服しているケースがあるのでビタミンAなど重複して大量投与にならないように外来でサプリメントなどについても問診し，記録し重複，過剰にならないように指導する．

III. 日常生活の注意点

　光障害と網膜変性の進行の関連性は明確には解明されてないが，羞明が強い症例や外出が多い症例では遮光眼鏡の使用を勧める．

　中心視力が保持されていても視野狭窄が進行している症例では車の運転を避け，公共交通機関を使用するように勧める．

　停止性の疾患であっても夜盲がある症例では夜間，夕方の運転は避けるように指導する．

　仕事や部活動の選択は屋外作業が多いのか，夜間の外出が多いのか，危険な場所での作業が多いのかなど現在の視野，視力の変化をみて指導する必要がある．

参考文献

1) Berson EL, Rosner B, Sandberg MA, et al：A randomized trial of vitamin A and vitamin E supplementation for retinitis pigmentosa. Arch Ophthalmol 111：761-772, 1993
2) Berson EL, Rosner B, Sandberg MA, et al：Further evaluation of docosahexaenoic acid in patients with retinitis pigmentosa receiving vitamin A treatment：subgroup analyses. Arch Ophthalmol 122：1306-1314, 2004
3) Berson EL, Rosner B, Sandberg MA, et al：Clinical trial of docosahexaenoic acid in patients with retinitis pigmentosa receiving vitamin A treatment. Arch Ophthalmol 122：1297-1305, 2004
4) Takano Y, Ohguro H, Dezawa M, et al：Study of drug effects of calcium channel blockers on retinal degeneration of rd mouse. Biochem Biophys Res Commun 313：1015-1022, 2004
5) Yamamoto S, Sugawara T, Murakami A, et al：Topical isopropyl unoprostone for retinitis pigmentosa：microperimetric results of the phase 2 clinical study. Ophthalmol Ther 1：5, 2012

〔和田裕子〕

Topics

黄斑浮腫の治療

　網膜色素変性(retinitis pigmentosa：RP)では，黄斑浮腫(macular edema：ME)，黄斑上膜(epiretinal membrane：ERM)，黄斑円孔などの黄斑部合併症が高い頻度で認められる．視野狭窄が進行した症例でも視力が比較的保たれている場合が多いため，このような黄斑部合併症の発症により中心視機能へ影響が生じることは大きな問題となる．特にMEの場合は，早期発見により治療が奏効する症例もあるため，検眼鏡的な眼底検査に加え，光干渉断層計(OCT)による黄斑部の評価が有用である．

　MEの発症頻度は10〜40%で，両眼性が多いと報告されている．また，ERMに合併して認められる場合もある．当院に通院するRP患者435名のデータ(未発表データ)では，MEの頻度は約10%，そのうち約半数が両眼性であり，ERMを合併している症例が約25%であった(図1)．

❶発症機序

　RPに合併したMEの発症機序は完全には明らかとなっていないが，以下に挙げる種々のメカニズムが複合的に関与していると考えられている．

1)網膜色素上皮細胞のポンプ機能低下

　網膜では代謝の結果として多くの水分が産生され，さらに眼圧により硝子体から網膜への水分の移動が促進されるが，これらの水分は網膜色素上皮細胞(retinal pigment epithelium：RPE)のポンプ機能によりRPEの細胞膜を通じて脈絡膜側に移動する．RPでは，RPEの機能異常を生じることが知られており，このポンプ機能が低下することにより，網膜内に水分が貯留すると推察されている．

2)血液網膜関門の破綻

　血液網膜関門(blood-retinal barrier：BRB)には大きく分けて2種類存在しており，網膜血管内皮細胞のタイトジャンクションによる内側BRBとRPE間のタイトジャンクションによる外側BRBがある．自己抗体を含めた網膜における慢性炎症や血管萎縮による内側BRBの破綻による血管透過性亢進や，RPE萎縮に伴う外側BRBの破綻による脈絡膜側からの水分の侵入が関与していると考えられている．

3)硝子体牽引

　硝子体による網膜の牽引という直接的な要因(図2)と，牽引に起因したBRBの破綻という間接的な要因によりMEが生じるとされている．

❷診断

1)光干渉断層計(OCT)

　黄斑部を非侵襲的に観察できるOCTによる検査は，中心視機能へ影響が生じる黄斑部合併症を生じやすいRP患者の日常診療では必須の検査である．また，治療効果の確認にも有用性は非常に高い．いわゆる嚢胞様黄斑浮腫とよばれるように大きな嚢胞が認められる場合や，検眼鏡的には判別が難しいような小さな嚢胞が認められるのみの場合など，程度はさまざまである．ERM合併の

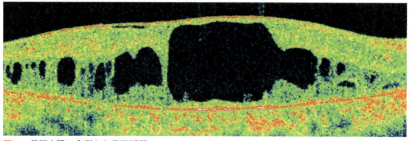

図1 黄斑上膜に合併した黄斑浮腫
70歳女性の右眼．黄斑部に厚い膜が張っており，黄斑浮腫が合併している．

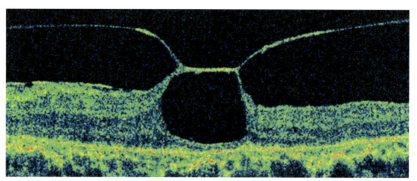

図2 硝子体牽引による黄斑部の囊胞様変化
59歳女性の左眼．硝子体により黄斑部が牽引され，囊胞が形成されている．

有無や上述した発症機序のうち硝子体牽引の関与の有無についての判定には特に有用である（図1，2）．

2）フルオレセイン蛍光眼底造影

上述のようにMEの発症機序がさまざまなため，血管透過性亢進を反映して造影早期より血管からの色素漏出が認められる場合，明らかな血管からの漏出が認められずに造影後期に黄斑部への色素貯留が認められる場合など造影パターンは症例によって異なる．また，色素漏出が認められた場合でも検眼鏡的に明らかな浮腫が認められない場合もある．以前は診断的意義の高い検査とされていたが，OCTの普及によりその有用性は低下している．

❸治療

1）炭酸脱水酵素阻害薬

炭酸脱水酵素阻害薬はRPEの細胞膜に存在するIV型炭酸脱水酵素受容体に作用し，網膜から脈絡膜へのイオン輸送を活性化することで水分の能動輸送を高め，ポンプ機能が改善されることが示唆されている．そのほかにも，BRBのバリア機能を高めて網膜血管からの漏出を減少させる作用も有する．

1. 全身投与

経口投与での治療効果については，1990年前後に数多くの施設からの報告がある（図3）．アセタゾラミド（ダイアモックス®）とmethazolamideが使用されていたが，アセタゾラミド1日500 mgが最も一般的に使用されている．視力や網膜厚の改善が認められる一方で，アセタゾラミドの全身的な副作用（食欲不振，手足のしびれ感，頻尿など）が大きな問題となるため，長期間の投与は難しいとされている．

2. 点眼投与

2006年にGroverらにより，ドルゾラミド点眼薬2％による治療効果が報告され，当院でもドルゾラミド点眼薬1％（トルソプト®点眼液1％）1日3回使用で一定の治療効果が得られている．

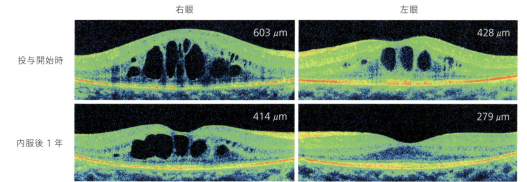

図3 アセタゾラミド内服による治療効果
43歳女性．後述のドルゾラミド点眼薬使用で治療効果が認められなかった症例で，アセタゾラミド内服で左眼は完全に黄斑浮腫が消失した．

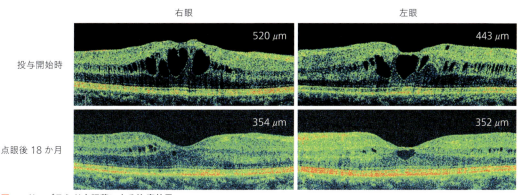

図4 ドルゾラミド点眼薬による治療効果
42歳男性．ドルゾラミド点眼薬使用により，長期間の黄斑浮腫改善効果が認められた．本症例では，治療効果が30か月以上持続したことが確認されている．
(Ikeda Y, Yoshida N, Notomi S, et al：Therapeutic effect of prolonged treatment with topical dorzolamide for cystoid macular oedema in patients with retinitis pigmentosa. Br J Ophthalmol 97：1187-1191, 2013)

自験例では1年以上の経過観察において，約半数の症例で網膜厚の改善を認め，それらの症例では黄斑部の網膜感度が改善することが明らかとなった(図4)．アセタゾラミド内服で認められる全身的な副作用がなく，長期間の使用が可能である．

2) ステロイド

ステロイドの抗炎症作用により，炎症に起因して生じた黄斑浮腫を抑制すると考えられている．全身投与による治療効果の報告はあるものの，海外ではトリアムシノロンアセトニド硝子体内投与が主流である．局所投与では，眼圧上昇や易感染性などの副作用が問題となる．

1. 硝子体内投与

海外の複数の施設から，トリアムシノロンアセトニド4 mgの硝子体内投与の治療効果が報告されている．一定の治療効果が得られるものの，再発が多く認められること，また眼圧が上昇する症例があることが問題とされている．

2. Tenon囊下投与

これまでに報告はないが，自験例では，炭酸脱水酵素阻害薬の点眼と内服に反応がなかった症例に対し，トリアムシノロンアセトニド40 mgのTenon囊下投与により浮腫の改善が認められた．

3）抗 VEGF 療法

血管内皮細胞増殖因子（vascular endothelial growth factor：VEGF）は血管内皮細胞の増殖・遊走を促進する作用に加え，血管透過性を亢進させる作用を有する．加齢黄斑変性に対する抗 VEGF 療法に引き続き，最近では糖尿病黄斑症や網膜静脈閉塞症に合併した ME に適応が拡大された．一方で，RP に合併した ME に対する VEGF 阻害薬投与の報告も散見されるようになった．しかしながら，VEGF 阻害薬が適応となっている疾患では，硝子体中の VEGF 濃度が上昇していることや VEGF が病勢に関連していることが明らかになっているが，RP に合併した ME に対する VEGF の関与は全く明らかになっていない．したがって，VEGF 阻害薬投与は慎重を要する．

4）硝子体手術

一般的に ME に対する硝子体手術では，炎症のメディエーターとなる因子の除去と硝子体による牽引の除去による治療効果が見込まれる．Garcia-Arumi らは，12 例中 10 例で 3 段階以上の視力改善と網膜厚の減少を認めたと報告している．一方，Hagiwara らは，手術による浮腫改善効果は認められなかったと報告している（1 例）．一般に，RP では硝子体手術の際に使用する眼内照明による網膜への光障害が問題となることがあり，適応は慎重を要す．自験例では，ME の改善が得られた症例と改善後に再発を生じた症例を経験している．

RP そのものに対する有効な治療法が確立されていない現時点で，合併症の早期発見と適切な治療はわれわれ眼科医に求められる重要な役割である．そのため，合併症に対する理解と OCT 検査を含めた詳細な日常診療が求められる．ME に対する第 1 選択となる治療法について一定の見解は得られていないが，発症機序に則した治療法を選択すること念頭に，OCT にて治療効果を確認しながら侵襲の少ない治療法から始めていくことを推奨したい．

参考文献

1) Hirakawa H, Iijima H, Gohdo T, et al：Optical coherence tomography of cystoid macular edema associated with retinitis pigmentosa. Am J Ophthalmol 128：185-191, 1999
2) Grover S, Apushkin MA, Fishman GA：Topical dorzolamide for the treatment of cystoid macular edema in patients with retinitis pigmentosa. Am J Ophthalmol 141：850-858, 2006
3) Ikeda Y, Yoshida N, Notomi S, et al：Therapeutic effect of prolonged treatment with topical dorzolamide for cystoid macular oedema in patients with retinitis pigmentosa. Br J Ophthalmol 97：1187-1191, 2013
4) Cox SN, Hay E, Bird AC：Treatment of chronic macular edema with acetazolamide. Arch Ophthalmol 106：1190-1195, 1988
5) Ozdemir H, Karacorlu M, Karacorlu S：Intravitreal triamcinolone acetonide for treatment of cystoid macular oedema in patients with retinitis pigmentosa. Acta Ophthalmol Scand 83：248-251, 2005

〈池田康博〉

Topics

サプリメント

　網膜変性疾患の患者を診察していると，しばしば質問されるのが，生活上の注意点と食事のことである．特に高齢者に多いが，さまざまな会社のサプリメントの袋を持参し，「これは眼によいですか？」と聞かれる．この項目ではしばしば質問されるサプリメントについて，これまでに調査されていることについて言及したい．

❶アダプチノール®

　赤い錠剤で1日2〜4回経口服用となっている．主成分はヘレニエン(heleniene)でマリーゴールドの花弁からの抽出物である．薬理としては，網膜内で加水分解されキサントフィルに変換されるとされている．古くからある薬で，「網膜色素変性」病名で処方可能であるが，PubMed検索では1960年代以降は効果を検討した英語文献が存在しない．

❷チョコラ®A

　成分はビタミンA(retinoid)であり粉末(1 g, 10,000 IU)と錠剤(1錠, 10,000 IU)がある．ビタミンA欠乏症に対して成人では10,000〜100,000 IU/日で処方可能である．ビタミンAは視細胞外節および網膜色素上皮内でオプシンと結合し，視サイクルを形成している．網膜色素変性に対しては1990年代に単施設多人数での検討がされており，15,000 IU/日を継続すると5年の経過で網膜電図(electroretinogram：ERG)の波形が良好に保たれたというものであった．他の変性疾患での効果は不明である．錠剤のほうが内服しやすいが，15,000 IU処方のためには錠剤の分割が必要であり，遮光が難しくなることから当院では粉末で処方している．市販薬ではチョコラ®AD錠が販売されているが，こちらについてはビタミンEも含有されている．ビタミンEは上記の研究で視機能を悪化させる可能性を示唆されており，勧められない．

　ビタミンA投与の注意点は妊婦では催奇形性があるため，5,000 IU/日までにとどめておく必要があることである．

❸ルテイン

　キサントフィルの一種でゼアキサンチンとともに黄斑色素の主成分である．黄斑色素は酸化ストレスなどから中心視機能を保護する可能性があるということで，ルテイン20 mg/日を半年投与した研究とビタミンA併用でルテイン12 mg/日を4年以上続けた研究が行われている．双方ともに中心視機能には影響しなかったという結果であった．

❹ω3不飽和脂肪酸

　ドコサヘキサエン酸(DHA)などを含む不飽和脂肪酸の総称である．視細胞外節においてロドプシンと密接に関連しており，視細胞の分化促進，アポトーシスの予防などの働きがあるとされている．アンケート結果から食事に含まれていたDHAの量を計算し，後ろ向きに検討した研究によるとDHA1,200 mg/日以上とっていた人はビタミンA単独投与よりも視野が保存されたとい

うことであった．その後X連鎖の網膜色素変性だけを集め，30 mg/kg/日を4年間投与した研究ではプラセボ群と差が出ていない．

❺ 9-cis βカロテン

これについて患者から質問されることはまずないが，今後注目されるのではないかと思われるため記載する．9-cisレチナールの前駆体である．通常視サイクルでは11-cisレチナールが利用されているが，RPE65，LRAT，RDH5遺伝子などの異常により11-cisレチナールが変換できない場合に9-cisレチナールが代替物になりうるのではないかということで研究がなされている．網膜色素変性患者や白点状眼底において90日間，300 mg/日の9-cis βカロテン投与でERGが投与前より改善したとの報告がある．

❻ 漢方薬

多種多様の漢方薬が存在し，患者からの質問も多い．しかし，中国語雑誌以外への報告がなく詳細は不明である．

網膜変性疾患は原因遺伝子ごとに分類すると症例数が少なくなってしまうこと，また4年5年と長期経過を観察しないと治療の効果を判定することが難しいため，大規模なrandomized clinical trialがあまり行われていない．そのため，さまざまなサプリメントに本当に効果があるのか，ないのかを明確に患者に答えることは難しい．global standardはビタミンAの投与を勧めることであると考えられるが，この根拠となる研究についてもさまざまな意見がある．

網膜変性疾患の患者には日による視機能の変動があり，また精神的な状態と光視症が関連するといった報告もあるため，上記を踏まえたうえで，プラセボ効果も併せて患者に助言するのがよいのではないかと考える．

参考文献

1) Berson EL, Rosner B, Sandberg MA, et al：A Randomized Trial of Vitamin A and Vitamin E Supplementation for Retinitis Pigmentosa. Arch Ophthalmol 111：761-772, 1993
2) Aleman TS, Duncan JL, Bieber ML, et al：Macular pigment and lutein supplementation in retinitis pigmentosa and Usher syndrome. Invest Ophthalmol Vis Sci 42：1873-1881, 2001
3) Hoffman DR, Hughbanks-Wheaton DK, Pearson NS, et al：Four-year placebo-controlled trial of docosahexaenoic acid in X-linked retinitis pigmentosa (DHAX trial) a randomized clinical trial. JAMA Ophthalmol 132：866-873, 2014
4) Rotenstreich Y, Belkin M, Sadetzki S, et al：Treatment with 9-cis β-carotene-rich powder in patients with retinitis pigmentosa：a randomized crossover trial. JAMA Ophthalmol 131：985-992, 2013
5) Bittner AK, Haythornthwaite JA, Diener-West M, et al：Photopsias are related in part to perceived stress and positive mood in retinitis pigmentosa. Eye (Lond) 26：101-108, 2012

〔荻野　顕〕

B 遺伝子治療

　ヒトに対する遺伝子治療は，「疾病の治療を目的として遺伝子又は遺伝子を導入した細胞を人の体内に投与すること」(厚生労働省：遺伝子治療臨床研究に関する指針．2014年11月25日一部改正)と定義されている．また，同指針には遺伝子治療に，「遺伝子標識」(疾病の治療法の開発を目的として標識となる遺伝子または標識となる遺伝子を導入した細胞を人の体内に投与すること)も将来の治療法開発を見据えて含められている．

　さまざまな疾患に対して遺伝子治療が研究されているが，そのなかでも遺伝性網膜疾患に対する遺伝子治療は，以下に示す理由などから非常に有力であると考えられ，精力的に研究が進められている．また，実際に一部がすでに臨床応用の段階に至っている．

・単一遺伝子異常により発症する疾患が大多数を占める
・次世代シークエンサーなどの遺伝子検査技術の発展により，原因遺伝子の同定が進んでいる
・動物の変性疾患モデルの作成が進んでいる
・実際の臨床に行われている眼科検査を，変性疾患モデルにも同様に行って評価することができる
・眼内へのアプローチが，硝子体手術の発展により容易になっている

　本項では，遺伝性網膜疾患に対する遺伝子治療について，研究レベルから臨床レベルまで幅広く述べる．

I. 疾患発症メカニズムと治療戦略 (図1)

　遺伝性網膜疾患の大部分は，網膜に関連する特定の単一遺伝子の変異により発症する．しかしながら，遺伝性網膜疾患の原因遺伝子として，すでに200以上の数が報告されており，その数は年々増加している(RetNet™ database：https://sph.uth.edu/retnet/)．加えて，同じ遺伝子に変異があった場合のなかでも，その変異の位置や種類により翻訳される蛋白の機能障害の種類や程度が異なることが報告されている．そのため，個々の遺伝子ごとに(場合によっては遺伝子変異ごとに)，疾患発症メカニズムや遺伝子治療に伴うヒトにおける影響が異なる可能性がある．したがって，疾患発症メカニズムを理解したうえで，治療戦略を立てる必要がある．

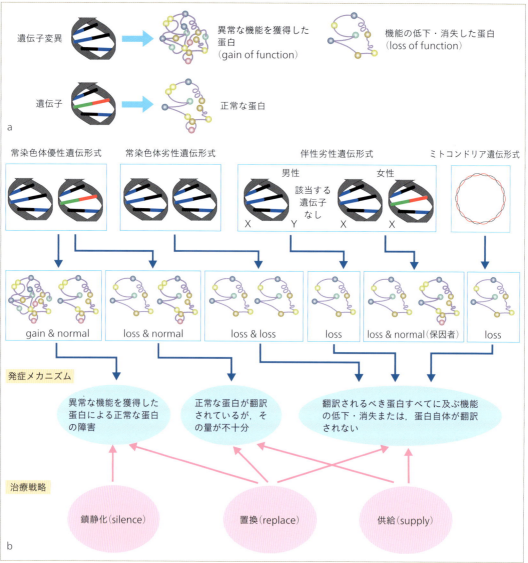

図1 遺伝子変異による翻訳される蛋白の変化(a)と発症メカニズムごとの治療戦略(b)
a：遺伝子変異が存在しない遺伝子からは，正常な機能をもった蛋白が作られる．しかし，遺伝子変異が生じた遺伝子からは，異常な機能を獲得した蛋白(gain of function)や，その機能の低下・消失した蛋白(loss of function)が作られる．また，遺伝子変異が強いと，蛋白自体が作られない可能性もある．
b：遺伝形式ごとに疾患の発症メカニズムは異なる．治療戦略は大きく分けて，供給(supply)，鎮静化(silence)，置換(replace)の3つとなるが，発症メカニズムごとに適切な治療戦略を選ぶ必要がある．

1. 遺伝疾患の発症メカニズム

　遺伝子変異の影響は，翻訳される蛋白が新たに有害な機能を獲得する場合(gain of function)と，蛋白が翻訳はされるが機能を失っている，または，蛋白自体が作られない結果，その遺伝子の機能が失われる場合(loss of function)の2種類に分けられる．この gain of function と loss of function の考えをもとにして，遺伝形式ごとにどのようなメカニズムで疾患が発症しているかを説明することができる．

常染色体優性遺伝形式では，遺伝子を構成する2対のアレルのうち，片方のアレルに変異が生じ，疾患が生じる．この場合，2種類のメカニズムが考えられる．1つは，変異の起きた遺伝子から翻訳される蛋白が，gain of functionの結果，正常な遺伝子によって翻訳される蛋白の機能を阻害し，発症する（dominant negative effect）．もう1つは，loss of functionの結果，正常なアレルにより翻訳される正常な蛋白では本来必要な蛋白量に満たず疾患を発症する（haploinsufficiency）．

　一方，常染色体劣性遺伝形式では，2対のアレル両方の遺伝子に変異をもっており，両方のアレルでのloss of functionの結果，発症する．伴性劣性遺伝・ミトコンドリア遺伝形式においても，loss of functionの結果，発症する．

2. 治療戦略

　遺伝子治療を行う際には，遺伝子・RNA・蛋白のいずれかのレベルにおいて，正常な物質を供給（supply）する，有害な物質を鎮静化（silence）する，または，異常な物質を正常な物質に置換（replace）することが主要な戦略となる．

1）供給（supply）

　loss of functionにより疾患が引き起こされている場合に有力である．逆に，gain of functionにより疾患が起きている場合においては，その効果は限定的，また得られない可能性が高い．

　供給（supply）する有力な候補として，遺伝子変異が存在しなければ本来発現した正常な翻訳蛋白が挙げられる．しかし，遺伝性の先天異常の原因となる形態形成遺伝子や構造遺伝子は対象とならない．網膜が形成される前の適切な時期に欠損遺伝子の供給を行うことができれば，ほとんどの遺伝性網膜疾患の原因とされている遺伝子変異に対して有効であると考えられる．しかしながら，発生期において治療はできず，網膜形成後では，形成にかかわる遺伝子や，網膜の構造遺伝子により翻訳される蛋白を発現させたとしても，その蛋白は有効に働かず，網膜機能を改善できない．したがって，網膜形態形成遺伝子や構造遺伝子ではなく，網膜形成後にも重要な働きを担っている酵素や頻回にターンオーバーされる構造物質など（例えば視サイクルにおける酵素群）の遺伝子変異に対して主に試みられている．

　また，遺伝子変異により生じている変化を抑制・改善する物質も有力な候補となる．動物モデルや細胞レベルの研究で，ヒトにおける遺伝性網膜疾患に伴う網膜変性を抑制・改善する可能性のあるさまざまな神経保護・再生物質が発見・評価されている．これらの物質の一部に対して実際に臨床研究が試みられている．

2）鎮静化（silence）

　gain of functionにより疾患が起きているケースにおいては有力である．逆に，loss of functionにより疾患が引き起こされている場合には効果は期待できない．

　DNAレベル，または，メッセンジャーRNAレベルで，機能を鎮静化（silence）することが試みられている．メッセンジャーRNAにアプローチする場合は，リボザイム（ribozyme）

や低分子干渉RNA(small interfering RNA：siRNA)を用い，遺伝子にアプローチする場合は，ジンクフィンガーヌクレアーゼ法やCRISPR/Cas9法が試みられている．

3）置換(replace)

gain of functionとloss of functionのどちらの原因により疾患が起きていたとしても根源的な治療法になりうる．

ジンクフィンガーヌクレアーゼ法，そして最近ではCRISPR/Cas9法を用いて遺伝子変異を正常のものに置換(replace)することが試みられている．

4）注意点

鎮静化(silence)や置換(replace)するにあたって，最も重要な点は，変異をもった遺伝子の部位だけを鎮静化・置換し，遺伝子変異をもっていない正常な他方アレルの相同遺伝子やその他の関係のない類似塩基配列をもつ遺伝子を障害してしまう(オフターゲット)ことを避けることである．これは，メッセンジャーRNAにアプローチする場合も同様である．動物モデルにおいては，ターゲットとする遺伝子変異のみに対し，ほぼ特異的に変化を起こすことができており有力である．しかし，現在なおオフターゲットを完全に除去することは難しい．また，ヒトに対する応用は遺伝子自体に改変を加えるため，リスクが大きく，倫理的に非常に大きな問題が存在する．2015年4月に，ヒトの受精卵に対してCRISPR/Cas9法を用いて遺伝子改変をした報告がなされたが，オフターゲットや倫理的問題を考慮していないとして，非常に大きな物議を醸した．

II. 眼へのアプローチ方法

遺伝性網膜疾患に代表される眼疾患に対する遺伝子治療は，血注などの全身投与ではなく，網膜組織(視細胞や色素上皮細胞)に対する外部からのアプローチが，他臓器と比べ容易であることが，大きなメリットである．下記に述べる硝子体内注射と網膜下注射が遺伝子導入の手法として行われている．

1. 硝子体内注射

対象とするベクター(運び屋物質)付き遺伝子を硝子体内に注入する．硝子体内注射は，すでにヒトにおけるVEGF阻害薬硝子体内注射が非常に低侵襲かつ安全に行われていることからわかるように，安全性の面では非常に優れている．しかしながら，硝子体，内境界膜や網膜内層などの物理的な障害があるために，対象となる網膜組織(視細胞や網膜色素上皮層)に到達するまでに薬剤が散逸・失活してしまう問題点がある．

2. 網膜下注射

可逆性の部分網膜剝離を作成し，視細胞と網膜色素上皮層の間にベクター付き遺伝子を注入する．硝子体内注射に比べ，手技の侵襲はあるが，直に薬剤を届けることができるため，現在の主流の方法である．

III. ベクターを用いた細胞レベルでの導入方法

　組織内に到達したあとに，遺伝子を細胞内に入れて働かせるためには，運び屋の働きをもつ物質（ベクター）に付けて投与しなければならない．アデノウイルス，レンチウイルスやアデノ随伴ウイルスのDNAないしRNAを改変し，目的とするRNAや蛋白を発現するよう設計したウイルスベクターを使用する方法が一般的である．ウイルスベクターを網膜下注射，または硝子体内注射することにより視細胞と網膜色素上皮細胞などに感染させ，最終的に目的とする物質を対象の細胞内に発現させることができる．

1. アデノウイルスベクター

　アデノウイルスをベースとして使用した場合，すみやかに感染し，導入された遺伝子の機能を発現する．しかし，細胞質の中で遺伝子が発現するため，効果期間が短い．これは，アデノウイルス自体の蛋白（Ad protein）に対し，自己免疫機能が働いてしまうためである．したがって，このようなAd proteinを発現しないように改変されたアデノウイルスベクターの研究が行われており，一定の効果を上げている．また，アデノウイルスベクターの使用のメリットとしては，36 kbまでと非常に大きな遺伝子を導入することができる点が挙げられる．一方で，視細胞に比べ網膜色素上皮細胞における発現効果が高いことが知られており，網膜色素上皮細胞に発現する遺伝子の治療に有効である．

2. レンチウイルスベクター

　レンチウイルスは，RNAレトロウイルスの一種であり，重要な特徴として，ヒトの免疫系を活性化しないことが挙げられる．導入された遺伝子が，細胞核の中に入って発現するため，効果期間が長い．しかしながら，ベクターRNAがヒトDNAへ逆転写される際に突然変異を引き起こすなどの可能性があり，懸念事項である．導入できる遺伝子の大きさは8〜10 kb程度である．また，アデノウイルスベクターと異なり，視細胞・網膜色素上皮細胞どちらも標的とすることができるため，視細胞・網膜色素上皮細胞どちらに発現する遺伝子の治療に対しても有効である．

3. アデノ随伴ウイルスベクター

　現在，最も理想的なベクターである．最も大きい利点は，100を超える血清型（serotype）が知られていることである．血清型を選ぶことにより，視細胞，網膜色素上皮細胞，双方を標的とするなどさまざまな戦略をとることができる．また，ヒトの細胞において引き起こされる免疫応答も小さい．しかし，デメリットとして，発現までに時間がかかること，また，元のウイルス自体の大きさが4.7 kb程度と小さいことから，5 kb以上の遺伝子（例えば*ABCA4*遺伝子や*EYS*遺伝子）の導入は難しいとされている．この問題の解決のため，2種類のアデノ随伴ウイルスベクターを用い，異なった遺伝子を発現させこれを結合することにより，より大きな遺伝子を発現させる「hybrid dual vector system」が研究されている．

4. その他の手法

　ナノ粒子とプラスミドDNAを混合したナノ粒子複合体を用いた遺伝子導入方法が研究されている．この方法では，非常に大きいサイズの遺伝子を導入することができるが，発現効率がウイルスベクターに比べ低いことが課題点である．上述したウイルスベクターを用いる特定の遺伝子配列導入のためには，遺伝子の一部分である翻訳されるエクソンのみの配列が導入されるが，ナノ粒子複合体を用いた場合，遺伝子の発現を制御するプロモーターやリプレッサー，そして，エクソンやイントロンなどを含む遺伝子領域全体を導入することができる．エピジェネティクス分野の研究によりヒトにおける遺伝子の発現機構にはメチル化・アセチル化など，遺伝子配列に影響を与えない制御機構が働いていることがわかっており，遺伝子領域全体を導入することは生体内における自然な遺伝子発現に近づく．

IV. ヒトにおける臨床研究

　現在までの遺伝性網膜疾患における主要な遺伝子治療として，以下の臨床研究がヒトを対象として行われている．
・Leber先天黒内障における*RPE65*遺伝子
・コロイデレミアにおける*CHM*遺伝子
・Stargardt病における*ABCA4*遺伝子
・全色盲における*CNGA3*と*CNGB3*遺伝子
・網膜色素変性における神経保護因子

　神経保護因子を除けば，ほとんどは代謝における酵素や補助因子の補充であり，詳細に関してはそれぞれの項を参照されたい．

V. 今後ヒトへの臨床応用が期待される研究

　遺伝性網膜疾患の遺伝子治療のなかで，微生物のロドプシンである，チャネルロドプシン2遺伝子を利用した非常に興味深い研究が進められている．チャネルロドプシン2はphototransductionの複雑な化学反応を必要とせずATPの存在だけで*cis-trans*の構造変換を行うことができるので，この遺伝子を色素上皮細胞から離れた網膜神経節細胞に発現させることにより，神経節細胞は光感受性を得ることができる．この方法では，変性した視細胞を経由せずに光を感知できるため，特に神経節細胞の障害が少ないタイプの遺伝性網膜疾患への臨床応用が期待される．

　遺伝性網膜疾患に対する遺伝子治療は，再生医療，人工網膜と並ぶ非常に有力な方法である．すでに動物モデルで効果を上げている研究の一部において，ヒトへの臨床応用が開始されており，今後の発展が期待される．

参考文献

1) Colella P, Auricchio A：Gene therapy of inherited retinopathies：a long and successful road from viral vectors to patients. Hum Gene Ther 23：796-807, 2012
2) Trapani I, Toriello E, de Simone S, et al：Improved dual AAV vectors with reduced expression of truncated proteins are safe and effective in the retina of a mouse model of Stargardt disease. Hum Mol Genet 24：6811-6825, 2015
3) Liang P, Xu Y, Zhang X, et al：CRISPR/Cas9-mediated gene editing in human tripronuclear zygotes. Protein Cell 6：363-372, 2015
4) Flannery JG, Greenberg KP：Looking within for vision. Neuron 50：1-3, 2006
5) Zheng M, Mitra RN, Filonov NA, et al：Nanoparticle-mediated rhodopsin cDNA but not intron-containing DNA delivery causes transgene silencing in a rhodopsin knockout model. FASEB j 30：1076-1086, 2016

〔片桐　聡，東　範行〕

C 神経保護治療

　網膜色素変性においては，さまざまな遺伝子変化により視細胞が機能しなくなり，視細胞が変性・細胞死を起こすことにより，視野狭窄，視力低下が引き起こされる．病態・原因によらず，視細胞死を抑制し，その視細胞が機能を保持できれば，病気の進行が抑制できるはずであり，過去神経保護薬に関して，さまざまな研究が行われてきた．しかし，今のところ，有効性が認められた治療薬は存在しない．

　2016年6月現在，網膜色素変性に対して，本邦にて唯一保険適用のある薬剤が，ヘレニエン（アダプチノール®）である．ヘレニエンは，植物色素であるカロテノイドに分類されるキサントフィルの脂肪酸エステルで，ルテイン，ゼアキサンチンと類似の化学構造を示す．ヘレニエンは網膜でエステル分解を受け，キサントフィルに変換されて作用を表し，杆体細胞では暗所でのロドプシン再合成を促進し，第2次暗順応を改善または促進，同時に錐体細胞機能を促進し，第1次暗順応も促進する，とされる．つまり，神経保護薬ではなく，機能改善薬として位置づけられる．しかし，アダプチノール®が承認薬として販売されているのは本邦だけであり，その薬効評価は，1950～1970年代に実施された臨床研究によるものである．網膜色素変性患者において，暗順応，視覚，視力改善が38%にみられたとされるが，客観的かつ科学的な有効性評価であるのかどうか疑問が残る．しかし，現在のところ，網膜色素変性患者においては，唯一の治療薬であり，本薬を心のよりどころにしている患者がいることも事実である．

I. 現状で行われることのある"神経保護治療"

　Bersonらは，長年にわたり，ビタミンAやビタミンEに着目し，その栄養因子としての作用や抗酸化作用に注目した研究を行ってきた．その結果，4～6年の経過において，1日15,000 IUのビタミンA内服は，網膜電図の錐体振幅低下を抑制すると報告した．一方，1日400 IUのビタミンE内服は，統計学的有意差はなかったものの，網膜電図の振幅を低下させる可能性がある報告している．さらに，ドコサヘキサエン酸（docosahexanoic acid：DHA）をビタミンAと組み合わせて内服すると，初期には，進行抑制効果があったが，その効果は短期的なものであり，2年間継続はしなかったと報告した．また，彼らの報告では，1日12 mgのルテイン内服は，喫煙をしていない網膜色素変性患者において，ビタミンAとの併用にて，視野進行を抑制した．これらの研究をもとに，彼らは，網膜

色素変性患者においては1日に15,000 IUビタミンA,12 mgルテイン,および魚を摂取するのがよいと述べている.しかし,これらの報告は,いずれも,サブグループ解析によって得られたデータであるため,その解釈には注意が必要であるとの指摘がある.また,ビタミンAは,妊婦や*ABCA4*遺伝子に変異をもつ患者,骨粗鬆症患者には副作用の面から使用していけない.ビタミンA投与中は,肝機能および,レチノールとトリグリセリドの血中濃度を定期的に測定し,副作用発現に注意する必要があり,標準的な治療法であるとはいいがたい.DHAに関しては,他のグループから,DHAまたはプラセボ投与における二重盲検第Ⅱ相臨床試験において,78人の患者において4年間検討した結果が報告された.錐体の網膜電図の振幅に関して,赤血球中のDHA濃度と相関があり,年齢別解析において,若い年齢層においては治療群で有意に進行抑制がみられたものの,視力や視野に関して治療の有無による有意差はなかったと結論づけている.

タウリンは,サプリメントとして,網膜色素変性患者において,視細胞保護効果があることが示唆されてきた.ジルチアゼム,ビタミンEとタウリンを併用した二重盲検による臨床研究において,62名の網膜色素変性患者における3年間の経過観察において,この治療は視野進行を抑制した,と報告されている.

カルシウムチャネル阻害薬であるジルチアゼムは,いくつかの網膜色素変性モデルにて検討されてきたがその効果は限定的であった.中澤らは,カルシウムチャネル阻害薬の1つであるニルバジピンが,網膜色素変性モデル動物において,その視機能保持に有効であること,また,少数例の患者への投与により,視野進行速度が対照と比べて遅くなることを報告している.

イソプロピルウノプロストンは,以前から,緑内障の治療薬として使用され,眼圧降下作用並びに神経保護作用,血流改善作用があるとされてきた.本邦における第Ⅱ相試験にて,40名の網膜色素変性患者に,二重盲検にてイソプロピルウノプロストン点眼あるいはプラセボを点眼,1年にて中心視野の進行抑制,網膜感度上昇効果がみられたと報告された.血流改善および神経保護効果による,と考察されている.その効果が期待されたが,より多くの患者が参加した第Ⅲ相試験において,イソプロピルウノプロストン点眼はプラセボ群と比較して有意差がなく,治験継続が打ち切られた.

ブリモニジンはアドレナリン$α_2$受容体作動薬で,緑内障に対する眼圧降下薬であり,臨床研究において,神経保護効果を示す可能性が示唆されている.点眼薬を用いたパイロット研究にて,網膜色素変性患者においても,視野進行抑制の可能性があると報告されている.硝子体内へ挿入する,ブリモニジン徐放性のインプラントの第Ⅰ/Ⅱ相試験が網膜色素変性患者対象に終了しているが,その結果はまだ公表されていない.

抗けいれん薬として使用されているバルプロ酸には,神経保護効果があることが種々の動物実験にて明らかにされてきた.網膜色素変性患者を対象にした臨床研究において,ビタミン剤との併用のうえ,バルプロ酸内服(1日500 mg)15人,および非内服群15人に割り付け,1年間盲検なしで検討したところ,治療群で有意に多極点網膜電図での振幅改善,視力改善を認めたとの報告がある.

II. 神経保護治療研究

　神経保護治療は，直接的に細胞死を抑制することを目的とするものと，間接的に細胞死を抑制するものに大別できる．アポトーシス関連の因子に対する阻害薬などが，前者の代表であり，visual cycle における生理的な機能の異常を補正することで細胞変性を抑制するものなどが，後者の代表である．

1. visual cycle にかかわる因子の補充・除去

　Stargardt 病や黄斑変性疾患において，A2E という蛍光色素分子（フルオロフォア）が網膜色素上皮中に蓄積することで，網膜色素変性障害が引き起こされることが知られている．A2E は，血中レチノール濃度を低下させることで，その蓄積が抑制される．visual cycle 阻害薬の1つである，N-(4-hydroxyphenyl)retinamide(HPR)が，マウスのモデルにて血中レチノール濃度を低下させ，RPE の中へのリポフスチンの沈着を抑制すると報告されている．

　RPE65 遺伝子に変異のある Leber 先天黒内障（LCA）患者や網膜色素変性患者においては，visual cycle において大事な，11-cis レチナールの産生ができない．この 11-cis レチナールを補充すると，RPE65 欠損マウスやイヌのモデルにおいて効果があり，さらに RPE65 変異をもつ患者を対象にした第 I 相臨床試験において，安全性が確認され，また有効である可能性があるとされた．また，9-cis レチナールは，11-cis レチナールの代替として，LCA のモデルである RPE65 欠損マウスにおいて，錐体の保持に効果があると報告された．

2. 成長因子を用いた神経保護治療

　現在までに，動物モデルを用いて，毛様体神経栄養因子（ciliary neurotrophic factor：CNTF），グリア細胞由来神経栄養因子（glial-derived neurotrophic factor：GDNF），カルジオトロフィン1（cardiotrophin-1），脳由来神経栄養因子（brain-derived neurotrophic factor：BDNF），線維芽細胞成長因子（basic fibroblast growth factor：bFGF），神経成長因子（nerve growth factor：NGF），色素上皮由来因子（pigment epithelium-derived factor：PEDF）が，それなりの効果をもつとの報告がなされている．

　一般に，点眼による薬剤投与では，後眼部への薬剤移行が十分ではないとされるが，イタリアでは rhNGF の点眼薬を用いた網膜色素変性患者を対照とした多施設二重盲検での第 I/II 相試験が開始されている．

　さらに，これらの因子は，その半減期が短いために，実際に患者への投与となると，薬剤の硝子体内への投与は現実的ではない．そこで，例えば，bFGF では，bFGF を産生する細胞をカプセルに入れて硝子体腔内にカプセルを移植する治療が動物実験にて試みられてきた．また，BDNF では，網膜細胞に遺伝子導入をして恒常的に発現をさせる方法が試みられた．しかし，網膜内の新生血管発生や，白内障進行などの副作用が報告されており，臨床応用には至っていない．PEDF に関しては，本邦において，ウイルスベクターを用いて遺伝導入する方法での臨床研究が実施されている途中であり，その効果が期待される．

　また，CNTF を産生する細胞を入れたカプセルを網膜色素変性患者の硝子体内に埋め

込み安全性を評価する．第Ⅰ相の臨床治験では，一部の患者において，視力改善効果が認められたと報告され，進行期および早期の網膜色素変性患者において，多施設での第Ⅱ/Ⅲ相の臨床試験が実施された．しかし，いずれの病期の患者においても，高用量投与の患者において，黄斑部の網膜体積は有意に大きかったものの，視野検査における感度の有意な低下がみられたと報告された．さらに，cone photoreceptor cyclic nucleotide-gated（CNG）チャネルのβユニット（CNGB3）に変異をもつ色盲患者5名に第I/II相試験として，CNTFのカプセルを入れ，1年間経過観察したところ，網膜電図検査から錐体機能に改善はみられず，杆体機能は低下したと報告した．

3. アポトーシス関連因子の阻害による神経保護

網膜変性疾患において，視細胞の変性・細胞死は，アポトーシスによって引き起こされる，と報告されている．アポトーシスのいろいろな段階の因子を阻害することによる，細胞死抑制を目指した治療法開発は，さまざまな疾患を対象に長年行われてきた．網膜色素変性モデル動物においては，例えば，アポトーシスを抑制する因子であるbcl-2を遺伝子導入することで，視細胞死を抑制可能であったと報告されている．また，アポトーシスの中心的な因子であるcaspase-3に対して，その阻害ペプチドを用いることで，視細胞死を抑制したとの報告がある．また，本邦においても，カルパイン阻害薬が，動物モデルにおいて視細胞保護効果を示したとの研究がなされている．しかしいずれも，臨床応用はされていない．

4. 錐体保護因子

網膜色素変性の多くでは，初期に杆体が障害を受け，その後に錐体が障害を受ける．このことから，杆体から錐体細胞の維持に必要な因子が放出されていると考えられている．rod-derived cone viability factor（RdCVF）は，チオレドキシンに類似した構造をもっており，マウスの網膜色素変性モデルrd1の錐体細胞死を遅延させると報告された．

5. その他

松果体のペプチドepithalamineの類似ペプチドであるepitalon（Ala-Glu-Asp-Gly）には，テロメアの延長など，抗加齢作用があるとされている．このペプチドを網膜変性患者に投与したところ，90％の患者にて有効であったとの報告がある．

そのほか，抗酸化薬，ステロイドホルモン，テトラサイクリン系抗菌薬など，視細胞保護作用の実験的検討がなされている．

Ⅲ. 細胞保護効果を期待した幹細胞移植治療

幹細胞から放出される細胞保護因子を期待した幹細胞治療の試みは，多々行われてきた．最近では臍帯血幹細胞を用いた第Ⅰ相安全性試験，骨髄幹細胞の硝子体内注射第Ⅱ相試験などが行われている．

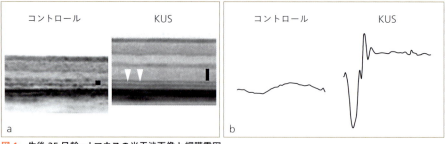

図1 生後 25 日齢 rd マウスの光干渉画像と網膜電図
a：生後 25 日齢での rd10 マウスの光干渉画像．コントロールにおいては，外顆粒層（黒棒）が菲薄化しているが，KUS 投与群では，外顆粒層が保たれており，視機能を反映するとされる内節外節接合部（矢頭）も描出されている．
b：生後 25 日齢での rd10 マウスの網膜電図．コントロールでは，わずかに反応が残る程度であるが，KUS 投与群では，a 波，b 波ともに認められる．
（Ikeda HO, Sasaoka N, Koike M, et al：Novel VCP modulators mitigate major pathologies of rd10, a mouse model of retinitis pigmentosa. Sci Rep 4：5970, 2014 より抜粋）

IV. 新規の神経保護治療候補

近年，筆者らは網膜色素変性に対する新たな神経保護治療薬となりうる新規化合物，Kyoto University Substance（KUS）剤に対する研究を行ってきた．この KUS 剤は，VCP というストレス応答時に大事な働きをする蛋白の ATP 加水分解活性を阻害する働きをもち，ストレス下にある細胞の ATP 濃度低下を抑制し，小胞体ストレスを抑制することで，細胞死を抑制することを明らかにしてきた．KUS 剤を，網膜色素変性モデルマウスである rd10 に投与すると，網膜視細胞の変性脱落を抑制し，網膜電図検査より視機能低下の抑制効果があることが明らかになった（図1）．この KUS 剤に関しては，全く新たなターゲットに対する新規の化合物であるため，慎重に安全性の評価を行い，まずは急性の眼疾患においてその投与安全性と神経保護効果の検討を行っていく予定である．

さらに，われわれは現在，分岐鎖アミノ酸製剤の神経保護効果に関しても研究を行っている．分岐鎖アミノ酸とは，分岐をもつアミノ酸の総称で，ロイシン，イソロイシン，バリンが相当する．これら分岐鎖アミノ酸配合剤は，長年，非代償期肝硬変患者に，低アルブミン血症予防の目的で使用されてきた．詳細なメカニズムは現在検討中であるが，このアミノ酸配合剤は，mammalian target of rapamycin（mTOR）を活性化することにより，細胞保護効果をもつことを明らかにしつつある．このアミノ酸配合剤は，網膜色素変性モデルマウスである rd10 や rd12 において，視細胞減少を抑制し，視機能低下を抑制することがわかった．アミノ酸配合剤は，すでに長年，内服投与が行われている薬剤であり，実際に網膜色素変性患者に投与してその効果を判断する臨床治験の準備を進めている．

いまだ，確立した治療法，進行予防治療法の存在しない網膜色素変性をはじめとする網膜変性疾患に対し，一日も早く，新たな治療法，治療薬が開発されることを期待している．

参考文献

1) Kolomeyer AM, Zarbin MA：Trophic factors in the pathogenesis and therapy for retinal degenerative diseases. Surv Ophthalmol 59：134-165, 2014
2) Sahni JN, Angi M, Irigoyen C, et al：Therapeutic challenges to retinitis pigmentosa：from neuroprotection to gene therapy. Curr Genomics 12：276-284, 2011
3) 石橋達朗：網膜の包括的神経保護―臨床応用への挑戦. 日眼会誌 116：165-198, 2012

〔池田華子〕

D 人工網膜

網膜色素変性に対する治療がいまだ確立していないなか，将来の治療法に向けたさまざまな研究が進められている．その1つに人工網膜が挙げられる．これは，視細胞の機能を電子機器で代替することで視機能を再建する埋込型医療機器である．すでに耳鼻科の分野においては，マイクロホンで外界の音を取得し，多極電極を介して音声データを聴神経に伝える「人工内耳」とよばれる医療機器が開発されている．現在，高度の感音性難聴に対して人工内耳による聴覚再建が一般的に行われている．一方，人工網膜はまだ発展途上の技術であるが，難治性の網膜変性疾患に対する治療法として今後の発展が期待されている．近年はいくつかの研究グループで網膜色素変性症例に対する臨床試験が行われている．本項では，人工網膜のしくみや現在の研究開発状況について紹介する．

I. 人工網膜のしくみ

網膜色素変性の末期には，視細胞が広範囲に変性し視機能が失われる．視細胞は眼内入射光を受光し電気信号に変換し，その情報を上位のニューロンに伝える役割を果たす．人工網膜はこの視細胞の機能を人工物で代替する．

人工網膜は，カメラの撮像素子が外界からの光をとらえて電気信号に変換し，多極電極が電気刺激を使って網膜内に残存する神経細胞（網膜神経節細胞や双極細胞）に電気刺激を与える．これにより神経細胞が興奮し，生じた神経インパルスが網膜神経節細胞の軸索を通って視覚中枢へと伝わることで光感覚が生まれる．この擬似的な光覚のことを phosphene とよぶ．

人工網膜のシステム構成とそのしくみについて，われわれのグループが開発中の人工網膜システムを例に説明する（図1）．本システムは2つの装置，「体外装置」と「体内装置」から成り立つ．名前の通り，体外装置は体の外で用いる装置で，体内装置は体内で用いられる装置である．体外装置は，電源，小型カメラ，処理回路，1次コイルを搭載する．体内装置は2次コイル，体内装置本体，多極電極で構成される．体内装置本体には人工網膜の心臓部ともいえる大規模集積回路（LSIチップ）が内蔵される．多極電極とは，複数の刺激電極を搭載した薄い平面状の電子部品である．

まず，外界の映像を体外装置の小型カメラでとらえる．次に処理回路で刺激強度や刺激パターンを計算する．そのデータを1次コイルから2次コイルへ電波を使って無線伝送

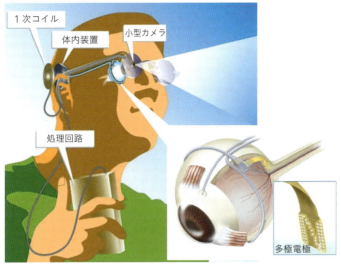

図1　人工網膜システムの模式図
(株式会社ニデックの許可を得て転載)

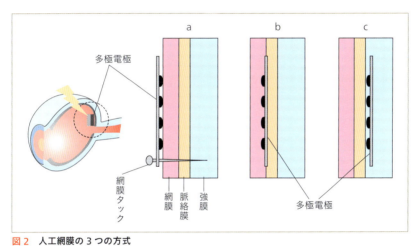

図2　人工網膜の3つの方式
a：網膜上刺激方式．b：網膜下刺激方式．c：脈絡膜上刺激方式．

する．同時に，体内装置を駆動するのに必要な電力も伝送する．体内装置本体では，受け取ったデータをもとに，LSIチップで刺激電流を生成し，電気リードを介して多極電極へ伝える．網膜近傍に埋植された多極電極から網膜へ刺激電流を与える．

　各研究グループで独自の人工網膜が開発されているが，それらは多極電極の埋植部位で「網膜上刺激方式」「網膜下刺激方式」「脈絡膜上刺激方式」の3種類に分類される(**図2**)．網膜上刺激方式は，多極電極を眼内に挿入し網膜表面に設置する方式である．電極の固定には網膜タックが用いられる．これは従来，網膜剝離治療に用いられた医療器具で，眼内から強膜に向かって針を突き刺すことで画鋲のように多極電極を固定する．網膜下刺激方式は人工的に網膜剝離を作製し，その中に多極電極を挿入する方式である．多極電極は網膜と脈絡膜の間に設置される．脈絡膜上刺激方式は比較的新しい方式で，脈絡膜よりも外側に多極電極が留置される方式である．強膜ポケットを作製し多極電極を挿入する方法

と，脈絡膜と強膜を剥離してスペースを作成し多極電極を挿入する方法がある．

それぞれにメリット・デメリットがあり，どの方式が最も優れているか現時点では結論は出ていない．例えば，網膜上刺激方式は網膜神経節細胞の細胞体に最も近接した位置に多極電極を設置できるため，高い空間解像度が期待できる．網膜下刺激方式は電極面が眼内入射光側を向くので，電極と撮像素子を同一基板上に搭載できる．これにより，自然な画像取得が可能となる．脈絡膜上刺激方式は多極電極が網膜と直接接触しないため，埋植手術時の網膜への侵襲が最も少ない．

ES や iPS 細胞由来の視細胞を使った治療同様に，人工網膜は網膜神経節細胞が残存しかつ機能していることが適応条件となる．Santos らによると末期の網膜色素変性でも，比較的網膜神経節細胞が残存することが報告されている(Santos A, et al, 1997)．そのため，網膜色素変性はよい適応疾患であると考えられる．ただし，なかには強い電気刺激に対しても phosphene が得られない症例もある．今後，角膜電気刺激検査や OCT 検査など，人工網膜の適応可能性を判断するための術前検査法を確立させる必要がある．

II. 海外の開発状況

人工網膜の研究は米国やドイツで 1990 年代から始まった．2000 年代に入り，日本をはじめ韓国，オーストラリア，フランスでも本格的な研究開発が行われるようになった．著者が把握している限りでは，2016 年現在，5 つの研究グループで臨床試験が行われている．なかには北米や EU 圏内での販売が認められた機種もある．本項では主要な研究グループの状況について紹介する．

1. Second Sight Medical Products 社（米国）

米国では 1990 年代初頭から，Humayun（南カリフォルニア大学）らのグループによって人工網膜の研究開発が行われている．98 年に設立された Second Sight Medical Products 社（以下 SSMP 社，http://www.secondsight.com/）は，このプロジェクトのなかから生まれたベンチャー企業である．近年，彼らは人工網膜システム「Argus®II」を開発した．Argus®II には 60 極型の多極電極を搭載した網膜上刺激方式の人工網膜である．2006 年にメキシコの施設で Argus®II のパイロット・スタディが 2 名の患者に対して行われた．それに続いて，米国や欧州で Argus®II の多施設臨床試験が開始した．この試験では 2007〜09 年にかけて 10 施設で合計 30 例の網膜色素変性症例に対し埋植手術が行われ，現在も進行中である．

2015 年に Argus®II による臨床試験の 3 年間の経過観察に関する論文が公開された(Ho AC, et al, 2015)．まず安全性については，30 名中 11 名で何らかの有害事象がみられたそうである．重篤な有害事象としては，結膜びらん(13.3%)，低眼圧(13.3%)，結膜の離開(10.0%)，眼内炎の疑い(10.0%)などであった．重篤でない有害事象としては，網膜上膜(36.7%)，結膜充血(33.3%)，眼痛(30.0%)などが報告されている．次に，有効性については，89.3%の被験者で人工網膜使用時に対象物の位置を把握することができ，55.6%の被験者で対象物の動きを把握することができた．そして，33.3%の被験者で縞視標による視

力検査が可能だった．視力は平均で 2.5±0.4 logMAR (mean±SD)，最良のケースで 1.9 logMAR (20/1588) だった．

2011 年に SSMP 社は Argus®Ⅱ の CE マークを取得した．これにより EU 圏内での販売が可能となった．さらに 13 年には，米国食品医薬品局 (FDA) の認可が下り，北米市場にて販売が可能となった．SSMP 社はこれまでに Argus®Ⅱ を 150 台販売したそうである．

2. Retina Implant AG 社（ドイツ）

Argus®Ⅱの次に先行しているのは，Retina Implant AG 社 (http://www.retina-implant.de/en/default.aspx) の Alpha IMS とよばれる網膜下刺激方式の人工網膜である．

1990 年代，ドイツでは国家プロジェクトとして人工網膜の研究開発が始まった．その一環として，1995 年にチュービンゲン大学の Zrenner 教授が中心となりドイツ南部の複数の研究機関が参加し SUBRET コンソーシアムが設立された．同コンソーシアムの研究成果をもとに，2003 年にベンチャー企業の Retina Implant AG 社が設立した．同社により Alpha IMS が開発された．この人工網膜には 1,500 極の刺激電極が搭載され，かつ電極面に撮像素子も組み込まれている．2005 年より，Alpha IMS に対する臨床試験が行われている．

2005～11 年にかけてはチュービンゲン大学の単施設にて 9 例の患者に対して埋植手術が行われ（第 1 期），その後は，ドイツ，英国，香港の施設で合計 20 例に対する多施設臨床試験が行われている（第 2 期）．埋植手術後の経過観察期間は 1 年間に設定された．

安全性の結果に関しては，第 1 期の臨床試験の結果のみ報告されている．それによると，重篤な有害事象としては，重度の眼圧上昇 (1/9 例) と裂孔原性網膜剝離 (1/9 例) が発生した．重篤でない有害事象も含めると，眼圧上昇 (5/9 例)，結膜びらん (5/9 例)，網膜円孔 (2/9 例) などが報告されている．

有効性については第 1 期と第 2 期両方の結果が 15 年に公開された (Stingl K, et al, 2015)．それによると，86％の被験者で phosphene が得られ，59％の被験者で対象物の位置の把握が可能だった．また，21％の被験者で対象物の動きの識別を行うことができ，14％の被験者（4 名）で視力検査や文字の認識が可能だったそうである．視力検査では 20/2,000，20/606，20/546 の 3 種類の Landolt 環視標が用いられ，20/2,000 まで認識できたのが 2 名，20/606 では 1 名，20/546 では 1 名だった．興味深いことに，一部の症例で経過観察期間中に本人の視機能（システムオフのときの視機能）が向上する現象がみられた．これまでに，電気刺激による神経保護効果がいくつかの研究グループによって報告されていることから，おそらく同様の効果によるものと考えられる．

Ⅲ. 日本の開発状況

日本独自の人工網膜を開発することを目指し，大阪大学の故田野教授（当時）をグループリーダーとして，大阪大学，奈良先端科学大学院大学，株式会社ニデックなど複数の研究機関が参加して 2001 年に人工網膜の研究開発コンソーシアムが設立された．この研究開発の過程で網膜上刺激方式が世界で初めて考案された (Kanda H, et al, 2004)．

さまざまな非臨床試験を経て，脈絡膜上刺激方式の人工網膜(第1世代型，電極数9極)が開発された．2010年に大阪大学の倫理委員会の承認のもと，網膜色素変性の被験者2例に対して約1か月間の慢性臨床試験が実施された．埋植に伴う有害事象は発生しなかった．2例とも人工網膜を使って対象物の位置の大きさの違いを識別することができた(Fujikado T, et al, 2011).

その後，電極数を7倍(49極)に増加した人工網膜(第2世代型，電極数49極)が開発された．多極電極にはフェムト秒レーザーによる表面加工を施した新型電極が用いられた．これにより，従来よりも安全に電流刺激を行うことが可能となった．また体内装置が第1世代よりも小型化された．大阪大学医学部倫理委員会の承認のもと，2014年に3例の網膜色素変性の被験者に対し埋植手術が行われた．その後，1年間の経過観察が現在進行中である．全例で電気刺激に対するphospheneが得られた．人工網膜を使うと，ローカリゼーションテスト(視標位置をどの程度正確に同定できるか評価する検査)の成績が向上することが確認された．

従来はSF小説のなかだけの技術だった人工網膜が，今や実用化されつつある．現段階の試作機にはまだ有効性や安全性に課題が残っているが，技術改良に伴い徐々に克服されていくと思われる．

将来の実用化に向けて埋植手術が可能な医療施設を増やすことや，人工網膜専用の検査・リハビリテーションを担当するコメディカルの育成などが，今後の検討課題となってくると考えられる．

参考文献

1) Kitiratschky VB, Stingl K, Wilhelm B, et al：Safety evaluation of "retina implant alpha IMS"--a prospective clinical trial. Graefes Arch Clin Exp Ophthalmol 253：381-387, 2015
2) Fujikado T, Kamei M, Kishima H, et al：Testing of Chronically Implanted 49-Channel Retinal Prosthesis by Suprachoroidal-Transretinal Stimulation(STS)in Patients with Advanced Retinitis Pigmentosa. Invest Ophthalmol Vis Sci 56：3816, 2015
3) Nakauchi K, Fujikado T, Kanda H, et al：Transretinal electrical stimulation by an intrascleral multichannel electrode array in rabbit eyes. Graefes Arch Clin Exp Ophthalmol 243：169-174, 2005
4) Sakaguchi H, Fujikado T, Fang X, et al：Transretinal electrical stimulation with a suprachoroidal multi-channel electrode in rabbit eyes. Jpn J Ophthalmol 48：256-261, 2004
5) Morimoto T, Kanda H, Kondo M, et al：Transcorneal electrical stimulation promotes survival of photoreceptors and improves retinal function in rhodopsin P347L transgenic rabbits. Invest Ophthalmol Vis Sci 53：4254-4261, 2012

〔神田寛行，不二門尚〕

E 細胞治療と再生医療

　根本的治療法のない網膜変性疾患に対し，網膜細胞の移植による細胞治療の開発の試みは以前から行われている．網膜色素上皮(retinal pigment epithelium：RPE)細胞の移植によって視細胞を変性から保護する，あるいは視細胞そのものの移植により失われた視機能を回復させるという考えについては，古くから実験動物を用いて研究が重ねられてきたが，近年，胚性幹(embryonic stem：ES)細胞や人工多能性幹(induced pluripotent stem：iPS)細胞を用いた再生医療の可能性が報道などで大きく取り上げられることもあり，ともすれば患者に過剰な期待を抱かせることにもなっている．医療者としてはできるだけ実態に即した情報を提供しなければならないが，治療法開発に対する期待は病気に苦しむ患者の心の支えとなっている一面もあり，希望を失わせないような患者の心理面への配慮も必要と思われる．

I. 網膜色素上皮の移植

　網膜色素上皮(RPE)細胞の移植についてはRoyal College of Surgeons(RCS)ラットという網膜変性モデル動物を用いた研究が数多く行われてきた．RCSラットではRPE特有の遺伝子(Mertk遺伝子)の異常によりRPEの貪食能に障害が起こり，視細胞外節の代謝が正常に行われなくなる結果，視細胞が変性する．このモデル動物の網膜下に正常なRPEを移植すると視細胞の変性が抑制されることが約30年前に報告された．これをもとにヒトの網膜変性にもRPEの移植の効果があると考えられたが，ヒトにおけるRPE細胞移植の場合には細胞の供給源が問題となる．他人の細胞を移植(同種移植)する場合には，移植細胞に対する免疫拒絶反応が起こって移植細胞は生着できず，自分の細胞を移植(自家移植)する場合には，自己のRPE細胞を採取するために故意に網膜剥離を作るなどの侵襲を加えなければならない．このため，手術により比較的採取がしやすい自己虹彩組織の細胞を使って実際に患者に移植する試みも行われたが，これらの報告では移植細胞に対する拒絶反応は認められなかったものの視機能の明らかな改善はみられなかった．

1. ES細胞

　ES細胞は胚から取り出した細胞で，人工的に作り出した環境下で培養して増殖させることができ，体の各部分の組織や臓器を構成する細胞を作ることができる．そのため，自

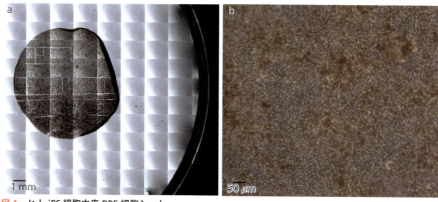

図1　ヒト iPS 細胞由来 RPE 細胞シート
a：円形のシートから 1.3×3 mm の長方形のシートを切り出している．
b：左の拡大．色素を有する RPE 細胞がほぼ単層の細胞シートを形成している．

己あるいは同種の細胞を移植細胞として使用する場合に比べて，移植に必要な細胞を大量に培養して作製することができる．ES 細胞から RPE 細胞が作製できることはサル ES 細胞，次いでヒト ES 細胞を用いた研究にて明らかにされ，ES 細胞を浮遊細胞塊の状態で胚様体（embryoid body）から神経細胞塊（neurosphere）へ分化させたのちに培養皿で接着培養して作製する方法と，ES 細胞を過密状態になるまで培養することにより自然に RPE 細胞へ分化させる方法が報告されている（図1）．どちらの作製方法による ES 細胞由来の RPE 細胞においても，やはり RCS ラットの網膜への移植実験によって視細胞の変性を抑制する効果が示された．

こうした研究の進展を受けて，2011 年に Stargardt 病と萎縮性加齢黄斑変性の患者に対する，ヒト ES 細胞由来の RPE 細胞移植治療の世界初の臨床試験が米国で開始された．この試験ではヒト ES 細胞から作製された RPE 細胞約 50,000 個が細胞懸濁液の状態で患者の網膜下に注入され，移植後に患者は免疫抑制薬を 3 か月間使用された．最近，最長 3 年，合計 18 症例の経過観察の結果が報告されたが，移植細胞の腫瘍化や免疫拒絶反応は認められず，移植手術に伴う重篤な合併症は 1 例で眼内炎を発症したが，移植細胞からは原因菌が検出されなかったとしている．最終的に約 2/3 の症例で移植細胞の生着とみられる網膜下の色素沈着が観察され，視力は 10 眼で向上，7 眼で維持，1 眼で低下していた．今後は，治療対象となる高齢者への免疫抑制薬の投与による副作用を最小限にすることと，治療効果をより高めるために視細胞変性に至るまでの早期の段階で治療できるようになることが課題であると述べられている．

2. iPS 細胞

iPS 細胞は，成人の皮膚や血球の細胞を培養し遺伝子導入を行うことによって作られる細胞で，ES 細胞と同様に体の各部分の組織や臓器を構成する細胞を作ることができるため，自己と同じ遺伝子をもつ細胞を用いた移植治療が可能となるが，遺伝性網膜変性などで遺伝子変異が原因となっている疾患の場合には自己の iPS 細胞にも遺伝子変異が引き継がれていることになる．それでも iPS 細胞は ES 細胞より作製が容易であるため，疾患原

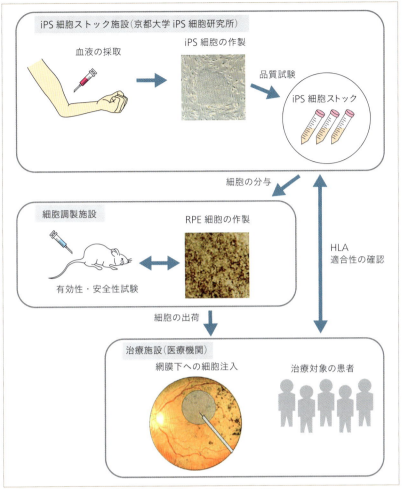

図2 iPS細胞ストックの細胞由来RPE細胞による移植治療の流れ
細胞調製施設は治療施設と同じでなくともよく，治療施設の委託を受けて細胞を製造する．

因となる遺伝子変異のない健常者の細胞から作製したiPS細胞ストックから治療に必要な細胞を作製して再生医療に用いるための準備が進められている（図2）．

II. 視細胞の移植

　網膜色素変性をはじめ多くの遺伝性網膜変性疾患では視細胞の構造あるいは機能の異常によって網膜の変性に至る．したがって正常に機能する視細胞を移植して生着させ，残った2次ニューロン以降の網膜から脳に至る神経回路に接続することができれば，網膜の機能が回復し，視機能が改善する可能性が考えられる．また，杆体の変性が主体の疾患の場合，錐体の変性が進行する前に杆体を補充することで錐体が変性に陥るのを防ぐことができれば，中心視野を維持し，視力の低下を防ぐことができるかもしれない．

　過去には海外で提供眼あるいは中絶胎児の網膜を患者網膜下へ移植する試みも報告されているが，移植した部位での網膜の機能の回復は確認されていない．現時点では，視細胞

の移植による治療法は，まだ動物実験による研究の段階にあるといってよい．動物モデルでの移植実験では，多くは出生前後の幼若な網膜細胞あるいは網膜前駆細胞を細胞源として用いているものが多いが，最近ではRPE細胞と同様にES細胞あるいはiPS細胞から作製した網膜細胞や網膜前駆細胞を用いた研究も報告されている．これらの研究によって明らかになってきたことは，移植する視細胞を出生前後のどの時期に採取するか，また移植対象となる網膜変性モデルの種類や日齢によって移植の成績が左右されるということである．すなわち，移植する視細胞の成熟の程度や，移植される側の網膜変性の機序あるいは進行の程度が移植の成功率に影響している．そしてその条件を最適なものにして細胞の生着率を上げることによって，これまで評価が困難であった，光刺激に対する移植細胞からの応答を測定できるようになりつつある．

視細胞のES細胞からの作製方法は，RPE細胞と同様に浮遊細胞塊を形成したあとに接着培養することで網膜前駆細胞を誘導し，その後さらに培養を継続して，ヒト細胞の場合150日程度の期間で杆体を分化誘導する方法などがあるが，接着培養中の視細胞は，分化誘導の途中でできてきた他のさまざまな種類の神経系の細胞と混在した状態で存在していたため，視細胞のみを生きたまま分離，回収する方法が問題となっていた．ところが最近，ES細胞を浮遊培養のままで立体的な層構造をもつ網膜組織に分化誘導する方法が報告され，網膜細胞を純化することが容易にできるようになった．この方法で作製された網膜組織の移植実験では移植片視細胞と2次ニューロン以降とのシナプス形成も組織学的に確認されており，現在は非臨床（前臨床）研究の段階で機能面での有効性評価を進めており，臨床応用も遠くない．

III. 臨床応用へ向けての課題

このように動物実験のほうでは網膜細胞の移植による再生医療の研究開発は近年いよいよ臨床応用の実現に近づいており，臨床面での準備がこれから検討されなければならない．

臨床における網膜変性の治療においては，移植に用いる細胞の成熟度と状態（浮遊細胞か立体シートか），移植される側の網膜変性の機序や進行程度が移植の治療効果に影響を及ぼすであろうことは先述の通りであるが，網膜色素変性をはじめ多くの遺伝性網膜疾患においてはその機序についてまだ解明されていない部分が少なくない．また生後数週間～数か月で網膜変性の過程を観察できる実験動物と違い，実際の症例では疾患の診断までに年余にわたって網膜変性が徐々に進行しているうえ，症例ごとに進行様式が幅広く異なっている．移植に適した時期はいつか．

1. 移植に適した時期

病状の進行した段階では網膜の外層だけではなく内層の変性もある程度は起こっていると考えられるため，治療効果を高めるためには，移植の対象となる網膜への移植細胞の生着のしやすさ，2次ニューロン以降の神経回路への接続の可能性などを含めた，移植に最もよい時期を検討することが重要である．網膜変性マウスでは視細胞の変性時期に一致し

てマイクログリアが集積し炎症状態にあることがわかった．この時期に細胞を移植しても
マイクログリアなどに移植細胞が攻撃されて生着しないことが考えられる．また細胞の変
性に伴って Müller グリアが活性化されるが視細胞の変性が一通り終わるといったん
Müller 細胞の活性化が軽減し，その後 2 次ニューロンの変性時期に再度活性化されグリ
ア瘢痕を形成することを観察した．グリア瘢痕が形成されると移植細胞と宿主細胞間にバ
リアができてシナプス形成を妨げる．よって，変性に伴う炎症が終息しグリア瘢痕が形成
されるまでが視細胞移植のタイムウィンドウであると考えられる．ヒトの網膜変性の場合
は周辺部から徐々に変性が進行するため患者の目の中にさまざまな変性時期が混在してい
る．よって，タイムウィンドウではなく，視細胞の変性が終わりグリア瘢痕が形成される
前の部位，つまり視細胞が変性部と視細胞が残存している部位との境界領域が移植に適し
た時期ということが予測できる．将来はさらに各疾患の遺伝子型や表現型，あるいは自然
経過における臨床的な症状の進行度と組織学的な網膜変性の進行度の相互の関連性のよう
な，基礎となるデータを今後も蓄積することが必要である．また，その評価の指標となる
ような視機能の検査方法あるいは画像検査の解析方法などについてもさらなる研究を要す
る．

2. 移植細胞の品質管理と安全確保

　ES 細胞あるいは iPS 細胞由来の移植細胞については，未分化な細胞が混入していると
増殖して腫瘍を形成したり，あるいは iPS 細胞由来細胞の重要な癌遺伝子に変異などがあ
り癌化しないかといったことが懸念されるため，ヒト iPS 細胞あるいはその分化細胞の染
色体解析や遺伝子解析，そして免疫不全マウスなどへの移植による造腫瘍試験などのデー
タが蓄積され，安全性の基準作りが進んでいる．基準は移植する細胞のタイプごとに異な
ることが考えられる．網膜色素上皮細胞の場合はもともと癌遺伝子に変異があっても転移
性腫瘍にならない細胞であること，移植後に体内での増殖があまりない状態で移植するこ
と，また移植後の観察が容易であるので最も安全な細胞タイプの 1 つである．視細胞に
関しては今後，有効性に影響を及ぼす移植細胞の機能的な成熟度の評価方法などと合わせ
て iPS 細胞由来の移植細胞の臨床応用のために適切な品質管理の基準を定めていく必要が
ある．

3. 臨床試験および蓄積データの検討

　さらに，移植細胞の品質管理や安全確保に加えて，治療法の確立のためには今後行われ
る臨床試験(日本では臨床研究または治験)の計画を十分に検討することが重要である．患者
数のそれほど多くない疾患であるうえに，薬剤などと比較して細胞調製のコストなどを考
量すると再生医療における臨床試験の症例数は限られたものになる．最初の臨床試験の目
的は安全性評価であることを広く理解してもらう必要がある．また，治療法の有効性を示
すためには症例の選択基準や除外基準，効果判定の基準などは慎重に設定する必要があ
る．そのためには先に述べた各疾患における基礎となるデータの蓄積が重要なことはいう
までもない．臨床試験の初期段階では治療の効果と安全性を勘案してより重症の症例が対
象となることが予想されるため，視機能の変化にはあまり多くを期待できないと考えられ

る．そこで有効性の適切な評価を行うためには，視力だけでなく視野や色覚，コントラスト感度，マイクロペリメトリーといった自覚的視機能検査とともに，網膜電図(electroretinogram：ERG)や多局所ERG，視覚誘発電位(visual evoked response：VEP)や機能的磁気共鳴画像(fMRI)などの他覚的視機能検査の活用に加え，患者の行動評価のような評価方法も検討する必要があるであろう．また，網膜の画像検査において最近進歩の著しい光干渉断層計(OCT)や補償光学走査型レーザー検眼鏡(AO-SLO)は今後移植治療後の細胞の評価に重要な役割をもつことになるに違いない．こうした移植後の有効性評価のデータが蓄積することにより，移植細胞の投与量，移植後の腫瘍発生や免疫拒絶反応の経過観察期間などについても検討が進むことが期待される．

4. 再生医療の展望

国内においては2014年11月に改正薬事法が施行され，これまでの医薬品，医療機器の項目とは別に再生医療等製品の章が設けられた．これはヒトの細胞を用いることで製品の品質が不均一になりやすい再生医療等製品について，有効性が推定され，安全性が確認されれば，条件および期限付きで特別に早期に承認することができるというもので，承認後7年以内に有効性と安全性を検証したうえで，その使用成績によって再度承認申請を行うことができ，再生医療等製品による健康被害に対しても，医薬品副作用被害救済制度および生物由来製品感染等被害救済制度の対象となるというもので，安全性を確保しつつ，迅速に実用化することでより早く患者へ再生医療を届けることが目的とされている．これまでにないこうした動きにより日本における再生医療の開発は今後加速することが期待されるが，一方で網膜の再生分野においては，承認後の全例登録調査においてその有効性に対する真摯な検証を眼科医が中心となって行っていく必要があると考えられる．

参考文献

1) Thompson DA, Ali RR, Banin E, et al：Advancing therapeutic strategies for inherited retinal degeneration：recommendations from the Monaciano Symposium. Invest Ophthalmol Vis Sci 56：918-931, 2015
2) Schwartz SD, Regillo CD, Lam BL, et al：Human embryonic stem cell-derived retinal pigment epithelium in patients with age-related macular degeneration and Stargardt's macular dystrophy：follow-up of two open-label phase 1/2 studies. Lancet 385：509-516, 2015
3) Pearson RA, Barber AC, Rizzi M, et al：Restoration of vision after transplantation of photoreceptors. Nature 485：99-103, 2012
4) Nakano T, Ando S, Takata N, et al：Self-formation of optic cups and storable stratified neural retina from human ESCs. Cell Stem Cell 10：771-785, 2012
5) 平見恭彦，髙橋政代：網膜の再生医療．眼科 56：200-208, 2014

〈平見恭彦，髙橋政代〉

F 合併症の治療

　網膜変性疾患(合併症)は合併症とするよりはむしろ原疾患そのものによって引き起こされている．この項では直接の変性以外の病態に対する治療を紹介する．一般的な網膜変性疾患の治療，合併症の外科的治療については別の項にあるのでそちらに譲ることとし，遺伝性網膜疾患のいくつかに合併する病態の治療を紹介する．ここで紹介する治療はいずれも保険適用とはなっていなので実際の施行時は留意が必要である．

I. Best 病

　遺伝子，病態，症状についての詳細は「Best 病」の項(⇒ 297 頁)を参照されたい．Best 病はある程度の病期になると黄斑部に新生血管が形成され，網膜下液(subretinal fluid：SRF)が貯留することがある．黄斑変性そのものも視力を低下させるが，SRF の貯留はさらに視機能を低下させる．特に若年者の場合には中心視力を保持することはその後の発達，生活の質にとってきわめて重要であり，できる限り長期に中心視力を保持できる可能性を試みることが望ましいと思われる．

　自験例は大学生女性，以前から Best 病を指摘され，定期的眼科診察を受けていた．比較的急速な視力低下と歪視を訴え当科を受診した．受診時両眼に卵黄様黄斑変性と SRF がみられた．蛍光眼底造影，OCT で脈絡膜，網膜下に新生血管が示唆され，これからの SRF 貯留と思われた(図 1a)．卵黄様黄斑変性が治癒するわけではないが，新生血管の消退と SRF 減少効果を期待して VEGF 阻害薬硝子体内注射を行った．1 回の注射で SRF の減少が得られ，自覚的にも視機能の改善がみられた(図 1b)．定期的に観察を行っていたが，その 3 年後同様の症状を訴えるようになり，検眼鏡，OCT でも再度 SRF の貯留がみられ，単発の VEGF 阻害薬硝子体内注射を行った．これにより SRF の減少と自覚症状の軽減が得られ，注射 5 年後以降の現在でも SRF の貯留は増加していない．

II. コロイデレミア

　黄斑部を含め新生血管盤を形成，網膜下液が貯留することがある．文献では VEGF 阻害薬が有効であることが報告されている．自験例では網脈絡膜変性，新生血管形成が進行した状態であったために治療効果は確認できなかった．

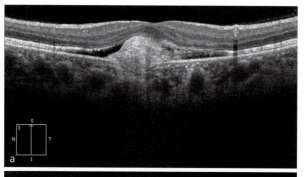

図 1 Best 病症例の OCT 所見
a：SRF 貯留時．SRF，網膜下新生血管膜形成により視力は 1.0 から 0.5 へと低下．
b：VEGF 阻害薬 1 回硝子体内注射後．SRF はほぼ消失，新生血管膜もほぼ消失した．視力は 1.0 へ回復した．

III. 脈絡膜骨腫

SRF が貯留することがあるが自験例では VEGF 阻害薬の効果は確認できなかった．

IV. ADOA

　常染色体優性視神経萎縮（autosomal dominant optic atrophy：ADOA）では 2 次的に網膜内顆粒層，内網状層にかけて微小囊胞様黄斑浮腫（microcystic macular edema：MME）がみられ，視機能低下の原因となることがある（図2）．これらの変化は ADOA 特有の所見でなく，他の遺伝性網膜変性疾患，慢性炎症が網膜，脈絡膜に持続した場合，例えば Vogt-小柳-原田病，サルコイドーシスなどでもみられる．検眼鏡ではもちろん，OCT で MME が確認できない場合にも補償光学眼底解析装置では確認されることがあり，遺伝性網膜変性疾患には広範に存在するのかもしれない（図3）．

　ADOA や他の遺伝性変性疾患の場合には炭酸脱水酵素阻害薬（ダイアモックス®など）の内服が有効なことがある．なお炎症性疾患に伴う MME には原疾患の治療が優先される．

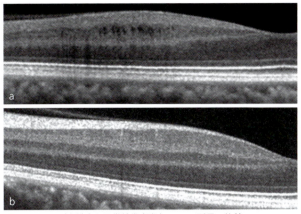

図2 ADOA症例(a)と正常健常者(b)のOCT所見の比較
aは内顆粒層から一部外顆粒層にも空隙様の変性がみられる。神経節細胞層は菲薄化し，ほとんど認められない．

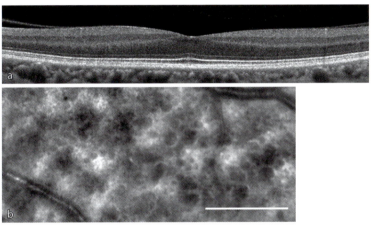

図3 MME
a：OCTでは内顆粒層は正常のようにみえる．
b：補償光学眼底解析装置による撮影では空隙様変性が多数みられる．

参考文献

1) Celea C, Pop M, Avidis-Zamfiroiu N, et al：Evolution of Choroidal Neovascular Membrane in Best Disease after Single Intravitreal Bevacizumab. Case Report. Maedica(Buchar). 61-64, 2015
2) Endo K, Yuzawa M, Ohba N：Choroideremia associated with subretinal neovascular membrane. Acta Ophthalmol Scand 78：483-486, 2000
3) Gocho K, Kikuchi S, Kabuto T, et al：High-resolution en face images of microcystic macular edema in patients with autosomal dominant optic atrophy. Biomed Res Int 2013：676803, 2013

(山木邦比古)

G 手術治療の総論

　網膜変性疾患自体を外科的治療により治癒せしめる方法は残念ながら現時点ではない．網膜変性が進行した症例に対して，代用視覚として人工網膜埋植の手術が欧米などを中心に行われているが，本邦では認可されておらず詳細は別項に譲る．再生医療による網膜組織の移植も外科的手技を要する治療であり，今後の発展に大きな期待がもたれるが，現時点で一般的に行われる手術ではない．

　それでは，現在われわれが網膜変性疾患に関して行っている手術にはどのようなものがあるであろうか．網膜変性疾患をもつ眼に対して，手術治療を行う際には大きく分けて2つの場合が存在する．すなわち，網膜変性疾患とは関係なく合併する病態が手術治療の適応となる場合と，網膜変性疾患に特有の眼底病変が手術治療の適応となる場合である．前者の代表としては，水晶体混濁に対する白内障手術であり，後者に関しては家族性滲出性硝子体網膜症にみられる裂孔原性網膜剝離などがある．本項においてはこれらについて述べる．

I. 網膜色素変性の白内障手術

　網膜色素変性に限らず，網膜変性疾患に合併し手術適応となる病態として最も多いものは白内障である．通常の加齢性白内障に比較して，網膜色素変性では発症の年齢が若いことが知られている．水晶体混濁は後部皮質白内障と後囊下白内障の形をとることが多く，網膜変性による視野の狭窄に加えて，視軸にかかるこれらの混濁は，混濁がそれほど強くない初期の段階からグレアやコントラスト感度の低下といった形で視機能の低下を示す．そのため40歳代でも白内障手術の適応となることがあり，通常よりも若年のうちに手術が施行されることが多い．

1. 適応

　明らかな水晶体混濁があり，患者の自覚症状がグレアや霧視などの白内障に起因したものであれば手術を検討する．ただし，網膜色素変性患者では視力低下をきたす以下のような要因があり，総合的に判断したうえで白内障手術のメリットを患者に説明し同意を得る必要がある．

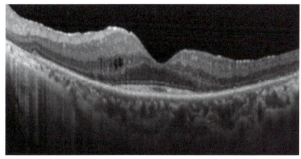

図1　52歳男性
黄斑のellipsoid zone，および外境界膜（ELM）ラインが正常に観察され，矯正視力は0.4である．本症例では，白内障術後に視力1.0へと改善した．

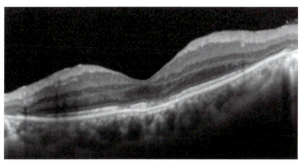

図2　60歳男性
黄斑のellipsoid zoneは不連続であり，矯正視力は0.2である．本症例では，白内障術後に視力0.6へと改善した．

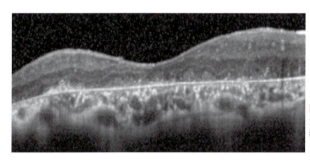

図3　56歳女性
黄斑の網膜外層は高度の変性に至り，ellipsoid zoneは観察できない．術前視力は0.2である．この症例では，白内障術後も視力は0.2のままであった．

1）黄斑浮腫の存在

網膜色素変性では約1〜2割の患者に黄斑浮腫が合併し，視力低下の原因となっていることがある．薬物治療が試みられるが，時に治療は困難であり，この場合は白内障手術のみでは視力の改善に限りがある．

2）網膜色素変性自体の進行

網膜色素変性は求心性の視野障害を示すが，中心まで変性が及び視力が低下している場合，たとえ水晶体混濁が明らかにみられても視力の改善はわずかである場合がある．

3）ellipsoid zone

現在では光干渉断層計（OCT）により，術前に黄斑部網膜障害の程度を詳細に評価することが可能となった．黄斑のellipsoid zoneが良好に観察される症例（図1, 2）では，白内障術後に良好な視機能が得られる可能性が高く，一方ellipsoid zoneがみられない症例（図3）で

表1 術前の ellipsoid zone の状態と白内障術後視力の関係

術前黄斑 ellipsoid zone	術前視力 (logMAR)	術後視力 (logMAR)	術後 logMAR 視力 0.2 未満の症例割合	視力改善量 (logMAR)
正常	0.61 ± 0.38	0.08 ± 0.14	74%	0.54 ± 0.35
不整	0.86 ± 0.57	0.33 ± 0.16	20%	0.53 ± 0.48
観察不能	1.26 ± 0.44	1.04 ± 0.36	0%	0.22 ± 0.28

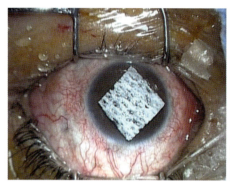

図4 術中の網膜光障害に対する配慮
白内障手術では，特に眼内レンズ挿入後に眼外操作を行う必要がある場合，瞳孔領内を照明する光量を少なくする．

は術後視力が不良であった．黄斑部網膜形態が保たれていることが白内障術後の良好な視力回復には不可欠であることを示すデータであり，術後の視機能の予測を患者に説明する際にはこの点に着目することが重要である（表1）．

2. 術式

超音波乳化吸引術，眼内レンズ挿入術が標準術式である．術後の前囊収縮が強いために，前囊切開（CCC）を大きくすることが必要である．眼内レンズは着色レンズを用いて少しでも術後の光障害による網膜変性の進行リスクを軽減する．手術中の顕微鏡照明による網膜光障害の発生には十分注意する（図4）．

3. 合併症と対策

1）前囊収縮

前述したように網膜色素変性では，術後の前囊収縮が強く生じる傾向がある．前囊収縮に備えて CCC を大きくかつ中央に行う必要がある．術後に前囊が収縮し視軸にかかる前に，YAG レーザーや剪刀などで前囊縁に切開を入れると前囊開口部を広げることができる．

2）後発白内障

後発白内障も網膜色素変性では多いとされている．網膜からのメディエーターの影響や，水晶体上皮細胞の異常も指摘されているが，詳細は不明である．混濁が強くなれば YAG レーザーにより後囊切開する．

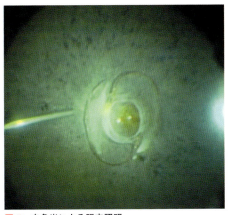
図5 白色光による眼内照明
周辺部硝子体を切除する際には，白色光のほうが硝子体観察は容易である．

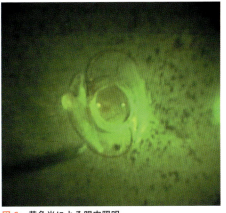
図6 黄色光による眼内照明
眼底を直接照明して観察したい場合には，黄色光のほうが網膜光障害は少ないと思われる．

3）黄斑浮腫

　いわゆるIrvine-Gass症候群の発生頻度が約1％であることを鑑みると，網膜色素変性の白内障術後に黄斑浮腫を生じる症例は少し多い印象がある．術前から黄斑浮腫がすでにみられている症例もあることから，白内障術後の消炎を入念に行うことが肝要と思われる．

4）眼内レンズ偏位

　Zinn小帯の脆弱性の可能性も指摘されており，前囊収縮にとどまらず眼内レンズが偏位することがある．時に，眼内レンズが水晶体囊ごと硝子体腔へ落下することもある（図5）．この症例では，眼内レンズ摘出手術および眼内レンズ縫着術を行った．硝子体手術の際に留意すべきこととしては，眼内照明による網膜光障害を避けるためにライトガイドを網膜から十分に遠ざけて手術を行うこと，また黄斑をなるべく直接照明しないことなどがある．可能であれば白色光でなく，長波長の黄色光を用いるか，短波長光をカットするフィルターを入れた眼内照明を用いる（図6）．

II. 網膜色素変性の網膜硝子体手術

　網膜色素変性に合併した網膜疾患に対する網膜硝子体手術の報告は少ない．

1. 黄斑浮腫

　網膜色素変性には黄斑浮腫が合併することがあり，およそ1～2割程度の頻度とされていたが，近年の高解像度のOCTによる観察により4割弱の症例で黄斑浮腫が合併していたとの報告もある．黄斑浮腫は視力低下の原因となるため，炭酸脱水酵素阻害薬の点眼あるいは内服による治療が行われることがあるが，治療に反応しない症例も多い．このよう

な症例に対しては硝子体手術が行われることがあり，Garcia-Arumi らは内境界膜剥離併用の硝子体手術にて 12 例中 10 例で視力改善，80％以上の症例で OCT にて黄斑浮腫の改善が得られたとの治療成績を報告している．しかし，この論文以外には複数例に対する硝子体手術による治療成績は報告されておらず，今後の多数例での検討が待たれる．

2. 黄斑円孔

　黄斑円孔が網膜色素変性に合併することがある．まれな状況ではあるが，いわゆる硝子体黄斑牽引による特発性黄斑円孔と同様の機序によるものと考えられる症例と，囊胞様黄斑浮腫に続発して黄斑円孔が発症する症例も報告されている．硝子体手術により黄斑円孔は閉鎖し，視力が改善するとされる．われわれの施設でも 2 例で内境界膜剥離を併用した硝子体手術を施行し，2 例とも円孔閉鎖を得たが視力改善は 1 例にとどまった．

3. 硝子体黄斑牽引症候群

　硝子体黄斑牽引症候群（vitreomacular traction：VMT）に対する硝子体手術も Vingolo らにより報告されている．この論文では 8 例の VMT 症例に対して硝子体手術を行い，全例で視力の改善と，SD-OCT での中心窩網膜厚の減少，眼底視野計で測定される固視点の安定を得たと報告されている．内境界膜は意図的には剥離されておらず，その理由として内境界膜染色にインドシアニングリーンを使用することによる網膜障害が，潜在的に網膜が脆弱な網膜色素変性ではさらに大きくなる可能性があるためと説明されている．黄斑円孔や VMT など黄斑疾患に対する硝子体手術では，術中に黄斑を比較的強く照明することは避けられない．なるべくライトガイドを遠くに置き，黄斑の手術操作を短時間で終わらせることが，残存する黄斑網膜の光障害を最小限にするためには不可欠である．内境界膜剥離のための染色も，なるべく網膜毒性の少ない色素を使用する．染色なしで剥離したほうがよいのかもしれないが，光曝露時間を考えるとブリリアントブルー G（BBG）などで染色をして短時間で剥離を済ませたほうが，網膜にとっては優しい手術ができる可能性がある．

4. 裂孔原性網膜剥離

　裂孔原性網膜剥離が網膜色素変性に合併して発症することは非常にまれであり，Pruett の報告では 384 眼中 3 眼（うち 1 眼は鈍的外傷後，1 眼は白内障術後）である．もともと網膜色素変性では求心性の視野障害が生じるため，周辺部網膜剥離による視野欠損が自覚されにくく，中心まで進行して初めて自覚されることがあり，初期には発見されにくい．一方で網膜色素変性では，網膜色素上皮と神経網膜の間に癒着が生じていることが組織学的に報告されている．この癒着により網膜剥離が後極へ進行せず，周辺部に限局した状態で長期間経過している症例も存在する．

　網膜剥離の治療としては，強膜バックリング手術が好ましいと考えられる．その理由としては，硝子体の非典型的な変性が生じており，強度近視眼における後部硝子体剥離と同様に完全な硝子体皮質の除去が困難である可能性があることが挙げられる．また，硝子体手術による網膜光障害の影響も危惧されるため，自覚症状の乏しい subclinical な網膜剥離

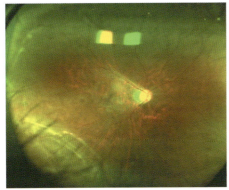 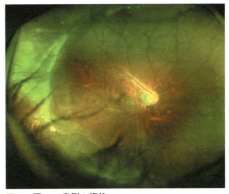

図7 家族性滲出性硝子体網膜症（FEVR）
16歳男児．血管の直線化と耳側を中心とする広範囲の網膜変性と裂孔原性網膜剥離を認める．

図8 図7の症例の術後
強膜バックリング手術を行い，網膜復位を得た．

に対して，手術により視機能の低下を加速することは可能な限り避けるべきと考えられる．強膜バックリング手術によるできる限り侵襲の少ない手術が好ましい．

III. 網膜色素変性以外の網膜変性疾患に対する手術治療

1. 家族性滲出性硝子体網膜症（FEVR）

家族性滲出性硝子体網膜症（familial exudative vitreoretinopathy：FEVR）は，周辺部網膜血管の発生異常により，未熟児網膜症類似の周辺部眼底病変を生じる疾患である．周辺部網膜血管の直線化・多分岐がみられ，耳側網膜血管の途絶と無血管領域の形成，demarcation-line様の変性部位を生じることがある．この変性部位では網膜硝子体癒着が強く，変性部分と健常部分の境界領域に網膜裂孔が生じ，裂孔原性網膜剥離を生じることがある．

FEVRに生じた裂孔原性網膜剥離の治療としては，若年者に多いことや，後部硝子体剥離が生じていない場合が多く，また周辺部網膜硝子体癒着が強固であることなどから強膜バックリング手術が通常選択される（図7, 8）．一般的には，無血管領域すべてをカバーするようなバックルと変性領域の網膜凝固が有効とされているが，症例によっては過大な侵襲と，過剰凝固による眼内炎症などにより増殖硝子体網膜症（proliferative vitreoretinopathy：PVR）へ進行することもありうる．裂孔が単一であり，周辺の変性部分に他の裂孔の存在が否定的である場合には，最小限のバックル設置で経過をみることにも一考の余地がある．いずれにせよ，硝子体牽引の増強に伴う新裂孔形成や再剥離の可能性があるため，術後長期にわたり経過観察を行う必要がある．

2. Stickler症候群・Wagner症候群

Stickler症候群は，常染色体優性遺伝を示す遺伝性の硝子体網膜ジストロフィである．原因遺伝子は*COL2A1*が最も多くII型コラーゲン異常による顔面中央部の低形成，口蓋形成異常，骨関節異常，難聴など全身的特徴を伴う．10歳前後に近視として受診するこ

とが多く，特徴的な眼所見として，硝子体液化，水晶体後方〜赤道部の膜状硝子体皮質（COL2A1），数珠状硝子体（COL11A1），放射状の網膜格子状変性様の傍血管網膜変性巣などがある．約半数が多発裂孔や巨大裂孔を原因とする難治性の裂孔原性網膜剝離を合併する．

　Stickler症候群同様に，Wagner症候群も常染色体優性遺伝を示す硝子体網膜ジストロフィであるが，Wagner症候群では全身的特徴をもたない点が異なる．若年者では，黄斑の耳側移動に伴う偽斜視により発見されることが多いとされるが，軽度近視，高度の硝子体液化，無血管の索状硝子体膜，周辺部網脈絡膜萎縮などがみられる．網脈絡膜萎縮は進行性である．中年以降の約半数に，周辺部牽引性網膜剝離がみられるとの報告がある．

　Stickler症候群，Wagner症候群ともに，若年での白内障の進行がみられる．視力低下の程度により手術適応が決まるが，手術自体は通常の白内障手術と同様である．網膜剝離が生じた場合には難治性となることが多い．深部裂孔や多発裂孔が多く，バックリング手術の難易度は高い．硝子体液化が高度であれば，硝子体ゲルによるタンポナーデ効果も弱いことが予想される．その一方で，広範な網膜硝子体癒着をもつことが普通なので，硝子体手術単独では網膜復位が困難となることもある．バックル設置を適宜組み合わせることを検討する．

　網膜色素変性のような網膜変性疾患においても，白内障手術を行うことにより視力改善を得ることができる．ただし，網膜変性の高度な症例では術後視力の改善がみられないこともあり，術前のOCTによる網膜外層構造の評価が重要である．特に硝子体手術では注意を要するが，術中の照明による網膜光障害を最小限に減らす努力が必要である．

参考文献

1) Nakamura Y, Mitamura Y, Hagiwara A, et al：Relationship between retinal microstructures and visual acuity after cataract surgery in patients with retinitis pigmentosa. Br J Ophthalmol 99：508-511, 2015
2) Hagiwara A, Yamamoto S, Ogata K, et al：Macular abnormalities in patients with retinitis pigmentosa：prevalence on OCT examination and outcomes of vitreoretinal surgery. Acta Ophthalmol 89：e122-125, 2011
3) Garcia-Arumi J, Martinez V, Sararols L, et al：Vitreoretinal surgery for cyctoid macular edema associated with retinitis pigmentosa. Ophthalmology 110：1164-1169, 2003
4) Pruett RC：Retinitis pigmentosa：clinical observations and correlations. Trans Am Ophthal Soc 81：693-735, 1983
5) Vingolo EM, Gerace E, Valente S, et al：Microincision vitrectomy surgery in vitreomacular traction syndrome of retinitis pigmentosa patients. Biomed Res Int 537081, 2014

〈馬場隆之，山本修一〉

Topics

白内障手術と眼内レンズの選択

　水晶体は,眼内で最も光の吸収が多い組織であり,網膜の光障害に対する最大のバリアとなっている.加齢によって水晶体が混濁していくことにより,このフィルターとしての機能は強化され,生涯にわたって光化学的損傷から網膜を保護していると考えられている.白内障手術では,効果的なフィルター作用を有する水晶体を除去し,光の透過特性が異なるレンズに交換するため,眼内へ入る光の透過率がどのように変化するのか,理解しておくことが必要である.着色眼内レンズは,非着色眼内レンズに比較して短波長の光の透過率を低く抑制していることから,白内障術後の網膜光障害予防効果,網膜保護効果が期待されており,加齢黄斑変性など網膜に障害のある患者への使用が推奨されている.

❶水晶体のフィルター機能 (図1)

　大気中の太陽光には,200〜1,800 nm の波長に及ぶ放射線が含まれているが,われわれが光として感じるのは,380〜780 nm の放射線(可視光線)だけである.300 nm より短い波長の放射線は,角膜と房水によってほとんどカットされており,水晶体にまで到達するのは 300〜400 nm の紫外線と 400 nm 以上の波長をもつ可視光線である.

　種々の研究から,300〜500 nm の短波長光は網膜に対して光化学的障害を引き起こすことが報告されているが,水晶体は 500 nm 以下の短波

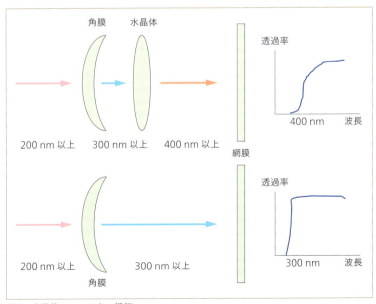

図1　水晶体のフィルター機能

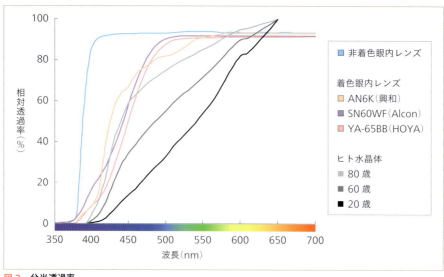

図2　分光透過率

長光の透過率を低下させるフィルターとしての機能が備わっており，その効果は加齢とともに増加している．加齢による水晶体の黄色化が，加齢黄斑変性などの発症を予防する効果があるのではないかと推測されているが，白内障手術によって水晶体を摘出すると，眼内に透過していく短波長光が増加してしまうため，酸化ストレスが増大し，網膜光障害が発生しやすくなる可能性があると考えられている．

❷着色眼内レンズと非着色眼内レンズ

眼内レンズが市販され始めた当初はPMMAのクリアレンズであったため，白内障術後は水晶体のフィルター作用でカットまたは減弱されていた紫外線と短波長光をすべて透過させて網膜に到達させていた．そのため，術後に嚢胞様黄斑浮腫（cystoid macular edema：CME）や赤視症（青錐体系感度低下）を発症することが報告された．その後，これらの網膜光障害を予防する目的で開発された紫外線カット眼内レンズ（UVIOL）が登場した．UVIOLには，紫外線吸収剤であるヒドロキシベンゾフェノンとヒドロキシフェニルベンゾトリアゾールが使用されており，400 nmの光を50％以上カットしているが，400〜500 nmの短波長光はほとんどカットされていない．したがって，網膜保護という観点からはその効果は不十分であった．

UVIOLが，紫外線はカットするものの可視光線をほとんどすべて透過させる無色のレンズであるのに対して，若年者水晶体の分光透過特性を参考にして，紫〜青色の短波長の可視光線の透過も抑制させたのが着色眼内レンズである（図2）．黄色の着色料をいろいろな割合で添加することによって，種々の分光透過特性を有するレンズを供給することができ，術後の色感覚の変化をできるだけ少なくすることを目的にした色の薄い着色レンズと，術後の網膜保護に重点をおいた色の濃い着色レンズが作られている．

どのような分光透過特性をもつ着色眼内レンズがいちばんよいのか，種々の論議があり，いまだ意見が一致していない．網膜保護のために短波長光の透過を強く抑制すると，色感覚の悪化だけでなく，日常生活におけるサーカディアンリズム（概日リズム）に対しても悪影響が及ばないか，懸念されている．網膜の神経節細胞に存在するメラノプシンがサーカディアンリズムの主役を担っていることが解明されてきたが，この感光色素の感度のピークが460〜480 nmにあることから，500 nm以下の短波長光の透過を過度に制限することの問題点が指摘されるようになっている．ま

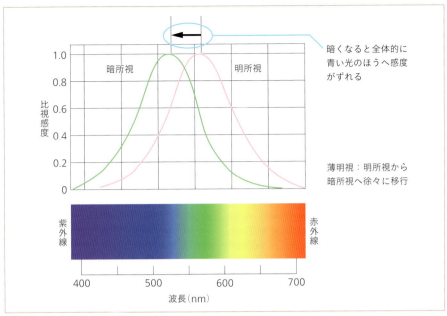

図3 Purkinjeシフト/Purkinje現象

た，最近では380 nmに感度のピークを有する細胞が眼内に発見されたため，400 nm以下の光を完全にカットするタイプの着色眼内レンズに対して懸念を示している研究者もおり，今後の解明が待たれている．

❸網膜疾患患者と眼内レンズの選択

実験的には，着色眼内レンズが光線照射による網膜色素上皮細胞の保護効果を有すること，血管新生因子の抑制効果を有すること，などが示唆されており，臨床的にも着色眼内レンズ挿入眼がUVIOL挿入眼よりも黄斑色素の増加を認めていることから，網膜疾患を有する患者には着色眼内レンズを選択することが推奨されている．

網膜疾患患者に対して着色眼内レンズを挿入する第一の理由は，網膜光障害の予防への期待であるが，色の濃い着色レンズを選択すべきか否かについては，検討を要する課題である．日常生活において，光が眼内に入る量は環境によって大きく変化しており，晴天時の屋外と夜間の室内では全く異なることになる．明るい場所では効果的なサングラスが，暗い場所では逆に見にくくさせてしまうように，網膜疾患で網膜の機能が落ちている患者に濃い着色眼内レンズを挿入すると，薄暗いところでの見え方を悪くしてしまう可能性がある．色の濃い着色眼内レンズを挿入しても，短波長光が完全にカットされるわけではないことを考えると，薄い着色眼内レンズを挿入し，光の強い場所では単波長の光をカットするサングラスを装用する，としたほうが便利であると思われる．人の見え方は，Purkinje現象によって，暗くなると，青や緑などの短波長色が明るく見え，赤などの長波長色が暗く見えるようになる(図3)．杆体細胞が障害を受けている網膜色素変性の患者では，薄暮時に見にくくなるが，濃い着色眼内レンズを挿入すると明るく感じる光がカットされるため，さらに見にくく感じることになる．そのような患者では，薄い着色眼内レンズを挿入し，サングラスと併用してもらうのがよいと思われる．

〈常岡　寛〉

Topics
分離症の手術

　若年性網膜分離は，RS1 遺伝子の異常により発症する網膜硝子体変性疾患である．中心窩網膜分離は本症の特徴的な所見であり，中心視力が不良であることの主因である．RS1 遺伝子は視細胞と双極細胞で，細胞接着に関与する蛋白をコードするが，その異常により細胞間の接着の脆弱性が生じると考えられている．細胞間の接着が脆弱な網膜に硝子体からの牽引が作用することも，網膜分離の発症に関与すると推測される．筆者らは，周辺部網膜部分離を合併しない若年性網膜分離症例に対して硝子体手術を行ったので，その経験を紹介する．

　硝子体手術によって，中心窩の大きな囊胞様網膜分離に形態的改善が得られる一方で，中心窩周囲では内顆粒層と外網状層に小さな囊胞様網膜分離が多発するようになる．また，経過をみてい

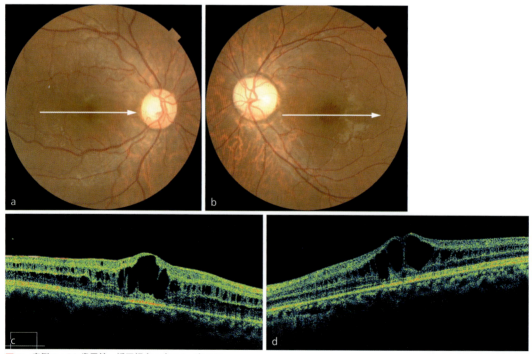

図1　症例1：20 歳男性　矯正視力：右 0.3，左 0.6
a：右眼カラー眼底写真．b：左眼カラー眼底写真．
c：右眼 OCT 水平断 6 mm．d：左眼 OCT 水平断 6 mm．
両眼とも車軸状の皺襞を伴う中心窩網膜分離がある．OCT では中心窩に大きな囊胞様網膜分離があり，その周囲は内顆粒層と外網状層に小さな囊胞様スペースがある．

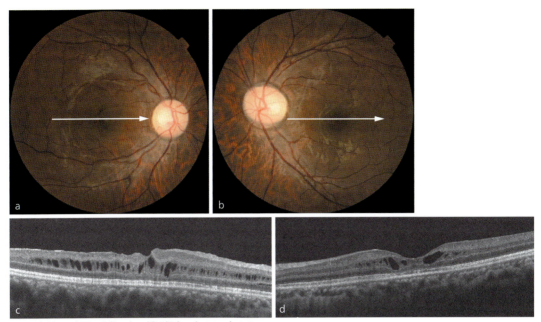

図2 症例1:右眼の術後5年　矯正視力:右0.6, 左0.5
a:右眼(術眼)カラー眼底写真. b:左眼(非術眼)カラー眼底写真.
c:右眼(術眼)OCT 水平断 6 mm. d:左眼(非術眼)OCT 水平断 6 mm.
右眼は内境界膜剥離を行った部位が境界明瞭にわかる. 手術をした右眼は中心窩の大きな囊胞様網膜分離はなくなり, 視力は術前よりも向上したが, 内顆粒層の小さな囊胞様スペースは残っている. 左眼は自然経過で, 中心窩の大きな囊胞様網膜分離がつぶれ, 中心窩周囲の網膜では内顆粒層にあった小さな囊胞様スペースがほぼなくなった. 形態的には改善しているが, 視力の変化はほとんどない.

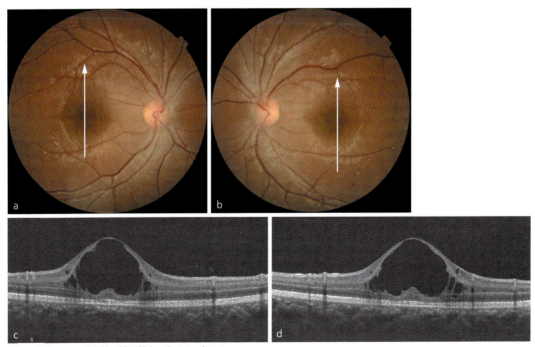

図3 症例2:13歳男性　矯正視力:右0.4, 左0.3
a:右眼カラー眼底写真. b:左眼カラー眼底写真.
c:右眼 OCT 垂直断 6 mm. d:左眼 OCT 垂直断 6 mm.
両眼とも車軸様の皺襞を伴う中心窩網膜分離がある. 中心窩では外網状層に囊胞様網膜分離があり, その周囲の網膜は内顆粒層と神経節細胞層に数個の囊胞様スペースがある.

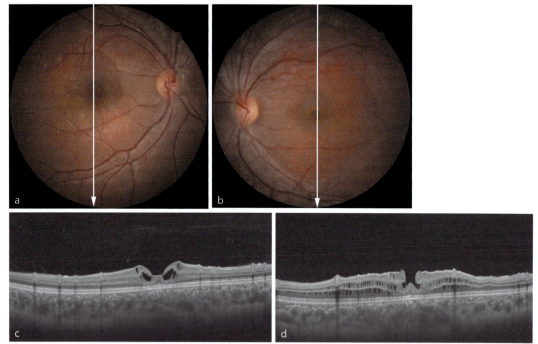

図4 症例2：左眼の術後3年　矯正視力：右0.5，左0.4
a：右眼（非術眼）カラー眼底写真．b：左眼（術眼）カラー眼底写真．
c：右眼（非術眼）OCT 垂直断 12 mm．d：左眼（術眼）OCT 垂直断 12 mm．
手術を行った左眼は，中心窩の大きな囊胞様網膜分離はなくなったが，術前にはほとんどなかった小さな囊胞様スペースが内顆粒層と外網状層に多数ある．右眼は，自然経過で中心窩網膜分離が改善し，数個の囊胞様スペースがあるのみである．

るなかで，中心窩網膜分離が自然経過で改善する症例を経験し，現在は中心窩網膜分離に対する硝子体手術を行っていない．

❶手術のコツ

硝子体ゲルを切除後，トリアムシノロンアセトニドを注入して硝子体を可視化し，後部硝子体ポケットの縁に硝子体カッターで吸引をかけて，後部硝子体剥離を起こす．その後，ブリリアントブルーGを注入して内境界膜を染色し，硝子体鉗子で内境界膜剥離を行う．手術の最後に液空気置換をする．

❷症例

1）症例1：20歳男性

両眼に中心窩網膜分離があり（図1），右眼に対し硝子体手術を行った．術後，右眼の視力は向上した．術後4年の時点で，左眼の中心窩網膜分離が自然に改善した（図2）．

2）症例2：13歳男性

大きな中心窩網膜分離があり（図3），左眼に対して硝子体手術を行った．術後，大きな中心窩網膜分離はなくなったが，その周囲に小さな網膜分離が多発し，視力は向上しなかった（図4）．自然経過で右眼の中心窩網膜分離が改善した（図4）．

参考文献

1) Ikeda F, Iida T, Kishi S：Resolution of retinoschisis after vitreous surgery in X-linked retinoschisis. Ophthalmology 115：718-722, 2008

〔池田史子〕

Topics

網膜色素変性と硝子体手術

網膜色素変性はその進行過程においてさまざまな黄斑部病変を合併することが知られてきた．黄斑萎縮を除く黄斑病変としてよく見かけるものには，黄斑浮腫，黄斑円孔，黄斑上膜などがある．最近は網膜色素変性の診断の一環として，黄斑部網膜外層の視細胞，色素上皮細胞の状態の観察を光干渉断層計(OCT)で行うことが一般となったために，軽度の黄斑浮腫，黄斑上膜，時には眼底の観察から見逃されてきた黄斑円孔などが発見され，手術の可能性を問われることも少なくない．本項ではいくつかの代表的な黄斑疾患の手術についての筆者の考えを記した〔なお黄斑浮腫の治療としての硝子体手術は他項(191, 224頁)を参照〕．

❶黄斑円孔

網膜色素変性の患者を多く診ていると，黄斑円孔をみることはそうまれではない．Hagiwaraらは323名の日本人網膜色素変性の患者でOCT検査を行い，3名(0.9%)に全層黄斑円孔を見出したと報告している．またTestaらは581名1,161眼でOCT検査を行い，7名(1.2%)で全層黄斑円孔を見出したと報告している．興味深いことにこれらの報告ではすべての全層黄斑円孔は片眼性であった．またTestaの報告では男女比は2：5で通常の黄斑円孔と同様，女性に多くみられたとのことである．

このように網膜色素変性に黄斑円孔を合併する割合は1%前後で，通常の眼より高いと考えられる．黄斑円孔の標準的な治療法は硝子体手術であるので，網膜色素変性患者で黄斑円孔を発見したとき，硝子体手術を行うかどうかが問題となる．

網膜色素変性では病変の進行に従い求心性の視野狭窄が進行し，それとともに中心部の視野のみが残ることが多い．その際に黄斑円孔が合併し，残った中心視野のなかに中心暗点が存在することはQOLを大きく損なう可能性がある．またわれわれの報告も含めた現在までの報告をみても，網膜色素変性で黄斑円孔手術を行った場合，黄斑円孔閉鎖は十分得られるようである．ただ手術前後で視機能の向上がみられるかどうかとなると一概にはいえない．筆者の経験では現在のところ次のように考えている．

1) 円孔が生じる前の黄斑機能が良好と思われる症例に突然黄斑円孔が生じ，半年以内に手術することになった症例

このような症例では術後の視機能の回復は良好なので手術のよい適応となる．ただ術後視力も良好で術者側は満足していても，患者は「患眼は健眼に比べてほとんど見えない」と訴える例がある．その原因は歪視であり，ランドルト環はわかるが，文字を読むのは難しいとのことであった．残された視野が狭くなると歪視の自覚が強いのではないかと想像される症例であった．

2) 円孔が生じる前の視機能が黄斑萎縮のため不良であったと思われる症例

円孔は認められるが，円孔縁は平坦で，OCTで観察しても円孔周囲の網膜外層のellipsoid

zone が消失している．さらに色素上皮と視細胞のかみ合わせがないために円孔縁が浮き上がっているような症例では黄斑円孔手術を行っても視機能の改善が得られる可能性は少ない．

3）1）と 2）の間の症例

このような症例が実は多く，適応に迷うことが多い．術前の考え方としては OCT で円孔周囲の網膜外層を十分観察し，黄斑円孔が閉鎖した場合どのあたりまで網膜外層の存在が期待できるかを考える必要がある．

4）手術に臨む際の留意点

さらに手術に際しては，以下の点を考えて手術に臨んでいる．

① 内境界膜剥離に際してはインドシアニングリーン染色ではなく，ブリリアントブルー G かトリアムシノロンアセトニドを用いる．これはインドシアニングリーンで報告されている薬剤誘発性の色素上皮萎縮を恐れるからである．

② 液空気置換の際，乾燥した空気が網膜に当たることにより視野欠損を生じやすいことを考え，空気を加湿するか，なるべく短時間にとどめる工夫を行う．

③ 黄斑円孔手術では人工的後部硝子体剥離の作製が必要であるが，網膜色素変性の患者では硝子体が変性して液化が進んでおり，ゲルがほとんどないのに後部硝子体膜が黄斑部に強固に癒着していることが多く，通常の黄斑円孔症例に比し難しいことがある．可視化のためトリアムシノロンアセトニドを用いることが望ましい．

❷黄斑上膜および硝子体黄斑牽引症候群

網膜色素変性の患者で黄斑上膜をみることも比較的よくある．黄斑上膜の頻度については，Testa らは 1,161 眼の OCT 検査で 181 眼（15.6％）に黄斑上膜がみられたとイタリアより報告している．一方，日本からの報告である Hagiwara らの報告では 622 眼中 4 眼（0.6％）と両方の報告の間では大きな差があり，どの程度の膜を黄斑上膜と定義するかの違いがあるように見受けられる．

網膜色素変性患者で行われた黄斑上膜の手術の結果について Ikeda らは，手術から平均 68 か月後の最終観察時に，11 眼中，0.3 logMAR 以上の改善が 3 眼，不変が 6 眼，悪化が 2 眼と報告している．

このように網膜色素変性にみられる黄斑上膜は手術した場合の視力予後はさまざまである．また術後黄斑円孔を起こしたり，色素上皮萎縮が進行したりという合併症がみられることもあり，手術に関しては慎重さが求められるのかもしれない．

一方，黄斑部に硝子体牽引が及んで，いわゆる硝子体黄斑牽引症候群の状態になった場合は，積極的に手術を行って改善したとの報告がみられる．われわれは黄斑部に厚い膜がみられたり，牽引がかかって網膜が剥離している症例では手術を行う適応があると考えている．

❸白内障同時手術時の留意点

網膜色素変性の場合には併発白内障もよくみられるため，白内障同時手術の頻度は高いものと思われる．網膜色素変性の白内障同時手術の場合，Zinn 小帯が脆弱であるという問題がある．眼内レンズ移植を行った患者を長年みていると，まず前囊の収縮が強く，ひどい場合には挿入した眼内レンズが（特にワンピースレンズの場合）折れ曲がってくることもある．その後眼内レンズが囊ごと偏位してくることもある．これらは Zinn 小帯の脆弱性に起因するものと思われる．硝子体トリプル手術を行う場合にはこれらの合併症が起こりうることを十分説明しておく必要がある．

参考文献

1) Hagiwara A, Yamamoto S, Ogata K, et al : Macular abnormalities in patients with retinitis pigmentosa : prevalence on OCT examination and outcomes of vitreoretinal surgery. Acta Ophthalmol 89 : e122-125, 2011

2) Testa F, Rossi S, Colucci R, et al：Macular abnormalities in Italian patients with retinitis pigmentosa. Br J Ophthalmol 98：946-950, 2014
3) Jin ZB, Gan DK, Xu GZ, et al：Macular hole formation in patients with retinitis pigmentosa and prognosis of pars plana vitrectomy. Retina 28：610-614, 2008
4) Ikeda Y, Yoshida N, Murakami Y, et al：Long-term Surgical Outcomes of Epiretinal Membrane in Patients with Retinitis Pigmentosa. Sci Rep 5：13078, 2015
5) Vingolo EM, Gerace E, Valente S, et al：Microincision vitrectomy surgery in vitreomacular traction syndrome of retinitis pigmentosa patients. Biomed Res Int：537081, 2014

（直井信久）

第3章

各論

I 非進行性疾患

A 白点状眼底

I. 疾患概念

　白点状眼底（fundus albipunctatus）は遺伝性網膜変性疾患である先天停止性夜盲の1つであり，両側眼底に多数の白点を認める疾患である．

II. 臨床的特徴

　古典的には主訴は夜盲で，視力および視野障害は伴わない非進行性の疾患とされている．しかし，暗順応遅延の程度はさまざまで，夜盲の症状がはっきりせず，人間ドックなどの眼底検査で初めて指摘されることもある．また，錐体ジストロフィをしばしば合併し，加齢とともに視力障害が出てくる症例があることも知られている．

　眼底の白点には，点状とリボン状の白点の2種類があり，どちらかしかない症例，両方とも認められる症例がある（図1）．黄斑部近くには白点は少なく，点状の白点は血管アーケード周囲に，リボン状の白点は周辺部に多い印象であるが，分布や数は症例により多様である．

　光干渉断層計（OCT）で観察すると，点状の白点は網膜色素上皮から ellipsoid zone を突き抜けて外境界膜に届くような高輝度の構造物としてとらえられる．一方，リボン状の白点は ellipsoid zone および網膜色素上皮が波打ったように描出され，明らかな突出物は認められない（図2）．

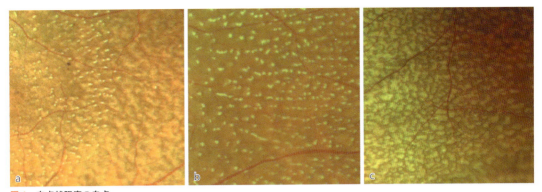

図1 白点状眼底の白点
a：点状とリボン状の白点が混じった症例．b：点状の白点のみの症例．c：リボン状の白点のみの症例．

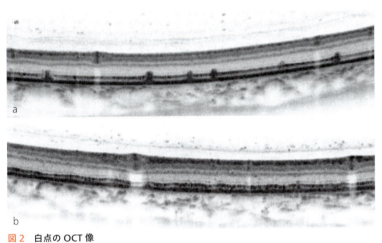

図2 白点のOCT像
a：点状の白点はellipsoid zoneから突き抜け外境界膜まで達する．
b：リボン状の白点は明確な構造物はみられず，ellipsoid zoneが断続的になり色素上皮とともに少し波打ったように描出される．

III. 原因遺伝子と病態

　常染色体劣性遺伝形式である．

　1999年Yamamotoらによって11-*cis*レチノールデヒドロゲナーゼをコードする*RDH5*遺伝子が白点状眼底の原因遺伝子として報告された．11-*cis*レチノールデヒドロゲナーゼは主に網膜色素上皮に存在し視サイクルにおいて11-*cis*レチノールから脱水素を行い11-*cis*レチナールに変換する酵素であり，この障害により暗順応遅延が起こるとされている．

　rs267607006〔NM_002905.3：c.928delCinsGAAG（p.L310delinsEV）〕変異が最も多く認められ，創始者効果と考えられている．

　*RLBP1*遺伝子や*RPE65*遺伝子異常の白点状眼底も海外では少数例報告されているが，本邦からの報告はなく，白点状眼底は*RDH5*遺伝子異常のものが大半を占める．

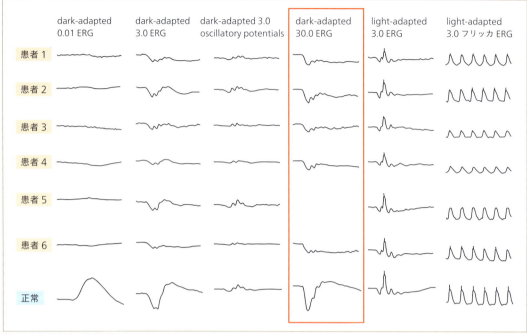

図3 白点状眼底の網膜電図
杆体反応(dark adapted 0.01 ERG)は多くの症例で著明に減弱する．一方錐体反応(light adapted 3.0 ERG，フリッカ ERG)は保たれている．刺激光の強い杆体錐体応答(dark-adapted 30.0 ERG)では negative ERG になりやすい(赤枠)．

IV. 診断

① 問診：夜盲の自覚(程度はさまざま)．
② 眼底検査：特徴的な白点の存在(図1)．
③ 暗順応計：現在本邦では市販されていないためほとんどの施設で検査不能である．
④ 網膜電図(electroretinogram：ERG)：典型的には20〜30分の暗順応では杆体応答が低下，杆体錐体応答で negative，錐体応答が比較的保たれる(図3)．2時間以上暗順応させると杆体応答，杆体錐体応答が著明に改善する．しかし，ERG の障害の程度はさまざまであり，正常とそれほど変わらない症例も散見される(図4, 5)．
⑤ 遺伝子診断：*RDH5* 遺伝子の homozygous もしくは compound heterozygous 変異の存在．

V. 鑑別診断

1. pseudodrusen

1995年に Arnold らによって名づけられた病変で加齢黄斑変性との関連が強いことが知られてきている．白点の性状を表す点状およびリボン状という表現は pseudodrusen で初めて使用されたものであるが，白点状眼底の白点と眼底所見，OCT 所見ともに全く区別

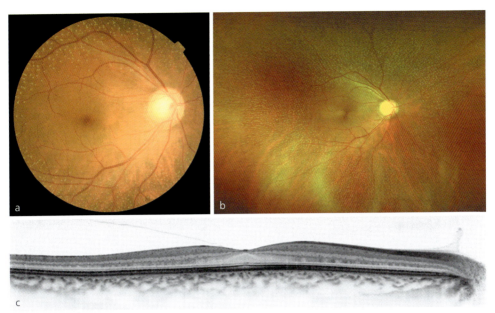

図4 白点状眼底
67歳男性．子どもの頃から夜盲は自覚あるが，映画館では15分ぐらい経つと席が見えてくる．初診時視力右眼1.5，左眼1.5．遺伝子検査にて c.928delCinsGAAG homozygous 変異を認めた．画角45°の眼底写真(a)と広角眼底写真(b)．OCT(c)の範囲内に白点は写っていない．この症例は錐体ジストロフィを伴っていない．

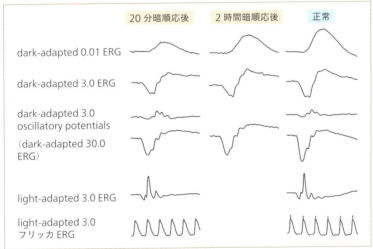

図5 図4症例の網膜電図(ERG)
ERGはすべての反応で良好に保たれており，negative ERG でもない．2時間暗順応により，振幅はさらに大きくなった．

がつかない（図6）．

　白点状眼底との鑑別は夜盲の有無，ERG（pseudodrusen では正常），年齢（若年者は白点状眼底），片眼あるいは両眼（片眼であれば pseudodrusen），遺伝子検査などで行う．

2. 白点状網膜炎（retinitis punctate albescence）

　白点状眼底は1910年に Lauber らによって非進行性の疾患で白点状網膜炎とは異なる

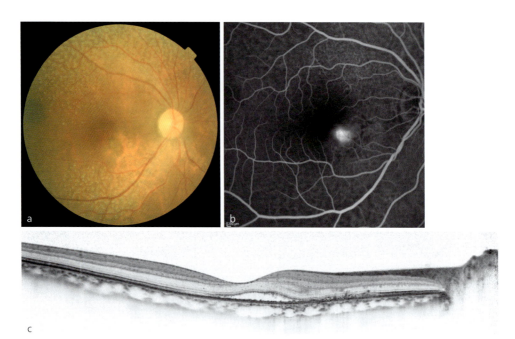

図6　pseudodrusen
眼底写真(a)では血管アーケード付近に点状とリボン状の白点を認める．黄斑下鼻側には網膜剥離が存在し，蛍光眼底造影(b)では漏出を認める．OCT(c)にて網膜剥離が確認される．*RDH5* 遺伝子に変異は見つからなかった．

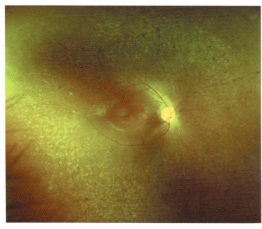

図7　白点状網膜炎
19歳女性で *RHO* 遺伝子に NM_000539 c.403C>T (p.R135W)変異をもつ．中間周辺部に色素上皮の萎縮に伴う白斑が認められる．

疾患として報告されたものである．逆に白点状網膜炎は白点を伴い進行する遺伝性網膜変性疾患の総称と考えられる．

　本邦からの報告はNakamuraらの *RLBP1* 遺伝子異常を認めた1症例のみである．スウェーデン北部では *RLBP1* 遺伝子異常によって生じる白点状網膜炎が多く，Bothnia dystrophyとよばれる．また，*RHO* 遺伝子異常の網膜色素変性も白点を伴うことがあり，当院でも1家系を見つけている(図7)．

3. ビタミンA欠乏症

　ビタミンA欠乏症も眼底に白点が生じ，夜盲を呈するため鑑別の必要な病態である．

極端な偏食，消化器手術後で脂溶性ビタミンの吸収が阻害されている場合などで生じうるため，問診が重要である．

VI. 治療の試み

RPE65，*LRAT*，*RDH5* など視サイクルに関連する遺伝子異常の疾患に対して，9-*cis* β カロテンの内服が試みられている．9-*cis* カロテンは 9-*cis* レチナールの前駆体であり，9-*cis* レチナールは 11-*cis* レチナールの構造異性体である．11-*cis* レチナールを変換できないこれらの遺伝異常のモデル動物において，視機能や形態を改善させる効果があったと報告され，ヒトに対して pilot study が行われた．

参考文献

1) Yamamoto H, Simon A, Eriksson U, et al：Mutations in the gene encoding 11-cis retinol dehydrogenase cause delayed dark adaptation and fundus albipunctatus. Nat Genet 22：188-191, 1999
2) Mimoun G, Soubrane G, Coscas G：Macular drusen. J Fr Ophtalmol 13：511-530, 1990
3) Suzuki M, Sato T, Spaide RF：Pseudodrusen subtypes as delineated by multimodal imaging of the fundus. Am J Ophthalmol 157：1005-1012, 2014
4) Nakamura M, Lin J, Ito Y, et al：Novel mutation in RLBP1 gene in a Japanese patient with retinitis punctata albescens. Am J Ophthalmol 139：1133-1135, 2005
5) Rotenstreich Y, Harats D, Shaish A, et al：Treatment of a retinal dystrophy, fundus albipunctatus, with oral 9-cis-|beta|-carotene. Br J Ophthalmol 94：616-621, 2009

〈荻野　顕〉

B 小口病

　小口病は1907年に小口忠太により初めて報告された疾患で，白点状眼底や狭義先天停在性夜盲完全型および狭義先天停在性夜盲不全型とともに広義の先天停在性夜盲に分類される．「はげかかりたる金箔状」と称される特異な眼底色調や，長時間の暗順応による眼底の正常化(水尾-中村現象)などの特徴的な眼底所見と網膜電図所見とから眼科医にとって臨床診断は比較的容易である．常染色体劣性遺伝形式を示し，原因はアレスチン遺伝子またはロドプシンキナーゼ遺伝子の変異によるこれら蛋白質の異常であることがこれまでに報告されている．これらの原因遺伝子変異から本疾患は光伝達経路(phototransductionともいう)のうちでも杆体オプシン分子の不活性化と再生サイクルの障害による杆体機能不全であることが推定される．

I. 臨床病型

　小口病の唯一の自覚症状は暗順応障害である．しかし，それは非進行性であり，本人にとっては生まれたときから同じ見え方であるので，「暗くなれば見えなくなるのは当然だ」という意識をもち，それを異常であるとは認識できないことも多い．暗所での見え方がどうも他の人より悪いようだ，ということで本人ないし周囲の人に気づかれるほか，眼底検査にて偶然発見されることもまれではない．

　視力には異常はみられず，視野は正常であることもあるが，時に軽度の狭窄を示すこともある．眼底所見は特徴的であり，金箔状の反射を認めるが網膜変性は通常みられない(図1)．この反射は時に「はげかかった金箔状」と表現される．この反射がみられる範囲には症例による個人差があり，眼底全体，アーケードから周辺部にのみ，または周辺部に部分的に存在するなど多様性がみられる．金箔状反射の部分では網膜血管のコントラストが強調されてみえる．さらに特徴的なのは長時間の暗順応によってこの反射が消失し，正常色調に戻ることである．この現象を水尾-中村現象という．暗順応を解除すると30～40分かけて徐々に元の金箔状反射が出現してくる(図2)．暗順応検査を行うと，暗順応開始後しばらくは錐体暗順応(暗順応曲線第1相)のみがみられ，Kohlrauschの屈曲はみられないが，長時間の暗順応後には徐々に杆体暗順応(暗順応曲線第2相)が出現し，閾値が低下する．網膜電図(electroretinogram：ERG)では標準的な杆体・錐体混合最大反応(フラッシュERG)においてa波の振幅低下に引き続くb波の高度な振幅低下という特徴的な陰性ERG

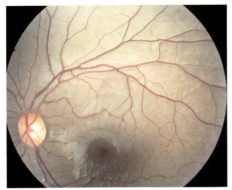

図1　小口病の金箔状反射

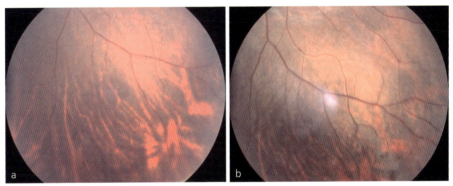

図2　水尾-中村現象からの回復過程
a：長時間の暗順応後の眼底所見．b：明順応開始40分後の同一箇所の眼底所見．

を示す．律動様小波は存在し，杆体ERGは波形消失型となる．一方で，錐体ERGや30 HzフリッカERGは正常である（図3）．この結果は杆体機能の選択的な障害と解釈される．なお，フラッシュERGにおいても暗順応時間を長時間おくとa波の振幅は増大するがb波を含めて完全に正常化することはないようである．

II.　鑑別診断

　非進行性夜盲性疾患として広義の先天性停在性夜盲に分類される他の疾患，すなわち白点状眼底，先天性停在性夜盲完全型および同不全型があるが，眼底所見から鑑別は容易である．フラッシュERGの所見だけをみれば網膜色素変性や癌関連網膜症との類似性があるが，症状の進行性に加えて眼底所見，視野所見，錐体ERGやフリッカERGなどで鑑別する．周辺部眼底の金箔状または銀箔状眼底反射および水尾-中村現象がみられる疾患として，X連鎖性若年網膜分離症（図4）とX連鎖性錐体ジストロフィがあるが眼科的臨床所見から鑑別可能である．外傷の既往があれば網膜振盪症との鑑別は容易にできる．

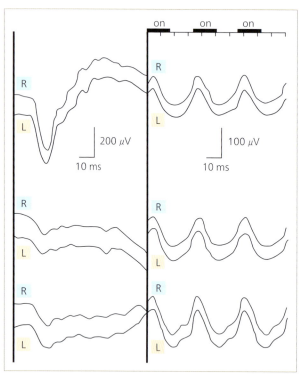

図3 小口病患者の網膜電図所見
最上段は健常者の所見，中段と下段は小口病患者の所見．左はフラッシュ ERG，右は 30 Hz フリッカ ERG．小口病ではフラッシュ ERG にて a 波の減弱と陰性 ERG がみられるが，フリッカ ERG は正常である．

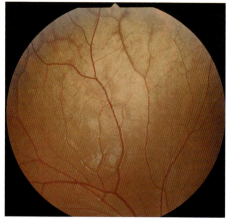

図4 X 連鎖性若年網膜分離症でみられた銀箔状反射

III. 小口病の分子遺伝学

　小口病の原因遺伝子検索はまずインド人の家系にて行われた連鎖解析で 2 番染色体長腕との連鎖が認められたことから，この部位に存在するアレスチン遺伝子との関連が疑われ，1995 年に日本人患者を用いた候補遺伝子解析でアレスチン遺伝子 1147delA という高頻度変異が発見された．日本人小口病患者の 90％以上がこの変異を示すと考えられる．その後，米国の小口病患者にロドプシンキナーゼ遺伝子の変異が発見された．いずれも，phototransduction のなかで，光により活性化されたロドプシンを不活性化して再生へ導く反応経路に働く蛋白質であるので，その経路の異常が本疾患の原因となるのではないかと考えられる．遺伝形式は常染色体劣性遺伝をとる．なお，日本以外のアジア諸国における小口病の原因遺伝子検索の結果は 2015 年現在でまだ報告されておらず，日本人でのアレスチン遺伝子 1147delA 変異が日本人に特有な創始者効果なのか，アジアである程度共通な変異なのかはまだわかっていない．

IV. 小口病の分子病態と暗順応特性

　ロドプシンに光が当たると発色団である 11-*cis* レチナールが全 *trans* レチナールに異性

化する．その結果，ロドプシン分子が活性化された状態，すなわちメタロドプシンIIとなりトランスデューシンと結合することで，phototransductionを活性化する．しかし，このままの状態が続くとロドプシンは次に来る光刺激を受容できず実質的に光不感性となるので，直ちに不活性化され再生される必要がある．そのために活性化ロドプシンはまずロドプシンキナーゼによるリン酸化を受け，そこにアレスチンが結合することでトランスデューシンとの結合を完全に阻害するとともにレチナールが外れやすい構造に変化する．そこに新たな11-cisレチナールが結合することでロドプシンは再生し，次の光刺激の受容が可能となる．また，アレスチンがなくともメタロドプシンIIは自然に不活性型のメタロドプシンIIIに変化し，レチナールを放出してアポロドプシンとなるが，この自然分解反応には時間がかかる．小口病ではこのアレスチンによるロドプシンの急速な不活性化と再生ができないため，自然分解のみとなり，多くのロドプシン分子が光で飽和されたままの状態，つまりon状態が持続することになるため，新たな光刺激を感受できない不感応状態が長引き，結果として暗順応に時間がかかることになる．このように光受容には視物質の絶え間ないonとoffの繰り返しが必要で，小口病ではoff反応が障害されているために暗順応に極端に長時間かかるようになる．したがって，小口病患者では長時間の就寝後に覚醒したときには暗い所でも一時的によく見えるようになるという自覚症状となる．なお，アレスチンは杆体オプシンにのみ特異的であり，錐体オプシンにはX-アレスチンという錐体特異的な別のアレスチンがその働きを担うので，小口病では錐体機能には障害がない．

V. 金箔状眼底の原因

　金箔状眼底反射は動物実験での観察により，網膜内の細胞外液K^+の過剰により起こるのではないかと考えられている．小口病では杆体でのphototransductionのon状態が持続するために外節のcGMP依存陽イオンチャネルの閉鎖状態が持続するが，これがなぜ網膜細胞外のK^+の濃度上昇につながるのかは不明である．ただし，細胞外のK^+は通常Müller細胞によるポンプ作用にて硝子体腔に排出されるとされ，小口病ではその能力を上回るK^+が網膜細胞外液に貯まるために金箔状の色調となると考えられる．長時間の暗順応でメタロドプシンIIの自然分解が徐々に進行するとやがて杆体細胞も暗順応状態となり，Müller細胞によるK^+の硝子体腔へのくみ出しが追いついて眼底色調が正常化する水尾-中村現象が完成すると考えられる．K^+イオンの硝子体腔への排出は後部硝子体剥離の有無によっても影響されると考えられ，金箔状反射の分布の個人差も網膜と硝子体との接着の程度と範囲に左右されると考えられる．

VI. 網膜色素変性との関連性

　小口病と網膜色素変性との関連性が指摘されている．これは以前から同一家系内で小口病患者と網膜色素変性患者とが混在する例があることが知られていたり，同一患者の眼底に網膜色素変性と小口病が合併しているかのように考えられる症例が発見されたりしてい

たからである．小口病患者の多くは非進行性の夜盲を示す機能性疾患の様相を呈するが，一部に進行性に悪化して眼底に器質性障害である網膜変性の所見が現れる症例がある．そのような症例のなかに小口病の表現型をとらずに最初から網膜色素変性の病像を示していた症例がいるのかどうかは不明であるが，アレスチンの高頻度変異1147delA変異をホモ接合でもつ常染色体劣性網膜色素変性の存在も知られている．アレスチン遺伝子変異以外に小口病と網膜色素変性との表現型の差を決定づける修飾因子の存在が予想されるが，まだわかっていない．これまでの症例からは，アレスチン変異をもつ網膜色素変性の臨床所見は黄斑に変性が及ばない限り比較的軽いことが多い．

参考文献

1) 小口忠太：一種の夜盲症に就いて．日眼会誌 11：123-130, 1907
2) Fuchs S, Nakazawa M, Maw M, et al：A homozygous 1-base pair deletion in the arrestin gene is a frequent cause of Oguchi disease in Japanese. Nat Genet 10：360-362, 1995
3) Yamamoto S, Sippel KC, Berson EL, et al：Defects in the rhodopsin kinase gene in patients with the Oguchi form of stationary night blindness. Nat Genet 15：175-178, 1997
4) Nakazawa M, Wada Y, Fuchs S, et al：Oguchi disease：Phenotypic characteristics of patients with the frequent 1147delA mutation in the arrestin gene. Retina 17：17-22, 1997
5) de Jong PTVM, Zrenner E, van Veel GJ, et al：Mizuo phenomenon in X-linked retinoschisis. Pathogenesis of the Mizuo phenomenon. Arch Ophthalmol 109：1104-1108, 1991

〔中澤　満〕

C 先天停在性夜盲

I. 定義と概念

　先天停在性夜盲(congenital stationary night blindness：CSNB)とは，生来の夜盲を有し，しかも症状が非進行性である遺伝性網膜疾患の総称である．広い意味ではCSNBは非進行性の夜盲疾患すべてを含み，その場合には小口病や白点状眼底もこの概念に含まれる(図1)．しかし一般的にCSNBという場合には，眼底に異常がみられないものだけを指すことが多い(これが，狭義の先天停在性夜盲)．小口病と白点状眼底については別の項目で扱われているので，本項ではこの狭義の先天停在性夜盲について述べる．

II. 分類

　眼底に異常がみられないCSNB(狭義のCSNB)は，暗順応後に強いフラッシュ光で記録した網膜電図(electroretinogram：ERG)の波形によって，Riggs型とSchubert-Bornschein型の2つに分けられている(図1)．Riggs型のCSNBではERGは平坦となり，視細胞の機能そのものに異常があることを示している．

　一方でSchubert-Bornschein型のCSNBでは，ERGのa波(視細胞由来)が正常で，b波(双極細胞由来)の振幅がa波の振幅より小さい，いわゆる陰性型(negative type)となる．この波形の変化は，視細胞の機能そのものは正常に保たれているが，視細胞から双極細胞への伝達に異常があることを示している．一般の臨床ではRiggs型のCSNBは非常に珍しく，本邦におけるCSNBのほとんどはSchubert-Bornschein型である．

　以前はSchubert-Bornschein型CSNBは単一の疾患と考えられていた．しかし1988年にMiyakeにより，Schubert-Bornschein型のCSNBは杆体機能が消失している完全型(complete type)と杆体機能が残存している不全型(incomplete type)の2型に分類できることが報告された．この完全型，不全型という呼称は現在国際的に広く使用されている

III. 原因遺伝子

　1990年代になり，CSNBの原因遺伝子が次々と発見された．ERGが消失型となるRiggs型の原因遺伝子としては，*RHO*，*GNAT1*，*PDE6B*，*SLC24A1*などが報告されてい

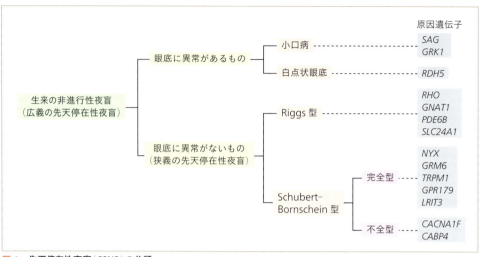

図 1　先天停在性夜盲（CSNB）の分類
CSNB という場合，広義 CSNB と狭義 CSNB の 2 つがある．狭義 CSNB はさらに Riggs 型と Schubert-Bornschein 型に分けられる．

る．*RHO*，*PDE6B*，*GNAT1* は視細胞における光情報伝達にかかわる遺伝子であり，*SLC24A1* は杆体の外節において Na-Ca イオン交換に関与する遺伝子である．

　完全型 CSNB の遺伝形式は，常染色体劣性か X 染色体遺伝がほとんどである．常染色体劣性の完全型 CSNB の原因遺伝子としてはこれまでに *GRM6*，*TRPM1*，*LRIT3*，*GPR179* が，X 染色体遺伝の原因遺伝子としは *NYX* が報告されている．これらの遺伝子はすべて，視細胞から放出される伝達物質のグルタミン酸が ON 型双極細胞の受容体（mGluR6）に結合したあとの ON 型双極細胞の信号伝達経路（mGluR6 カスケード）に関係する遺伝子である．

　不全型 CSNB で常染色体劣性の原因遺伝子として *CABP4* が，X 染色体遺伝の原因遺伝子として *CACNA1F* が知られている．これら不全型 CSNB の原因遺伝子の産物は，視細胞と双極細胞が形成するシナプスの視細胞側に発現している．

IV. 網膜における ON 経路・OFF 経路と CSNB の病態

　このように，完全型 CSNB の原因遺伝子はすべてシナプスの ON 型双極細胞側に発現しており，これが機能不全になることによって視細胞から ON 型双極細胞への伝達が完全に遮断される．錐体は ON 型と OFF 型の両方の双極細胞と連結しているが，杆体は ON 型双極細胞のみと連結している．そのため，完全型 CSNB では杆体の経路が完全に遮断されて強い夜盲となる（図 2a）．視細胞と錐体の OFF 型双極細胞の連結は正常なので，明所での生活に不自由はそれほどない．

　一方で不全型 CSNB の原因遺伝子はすべてシナプスの視細胞側に発現している．これらの遺伝子の異常により視細胞から ON 型および OFF 型の両方の双極細胞への情報伝達に障害が生じるが，完全に遮断されるわけではない．そのために，不全型 CSNB では ON 経路と OFF 経路の両方に不完全な機能不全になる（図 2b）．

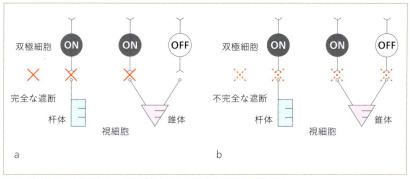

図2 完全型および不全型の先天停在性夜盲（CSNB）の病態の模式図
完全型CSNB（a）では，視細胞からON型双極細胞の伝達が完全に遮断されている．一方で不全型CSNB（b）では，視細胞からON型およびOFF型双極細胞への情報伝達が不完全な形で遮断されている．

V. 完全型CSNBと不全型CSNBの症状と検査所見

　以上の理由により，完全型は夜盲の訴えがあるが不全型は杆体機能が残存しているために夜盲の訴えはほとんどない．実際の臨床では，完全型も不全型も5〜10歳頃に視力低下を主訴に眼科を受診することが多い．完全型，不全型ともに矯正視力は0.2〜0.7程度である．完全型には中〜高度近視が多い（図3a）が，不全型は近視も遠視もありうる（図3b）．両型とも軽度の眼振や斜視を伴うことがある．色覚は正常に保たれる．眼底は，完全型は高度近視の例では豹紋状の近視性変化がみられることが多いが，その他は正常である（図4a）．不全型の眼底は全く正常である（図4b）．

　暗順応検査を行うと，完全型では杆体経路が完全に遮断されているので1次曲線のみ（錐体暗順応のみ）となり，杆体暗順応は欠損する．不全型ではrod-cone break（Kohlrauschの屈曲点）が認められるものの，最終閾値は正常者より1〜2log程度高い値をとることが多い（図5）．

　光干渉断層計（OCT）の所見でもCSNBの網膜の断層像に異常はみられない（図6）．完全型では強度近視による軽度の網膜の菲薄化がみられるが，同程度の近視の正常者のOCTと違いはない．不全型のOCTも正常であり，網膜の各層の厚みや形態に異常はみられない．

　ERGは非常に特徴的であり，暗順応後に強いフラッシュ刺激を使って記録したERGは両型とも陰性型になる（図7，フラッシュ最大応答）．不全型では律動様小波が少し残存することが多い．杆体応答は完全型では平坦，不全型では低下する．錐体応答は完全型ではa波の底が水平に長くなり，特徴的な「square a-wave」を示す（図7，矢印）．不全型の錐体応答は振幅が低下する．フリッカ応答は完全型では正常，不全型で振幅が低下する．

　明順応の条件で，100〜200 ms程度の長時間刺激を使って錐体ERGのON応答（起源は主に錐体のON型双極細胞）とOFF応答（起源は主に錐体のOFF型双極細胞）を分離すると，完全型ではON応答は消失し，OFF応答は正常に保たれる．不全型ではON応答もOFF応答も両方とも振幅が低下する（図8）．

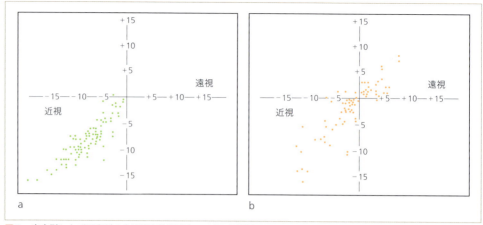

図3 完全型および不全型の先天停在性夜盲（CSNB）の屈折値
完全型には中～高度近視が多い（a）．不全型は近視も遠視もありうる（b）．
（三宅養三：新しい疾患概念の確立―先天停止性夜盲の完全型と不全型．日眼会誌 106：737-756, 2002 より一部改変）

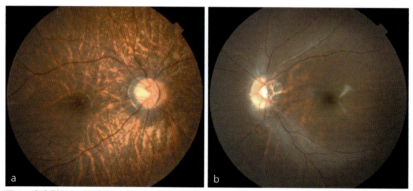

図4 完全型および不全型の先天停在性夜盲（CSNB）の眼底
完全型は強度近視の例では豹紋状の近視性変化がみられることが多いが，その他は正常である（a）．
不全型の眼底は全く正常である（b）．

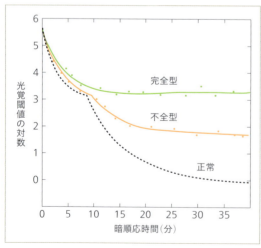

図5 完全型および不全型の先天停在性夜盲（CSNB）の暗順応曲線
暗順応検査では完全型では 1 次曲線のみ（錐体暗順応のみ）となる．不全型では rod-cone break が認められるが，最終閾値は正常より 1～2 log 程度高い値をとる．

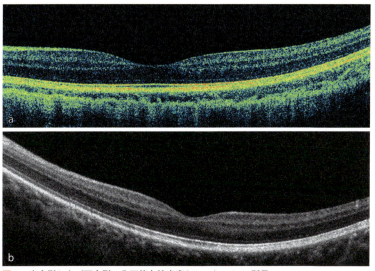

図 6　完全型および不全型の先天停在性夜盲(CSNB)の OCT 所見
完全型(a)では高度近視による軽度の網膜の菲薄化がみられるが，同程度の近視の正常者の OCT と違いはない．不全型(b)の OCT も正常であり，網膜の各層の厚みや形態に異常はみられない．

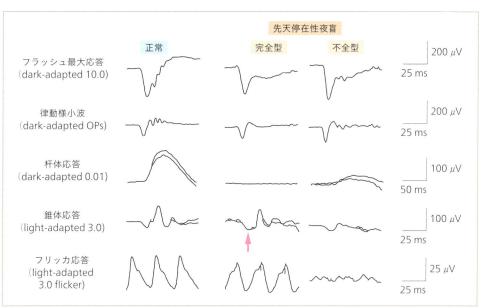

図 7　完全型および不全型の先天停在性夜盲(CSNB)の ERG 所見
フラッシュ最大応答は両型とも陰性型になる．杆体応答は完全型では平坦，不全型では低下する．錐体応答は完全型では a 波の底が水平に長くなり(矢印)，不全型では全体的に振幅が低下する．フリッカ応答は完全型で正常，不全型で振幅が低下する．

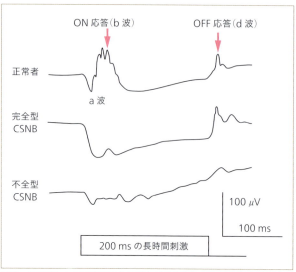

図8 完全型および不全型の先天停在性夜盲（CSNB）の錐体 ERG の ON 応答と OFF 応答

長時間刺激を用いた錐体 ERG では，完全型では ON 応答は消失し，OFF 応答は正常に保たれる．不全型では全体的に振幅が低下する．

VI. 治療と予後

　CSNB の治療法はない．通常は学校生活や社会生活に支障をきたすほどの視機能障害に至ることはない．海外では，CSNB の動物モデルを用いた遺伝子治療の試みが始まっているが，成功したとしても実際に臨床応用すべきかどうかについては議論がある．

参考文献

1) Zeitz C, Robson AG, Audo I：Congenital stationary night blindness：an analysis and update of genotype-phenotype correlations and pathogenic mechanisms. Prog Retin Eye Res 45：58-110, 2015
2) Miyake Y, Yagasaki K, Horiguchi M, et al：Congenital stationary night blindness with negative electroretinogram. A new classification. Arch Ophthalmol 104：1013-1020, 1986
3) 中村　誠, 三宅養三：先天停止性夜盲の分子遺伝学的検討．日眼会誌 108：665-673, 2004
4) 三宅養三：新しい疾患概念の確立―先天停止性夜盲の完全型と不全型．日眼会誌 106：737-756, 2002

（近藤峰生）

D 全色盲

　全色盲は杆体1色覚ともよばれ，単一遺伝子異常による遺伝性網膜疾患の範疇に入り，常染色体劣性遺伝を示す．視細胞のうち，杆体の機能は正常であるが，先天的にすべての錐体（L錐体，M錐体，S錐体）の機能喪失が起こる疾患である．欧米での頻度は3万〜5万人に1人と考えられている．本邦での頻度は不明であるが，原因不明の弱視と診断されているケースをしばしば経験する．S錐体1色覚は，杆体およびS錐体機能は正常で，L錐体およびM錐体の機能喪失が起こる疾患である．ほかにも遅視症（bradyopsia）やoligo-cone trichromacyなどの疾患も錐体機能不全の疾患概念に含まれる．

I. 症状

　幼少時より低視力，振子眼振，羞明，昼盲がみられる．眼底は正常で，蛍光眼底造影検査でも明らかな異常所見はみられないことが多いが，黄斑ジストロフィや錐体ジストロフィと同様に萎縮性黄斑変性がみられることもある．非進行性のため，多くの罹患者で視力は生涯を通じて変化しないが，萎縮性黄斑変性が出現する場合，緩徐ではあるが，視力障害が進行する場合がある．S錐体1色覚も同様の症状がみられるが，杆体1色覚に比べ若干視力が良好な場合がある．

II. 臨床所見

① 矯正視力は，0.1〜0.2程度で，遠視眼が多い．錐体ジストロフィは，矯正視力が比較的良好な時期があり，幼少時の視力の状態を聴取することにより，両者の鑑別は容易である．

② Goldmann動的視野検査では，中心暗点が検出されるが周辺視野は正常である．しかし，V/4視野が全体的に狭窄傾向を示す症例もあり，Leber先天黒内障と誤診される可能性もあり，視野での診断は避けるべきである．

③ 色覚検査で，石原色覚検査表国際版38表の第1表を正読できる一方，それ以外は正読困難である．パネルD-15検査をfailし，その混同軸が2型色覚（deutan）軸と3型色覚（tritan）軸の中間の杆体（scotopic）軸に一致することがある．アノマロスコープ検査では，赤色光の感度が低く，黄色光を緑色光より暗く感じるため特徴的なパターンを示す．

④ 白色背景下分光感度は，完全型の場合，色覚正常者の暗所視比視感度(主として杆体視と同様に 505 nm 付近をピークとする 1 峰性)に一致するため，Purkinje 移動(Purkinje shift)はみられない．
⑤ 全視野刺激網膜電図(electroretinogram：ERG)で，杆体反応は良好であるが，錐体反応や 30 Hz フリッカ反応は消失もしくは著しく減弱する．最大応答の a 波は，正常振幅から軽度低下する．
⑥ 眼底所見は，正常から黄斑萎縮を示すケースまでさまざまである．
⑦ 光干渉断層計(OCT)では，黄斑部菲薄化・黄斑体積減少や黄斑部網膜の外層障害がみられる．具体的には，中心窩の ellipsoid zone が欠損しその部位が低輝度を示す例がある一方，中心窩の ellipsoid zone が連続して検出される例もあり，病態は，総合的に判断されるべきである．
⑧ 補償光学装置(adaptive optics)を用いた黄斑部の網膜高解像度画像では，錐体のモザイク構造の破壊(dark space)が検出される．全色盲では錐体機能が消失しているにもかかわらず，錐体構造が検出される症例も存在し，そのような症例は将来遺伝子治療の対象者になりうると考えられている．

III. 分子遺伝学

杆体 1 色覚の原因遺伝子として，*CNGA3*，*CNGB3*，*GNAT2*，*PDE6C*，*PDE6H*，*ATF6* の 6 遺伝子が報告されている．*CNGA3* および *CNGB3* は，それぞれ cGMP 依存性カチオンチャネルの α および β サブユニットをコードする遺伝子で錐体特異的に発現している．欧米での研究から *CNGA3* もしくは *CNGB3* の遺伝子異常が，杆体 1 色覚全体の約 80％の原因となっている．一方，*GNAT2*，*PDE6C*，*PDE6H* は，それぞれ杆体 1 色覚の全体の 2％程度と推定されている．2015 年 6 番目の原因遺伝子として *ATF6* が報告された．興味深いことに，他の 5 遺伝子は錐体特異的に発現している蛋白質をコードしているが，*ATF6* は，ユビキタス(各組織で恒常的)に発現していることがわかっている．日本人の杆体 1 色覚の原因として，*CNGA3*，*CNGB3*，*PDE6C* の 3 つが報告されているが，それぞれの原因遺伝子異常の頻度はわかっていない．

IV. 症例提示

これまでに杆体 1 色覚と診断され，遺伝子変異が同定された自験例について紹介する．

症例 1

22 歳，女性．幼少時より，低視力，羞明，眼振を認めていた．就学時に眼科受診した際は，原因不明の弱視と診断されていた．初診時の矯正視力は両眼それぞれ 0.1，羞明および軽度の眼振を認めた．石原色覚検査表では，第 1 表以外判読不能であった．眼底検査では，明らかな異常所見はなかったが，OCT 検査で，黄斑部網膜の軽度菲薄化を認めた．Goldmann 視野検査で，中心 5°の暗点(I/2 視標)がみられるも周辺視野は正常であっ

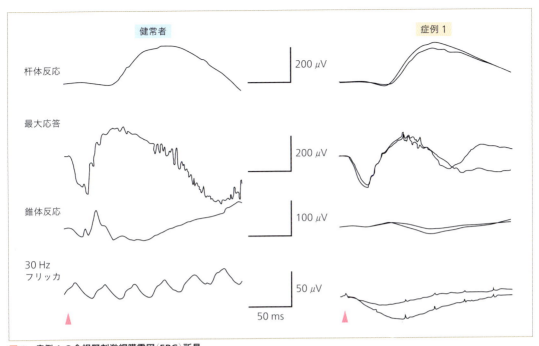

図1 症例1の全視野刺激網膜電図（ERG）所見
杆体反応は良好であるが，錐体反応および30 Hzフリッカ反応は消失している．

た．ERGで，杆体反応は良好であったが，錐体反応および30 Hzフリッカ反応は消失していた（図1）．この時点で，完全型杆体1色覚と診断された．遺伝学的検討を行い，Sanger法による*CNGA3*遺伝子解析で，2つのミスセンス変異（p.R436W and p.L633P）を認め疾患原因と判定した．38歳時，矯正視力は両眼それぞれ0.1，眼底検査で中心窩付近に色調異常を認めたが，黄斑部に異常自発蛍光はみられなかった（図2）．また，OCTではellipsoid zoneの連続性は保たれていたが，その輝度は均一でなかった（図2）．

症例2

5歳，男児．生後より，羞明および眼振を認めていた．9歳の姉も同様な症状を認めていた．両親はいとこ婚であった．初診時の矯正視力は両眼それぞれ0.1で，+7.00 Dと強度の遠視眼であった．石原色覚検査表では，第1表以外判読不能であった．パネルD-15検査は，failし杆体軸に一致した混同線を示した．明らかな眼底異常はなかった．ERGで，杆体反応は良好で，錐体反応もわずかに反応が検出され，不全型杆体1色覚と診断された．姉は，錐体反応および30 Hzフリッカ反応は消失し，完全型杆体1色覚と診断された．その後，1年ごとの経過観察を経て，26歳時，矯正視力は両眼それぞれ0.2で，軽度の萎縮性黄斑変性を認め，黄斑部にまだらな自発蛍光，OCTでは黄斑部の網膜外層部欠損・菲薄化がみられた（図3）．次世代シークエンサーを用いた遺伝子解析で，*PDE6C*遺伝子にp.E591K変異をホモ接合で認めた．興味深いことに姉は，同様の変異以外に，先天青黄色覚異常の原因遺伝子である*OPN1SW*（Sオプシン遺伝子）にp.G79R変異をヘテロ接合で認めたが，弟の発端者にこの変異はなかった．弟の発端者が不全型で，姉

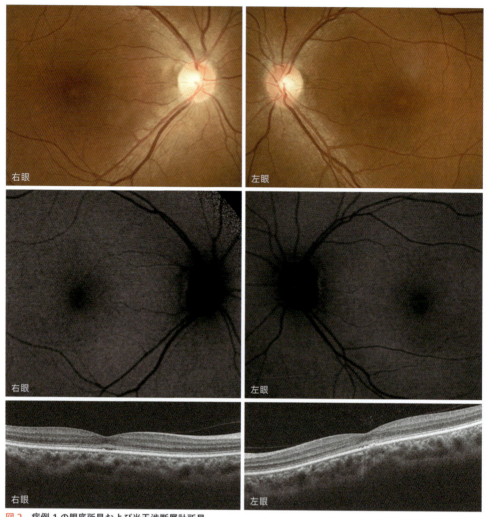

図2 症例1の眼底所見および光干渉断層計所見
眼底写真で，中心窩付近に色調異常を認める（上段）．黄斑部に異常自発蛍光はみられない（中段）．OCTではellipsoid zoneの連続性は保たれているが，その輝度は均一でない（下段）．

が完全型と診断された理由として，*OPN1SW*変異が関係している可能性が示唆された．なお，*OPN1SW*変異を有していた父は，のちに先天青黄色覚異常と診断されている．

V. 治療

　現時点で，失った錐体機能を獲得する根本的治療は確立されていない．2008年，*RPE65*遺伝子異常によるLeber先天黒内障に対する遺伝子治療が行われたように，原因遺伝子の機能喪失による常染色体劣性遺伝病は，遺伝子補充療法などの遺伝子治療のターゲットになりうる．実際に，*Cnga3*ノックアウトマウスや*Cngb3*ノックアウトマウスに対する遺伝子治療の研究成果が報告され，一定の治療効果が証明されている．*CNGA3*および*CNGB3*の遺伝子異常による杆体1色覚は，疾患原因の頻度が高いことから，今後ヒトを対象とした遺伝子治療の臨床応用が期待される．

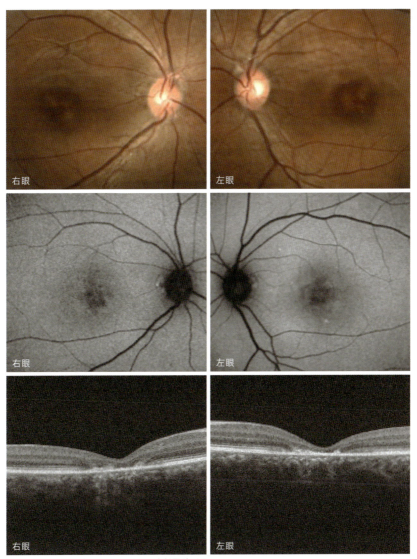

図3　症例2の眼底所見および光干渉断層計所見
眼底写真で，軽度の萎縮性黄斑変性を認める（上段）．黄斑部にまだらな自発蛍光がみられる（中段）．
OCTでは黄斑部の網膜外層部欠損・菲薄化がみられる（下段）．

　遺伝子治療以外の臨床研究として，神経保護因子である毛様体神経栄養因子(ciliary neurotrophic factor：CNTF)含有ECTインプラントによる治療成績の報告がある．この治療は，2006年に網膜色素変性を対象に第Ⅰ相臨床試験が行われ，安全性が確認されている．*CNGB3*変異(*CNGA3*変異は陰性)による杆体1色覚の5例に対して，CNTF含有ECTインプラント治療が片眼のみに行われ，1年の観察期間で錐体機能の改善は得られなかったという結果であった．この結果に別の研究グループが意見を述べている．OCT・補償光学装置による所見を異にする*CNGB3*変異陽性杆体1色覚症例群には2グループあり，中心窩付近の錐体密度が著しく減少している症例群，中心窩付近の錐体が比較的残存している症例群が存在し，もし，後者群でインプラント治療が行われていれば異なった結果になっていた可能性を指摘している．

Ⅰ　非進行性疾患

参考文献

1) Aboshiha J, Dubis AM, Carroll J, et al：The cone dysfunction syndromes. Br J Ophthalmol 100：115-121, 2016
2) Goto-Omoto S, Hayashi T, Gekka T, et al：Compound heterozygous CNGA3 mutations(R436W, L633P)in a Japanese patient with congenital achromatopsia. Vis Neurosci 23：395-402, 2006
3) Hayashi T, Kozaki K, Kitahara K, et al：Clinical heterogeneity between two Japanese siblings with congenital achromatopsia. Vis Neurosci 21：413-420, 2004
4) Katagiri S, Hayashi T, Yoshitake K, et al：Congenital Achromatopsia and Macular Atrophy Caused by a Novel Recessive PDE6C Mutation(p.E591K). Ophthalmic Genet 36：137-144, 2015
5) Zein WM, Jeffrey BG, Wiley HE, et al：CNGB3-achromatopsia clinical trial with CNTF：diminished rod pathway responses with no evidence of improvement in cone function. Invest Ophthalmol Vis Sci 55：6301-6308, 2014

〈林　孝彰〉

II 進行性疾患

A 網膜色素変性

I. 概要

1. 定義・疫学・病因

　網膜色素変性は，視細胞の遺伝子の突然変異により生じる緩徐進行性遺伝性疾患であり，視細胞および網膜色素上皮細胞の広範な変性がみられる原発性，進行性かつ遺伝性の疾患群である．本邦では4,000〜8,000人に1人の割合で発症し，2012年の医療受給者証保持者数厚生労働省患者調査では，27,158人である．先天盲の第1位を占め，また緑内障，糖尿病網膜症に次いで成人視覚障害原因疾患の第3位に位置する．

　網膜色素変性の病因は，視細胞をコードする遺伝子の異常である．常染色体優性遺伝，常染色体劣性遺伝，X連鎖性遺伝形式が知られており，1990年に初めて，ロドプシン遺伝子が常染色体優性網膜色素変性の原因遺伝子であることが報告された．その後，網膜色素変性の原因遺伝子の異常が次々と明らかになり，網膜色素変性単独ではこれまでに60種類以上の原因遺伝子が特定され，Leber先天黒内障や網膜色素変性に感音難聴を合併するUsher症候群などの類縁疾患を含めると，80種類以上の原因遺伝子がみつかっている．現在までに報告されている原因遺伝子を表1に示す．病態や進行速度などは原因遺伝子によってさまざまであるが，同一の原因遺伝子変異をもつ同一家系内の患者でも重症度や進行速度は異なることがあり，20歳代で高度の視機能不全に陥る症例から，80歳代でも中心視力の良好な症例まで臨床像は多彩である．

　疾患頻度に関する人種差はないとされているが，遺伝子変異および頻度は人種によって異なる．常染色体劣性網膜色素変性において，本邦では*EYS*遺伝子の変異が20〜30％を占めるのに対し，海外では*USH2A*遺伝子の変異が大部分を占める．また，常染色体優性網膜色素変性においては，海外ではロドプシン遺伝子の変異が約25％に認められるが，

表1 網膜色素変性の原因遺伝子

遺伝子	染色体	働き	その他（関与している疾患）
常染色体優性網膜色素変性の原因遺伝子			
RHO	3q22.1	光伝達	先天停止性夜盲
FSCN2	17q25	構造	黄斑変性にも関与
HPRP3	1q21.2	RNA processing	
NRL	14q11.2	転写因子	
PRPC8	17p13.3	RNA processing	
PRPF31	19q13.42	RNA processing	
RDS	6p21.2	構造　黄斑変性	錐体ジストロフィに関与
RP1	8q12.1	不明　RP	
ROM	11q12.3	構造	Peripherin/RDS 遺伝子異常との2遺伝子異常
IMPDH1	7q31.1	homotetramer	
常染色体劣性網膜色素変性の原因遺伝子			
ABCA4	1p22.1	ビタミンA	黄斑変性，錐体杆体ジストロフィ
CRX	19q13.32	転写因子	Leber 先天黒内障，錐体ジストロフィ
GUCY2D	17p13.1	光伝達	Leber 先天黒内障，錐体杆体ジストロフィ
PDE6B	4p16.3	光伝達	先天停止性夜盲
AIPL1	17p13.2	輸送	Leber 先天黒内障
CNGB1	16q13	光伝達	
CRB1	1q31.3	cell to cell interactions	Leber 先天黒内障
LRAT	4q32.1	ビタミンA	
MERTK	2q13	貪食	
PDE6A	5q33.1	光伝達	
RGR	10q23.1	ビタミンA	
RLBP1	15q26.1	ビタミンA	
RPE65	1p31.2	ビタミンA	Leber 先天黒内障
RPGRIP1	14q11.2	不明	Leber 先天黒内障
SAG	2q37.1	光伝達	先天停止性夜盲
X染色体劣性網膜色素変性の原因遺伝子			
RP2	Xp11.23	不明 RP	
RPGR	Xp11.4	不明	錐体ジストロフィ，錐体杆体ジストロフィ
全身疾患に合併する網膜色素変性の原因遺伝子			
FZD4	11q14.2	不明	
PHYH	10p13	代謝	
PCDH15	10q21.1	構造	
MYO7A	11q13.5	cytoskeletal	
PEX1	7q21.2	輸送	
MKKS	20p12.2	不明	
SANS	17q24-q25	不明	
TTPA	8q12.3	輸送	
TULP1	6p21.31	不明	
USH1C	11p15.1	不明	
USH2A	1q41	構造	
USH3A	3q25.1	不明	
CDH23	10q22.1	構造	
BBS1	11q13	不明	
BBS2	16q12.2	不明	
BBS4	15q24.1	不明	
BBS7	4q27	不明	
MTATP6	mitochondrion	代謝	
MTTL1	mitochondrion	tRNA	
MTTS2	mitochondrion	tRNA	

本邦では約4%で非常に低頻度である．本邦での遺伝形式の頻度は，孤発例（56%）が最も多く，次いで常染色体劣性遺伝（25%），常染色体優性遺伝（17%），X連鎖性遺伝形式（2%）である．近年，分子遺伝学的な手法の技術進歩により，次世代シークエンサーを用いることで，網膜色素変性の原因遺伝子の網羅的な解析が可能となったが，網羅的なスクリーニング遺伝子診断を行っても，原因遺伝子を特定できる症例は全体の3〜4割程度とされ，本疾患は非常に多様性に富む．

2. 発症機序・病態

網膜色素変性では，変性の主体は視細胞であり，最初に杆体細胞の変性が生じる．杆体は暗所での視機能に重要であり，そのために夜盲が初発症状となる．また，杆体細胞は網膜周辺部に分布しているため，周辺網膜から変性が始まり，視野障害を生じる．やがて，中心部に多く分布している錐体細胞に変性が及ぶと視力障害や色覚異常が生じる．杆体は錐体と比較し約20倍存在するため，杆体と錐体の混合型網膜電図（electroretinogram：ERG）であるシングルフラッシュERGの総応答は，杆体系の影響が強く，ERGは初期から著しく障害される．

病気の本体は杆体であり，杆体の細胞死は遺伝的にプログラミングされているが，杆体のみならず網膜色素上皮細胞を含めた網膜の微小環境や網脈絡膜の循環障害が続発し，杆体細胞死に引き続いて錐体細胞死が生じる．錐体細胞死は中心視機能の障害を招き，やがて失明に至る．この錐体細胞死は2次的なもので，その機序や理由に関しては，酸化ストレス説や網脈絡膜循環障害説などのいくつかの仮説はあるものの明らかにされてはいないが，最終的には，原因遺伝子に依存しない共通の病態であるアポトーシスというメカニズムによって死滅し，網膜変性が起こると考えられている．

網膜色素変性の認定基準を表2に示す．

網膜色素変性は，2015年1月1日より国が定める110疾病の指定難病の1つに該当し，指定難病の申請に際し必要な臨床調査個人票の記載は，都道府県知事により指定された「難病指定医」の資格をもつ医師のみが行えることになった．

II. 症状

主症状は，進行性の夜盲，視野狭窄，視力低下であり，これらの症状は，通常は両眼性で進行は緩徐である．平均発症年齢は遺伝形式により異なり，常染色体劣性遺伝では11歳，常染色体優性遺伝では23歳前後である．

1）夜盲

夜盲は初発症状であり，20歳までに発症することが多い．ごく初期の段階では，薄暗いところでのものの見えにくさや暗順応の低下のみであるため，日中では不自由を訴えることは少ない．定型網膜色素変性の症状では，夜盲はほぼ必発である．

表 2　網膜色素変性の認定基準

1　自覚症状
① 夜盲
② 視野狭窄
③ 視力低下
④ 羞明（または昼盲）

2　臨床検査所見
① 眼底所見
網膜血管狭小，粗糙な網膜色調，骨小体様色素沈着，多発する白点，視神経萎縮，黄斑変性
② 網膜電図の異常（減弱型，陰性型，消失型）
③ 眼底自発蛍光所見で網膜色素上皮萎縮による過蛍光または低蛍光
④ 光干渉断層計で中心窩における ellipsoid zone の異常（不連続または消失）

3　診断の判定
① 進行性の病変である
② 自覚症状で，上記のいずれか1つ以上がみられる
③ 眼底所見で，上記のいずれか2つ以上がみられる
④ 網膜電図で，上記の所見がみられる
⑤ 炎症性又は続発性でない
上記，①〜⑤のすべてを満たすものを，指定難病としての網膜色素変性と診断する

4　重症度分類
重症度分類のⅡ，Ⅲ，Ⅳ度の者を対象とする
Ⅰ度：矯正視力 0.7 以上，かつ視野狭窄なし
Ⅱ度：矯正視力 0.7 以上，視野狭窄あり
Ⅲ度：矯正視力 0.7 未満，0.2 以上
Ⅳ度：矯正視力 0.2 未満
*1 矯正視力，視野ともに，良好なほうの眼の測定値を用いる
*2 視野狭窄ありとは，中心の残存視野が Goldmann I-4 視標で 20°以内とする

2）視野狭窄

　杆体の変性が進んでくると，次第に視野障害を呈してくる．視野障害は，輪状暗点とよばれる中間周辺部の視野障害から始まり，さらに杆体の変性萎縮が進行してくると，錐体が多く分布している中心部を除いて視野欠損が生じる求心性視野狭窄の状態に陥る．この段階では，著しい視野狭窄のために日常生活で不自由を訴えることが多くなってくる．しかし，この段階でも高度な視野狭窄に比して，視力はまだ正常に保たれていることが多い．

3）視力低下

　さらに病気が進行し，杆体に続いて錐体の変性が生じてくると，視力障害が出現する．錐体が高度に障害されると重度の視力障害に陥る．そして錐体細胞が完全に変性萎縮に陥ると失明をきたすが，一般的には病状の進行は非常に緩徐であり，発症から失明に至るまでには数十年を要する．

4）色覚異常

　錐体に障害が及ぶことで，色覚異常を呈する．

5）羞明

錐体に障害が及ぶことで，羞明を呈する．錐体機能障害が先行する錐体杆体ジストロフィでは，初期から著しい羞明を生じる．

6）合併症（併発症）

白内障は，若年から中央の後嚢下混濁を認めることが多く，平均発症年齢は47.5歳である．水晶体混濁が視軸にかかり視力に影響している場合には，白内障手術を行う．
閉塞隅角緑内障の合併率が高い．
星状硝子体症などの硝子体異常がみられることもある．
数％に黄斑浮腫や黄斑前膜などの黄斑合併症がみられる．

III. 検査

1）視力検査

定型網膜色素変性では，初期には杆体の変性のみであるために，視力障害はみられない．病気の進行に伴い，錐体の変性が生じてくると視力障害がみられる．中心型網膜色素変性では，初期から杆体の障害に加え錐体の障害もみられるため，視力低下が生じる．

2）眼底検査

両眼性の網膜血管の狭細化，網膜色素上皮の粗糙化，骨小体様色素沈着を呈する．骨小体様色素沈着は，初期には網膜赤道部から周辺部にみられ，進行とともに後極部にも出現する．なかには，色素沈着のみられないものがあるが，注意深く観察すると網膜の色調は粗糙である（無色素性網膜色素変性）．視神経乳頭は，蒼白もしくは黄色の色調を呈するロウ様視神経萎縮がみられることがある．白点を伴うこともある．初期の網膜色素変性では色素沈着などの変化に乏しく，網膜血管の狭細化が唯一の重要な所見になることがある．

男性網膜色素変性患者の母親は，X連鎖性遺伝の可能性が高く，眼底検査を勧める必要がある．

3）視野検査

初期から中期の段階では，網膜変性部位に一致して，輪状，地図状暗点がみられ，末期には求心性視野狭窄が認められる．骨小体様色素沈着を欠く無色素性網膜色素変性患者では視野検査が発見の手がかりになることもある．中心型網膜色素変性では中心暗点を認める．

Goldmann視野検査は初診時のスクリーニング検査としては必須であるが，経過観察時には定量可能なHumphrey視野検査（HFA™）のほうが有用である．中等度に進行した症例の進行予測には，HFA™を用い，緑内障同様に進行速度を定量的に求めることが可能である．HFA™10-2プログラムで計測したMD（mean deviation）値が-15 dB以下に低下す

ると，有意に視力が低下すると報告されており，経過観察に際し有用である．また，MD値が－15 dB以下の進行例において，中心4点の網膜感度は経過年数と相関する．残存視機能の評価に関しても，HFA10-2プログラムの中心4点と視力との相関が報告され，残存する錐体機能の評価を行ううえでも有用である．

4) 網膜電図

網膜電図(ERG)は，初期から消失型もしくはa波，b波の振幅低下を示す．通常，杆体応答は錐体応答よりも先に減弱され，錐体応答と比較し杆体応答が優位に障害される．よって，錐体応答が優位に障害されている場合には，錐体ジストロフィを疑うべきである．一般的には，定型網膜色素変性では消失型を，非定型網膜色素変性では全くの消失型ではなく，わずかに反応が記録されることが多い．診断確定および指定難病の新規申請の際には必須の検査である．初期の網膜色素変性は網膜血管の狭細化のみを呈し，しばしば眼底所見だけでは診断が困難なことがあり，その際にはERGが有用となる．

5) 蛍光眼底造影検査

フルオレセイン蛍光眼底造影検査は必須ではないが，網膜色素上皮の萎縮により造影初期から脈絡膜大血管が透見可能であり，一致して点状過蛍光のみられるwindow defectの所見が認められる．さらに，脈絡毛細血管板の閉塞による網膜脈絡膜萎縮に伴う低蛍光を示す．

6) 光干渉断層計

光干渉断層計(OCT)は，非侵襲的に，また簡便に網膜形態を評価できるため有用である．周辺部から求心性にellipsoid zoneが消失し，網膜外層の障害および菲薄化がみられる．

7) 眼底自発蛍光

眼底自発蛍光(fundus autofluorescence：FAF)は，網膜色素上皮の機能を反映しており，初期には過蛍光を，網膜色素上皮の障害が高度になる末期には障害部位に一致して低蛍光を示す．また，定型例では黄斑周囲にリング状にFAFの過蛍光リングがみられ，リング内側境界より内側では，ellipsoid zoneおよび外境界膜(external limiting membrane：ELM)が存在し，網膜外層は保たれている．リングに一致する部位ではellipsoid zoneは消失し，リングの外側ではellipsoid zoneに加えてELMも消失し，網膜外層は菲薄化している．FAFは非侵襲的な検査で，経過観察の際に有用である．

IV. 治療

現時点では有効な治療法は確立されていない．しかし，近年，国内外で網膜色素変性に関する病態解析研究や治療開発・研究が盛んになされてきており，病気の各段階に応じて様々な治療戦略が考えられている．

1. 病気の進行の抑制に関与する薬物治療

薬物治療は，人工網膜や再生医療とは異なり，病気の進行自体の抑制が主目的であり，一度失われてしまった視機能を回復することはできない．しかし，本疾患は一般的に緩徐な進行であるため，少しでも病気の進行を遅らせることができればそれは大変有用である．

1) サプリメント

(1) ビタミンA

ビタミンAの摂取により，4～6年の経過観察期間で，ERGの錐体系の反応の低下を有意に抑制することが報告された．この報告以降，病気の進行抑制を目的として，ビタミンAの摂取が推奨されてきたが，近年，原因遺伝子によっては病気の進行を助長することがわかってきたため，慎重な判断が必要とされる．

(2) DHA

視細胞外節に存在する多価不飽和脂肪酸であり，抗酸化物質である．網膜色素変性の患者において，ビタミンAとDHAを同時摂取することにより，2年の経過観察期間で，視力および視野の進行が有意に抑制された．DHAは青魚に多く含まれており，DHAを1日あたり0.2g以上摂取している網膜色素変性患者では，0.2g未満摂取している患者に比較して，4～6年の経過観察期間で，視力低下が有意に抑制されたという報告もある．

(3) ルテイン

ルテインは，黄斑部に局在する色素で，体内では合成されることはなく，経口摂取により用量依存性に黄斑色素密度を上昇させる．DHAと同様に黄斑部視細胞を酸化ストレスから保護する作用があり，病気の進行抑制に働くとされている．1日12mgのルテインを摂取している網膜色素変性患者では，4年の経過観察期間で，視野の進行が有意に抑制されたという報告がある．

(4) その他

ビタミンEには抗酸化作用があるが，過剰摂取により病気の進行を助長する可能性があり注意を要する．

サプリメントの効果は限定的であり，すべての遺伝子変異の症例に有効ではなく，時には病気の進行を助長することがあることを念頭におきつつ，過剰な服用は避けるよう患者に説明する必要がある．

2) アダプチノール®

ヘレニエンという物質を主成分とする暗順応改善薬である．古くから網膜色素変性の患者に用いられているが，1963年を最後に報告はなく，その効果は不明である．

3）神経保護治療

網膜色素変性では，これまでに60種類以上の原因遺伝子が特定されているが，原因となる遺伝子変異から視細胞死の1つであるアポトーシスが生じる経路は，原因遺伝子に依存しにくい網膜色素変性に比較的共通する部分が多く，したがって視細胞保護治療では，原因遺伝子に依存しない共通の病態であるアポトーシスの抑制が治療の主眼となる．

現在，視細胞保護治療では，世界各国で点眼，内服あるいは眼内に埋植するなどのさまざまな投与方法で，視細胞保護効果のある物質を用いた臨床試験や研究が試みられている．

（1）ウノプロストン点眼を用いた臨床試験

イソプロピルウノプロストンは，1994年に本邦で，0.12％レスキュラ®点眼液として承認され，眼圧下降作用に加え，網脈絡膜循環改善作用を有し，緑内障を対象に使用されている．BKチャネル活性化作用によりアポトーシスを抑制し，またエンドセリンにより収縮した血管平滑筋を弛緩させることにより網脈絡膜の血流を増加させ，視細胞保護効果を示す．

網膜色素変性患者180例を対象に行われた第Ⅲ相臨床試験では，52週の経過観察期間において，0.15％ウノプロストン点眼（UF-021）群で主要評価項目であるHumphrey視野の網膜感度の有意な改善が認められたものの，プラセボ群との比較では有意差を認めることはできなかった．点眼治療は，簡便で非侵襲的な治療法であり，今後さらなる追加試験を期待する．

（2）毛様体神経栄養因子（ciliary neurotrophic factor：CNTF）を用いた臨床試験

CNTFは，ニワトリの毛様体神経節細胞から分離された神経栄養因子でありインターロイキン-6ファミリーに属するサイトカインの1つで，網膜のMüller細胞やグリア細胞などで発現している．その主な作用の1つに，神経保護作用があり，これまで13種類の遺伝子の異なる網膜色素変性モデル動物でその効果が確認されている．網膜色素変性患者を対象として，遺伝子操作によりCNTFを安定かつ持続的に産生する細胞を特殊なカプセルに封入し眼内に埋植する第Ⅲ相臨床試験が進行中である．

（3）色素上皮由来因子（pigment epithelium derived factor：PEDF）を用いた臨床試験

PEDFは網膜色素上皮から産生される神経栄養因子の1つであり，網膜変性モデルや光障害モデルなどにおいて，眼内投与による抗アポトーシス作用による神経保護効果が証明されている．PEDF遺伝子をサル由来のレンチウイルスベクターに組み込んで網膜下に投与する方法が報告され，現在，網膜色素変性患者を対象とした臨床試験が進行中である．

（4）ニルバジピン

ニルバジピンはカルシウム拮抗薬であり，主に内科領域で高血圧症の治療に用いられている．アポトーシスの初期段階には細胞内のカルシウム濃度が高まり，その結果としてア

ポトーシスが引き起こされる．ニルバジピンは，細胞内のカルシウム濃度を抑えることにより視細胞保護を示し，網膜変性モデルマウスにおいて進行を抑制する報告がみられる．

4) 9-cis-β-カロテン含有サプリメント（ドナリエラ®）

ドナリエラ®は，9-cis-レチナールの前駆体である 9-cis-β-カロテンを含有するサプリメントの一種である．経口摂取により体内に取り込まれると，肝臓で 9-cis-レチナールになり，レチノイドサイクルに作用する．網膜色素変性患者を対象として，ドナリエラ®の 3 か月間の摂取により，視力および網膜感度の有意な改善の報告や，ERG の b 波の振幅の有意な改善の報告がある．

2. 遺伝子治療

網膜色素変性では，異常遺伝子の多様性から遺伝子診断そのものが容易でないために，治療ターゲットとなる異常遺伝子を絞りにくく，現時点では Leber 先天黒内障などの特殊な症例に限り，遺伝子治療が行われている．

2006 年には，RPE65 遺伝子変異の Leber 先天黒内障に対し，アデノ随伴ウイルス（AAV：adeno-associated virus）ベクターを用いて正常 RPE65 遺伝子を導入する遺伝子治療が行われ，2007 年にはロドプシン遺伝子異常のある常染色体優性遺伝網膜色素変性モデルマウスを用い，正常ロドプシン置換用遺伝子を組み込んだ DNA 断片を網膜下に導入し，異常ロドプシン遺伝子発現を抑制することに成功した．現在，RPGR 遺伝子異常による網膜色素変性に対して遺伝子治療の臨床試験が進行中であり，将来多くの網膜色素変性患者も遺伝子治療の対象になることが期待される．

3. 人工網膜

人工網膜は，「体外装置」と「体内装置」から構成され，体外装置は体外に設置する装置であり，小型 TV カメラと処理回路と 1 次コイルを搭載している．一方，体内装置は体内に設置する装置であり，2 次コイル刺激回路と多極電極を搭載している．TV カメラと処理回路により外界の画像を取得・処理したあと，1 次コイルを使って体内装置に画像データを送信し，そのデータをもとに，2 次コイル刺激回路で刺激電流が作られ，網膜近傍に設置された多極電極を介して網膜を電気刺激するしくみである．

米国の人工網膜 "Argus® II" は，すでに医療機器として承認を得て，網膜色素変性患者への埋植が行われており，ドイツの "Alpha IMS" は臨床試験が進行中である．どちらのグループも眼内に多極電極を設置するために，眼内炎，低眼圧や網膜剝離などの重篤な合併症のリスクがある．一方，本邦では，大阪大学を中心として，眼内への埋植ではなく，脈絡膜と強膜の間に多極電極を設置して電気刺激を行う方式「脈絡膜上経網膜刺激方式（STS 方式：suprachoroidal-transretinal stimulation）」を用いており，現在，手動弁以下の重症網膜色素変性患者を対象として人工網膜装置を埋植する臨床試験が行われている．

4. 網膜再生移植

ES 細胞（embryonic stem cell）や iPS 細胞（induced pluripotent stem cell）は，身体のあらゆる組

織の細胞に分化することができる多能性幹細胞であり，ES 細胞は胚から作られ，iPS 細胞は成人の体細胞から作られる．iPS 細胞から網膜色素上皮細胞シートを作製し，本邦では世界に先駆け，iPS 細胞由来の網膜色素上皮細胞シートを加齢黄斑変性の患者に移植する臨床研究が始まっている．

また，幼若な視細胞を移植すると宿主網膜のなかで分化して成熟した視細胞になり，健常な網膜に生着することが示され，さらにこれらを網膜色素変性モデルマウスに移植することによって視機能が保たれていることが報告された．網膜色素変性では視細胞が最終的に死滅するために，視細胞の移植が必要になるわけだが，これらの研究の成果は，視細胞移植に関しても現実的な可能性としてとらえられるようになり，今後，網膜色素変性の患者を対象とした iPS 細胞由来の視細胞移植にも期待がかかる．

5. 合併症に対する治療

1）黄斑浮腫や黄斑前膜に対する治療

網膜色素変性では約 5.5％に黄斑浮腫の合併がみられる．網膜色素変性では末期まで中心視機能は保たれるため，中心視機能に影響を及ぼす黄斑浮腫をきたした場合には日常生活への支障が大きく，治療が必要になることが多い．炭酸脱水酵素阻害薬である 1％トルソプト®点眼液を 1 日 3 回点眼（保険適用外）することにより，18 か月の経過観察期間で，18 例中 10 例で黄斑浮腫の改善を認めた．9 例は投与後 6 か月で黄斑浮腫が改善し，そのうち 8 例では 18 か月間効果が持続した．また，点眼後 6 か月で黄斑浮腫の改善がみられなかった 4 例中 3 例では，その後も改善はみられなかった．1％トルソプト®点眼液を 6 か月使用し，黄斑浮腫の改善がみられない場合には，別の治療法の選択も念頭におく必要があると考えられる．

別の治療法として，Artunay らは炭酸脱水酵素阻害薬にて黄斑浮腫の改善を得られなかった網膜色素変性患者を対象として，VEGF 阻害薬の硝子体内注射を行い，治療後 6 か月の時点で，15 例中 13 例で黄斑浮腫の改善を認めた．また，ステロイドの硝子体内注射を施行した網膜色素変性患者の報告では，治療後 6 か月の時点で，5 例中 3 例で黄斑浮腫が改善した．また，黄斑浮腫の再燃例に対するステロイドの後部 Tenon 囊下注射の有用性の報告もみられる．しかし，硝子体内注射では眼内炎などの重篤な合併症や，ステロイドの硝子体内注射や後部 Tenon 囊下注射では，ステロイドによる眼圧上昇や白内障などの合併症があり，炭酸脱水酵素阻害薬による点眼治療と比較すると侵襲的である．これらの薬物治療はすべて保険適用外であるため，治療に際しては治療による利点と欠点を総合的に判断し，患者への十分な説明を行い，相談のうえ治療の可否を決定する必要がある．

著者らの自験例では，ellipsoid zone が連続している症例において，黄斑浮腫を合併した場合には有意に視力低下を生じ，浮腫の程度と視機能は有意な相関を示す．網膜色素変性患者に黄斑浮腫を併発した場合には，たとえ視力良好例であってもすみやかな治療が必要と考える．著者らの施設では，黄斑浮腫を合併した場合には，まず非侵襲的な 1％トルソプト®点眼液での点眼治療を 6 か月間行い，浮腫の改善がみられなかった場合には，相

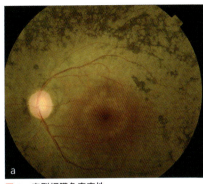
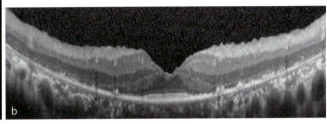

図1　定型網膜色素変性
a：眼底写真．血管は狭細化しており，骨小体様色素沈着を認める．黄斑部の色調は保たれている．
b：光干渉断層計．周辺部網膜の ellipsoid zone は欠損し，網膜外層の菲薄化を認める．

談のうえ点眼治療の継続もしくは別の治療法を選択している．また，これらの薬物治療を試みても十分な黄斑浮腫の改善がみられない場合には，硝子体手術を考慮する．

黄斑前膜に対しては，黄斑部の ellipsoid zone が残存している症例では，術後の視機能改善が見込まれるため，硝子体手術を考慮する．

2）白内障に対する治療

白内障を併発し，視機能に影響を及ぼしていると判断した場合には，白内障手術を考慮する．手術前に OCT を施行し，ellipsoid zone が連続して認められる場合には手術後に視機能改善が見込まれるため手術を考慮する．網膜色素変性患者では，Zinn 小帯が脆弱な可能性があるため，手術前に水晶体震盪の有無を必ず確認する．また術後に，高率に後発白内障や前嚢収縮をきたす．その場合には，後発白内障切開術を考慮する．眼内レンズは，青色の短波長光を遮断する着色眼内レンズを用いることが多いが，進行抑制に関するエビデンスはない．

V. 鑑別診断

網膜色素変性は臨床像から定型と非定型に分類される．定型網膜色素変性（図1）は，両側性で緩徐進行性である．夜盲が初発症状であり，視野は徐々に周辺視野から求心性に障害される．シングルフラッシュ ERG は初期から著しく障害され，その多くは消失型を示す．

非定型網膜色素変性に関しては，以下に示す．

1. 非定型網膜色素変性

1）中心型網膜色素変性（図2）

眼底後極部を中心に網脈絡膜変性が認められる．定型網膜色素変性と異なり，視野は中心暗点を示し，初期から視力低下がみられる．OCT では，黄斑部の網膜外層の菲薄化が

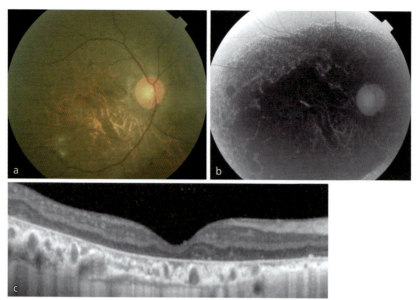

図2　中心型網膜色素変性
a：眼底写真．中心部に網膜変性萎縮および色素沈着を認める．
b：眼底自発蛍光．中心部の網膜変性萎縮部位に一致して低蛍光を認める．
c：光干渉断層計．黄斑部は菲薄化し，ellipsoid zone は欠損している．

初期から認められる．ERG では杆体反応が錐体反応より優位に障害され，これは錐体ジストロフィとの鑑別として重要である．

2）区画性網膜色素変性

左右対称性に，眼底の一区画に病変が限局する．病変部位に一致した視野異常を呈する．

3）片眼性網膜色素変性

定型網膜色素変性は両側性であるが，本症は片眼性であり，他眼は機能的にも検眼鏡的にも正常である．外傷や炎症などの続発性のものを否定する必要がある．長期経過観察後に健眼に網膜色素変性が出現することがあり，最低5年以上の経過観察が必要であり，発症時期の異なる両眼例を除外する必要がある．

4）色素性傍静脈脈絡膜萎縮（図3）

網膜の静脈に沿って，色素沈着を伴う網脈絡膜変性萎縮巣がみられる疾患である．その多くは孤発例であるが，遺伝性の症例もみられる．時にぶどう膜炎を伴う症例がみられ，全身的には梅毒や結核などが原因となることもありうる．視力障害は通常みられず，みられてもごく軽度である．

視野は，Mariotte 盲点の拡大から放射状の暗点を示すものまで多彩であり，網脈絡膜変性萎縮巣に一致する．約75％の症例で傍乳頭周囲網脈絡膜変性萎縮がみられ，一致してMariotte 盲点の拡大を伴う．

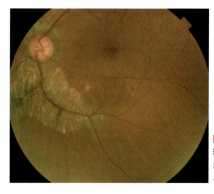

図3 色素性傍静脈脈絡膜萎縮
網膜の静脈に沿って，色素沈着を伴う網脈絡膜変性萎縮巣が認められる．傍乳頭周囲網脈絡膜変性萎縮も認められる．

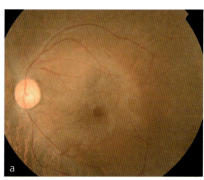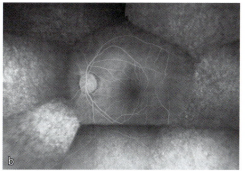

図4 無色素性網膜色素変性
a：眼底写真．骨小体様色素沈着を認めない．血管は狭細化しており，周辺網膜は粗糙な色調を呈している．黄斑前膜を認める．
b：蛍光眼底造影．粗糙な色調の周辺網膜は，初期から点状過蛍光を示し，いわゆる window defect の所見を呈している．

5）無色素性網膜色素変性（図4）

眼底に骨小体様色素沈着を認めない．定型網膜色素変性の初期像であると考えられている．

6）白点状網膜炎

進行性の夜盲を呈し，視野障害が進行する．定型網膜色素変性に類似した症状を呈するが眼底に多数の孤立性白点を認めることから区別される．

2. コロイデレミア

進行性の夜盲を呈し，視野障害が進行する．定型網膜色素変性に類似した症状を呈するが，眼底にはびまん性の脈絡膜萎縮により，強膜が透見され特徴的な白色眼底を呈することから区別される．

3. 脳回状脈絡網膜萎縮

進行性の夜盲を呈し，視野障害が進行する．定型網膜色素変性に類似した症状を呈する．眼底に脳回状の網膜変性病巣を認めることから区別される．強度近視を合併することが多い．オルニチン血症をきたす．

4. 続発性網膜変性

　梅毒などの感染やアルコール・薬物中毒などによりビタミンの摂取が極度に低下することにより，網膜色素変性に類似した症状や所見が認められる．家族歴のはっきりしない孤発例の場合には，網膜色素変性の認定を行う際に必ず除外する必要がある．続発性を疑った場合には，問診や梅毒抗体価のチェックなど全身検索は必須である．

5. 自己免疫網膜症・癌関連網膜症・悪性黒色腫随伴網膜症

　進行性の夜盲を呈し，視野障害が進行する．定型網膜色素変性に類似した症状を呈する．しかし，発症様式で区別され，網膜色素変性では進行が緩徐であるのに対し，自己免疫網膜症，癌関連網膜症および悪性黒色腫随伴網膜症では急性の進行がみられる．比較的高齢発症で孤発例であり，急激な進行がみられる場合にはこれらの疾患を疑い，すみやかに血清学的検査による自己抗体(抗リカバリン抗体や抗α-エノラーゼ抗体)の有無および全身検索を行う．

6. Leber 先天黒内障

　生後早期，特に1年以内に発症する．多くの例で視力は 0.1 未満となり，羞明や眼振がみられる重症の網膜ジストロフィである．

7. 網膜色素変性に全身疾患を合併する症候群

1) Usher 症候群

　感音難聴を合併する．*USH2A* 遺伝子異常を代表として，現在までに 11 種類の遺伝子異常が明らかにされている．欧米では 10 万人に 3〜6 人の頻度で発症し，常染色体劣性遺伝もしくは X 連鎖性遺伝形式をとる．その多くは，感音難聴が先行し，10 歳代で夜盲を発症する．

2) Kearns-Sayre 症候群

　両眼性の進行性外眼筋麻痺，心伝導障害，難聴などを合併する．孤発例で，発症年齢は 20 歳以下である．ミトコンドリア病に属する．

3) Laurence-Moon-Bardet-Biedl 症候群

　肥満，低身長，性腺発育遅延，運動失調，難聴などを合併する．常染色体劣性遺伝形式をとる．

VI. ロービジョンケア

　病状が進行し日常生活に不自由をきたしてきた場合には，残存視機能を活用するためにロービジョンケアを積極的に導入する．中心視力の低下に対しては拡大鏡や拡大読書器の使用を，視野狭窄に対しては，凹レンズを用いることにより視野を広げ，プリズムレンズを用いることにより視野が拡大される．羞明に対しては遮光眼鏡を用いる．550 nm 以下の波長をカットするレンズを用いることで，グレアや眼内散乱光が減少することが確認されている．

VII. 遺伝カウンセリング

　遺伝相談や遺伝カウンセリングに関しては，進学，就職，結婚，出産などに関しての相談が多く，慎重な対応が求められる．日常の診療においては，臨床遺伝専門医との連携をはかることが重要である．また，将来的には遺伝子診断が可能になってくると予想されるが，遺伝子検査により偶発的な異常がみつかる可能性もあり，今後は遺伝相談や遺伝カウンセリングの需要が高まってくると思われる．

参考文献

1) Aizawa S, Mitamura Y, Hagiwara A, et al：Changes of fundus autofluorescence, photoreceptor inner and outer segment junction line, and visual function in patients with retinitis pigmentosa. Clin Experiment Ophthalmol 38：597-604, 2010
2) Hagiwara A, Yamamoto S, Ogata K, et al：Macular abnormalities in patients with retinitis pigmentosa：prevalence on OCT examination and outcomes of vitreoretinal surgery. Acta Ophthalmol 89：e122-125, 2011
3) Hagiwara A, Mitamura Y, Kumagai K, et al：Photoreceptor impairment on optical coherence tomographic images in patients with retinitis pigmentosa. Br J Ophthalmol 97：237-238, 2013
4) Nakamura Y, Mitamura Y, Hagiwara A, et al：Relationship between retinal microstructures and visual acuity after cataract surgery in patients with retinitis pigmentosa. Br J Ophthalmol 99：508-511, 2015
5) 中村洋介，山本修一：網膜色素変性の治療法の展望．眼科 57：853-860, 2015

（中村洋介，山本修一）

Topics

EYS 遺伝子

網膜色素変性(retinitis pigmentosa：RP)の典型例では，10〜20歳代で夜盲を発症し，30歳代から視野狭窄が進行し，50歳以降社会的な失明に至ることが多い．遺伝的にも臨床的にも異質性の高い病気であることが知られ，遺伝病といっても孤発例が多い．

1990年にRPの最初のロドプシン(*RHO*)遺伝子異常が報告されて以降，20数年間に原因遺伝子についての知見が増えた．疾患の原因遺伝子の情報がわかるRetNet™というサイト(https://sph.uth.edu/retnet/)で，2016年6月8日現在，RPの原因遺伝子数は常染色体優性遺伝が27，常染色体劣性遺伝(autosomal recessive：AR)は57，X連鎖性遺伝は3つ明らかにされている．

❶ *EYS*遺伝子とは

EYS(Eyes shut homolog)遺伝子は6番染色体q12に存在し，ゲノムサイズが2Mbと，眼に特異的に発現している遺伝子のなかで最大遺伝子の1つである．ショウジョウバエでは複眼の形態に重要なspace maker蛋白として知られ，視細胞の形態維持に重要と考えられている．2008年にヒトの*EYS*遺伝子構造が明らかにされ，同年にオランダとスペインのarRP家系で*EYS*遺伝子の変異がみつかり，2010年にフランス，英国，オランダ，スペインにおいて5〜16％の頻度で原因変異が同定され，各国のarRPの高頻度な原因遺伝子であると報告されている．細野らの報告によると他国の結果と同様に日本人のarRP患者における*EYS*遺伝子の寄与は18％と大きく，原因変異c.4957_4958insAは日本のarRP患者において突出して頻度の高い遺伝子変異である可能性が高い．各々の原因遺伝子の疾患に占める割合は人種によって差があり，米国ではRPの原因として*USH2A*遺伝子異常の頻度が高い報告が多いのに対し，日本では*EYS*遺伝子異常が多い．大石らは日本人のRPとUsher症候群の多数例の原因遺伝子を検討して，日本人の原因遺伝子として*EYS*遺伝子が多いことを確かめている．

❷ *EYS*遺伝子異常の臨床像

われわれは*EYS*遺伝子異常をもつ10症例のRPの臨床像について検討した．多くの患者は30歳代まで比較的良好な視力を保ち，40〜50歳代に急に視力が低下した(図1a)．視野は多くの症例で左右眼とも対称的に狭窄し，年齢とともに悪化した(図1b)．眼底は，年齢で増加する骨小体様変化と狭小化した網膜血管を認め，視神経は比較的よく保たれていた(図2a)．光干渉断層計(OCT)検査では，網膜が著明に菲薄化していた(図2b)．網膜電図は重症な杆体錐体機能障害の所見を示した．

フランスのAudoらの報告では，われわれと同様に多くの症例が夜盲で始まり視野狭窄が進行し羞明がみられたが，晩期まで中心視力と中心視野を保っていた．オランダのLittinkらの報告では，ほとんどが20〜40歳代に夜盲で始まり徐々に視野狭窄が進み晩期には視力が低下した．

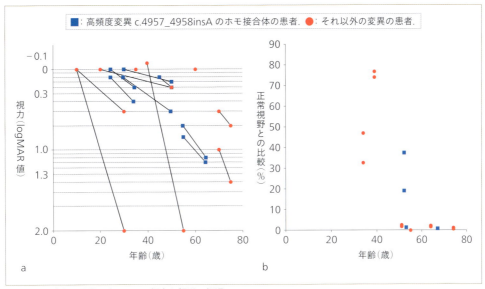

図1 *EYS* 遺伝子異常による RP の視力と視野の経過
a：視力の経過．多くの患者は 20 歳までは良好であるが，30 歳代から低下している．
b：視野の経過．50 歳を過ぎると高度に障害される（視野の計算方法は参考文献 3 参照）．

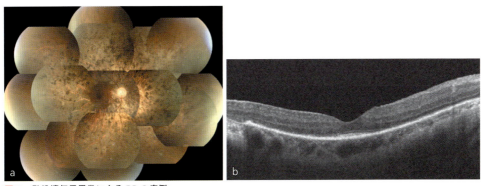

図2 *EYS* 遺伝子異常による RP の症例
a：眼底写真．骨小体様変化と狭小化した網膜血管，広範な網膜色素上皮の萎縮を認める．
b：OCT 写真．網膜が著明に菲薄化していたが，視細胞内節外節接合部（ellipsoid zone）を含む中心窩の構造が保たれていた．

❸今後の展望

　RP の原因遺伝子は 60 以上が明らかにされているが，原因となるおのおのの遺伝子の RP 全体に占める割合は均一ではなく，人種によっても異なる．日本人では，*EYS* 遺伝子異常が突出して多く，日本人の約 200 人に 1 人は *EYS* 遺伝子の高頻度変異 c.4957_4958insA をもつキャリアーの可能性がある．臨床的には，*EYS* 遺伝子異常に効果のある薬物の開発はもちろんであるが，適切な遺伝カウンセリングの実施，遺伝子検索サービスの充実，臨床遺伝専門医との連携が重要と考える．

参考文献

1) Hosono K, Ishigami C, Takahashi M, et al：Two novel mutations in the *EYS* gene are possible major causes of autosomal recessive retinitis pigmentosa in the Japanese population. PLoS ONE 7：e31036, 2012

2) Oishi M, Oishi A, Gotoh N, et al：Comprehensive molecular diagnosis of a large cohort of Japanese retinitis pigmentosa and Usher syndrome patients by next-generation sequencing. Invest Ophthalmol Vis Sci 55：7369-7375, 2014
3) Suto K, Hosono K, Takahashi M, et al：Clinical phenotype in ten unrelated Japanese patients with mutations in the *EYS* gene. Ophthalmic Genet 35：25-34, 2014
4) Audo I, Sahel JA, Mohand-Saïd S, et al：*EYS* is a major gene for rod-cone dystrophies in France. Hum Mutat 31：e1406-1435, 2010
5) Littink KW, Van den Born LI, Koenekoop RK, et al：Mutations in the *EYS* gene account for approximately 5% of autosomal recessive retinitis pigmentosa and cause a fairly homogeneous phenotype. Ophthalmology 117：2026-2033, 2010

〔須藤希実子，堀田喜裕〕

Topics

クリスタリン網膜症

クリスタリン網膜症（Bietti crystalline corneoretinal dystrophy，図1）はコロイデレミアと同様に網膜色素変性（retinitis pigmentosa：RP）と診断されて専門外来に紹介されてくることの多い網膜変性疾患であるが，遺伝形式を確定することができるなど，RPとの鑑別が重要な疾患の1つである．欧米ではまれであるが日本は中国とともに報告が多く，必須の知識である．

❶症状，RPとの比較

症状は多くは成人後からの夜盲，視野異常，進行後の視力低下で，RPと酷似するが，後期にならないと網膜電図（electroretinogram：ERG）が消失型とはならず減弱にとどまることや，変性の

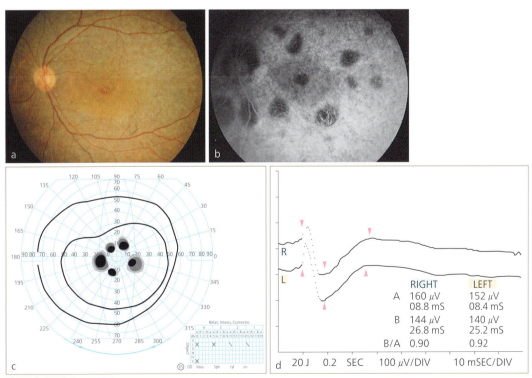

図1 クリスタリン網膜症
a：全体に網膜色素上皮が粗糙だが網膜血管の狭細化はみられない．多数の小さい結晶沈着と一部色素沈着を認める．
b：蛍光眼底造影で網膜色素上皮の変化に加えて脈絡膜萎縮を認める．
c：網脈絡膜萎縮を反映した視野異常を認める．
d：single flash ERGは，びまん性の眼底変化にもかかわらず消失型ではなく減弱型を示している．

程度に比べて網膜血管の狭細化がみられないなどの相違点がある．RPの診断において，これらの相違点がみられるときにはコロイデレミアとともにクリスタリン網膜症の診断を再検討する必要がある．症状には個人差があり，兄弟でも差がみられることがある．

❷臨床所見，診断

臨床所見としては後極網膜と角膜周辺部にみられる結晶状の細かい沈着物が特徴的である．とはいえ，特に角膜の結晶は細かいので意識して観察しないとわかりにくくしかも次第にみられなくなる．眼底の沈着物は検眼鏡や前置レンズを用いた所見で顕著な場合やOCTで網膜色素上皮上面付近と脈絡膜にみられる場合には診断が容易だが，網脈絡膜萎縮が進行すると観察できなくなるので，所見が明らかでなくても常に網膜変性疾患の鑑別診断として念頭におくことが大切である．

❸原因

原因遺伝子としては染色体4q35.1上に脂質代謝に関連するCYP4V2遺伝子が同定されており，常染色体劣性遺伝形式をとる．

❹治療

治療法は確立されていないため，他の進行性網膜脈絡膜疾患と同様に経過により就労支援や生活支援などのロービジョンケアを行う．

（岩田文乃）

III 錐体優位の変性

A 錐体杆体ジストロフィ

　錐体杆体ジストロフィ(cone-rod dystrophy：CORD)は，錐体系の機能が杆体系の機能よりも優位に障害される進行性の遺伝性網膜変性疾患である．杆体系が錐体系よりも優位に障害される網膜色素変性(retinitis pigmentosa：RP)よりも頻度は少ないが，早期から視力低下や中心暗点などの視機能異常をきたすため，若い時期から社会生活に大きな支障をきたすことが多い．RPと同様，原因遺伝子が多数あり，遺伝子型，表現型(臨床像)ともにきわめて多様性に富む症候群である．

I. 臨床型

　CORDの頻度は海外では3～4万人に1人程度と報告されており，網膜色素変性の1/10程度と考えられる．多くは10～30歳代に発症し，視力低下と後天色覚異常(赤緑異常または青黄異常)を伴い，羞明や昼盲を訴える場合が多い．視野検査では，中心暗点あるいは傍中心暗点，盲点中心暗点が検出され，周辺視野は正常であることが多い．眼底には，黄斑部にbull's eye黄斑症や円形萎縮，あるいは非定型萎縮といった黄斑変性巣がみられる場合が多い．これらの症状は，CORDでは黄斑部に多く分布する錐体が初期から障害され，黄斑変性をきたすことにより生じる．両眼性であり，通常ほぼ左右対称の症状がみられるが，左右差がみられることはある．緩徐に進行し，次第に暗点は拡大して視力が低下する．CORDでは杆体の変性も伴うため，その進行の程度に従って，網膜血管の狭細化や，周辺部の色素上皮の変性や色素沈着がみられるようになり，末期にはRPと類似した様相になる場合がある．一方CORDの初期や家系によっては，視力低下などの症状があるにもかかわらず，眼底に異常が認められないこともあり，症状や所見はきわめて多彩である．

　CORDの診断に最も有用かつ必須であるのは，錐体系機能と杆体系機能を分離して記

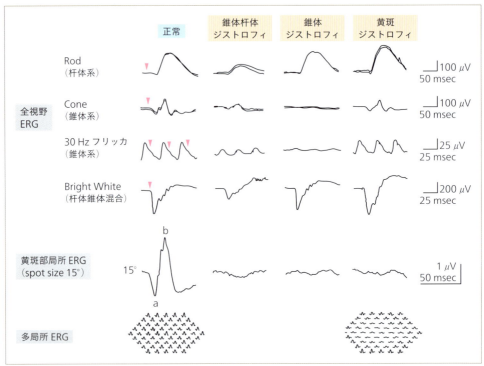

図1 網膜電図(ERG)による錐体杆体ジストロフィの診断
錐体杆体ジストロフィでは，全視野刺激装置によるERGで，錐体系ERGと杆体系ERGの両者の反応が減弱する．錐体ジストロフィでは，錐体系ERGの反応の減弱が著しく，杆体系ERGの反応には異常がみられないか，あるいは減弱の程度が錐体系ERGよりも軽度である．黄斑ジストロフィでは，全視野ERGでは錐体系，杆体系ともに明らかな異常を示さないが，黄斑部局所錐体ERGでは反応の低下がみられる．多局所ERGでは中心部の応答密度の低下がみられる．錐体ジストロフィや錐体杆体ジストロフィでも，黄斑部の機能は低下している．

録できる，全視野刺激による網膜電図(electroretinogram：ERG)である．CORDでは錐体系の機能が初期からびまん性に障害されるため，錐体系ERG(錐体ERGと30 HzフリッカERG)の反応が減弱あるいは消失する(図1)．杆体ERGの反応も，杆体の変性の程度に従って減弱するが，その減弱の程度は錐体系ERGの減弱と同等かそれ以下である(図1)．黄斑変性をきたすため，黄斑部の錐体機能を反映する黄斑部局所ERGでは，初期から反応の減弱あるいは消失がみられる．また多局所ERGでも黄斑部の応答の低下がみられる．

眼球電図(electro-oculogram：EOG)は初期は正常であるが，進行して色素上皮層にも障害が及ぶと異常を呈するようになる．蛍光眼底撮影(FA)では黄斑部の萎縮巣に一致してwindow defectによる過蛍光が認められる．光干渉断層計(OCT)では，錐体外節の終末端にあたるinterdigitation zone(cone outer segment tip：COST)が消失する．外境界膜やellipsoid zone(ellipsoid line, IS/OS line)は中心窩ではみられなくなることが多い．黄斑変性の進行に伴い，次第に外顆粒層の菲薄化が顕著になり，層構造は不明瞭となり黄斑部網膜全体の菲薄化をきたす．adaptive optics(AO)では，進行とともに規則正しい錐体の配列は観察されなくなる．眼底の自発蛍光では黄斑部を中心に異常を呈する．

II. CORDと錐体ジストロフィ

電気生理学的検査で錐体系の機能障害のみがみられ、杆体系の機能障害を伴わない場合は、錐体ジストロフィ(cone dystrophy：COD)として、CORDとは区別される(図1)。しかしCORDとCODが同一家系内でみられることがあり、またCODでも進行すると多少なりとも杆体系の機能も障害されてくる場合が多い。臨床的には、錐体系に加えて杆体系機能障害も早期から明らかに現れる症例をCORD、錐体系機能障害が主であり、杆体系機能障害はないか軽度、あるいは錐体系障害より遅れて始まる症例をCODと診断する。しかし両者を厳密に区別することは困難である場合もしばしばあり、両者を合わせてCORDと総称したり、あるいはこれと同義でCODと総称される場合もあり、用語の使われ方はややあいまいである。原因遺伝子もCORDとCODとではかなりオーバーラップしているため、遺伝性網膜疾患に関するデータベース(Retinal Information Network：RetNet™：http://www.sph.uth.tmc.edu/Retnet/)でもCORDとCODは一括して取り扱われている。

さらに、CODのなかでも、電気生理学的に黄斑部に限局して錐体系の機能が障害されているものが黄斑ジストロフィ(macular dystrophy：MD)であるが(図1)、MDのなかには、CODとCORDと同一家系内に混在する場合があり、またMDからCORDやCODへと進行する場合もある。これもまた、原因遺伝子はCORDやCODとのオーバーラップがみられる(表1)。

CORD/CODのなかには、cone dystrophy with supernormal rod ERGのように、特殊な病態を呈するものがある。また白点状眼底のように、以前は停在性と考えられていた疾患でも、しばしばCOD/CORDも併発して、進行性の機能低下や網膜変性を伴うことがあることがわかっている。

III. 鑑別診断

RPは夜盲症が初期症状で中心視力は比較的後期まで保たれること、眼底の色素沈着は眼底中間〜周辺部から始まることから区別される。電気生理学的には杆体系ERGの反応の減弱が、錐体系ERGの反応の減弱よりも先行し顕著である。しかしRPで黄斑変性を合併するタイプの症例は、CORDと鑑別が困難な場合がある。特に末期では、RPもCORDも類似した眼底を呈する場合があり、またRP、CORDとも末期には杆体系ERGと錐体系ERGともに反応が記録されなくなるため、ERGによる鑑別も困難となる。RPでは夜盲が初期症状があるのに対して、CORDの初期症状は羞明や視力低下であるため、病歴の聴取や家族の調査が重要となる。

Leber先天黒内障(Leber congenital amaurosis：LCA)は、生下時から高度な視機能障害を呈し、ERGは初期から消失型となる。眼振や指眼現象がみられることが多い。早期発症型のCORDとは鑑別困難な場合があるが、CORDでは、視機能が急速に悪化する前に、生後数年間の比較的視機能が認められる期間が存在する。

杆体1色型色覚や青錐体1色型色覚では、錐体系ERGの反応がみられず、杆体ERG

の反応はほぼ正常で，通常の全視野 ERG では COD と鑑別は不能である．またこれらの疾患ではさまざまな程度で黄斑部の萎縮性変化を伴うことがあることも，COD/CORD と類似している．これらの疾患は詳細な色覚検査により鑑別され，また青錐体 1 色型色覚では青錐体 ERG の反応は保存されていることからも鑑別される．現在は，これらの疾患でもゆっくりと，錐体の減少や，残存している錐体系機能および杆体系機能の進行性低下を生じることが明らかとなっている．しかし基本的に，杆体 1 色型色覚では生後早期から症状がみられ，ほとんど進行性変化がみられず，眼振を伴うことが多い．杆体 1 色型色覚と同じ遺伝子の変異が原因でも，小児期以降に発症して明らかな進行性の視機能低下を呈する場合は COD/CORD である．

ほかに黄斑変性が認められる疾患として，Stargardt 病や卵黄状黄斑ジストロフィ，Batten 病，benign concentric annular dystrophy などと鑑別が必要である．Stargardt 病では網膜色素上皮の黄白色斑がみられることや，蛍光眼底撮影で dark choroid が認められることなどから鑑別する．卵黄状黄斑ジストロフィでは，一般に ERG の反応は良好で，特徴的な黄斑所見と EOG の L/D 比の低下が検出される．

CORD を生じる非遺伝性の疾患として，ヒドロキシクロロキンやジゴキシンなどによる中毒症がある．黄斑変性と錐体機能不全が認められるため，これらの薬剤の使用の既往があるかを聴取する．

IV. 遺伝形式

CORD の遺伝形式は常染色体優性遺伝(AD)，常染色体劣性遺伝(AR)，X 染色体劣性遺伝(XR)と多様である．AR の場合が多く，XR の頻度は少ない．最近は近親婚の減少と少子化により，遺伝性疾患全般において孤発例が増加しているが，CORD/COD でも自験例の半数以上は孤発例であった．孤発例の多くは AR と考えられるが，AD など他の遺伝形式でも浸透度が低い(同じ遺伝子異常をもっていても，重症度に著しい差がある)場合も，しばしばある．また突然変異の場合もありうるので，孤発例が必ずしも AR ではないことには留意する必要がある．

V. 原因遺伝子

1. 原因遺伝子の種類 (表1)

2016 年 6 月現在，RetNet™ に記載されている CORD の原因遺伝子は，AD10 種類，AR21 種類，XR3 種類の，計 34 種類である．また遺伝子座は報告されているが，まだ遺伝子の同定には至っていないものも AD4 種類，AR1 種類，XR1 種類ある．同一遺伝子の異常のより，CORD のほか，COD や MD の表現型をとることがあることを先に述べたが，これらの遺伝子の変異はしばしば LCA や RP の原因ともなる．また Stargardt 病の原因遺伝子(*ABCA4*)や，杆体 1 色型色覚の原因遺伝子群(*CNGA3*，*CNGB3*，*GNAT2* など)は CORD/COD の原因となることがある．

表1 CORDの原因遺伝子と遺伝形式蛋白名，CORD以外にとりうる表現型

遺伝子	CORD/COD type	遺伝子座	CORDの遺伝形式	CORD以外の表現型	蛋白名
AIPL1		17p13.2	AD	AR LCA	arylhydrocarbon-interacting receptor protein-like 1
CRX	CORD2	19q13.32	AD	AD LCA，AR LCA，de novo LCA；AD RP	cone-rod otx-like photoreceptor homeobox transcription factor
GUCA1A	COD3, CORD14	6p21.1	AD	AD COD	guanylate cyclase activating protein 1A
GUCY2D	CORD6	17p13.1	AD	AR LCA	retinal-specific guanylate cyclase
PITPNM3	CORD5	17p13.2	AD		phosphatidylinositol transfer membrane-associated family member 3
PROM1	CORD12	4p15.32	AD	AD RP with MD，AD MD AD Stargardt-like macular dystrophy	prominin 1
PRPH2		6p21.1	AD	AR LCA, AD RP, AD MD, digenic RP with ROM1 AD adult vitelliform macular dystrophy dominant central areolar choroidal dystrophy	peripherin 2
RIMS1	CORD7	6q13	AD		regulating synaptic membrane exocytosis protein 1 or rab3A-interacting molecule
SEMA4A	CORD10	1q22	AD	AD RP	semaphorin 4A
UNC119		17q11.2	AD		human homolog of C. elegans unc119 protein
(———)		2q33.1-q24.2	AD		
CORD4		17q	AD		
CORD17		10q26	AD		
RCD1		6q25-q26	AD		
ABCA4	CORD3	1p22.1	AR	AR Stargardt disease，AR MD，AR RP AR fundus flavimaculatus	ATP-binding cassette transporter-retinal
ADAM9	CORD9	8p11.23	AR		ADAM metallopeptidase domain 9 (meltrin gamma) protein
ATF6		1q23.3	AR	AR achromatopsia	
C21orf2		21q22.3	AR		chromosome 21 open reading frame 2
C8orf37	CORD16	8q22.1	AR	AR RP with MD	chromosome 8 open reading frame 37
CACNA2D4		12p13.33	AR	AR COD	calcium channel, voltage-dependent, alpha 2/delta subunit 4
CDHR1	CORD15	10q23.1	AR		cadherin-related family member 1 (protocadherin 21)
CERKL		2q31.3	AR	AR RP	ceramide kinase-like protein
CNGA3		2q11.2	AR	AR achromatopsia	cone photoreceptor cGMP-gated cation channel alpha subunit
CNGB3		8q21.3	AR	AR achromatopsia，AR COD	cone cyclic nucleotide-gated cation channel beta 3 subunit
CNNM4		2q11.2	AR	AR CORD and amelogenesis imperfecta syndrome (abnormal tooth enamel and development)	cyclin M4
GNAT2		1p13.3	AR	AR achromatopsia	guanine nucleotide binding protein (G protein) cone-specific transducin alpha subunit
KCNV2		9p24.2	AR	AR COD with supernormal rod electroretinogram	potassium channel subfamily V member 2
PDE6C	COD4	10q23.33	AR	AR COD, AR complete and incomplete achromatopsia	cGMP-specific cone phosphodiesterase 6C alpha prime protein
PDE6H		12p12.3	AR	AR incomplete achromatopsia	phosphodiesterase 6H, cGMP-specific, cone, gamma
POC1B	CORD20	12q21.33	AR	AR Joubert syndrome，AR LCA	POC1 (proteome of centriole 1) centriolar protein B
RAB28	CORD18	4p15.33	AR		RAB28 member of RAS oncogene family
RAX2	CORD11	19p13.3	AR		retina and anterior neural fold homeobox 2 transcription factor
RDH5		12q13.2	AR	AR COD，AR fundus albipunctatus	11-cis retinol dehydrogenase 5
RPGRIP1	CORD13	14q11.2	AR	AR LCA	RP GTPase regulator-interacting protein 1
TTLL5	CORD19	14q24.3	AR		tubulin tyrosine ligase-like family member 5
CORD8		1q23.1-q23.3	AR		
CACNA1F	CORDX3	Xp11.23	XR	XR incomplete CSNB	L-type voltage-gated calcium channel alpha-1 subunit
RPGR	CORDX1	Xp11.4	XR	XR RP，XD RP，XR COD，XR atrophic MD	retinitis pigmentosa GTPase regulator
COD2	CORDX2	Xq27	XR		

本邦からは CORD の原因遺伝子として，*GUCY2D*，*CRX*，*PRPH2*(peripherin/*RDS*)，*RDH5*，*KCNV2* などが報告されている．最近ではオカルト黄斑ジストロフィの原因遺伝子である *RP1L1* も COD の原因となることが報告された．

2. 原因遺伝子の頻度

これまでの海外のスクリーニングの結果から，CORD/COD の症例で既報の遺伝子のいずれかに原因が同定できる確率は，AD と AR の場合がそれぞれ約 20％，XR の場合が 75％程度と推測される．報告により差はあるが，AD の CORD/COD で原因遺伝子が同定できたものなかでは，*GUCY2D* が約 30％，*CRX* が約 25％と，この 2 つの遺伝子の頻度が高く，*GUCA1A*，*PROM1*，*PRPH2* がこれに続き，その他の遺伝子の頻度は少ない．AR の CORD で検出される原因のうちの多くは *ABCA4* で，その他の遺伝子の頻度はどれも少ない．AR の COD では半数程度が *KCNV2* であり，*CNGB3* や *CNGA3* がこれに続き，その他の遺伝子が原因である頻度は少ない．また XR の CORD/COD 場合は 70％以上が *RPGR* である．

以前に自験例 51 家系の CORD/COD/MD について，*CRX*，*GUCY2D*，*GUCA1A*，*UNC119*，*PRPH2*，*ABCA4*，*AIPL1*，*RPGR* の各遺伝子について検討した結果，*CRX* 遺伝子の変異を 4 家系，*GUCY2D* を 5 家系，*PRPH2* を 4 家系，*UNC119* を 1 家系に検出した．遺伝形式的には，AD11 家系中 7 家系，AR11 家系中 1 家系，孤発例 19 例中 6 例である．この結果から，本邦でも CORD の約 20％の症例で原因が同定できると考えられ，特に AD の場合は比較的高頻度で原因が同定できると考えられた．

GUCY2D や *CRX* 遺伝子が AD の CORD/COD 原因である頻度が高いことは，人種を超えて海外でも本邦でも共通してみられる．一方 *ABCA4* 遺伝子に関しては，白人では AR または孤発例の CORD の 26～65％を占めると報告されているのに対し，中国人では 47 家系中 1 家系にしかみられなかったと報告され，自検例でも明確な原因と考えられたものはみられなかった．このように原因遺伝子には明らかな人種差がみられるものもある．

現在 RP ではほぼ 70％で原因が同定可能であることと比較すると，CORD では今日なお原因の同定ができる頻度は低い．このことは，錐体の構造や機能については未解明なことが多く残されており，まだ知られていない CORD の原因遺伝子が多数あることを予見させる．

3. 原因遺伝子の機能

CORD/COD の原因として同定された遺伝子は，どれも網膜内に発現している．しかしその網膜内での局在は，視細胞の外節，内節，核，シナプス，あるいは網膜色素上皮とさまざまである．またそのはたらきも，phototransduction，visual cycle，膜構造蛋白，視細胞の分化と維持，synaptic vesicle の調節，細胞周期，細胞生存などさまざまである（図2）．このように多種類で多様な遺伝子が疾患の原因となることは RP と同様であるが，RP ではロドプシンなど主に杆体に発現している遺伝子が原因の多くを占めるのに対して，CORD の原因遺伝子のほとんどは錐体と杆体の両者に発現しているか，あるいは錐体のみに発現している．

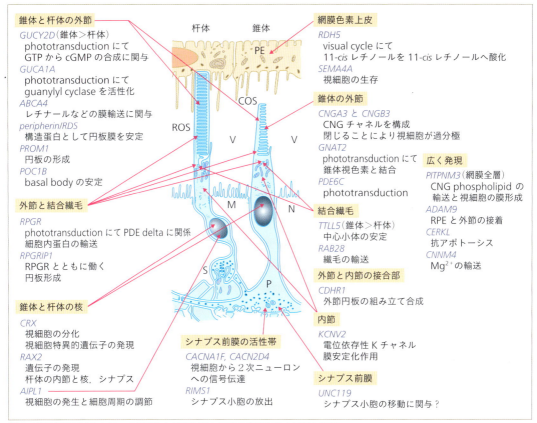

図2　錐体杆体ジストロフィの原因となる遺伝子に対応する蛋白質の局在と機能
錐体と杆体の両方に発現している遺伝子が多いが，錐体のみに発現するもの，色素上皮に発現するもの，網膜全層やその他の組織にも広く発現するものもある．視細胞内では，外節，内節，核，シナプスと，局在部位はさまざまである．その作用も，phototransduction，visual cycle，膜構造蛋白，視細胞の分化と維持，synaptic vesicle の調節，細胞周期，細胞生存などさまざまである．

VI. 原因遺伝子による臨床的特徴

CORD/COD では，原因遺伝子により表現型に特徴がみられることがある．代表的な原因遺伝子である *CRX* と *GUCY2D* 遺伝子，*KCNV2* 遺伝子について，臨床像を述べる．

1. *CRX* 遺伝子変異による CORD

CRX 遺伝子は網膜視細胞の発生に必要な転写因子で，成体の網膜でも網膜視細胞に特異的な遺伝子群の発現の調節を行っている．AD の CORD の原因となるほか，AD または AR の LCA の原因にもなる．CORD の原因となる遺伝子の変異は，*CRX* 遺伝子内のいろいろな部位に検出されている．本邦からは *R41W* と c.615delC が報告されている．

CRX 遺伝子の異常による CORD は，通常小児期から 20 歳代と比較的早期に発症し，50 歳頃までに著しい視機能障害をきたす場合が多い．全視野 ERG では，錐体系 ERG，杆体系 ERG の振幅はともに低下する．すなわち CORD の表現型をとる．自験例 4 家系 7 例でも，どの症例でも錐体 ERG と杆体 ERG の反応はほぼ同等に低下していた（図3）．

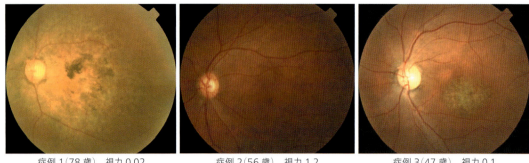
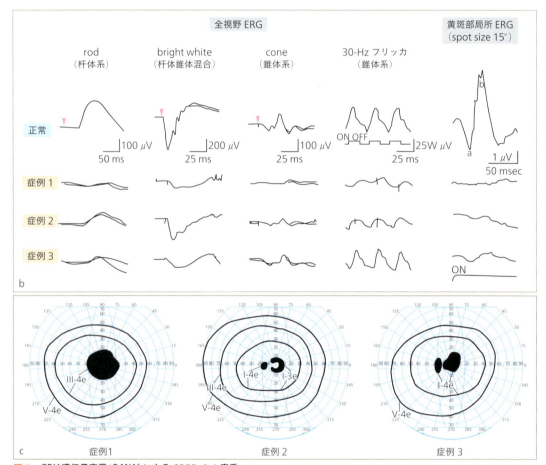

図3 CRX 遺伝子変異（R41W）による CORD の1家系
a：眼底写真．発端者（症例3，47歳女性）では，両眼の黄斑部に網脈絡膜の変性が認められ，その母親（症例1，78歳女性）ではより広い範囲で網脈絡膜の変性がみられ，血管の狭細化もみられた．しかし発端者の姉（症例2，56歳女性）では眼底に異常はみられなかった．
b：ERG．全視野刺激による ERG では，全例において，錐体 ERG の a 波，b 波と，杆体 ERG の b 波，杆体錐体混合 ERG では a 波，b 波とも正常に比べ有意に低下していた（図5a）．黄斑部15°以内のみの錐体反応を記録する黄斑部局所 ERG では，3症例ともに a 波および b 波の著しい振幅低下がみられた．
c：Goldmann 動的量的視野．症例1では I-4e 指標は全視野で認識できず，III-4e 指標で両眼に約 20〜30°の中心暗点が検出された．症例3では約 10〜15°の中心暗点が認められた．

またCRX遺伝子異常によるCORDでは，ERGの反応が陰性型となる場合はしばしばみられ，比較的早期から網膜内層に障害をきたしている可能性がある．

R41Wの変異をもつ自験例の1家系では，発端者(症例3，47歳女性)は，25歳頃から視力低下が始まり，30歳代前半で急激に視力が低下した(図3)．発端者の母親(症例1，78歳)も25歳頃発症し，眼底には後極部を中心として発端者よりも広い範囲で網膜脈絡膜の変性がみられた(図3)．しかし発端者の姉(症例2，56歳)は発症が55歳頃と遅く，全視野錐体系ERGの反応は症例3よりやや低下しているにもかかわらず視力は1.2と良好で，眼底やFAでも異常はみられなかった(図3)．他のR41Wの変異をもつ1家系でも，30歳の発端者には眼底に典型的なbull's eye黄斑症がみられ視力は0.1であったが，61歳の母親は視力は1.0で自覚症状はなく，眼底の変化はきわめて軽微であった．このように，同じ家系内で同じ遺伝子変異をもっていても，症例によってしばしば重症度に著しい差がみられる．

2. GUCY2D遺伝子変異によるCOD

GUCY2D遺伝子は，膜結合型グアニル酸シクラーゼの一種であるRETGC-1という蛋白をコードしている．光子がロドプシンを活性化することによって始まるphototrunsductionの反応のなかで，RETGC-1はGTPからcGMPを合成する際に触媒として働く．錐体と杆体の両方の外節に発現しているが，主に錐体に発現する．GUCY2D遺伝子はADのCORDのほか，ARのLCAの原因にもなる．本邦からはCORDの原因として，海外で頻繁に報告されているのと同じR838C, R838Hの変異のほか，I915T+G917R, Q847_K848delinsLQが報告されている．

GUCY2D遺伝子の変異によるCORDでは，電気生理学的に錐体系の障害が著しく，杆体系の障害は比較的軽い場合が多い．すなわちCODの表現型をとる傾向がみられる．また近視の症例が多く，若年者では眼底所見に乏しい．CRX遺伝子の場合と同様，ERGが陰性型となる場合がみられ，早期から網膜内層にも障害がある可能性がある．

GUCY2D遺伝子異常をもつ自験例の3家系では，発症年齢は幼少時から30歳代まで幅があり，罹患者のほとんどは視力0.1以下で，強い近視を伴っていた．色覚検査では青黄異常，赤緑異常などの異常が検出された．眼底は，若い症例では近視様変化以外にははっきりした所見に乏しく，高齢になるほど，明らかな黄斑変性が認められる傾向がみられた(図4)．視野検査では，左右ほぼ対称の中心暗点や盲点拡大などが検出されたが，周辺視野はよく保たれていた．全視野ERGでは，検討した全症例において，錐体系ERGの反応はほとんど記録されず，杆体系の反応は正常に近いか，やや低下している程度であった．黄斑部局所錐体ERGでは，すべての症例で波形は記録されなかった(図4)．

3. KCNV2遺伝子変異によるcone dystrophy with supernormal rod ERG

cone dystrophy with supernormal rod ERGは1983年にGourasらによって初めて報告されたARの疾患で，杆体と錐体の機能不全を伴うために，夜盲症と視力低下，昼盲，色覚異常などの症状があり，眼底には黄斑変性がみられる．ERGでは錐体系の反応が著しく障害される一方，杆体b波は，刺激強度が弱いと，正常では杆体反応が出る段階でもま

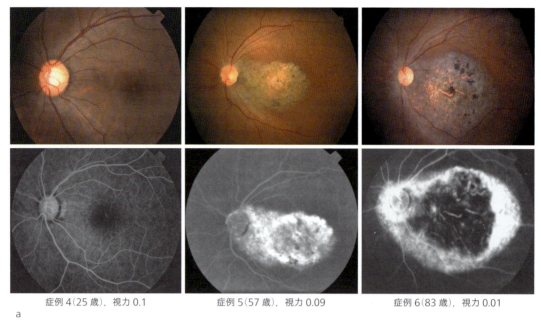

症例4(25歳),視力0.1　　症例5(57歳),視力0.09　　症例6(83歳),視力0.01

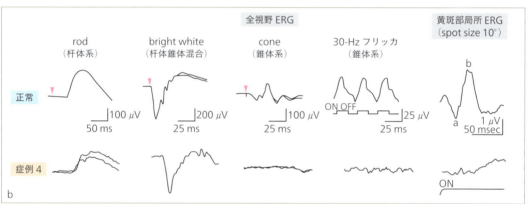

図4　GUCY2D遺伝子変異(I915T＋G917R)によるCODの1家系
a：眼底と蛍光眼底撮影写真．若い症例(症例4，25歳)では眼底の異常は非常に軽微であるが，症例5(57歳)，症例6(83歳)と，高齢になるほど，明らかな黄斑変性が認められた．
b：ERG．全視野刺激によるERGで，錐体ERGと30HzフリッカERGの反応はノイズレベルだったが，杆体ERGのb波の反応は軽度の低下程度だった．黄斑部10°以内の黄斑部局所ERGでは，著しい振幅低下がみられた．

だ振幅がみられないが，刺激強度を強くしていくと，急に正常よりも反応が大きくなるという，きわめて特異な反応を呈する．原因遺伝子は，電位依存性カリウムチャネルをコードし，杆体と錐体の内節に限局して発現している KCNV2 遺伝子である．カリウムチャネルは細胞が過分極するとゆっくり閉じて膜を安定化する作用があると考えられており，このためこの遺伝子の異常によって特異な電気生理的反応を呈すると考えられる．最近，この疾患は実は杆体の変性も伴う CORD であり，杆体反応が正常範囲内である場合があることが示されている．本邦からは原因として，C177R，G461R，R27H，R206P の変異が報告されている．

　KCNV2 遺伝子に複合ヘテロ接合体の変異をもつ16歳の男性では，幼少時からの視力

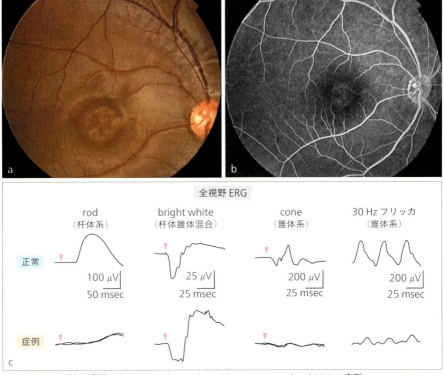

図5 *KCNV2* 遺伝子異常による cone dystrophy with supernormal rod ERG の症例
a：眼底写真．黄斑変性がみられる．
b：蛍光眼底撮影写真．
c：全視野刺激による ERG．杆体 ERG，錐体 ERG ともに低振幅で潜時が延長しており，フリッカ ERG も低振幅である．白色閃光刺激による ERG では，正常よりやや振幅が小さく幅が広い a 波と，正常よりも大きな振幅の b 波がみられた．

不良があり，矯正視力は左右とも 0.1．軽度の夜盲症と羞明を伴っていた．視野検査では中心点が検出された．眼底には黄斑変性がみられ(図5)，白色閃光刺激による ERG では，正常よりやや振幅が小さく幅が広い a 波と，正常よりも大きな振幅の b 波という，きわめてこの疾患に特徴的な反応がみられた(図5)．

VII. 治療

現在 CORD に対して有効な治療方法は確立されておらず，対症療法や各種のビタミン剤，循環改善薬などの投与にとどまるのが現状である．罹患者や家族には，必ず進行はするが，一般に非常に緩徐であり，末期でも周辺視野が全く消失してしまうことはまれであることを説明して，不要な不安を除去することは重要であろう．

これまでに CORD の原因となる遺伝子の多くについて疾患動物モデルが作製されている．そして *GUCY2D*，*CRX*，*ABCA4*，*PRPH2*，*RPGR*，*GUCA1A* など主要な原因遺伝子については，動物モデルに対する，遺伝子補充療法，RNA 干渉などの遺伝子治療の効果も確認されている．最近ゲノム編集により，病因遺伝子上の変異遺伝子配列を正常配列に

する遺伝子修復治療も可能になり始めた．遺伝子治療や再生医療は着実に進歩しており，いずれは CORD も治療の対象となることが期待される．

参考文献

1) Roosing S, Thiadens AA, Hoyng CB, et al：Causes and consequences of inherited cone disorders. Prog Retin Eye Res 42：1-26, 2014
2) Boulanger-Scemama E, El Shamieh S, Démontant V, et al：Next-generation sequencing applied to a large French cone and cone-rod dystrophy cohort：mutation spectrum and new genotype-phenotype correlation. Orphanet J Rare Dis 10：85, 2015
3) Michaelides M, Hardcastle AJ, Hunt DM, et al：Progressive cone and cone-rod dystrophies：phenotypes and underlying molecular genetic basis. Surv Ophthalmol 51：232-258, 2006
4) Traboulsi EI：Retinal dystrophies and degeneration. Cone dystrophies. In Traboulsi EI(ed)：Genetic Disease of the eye. pp357-366, Oxford University Press, New York, 1998

〔中村　誠〕

B Best病

　卵黄状黄斑ジストロフィは，*Best1*（VMD2）遺伝子異常による黄斑ジストロフィで，Stargardt病とともに，黄斑ジストロフィの代表格である．1905年BestFにより初めて報告されて，Best病とよばれ，常染色体優性の遺伝性黄斑症である．黄斑の卵黄状眼底所見が特徴的である（図1）．遺伝子は1998年に初めて同定された．

　全視野網膜電図（electroretinogram：ERG）は正常であるが，眼球電図（electrooculography：EOG）は基礎電位が低下しており明暗比も著明に減少しており，診断に有用である（図2）．この疾患は優性遺伝であるものの浸透率がそれほど高くないが，保因者のEOGも異常を示す．

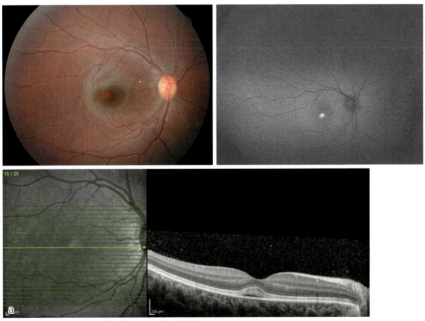

図1　各時期のカラー眼底写真とOCT（つづく）
a：前卵黄期．小型の卵黄がみられ，前卵黄期ともいえる像である（6歳女児）．OCTでは，卵黄状物質の沈着と網膜剝離の像を示し，視細胞外節は伸長している．自発蛍光ではリポフスチンが高輝度に撮影されている．

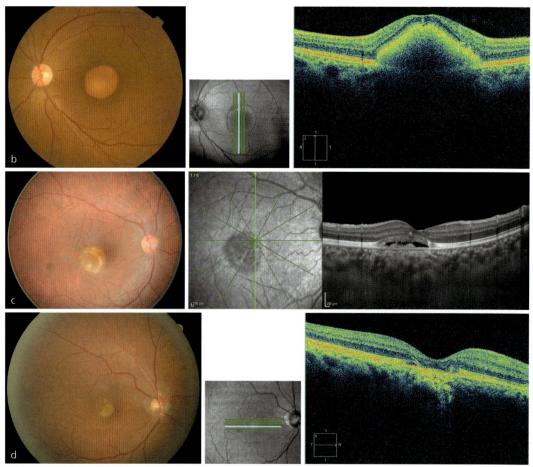

図1 各時期のカラー眼底写真とOCT（つづき）
b：卵黄期．典型的な卵黄状の眼底写真とOCT．卵黄状物質が充満している（64歳時男性）．
c：抄り卵期．経過とともに黄色沈着物は吸収されてきているが，OCTではまだ，漿液性剝離がみられ，視細胞外節の伸長所見がある（28歳女性）．
d：萎縮期．網膜剝離は吸収され，網膜，網膜色素上皮は萎縮している．

I. 臨床型

　症状，眼底所見の変化は小児期から起こるが，視力の低下はゆっくりで，成人になってから視力低下を生じることが多い．眼底の変化は特徴的で，前卵黄期，卵黄期とよばれる目玉焼きの黄身のような所見から，次第に黄色が下方のみで偽蓄膿期となり，病変が自壊して抄り卵期，最後に萎縮期となる．この卵黄状の所見はリポフスチンであるとされている．光干渉断層計（OCT）により，黄斑の色素上皮下に器質化した物質を観察できる（図1）．

II. 鑑別診断

　他の黄斑ジストロフィや成人型卵黄状変性などが考えられるが，EOGが鑑別に役立つ．成人型卵黄状変性は，加齢による疾患であり，EOGは正常である．Best病様の黄斑部所

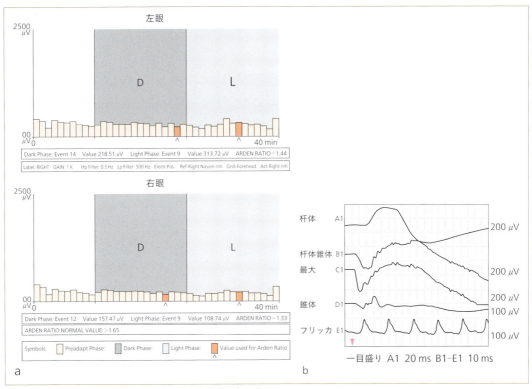

図2　卵黄状黄斑変性症例の眼球電図（EOG）と網膜電図（ERG）
EOG（a）では基礎電位が低下し，明暗比も著明に減少している．全視野 ERG（b）は杆体機能，錐体機能とも正常である．

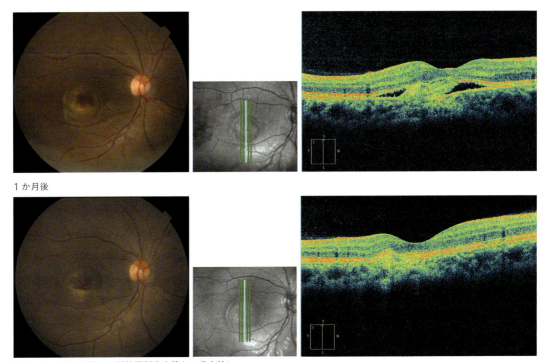

図3　Best 病に発生した脈絡膜新生血管（20 歳女性）
典型的な 2 型新生血管で，学内審査委員会の承認のもとベバシズマブの硝子体注射 2 回を行い鎮静化した（図は 1 回投与後）．

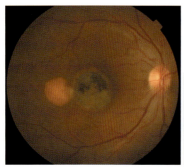
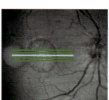
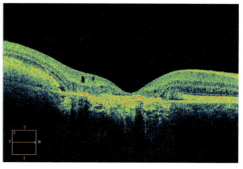

図4　複数の卵黄がある症例（53歳時）
萎縮病変の耳側に卵黄状病変がみられる．OCTでも両者の所見をとらえている．

見を示す疾患としては，加齢黄斑変性で抗血管内皮増殖因子が投与されたり，まれに悪性リンパ腫であった症例も学会報告されており，EOGは診断に必須である．

Best病では，脈絡膜新生血管をきたすこともあり（図3），Best病が背景にあるかどうかは，僚眼の眼底所見から推察され，やはりEOGが重要である．

III. 臨床的異質性

前卵黄期，卵黄期，偽蓄膿期，萎縮期，脈絡膜新生血管など，ステージにより多彩な眼底所見を示すが，同一ステージにおいては比較的均一な所見である．視力低下は0.1程度にとどまることが多く，それ以上の悪化は少ないが，まれに脈絡膜新生血管が生じることがあり，経過中に急な視力低下を生じた場合は治療の対象になる可能性があるので，注意が必要である．複数の卵黄があるものも報告されている（図4）．

参考文献

1) Best F：Über eine hereditäre Maculaaffektion. Ophthalmologica 13：199-212, 1905
2) Petrukhin K, et al：Identification of the gene responsible for Best macular dystrophy. Nature Genet 19：241-247, 1998
3) Marquardt A, et al：Mutations in a novel gene, VMD2；encoding a protein of unknown properties cause juvenile-onset vitelliform macular dystrophy（Best's disease）. Human Mol Genet 7：1517-1525, 1998
4) Deutman AF：Electro-oculography in families with vitelliform dystrophy of the fovea：detection of the carrier state. Arch Ophthalmol 81：305-316, 1969
5) Miller SA, et al：Choroidal neovascular membrane in Best's vitelliform macular dystrophy. Am J Ophthalmol 82：252-255, 1976

（寺﨑浩子）

C Stargardt 病

　Stargardt 病(Stargardt disease, OMIM #248200：STGD1，本項では便宜上 STGD と表記する)は 1909 年に Stargardt 氏が初めて報告した疾患で，若年者に発症し，両眼・進行性の黄斑部感覚網膜，網膜色素上皮(retinal pigment epithelium：RPE)の萎縮病変，その周囲に散在する多発性黄色斑(fleck)を特徴とする(図1)．常染色体劣性遺伝を呈し，1997 年，Allikmets らによりに ATP-binding cassette, sub-family A, member 4(*ABCA4*, OMIM #60961)が原因遺伝子として報告された．*ABCA4* に関連する表現型はきわめて多彩で，病変が黄斑部に限局する黄斑ジストロフィ，錐体細胞全体が機能障害を呈する錐体ジストロフィ，錐体細胞・杆体細胞両者が障害を有する錐体杆体ジストロフィなどが，*ABCA4* 関連網膜症(*ABCA4*-associated retinal disease)に含まれ，従来の Stargardt 病のイメージからかけ離れたものも少なくない．本項では病態生理学的観点から STGD を *ABCA4*-associated retinal disease と同義で用いる．

　STGD は遺伝性網膜疾患のなかで最も頻度が高く，*ABCA4* 遺伝子変異を 1 つ有する確率は健常者で 1/20 との報告もあるほどである．また，*ABCA4* における遺伝子変異は 2015 年までに 700 以上報告されており，遺伝子異常の多様性と多彩な表現型が，遺伝子型表現型相関の確立を難しくしている．

　本項では治療導入への準備段階として必要となる STGD の新知見について自験例を中心に述べていく．

I.　*ABCA4* と病態生理

　ABCA4 蛋白質は ATP-binding cassette, sub-family A(ABC1)の一種(member 4)である網膜特異的蛋白質であり，2 つの膜貫通領域，細胞外領域，ヌクレオチド結合領域により構成される(図2)．ABCA4 蛋白質は錐体・杆体視細胞の外節円板に局在し，視サイクルにおける，視細胞から RPE へのレチノイド能動輸送にかかわる(図2)．*ABCA4* 異常を有する疾患個体では，輸送機能が失活した結果，視細胞外節内に all-*trans* レチナールと N-retinylidene-PE が蓄積し，RPE による貪食・リソソームによる分解を経て，自発蛍光物質(リポフスチン)の主成分であるジ・レチノイド・ピリニジウムエタノールアミン(Di-retinoid-pyridinium ethanolamine：A2E)が RPE に蓄積する．最終的に，A2E による毒性が視細胞，RPE 細胞障害を引き起こすと考えられているが，その他の経路〔例えば，活性酸素

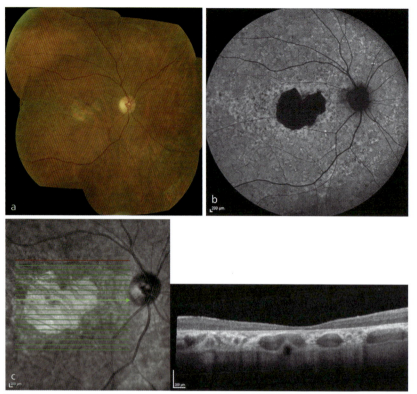

図1 Stargardt病の典型症例
眼底写真では黄斑部萎縮と周囲に広がるflecks(a),自発蛍光(b)では萎縮部に一致した低蛍光,fleckに一致した部位では過蛍光,ならびにperipapillary sparing(視神経乳頭周囲の温存所見),OCT(c)では萎縮部に一致した感覚網膜,網膜色素上皮の顕著萎縮所見が観察される.

種(reactive oxygen species:ROS)経由視細胞障害など〕についての報告もあり,細胞障害メカニズムは複数存在するとの考え方が一般的となっている(図2).

II. 臨床的特徴と表現型評価

　STGD患者は10歳代からの両眼の視力低下,中心暗点などを主訴に来院することが多いが,発症年齢は就学前後から壮年期以降までさまざまである.発症年齢が早期であれば,重度機能障害,顕著進行性を示す一方,壮年期発症の場合は比較的軽症であることが多い.英国Moorfields Eye Hospital/UCL Institute of OphthalmologyでSTGDと診断され,病原性のある*ABCA4*変異を複数有した157例において発症年齢の中央値は14.0歳(4～65歳)であった.42名の早期発症コホート(発症が16歳以下の小児期発症STGD)に関する研究では,早期発症と重度視力障害,重症網膜機能障害,重症遺伝子型との関連が示された.

1. 眼底所見

　眼底所見はきわめて多彩であり,fleckは必発ではない.小児期における眼底異常が明

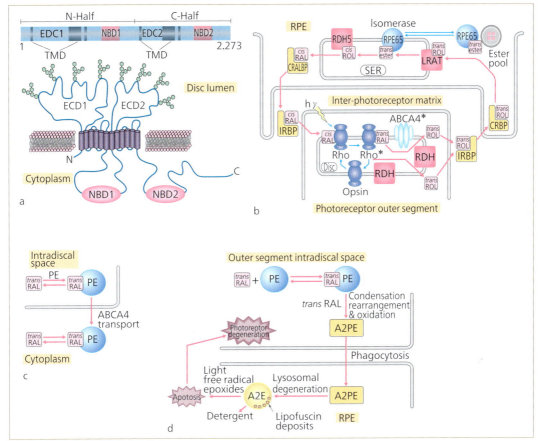

図2　*ABCA4* 遺伝子の構造と機能
a：*ABCA4* 遺伝子各ドメイン対応．b：蛋白質構造．c：蛋白質局在と視サイクル．d：膜輸送と疾患モデルにおける視細胞・RPE 細胞障害．
ABCA4 遺伝子はには主なドメインであり TMC，ECD，NBD が存在し，鏡像構造となっている(a, b)．*cis* RAL は視細胞外節板でロドプシンが光反応による変化を受けた際に *trans* RAL へと変化し，視細胞外節板細胞膜に存在する ABCA4 により外節板内(intradiscal space)から細胞質(cytoplasma)へ輸送され，*trans* ROL の形で RPE へ運ばれる．*trans* ROL は *trans* eater を経て，*cis* ROL となり，RDH5 で *cis* RAL へと変化し最終的に視細胞外節へと輸送される(c)．ABCA4 蛋白質は *trans* RAL を PE と結合した形で外節板内から細胞質への輸送する機能を果たしている．視細胞外節内に N-retinylidene-PE が蓄積し，RPE による貪食，リソソームによる分解を経て，自発蛍光物質のリポフスチン(lipofuscin)の主成分である A2E が RPE に蓄積し，細胞障害を引き起こす(d)．
TMD = transmembrane domain(膜貫通領域)，ECD = extracellular domain(細胞外領域)，NBD = nucleotide binding domain(ヌクレオチド結合領域)，*cis* RAL = 11-*cis* レチナール，*trans* RAL = all-*trans* レチナール，*trans* ROL = all-*trans* レチノール，*trans* ester = all-*trans* レチニルエステル，IRBP = inter-photoreceptor retinol binding protein(細胞内レチノール結合蛋白質)，CRALBP = cellar retinal binding protein(細胞レチナール結合蛋白質)，RDH5 = 11-*cis* レチノールデヒドロゲナーゼ，SER = smooth endoplastic reticulum(滑面小胞体)，PE = phosphatidylethanolamine，A2E = di-retinoid-pyridinium ethanolamine.

確でない症例や壮年期における RPE 異常が顕著で動静脈の狭小化や色素沈着が強い症例などでは，診断の際に経年変化や多彩な重症度について十分考慮する必要がある．眼底所見の分類としては，萎縮の広がり，fleck の有無を基準とした fundus grading が報告され，遺伝子型との関連が示されている(**表1, 図3**)．発症時に観察されなかった fleck が経過中に広がる場合もあり，fleck が顕著でない小児例においては，診断に注意を要する(**図4**)．小児症例については蛍光眼底造影(fluorescein angiography：FA)での dark choroid 所見が診断に有用となることも多い．また，発症早期に fleck とは異なる白点(fine central macular dots；

表1　眼底所見による分類

Grade 1	Normal fundus
Grade 2	Macular and/or peripheral flecks without central atrophy
Grade 3a	Central atrophy without flecks
Grade 3b	Central atrophy with macular and/or peripheral flecks
Grade 3c	Para-central atrophy with macular and/or peripheral flecks, without a central atrophy
Grade 4	Multiple extensive atrophic changes of the RPE, extending beyond the vascular arcades

(Fujinami K, Zemant J, Chana RK, et al：Clinical and molecular characteristics of childhood-onset Stargardt disease. Ophthalmology 122：326-334, 2015 より)

Moore's sign)がみられることがある．視サイクルを構成する他の遺伝子(*RDH5*, *RPE65*)に起因する疾患においても Moore's sign は報告されており，その発生メカニズムが注目されている(Fujinami, et al, 2015)．

　自発蛍光(autofluorescence：AF)は非侵襲的にリポフスチン分布をとらえることが可能であり，前述のように蓄積リポフスチンが病態を直接的に反映する本疾患ではきわめて有用な検査法である．STGDにおいては黄斑萎縮部に一致した低蛍光(初期病変では過蛍光)，fleck 部の異常蛍光，背景過蛍光が特徴となる．また，AF で顕著に示される視神経乳頭周囲部分の温存所見(peripapillary sparing)も診断に有用である．AF 所見については蛍光消失の範囲，背景蛍光の均一性をもとにした AF 分類が病態評価・予後予測に有効である(表2, 図5)．68名の STGD 患者における約 10 年間の経過を追った縦断研究では，AF type 1 を呈する群は発症年齢が比較的高く，萎縮部拡大が軽度であったのに対し，AF type 3 を示す群では発症年齢が有意に早期であり，急速に萎縮部が拡大することが示され，AF 分類と遺伝子型との関連が示唆された．

2. 形態学的評価

　STGDの形態学的評価において光干渉断層計(OCT)は非常に有用であり，黄斑萎縮部分における感覚網膜，RPE の菲薄化が特徴的な所見となる．(図1, 3)．特に spectral domain OCT(SD-OCT)では詳細な観察が可能で，視細胞の構造異常が感覚網膜の菲薄化や AF 異常に先行して検出される症例も存在する．fleck については，RPE から続くドーム状高反射沈着物として観察される．また，早期病変では外境界膜が肥厚する現象が報告されており，視細胞障害に対する gliotic response が生じている可能性が指摘されている．さらに adaptive optics imaging の技術進歩に伴い，視細胞障害に関する微視的評価が可能となり，治療評価への有効な手段となることが期待されている．

3. 電気生理学的評価

　電気生理学的機能評価は STGD の診断・病態評価・進行評価に必要不可欠である．Lois, Holder らによる電気生理学的分類は多彩な眼底所見を呈する本症においてはきわめて有用である(表3, 図6)．3群はそれぞれ，Group1：網膜機能異常が黄斑部に限局されている群〔黄斑部網膜電図(electroretinogram：ERG)のみ異常〕，Group2：網膜機能異常が網膜全体の錐体細胞に広がっている群(黄斑部 ERG, 全視野刺激錐体系 ERG が異常)，Group3：網

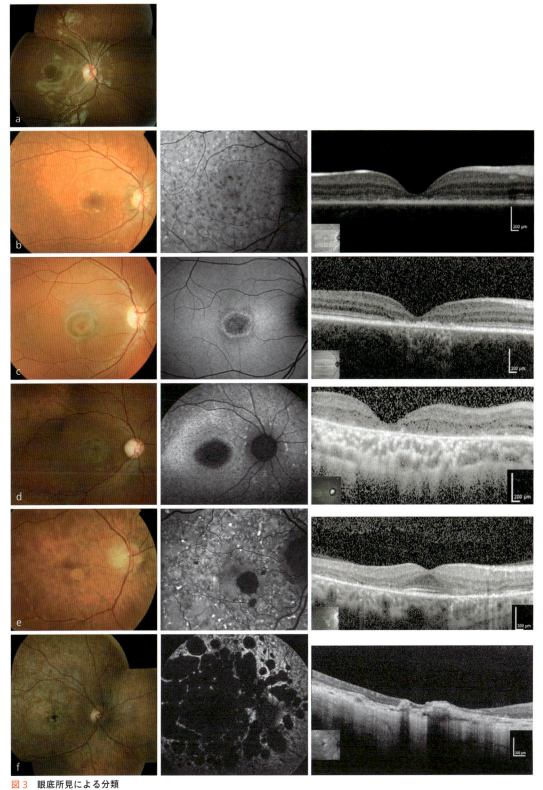

図3 眼底所見による分類
黄斑萎縮,fleck,中心窩温存,周辺部萎縮の有無の所見をもとにした眼底所見分類.詳細は表1に記載.
a:Fundus grade 1. b:Fundus grade 2. c:Fundus grade 3a. d:Fundus grade 3b. e:Fundus grade 3c.
f:Fundus grade 4.

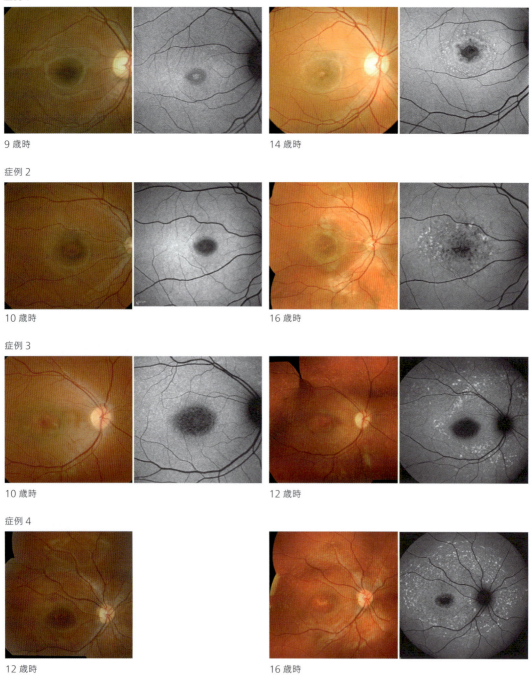

図4　Fleck の経時的変化
Stargardt 病発症早期に眼底所見，自発蛍光（AF）所見で fleck が顕著でない症例（左列）においても経過観察中に fleck の発生，広がりを認めることがある（右列）．

表2 自発蛍光(AF)所見による分類

Pattern 1	Localized low AF signal at the fovea surrounded by a homogeneous background with/without perifoveal foci of high or low signal
Pattern 2	Localized low AF signal at the macula surrounded by a heterogeneous background and widespread foci of high or low AF signal extending anterior to the vascular arcades
Pattern 3	Multiple areas of low AF signal at posterior pole with a heterogeneous background and/or foci of high or low signal

(Fujinami K, Lois N, Mukherjce R, et al：A longitudinal study of Stargardt disease：quantitative assessment of fundus autofluorescence, progression, and genotype correlations. Invest Ophthalmol Vis Sci 54：818-890, 2013 より)

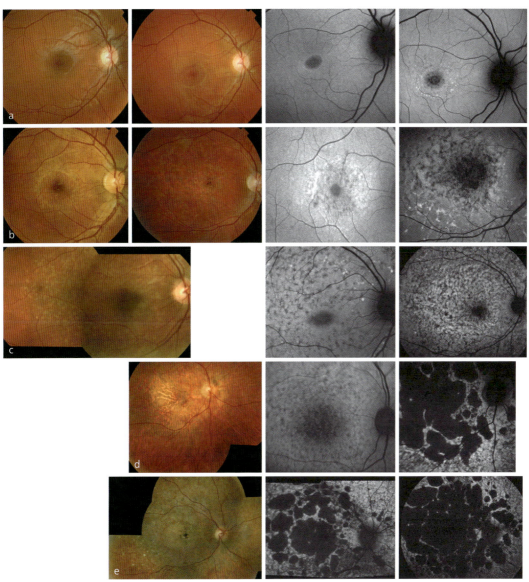

図5 自発蛍光(AF)所見による分類と経時的変化
蛍光消失部位の範囲，背景蛍光の均一性をもとにした AF 分類)とその経時的変化．詳細は表 2 に記載．
a：AF type 1 → AF Type 1(年齢：11 → 18 歳)，b：AF type 1 → AF Type 2(年齢：17 → 29 歳)
c：AF type 2 → AF Type 2(年齢：22 → 29 歳)，d：AF type 2 → AF Type 3(年齢：17 → 29 歳)
e：AF type 3 → AF Type 3(年齢：29 → 35 歳)

表3 網膜電図(ERG)所見による分類

Group 1	Macular dysfunction (normal full-field ERG)
Group 2	Macular dysfunction with generalised cone dysfunction
Group 3	Macular dysfunction with generalised cone and rod dysfunction

ERG = electroretinogram

(Lois N, Holder GE, Bunce C, et al：Phenotypic subtypes of Stargardt macular dystrophy-fundus flavimaculatus. Arch Ophthalmol 119：359-369, 2001, Fujinami K, et al：A longitudinal study of stargardt disease：clinical and electrophysiologic assessment, progression, and genotype correlations. Am J Ophthalmol 155：1075-1088, 2013 より引用)

膜機能異常が黄斑部だけでなく網膜全体の錐体細胞・杆体細胞に広がっている群(黄斑部 ERG，全視野刺激錐体系 ERG，全視野刺激杆体 ERG，すべて異常)である．59名のSTGD患者における，約10年の縦断研究では，group 1患者の80％が経過観察中に明らかな網膜機能低下を認めなかったのに対し，group 3患者の100％が優位な網膜機能低下を示した．また電気生理学的分類は発症年齢，視力障害，AF所見の重症度や進行にも関連しており，予後予測や治療法選択に非常に有用な情報となる．

III. 分子遺伝学的診断

多彩な臨床像を呈する本疾患の確定診断には，分子遺伝学的診断がきわめて重要である．遺伝子型分類が病状進行に関連することが示されており，分子遺伝学的診断に基づいた患者・家族カウンセリングが標準化されることが望まれている．

ABCA4 は128 Kbp，50エクソン，2273アミノ酸を有する巨大な遺伝子であり，遺伝子検索に多大な費用・時間・労力を要する．しかしながら，近年，次世代シークエンス(next generation sequence：NGS)技術が汎用化され，whole exome sequencing や targeted exome sequencing が STGD 遺伝子検索に用いられるようになり，その効率性・正確性・費用対効果について報告されている．exome sequencing の capturing 時に発生する諸問題を解決する形で開発された，*ABCA4* targeted PCR enrichment-based NGS protocol は変異検出精度が非常に高いとされ，STGD 遺伝子検索の標準手法の１つとなっている(米 Fluidigm社の Access Array™)．

さらに近年，民族間における変異分布の差異が指摘されており，それぞれの民族におけるアレル頻度などの特性を加味したうえでの変異評価がより正確な分子遺伝学的確定診断に必須である．2015年より東京医療センターを中心として Columbia university との協力のもと，Japan Stargardt Project として，日本人 STGD 患者における遺伝学的特性を評価するプロジェクトが開始された．アジア人に STGD が少ないとされていた仮説に対する回答の一部がこの研究を通して得られる可能性がある．

IV. 遺伝子型表現型関連

遺伝子型表現型相関は本疾患を治療に導く際に必要不可欠な行程となる．STGD における多彩な表現型，多様な遺伝子変異は遺伝子型表現型相関解析を難しいものとしている．

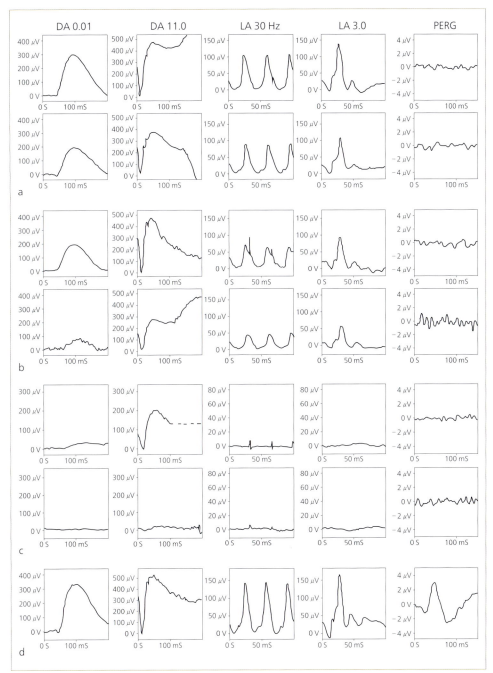

図6 網膜電図(ERG)所見による分類と経時的変化
代表的3症例の全視野刺激網膜電図(Full-field ERG),パターンERG(Pattern ERG:PERG)の波形が示されている.cone system dysfunction, rod system dysfunction の有無をもとにした ERG 分類とその経時的変化.詳細は表3に記載.
a:ERG group 1 → ERG group 1(年齢:48 → 59歳). b:ERG group 2 → ERG group 3(年齢:35 → 46歳).
c:ERG group 3 → ERG group 3(年齢:32 → 43歳). d:Normal control.

III 錐体優位の変性

遺伝子型と表現型をつなぐ際に最も重要なモデルは両アレルの変異が同一の homozygous mutations を有する症例群である．Fujinami らによる，homozygous *ABCA4* allele を有する 13 家系 18 症例の報告では，p.Gly1961 Glu，p.Leu2027Phe を有する症例は臨床症状が比較的軽度であるのに対し，p.Glu905fsX916，p.Arg1300X，p.Gln2220X，c.4253＋4C＞T，p.Leu541Pro/p.Ala1038Val［complex］，p.Arg1640Trp を有する症例は表現型が重症であり，各々の遺伝子変異がもつ表現型への影響(clinical effect)が直接的に示された．

病原性のある *ABCA4* 変異を複数有した 157 例に関する，遺伝子型分類と表現型分類との関連解析では，onset of disease に関する各群間での有意差とともに，眼底分類，AF 分類，ERG 分類，それぞれの分類と遺伝子型分類との有意関連が示された(表 4, 5, 図 7)．

最近，Segreev らにより *RS1* 遺伝子変異の病原性スコアリングの有効性について報告されたが，同様の手法が *ABCA4* 遺伝子変異に関しても考案されており，National Eye Institute/UCL Institute of Ophthalmology/東京医療センター(臨床研究センター)で病原性スコアリングに関する研究が推進されている．

V. 中心窩温存型 STGD

中心窩温存型 STGD は 2003 年に Rotenstreich らにより初めて報告された表現型で，全 STGD の約 25% がこの表現型であると記載されている．2010 年に Fujinami らにより中心窩温存型 STGD 患者における *ABCA4* 遺伝子変異が報告されたのを皮切りに，多数の報告が続いている．最近の 40 名の中心窩温存型 STGD 患者コホートに関する研究では，発症年齢，LogMAR 視力の中央値はそれぞれ 43.5 歳，0.18 であり，この表現型が晩期発症で視力良好であることが示された．また眼底所見では傍中心窩萎縮を有する症例が半数以上を占める(55%)(表 6, 図 8)．さらに，Group 3 ERG を呈する症例も存在し(24%)，RPE 萎縮，網膜機能障害が軽度であるために発生する表現型ではないことが理解できる(表 6, 図 8)．OCT では outer retinal tubulation といわれる所見が 33 例中 15 例にみられ，本表現型における主な障害が RPE に存在する可能性が示唆されている．すなわち，STGD には視細胞が先行して障害を受ける中心窩萎縮型と RPE が先行して障害を受ける中心窩温存型が存在する可能性があり，両者の理解が治療ターゲットを考慮する際にきわめて重要となる．

VI. 治療

2016 年 7 月現在，本邦では有効な治療法は導入されていない．本項では欧米を中心に臨床試験の段階に入っている，3 つの主な治療法(視サイクル抑制剤，RPE 細胞移植，遺伝子治療)について述べる．

前述のように STGD における細胞障害は，RPE における A2E 過剰蓄積により引き起こされると考えられている．最近では A2E 合成を阻害する薬理学的アプローチが試みられており，イソトレチノインに代表される視サイクル抑制剤(visual cycle modulators：VCM)の有効性が報告されている．Acucela 社による ACU-4429 は経口摂取 VCM の先駆的存在で

表4 遺伝子型分類

Genotype A	Two or more likely deleterious variants
Genotype B	One deleterious variant and one or more missense or in frame insertion/deletion variant(s)
Genotype C	Two or more missense or in frame insertion/deletion variants

(Fujinami K, Zernant J, Chana RK, et al：Clinical and molecular characteristics of childhood-onset Stargardt disease. Ophthalmology 122：326-334, 2015 より)

表5 遺伝子型表現型関連

	Median onset (yrs)	Median age (yrs)	Median LogMAR VA	Fundus grade (N=165)						AF pattern (N=143)			ERG group (N=143)		
				1	2	3a	3b	3c	4	1	2	3	1	2	3
Genotype A (N=19)	8	14	1.30	0	0	3	7	0	9	0	8	6	0	0	17
Genotype B (N=66)	12	19	1.00	1	3	5	47	5	15	18	39	13	34	4	25
Genotype C (N=72)	18	34	1.00	0	4	7	45	7	7	21	41	8	31	8	24
Total (N=157)	14	29.5	1.00	1	7	15	99	12	31	39	88	27	65	12	66

LogMAR VA＝logarithm of the minimum angle of resolution visual acuity
(Holder GE, Fujinami K, Robson AG, et al：Genotype-phenotype correlations in Stargardt disease/ABCA4-related retinopathy. Acta Ophthalmologica 90：2423.x, 2012 より改変)

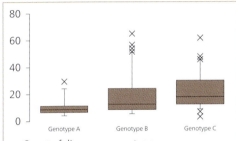
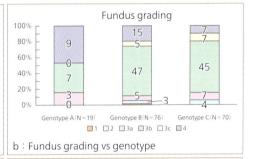
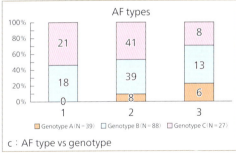

図7 遺伝子型表現型関連
ABCA4 遺伝子変異の重症度による遺伝子型分類（Genotype grouping）（詳細は表4に記載）に基づき，onset of disease（a），眼底所見による分類（b），AF所見による分類（c），ERG所見による分類（d）を各群間で比較した．Onset of disease に関しては各群間で統計学的有意差が認められ，眼底所見による分類，AF所見による分類，ERG所見による分類，それぞれと遺伝子型分類に統計学的に有意な関連が示された．

表6 中心窩温存型 Stargardt 病の眼底所見による分類

Foveal sparing pattern 1	Patchy parafoveal atrophy surrounded by numerous yellow-white flecks
Foveal sparing pattern 2	Numerous yellow-white flecks at the posterior pole without atrophy
Foveal sparing pattern 3	Mottled RPE changes and/or localized parafoveal yellow-white flecks
Foveal sparing pattern 4	Multiple patchy atrophic lesions, extending beyond the arcades

(Fujinami K, Sergouniotis PI, Davidson AE, et al：Clinical and molecular analysis of Stargardt disease with preserved foveal structure and function. Am J Ophthalmol 156：487-501, 2013 より)

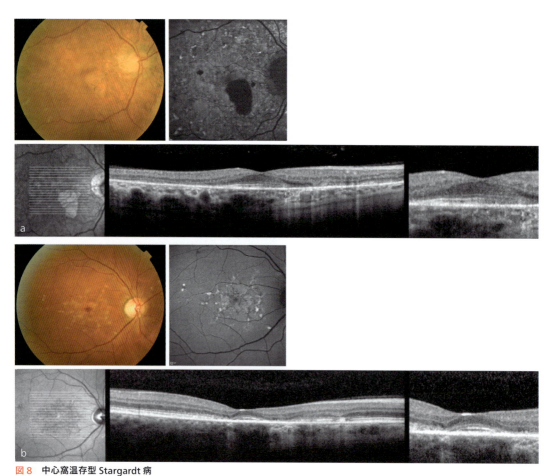

図8 中心窩温存型 Stargardt 病
中心窩が温存されるタイプの Stargardt 病(foveal sparing Stargardt disease)の眼底，AF，OCT 所見
a：Foveal sparing fundus pattern 1. b：Foveal sparing fundus pattern 2.

あり，動物実験での有効性，ヒトへの安全性が確立され，米国では治験第 IIb/III 相試験が行われている．

　近年の再生医療における劇的進歩を受けて，2012 年に STGD に対してもヒト胚性幹細胞(embryonic stem cell：ES cell)由来 RPE 細胞移植の臨床治験が開始され，2015 年には治験第 I/II 相の結果として，その安全性が報告されている．Schwartz らの報告では全 18 名の対象患者(STGD 9 名と萎縮型黄斑変性患者 9 名)のうち，13 例で網膜下色素変化(ドナー RPE であると推察される)が確認された．また，視力については 10 例で改善，7 例で維持，1 例

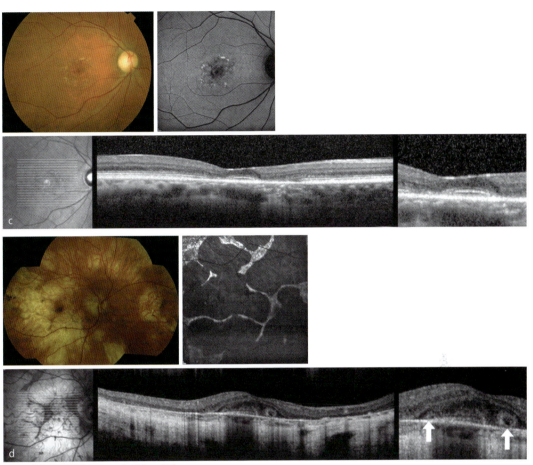

図8 中心窩温存型 Stargardt 病（つづき）
中心窩が温存されるタイプの Stargardt 病（foveal sparing Stargardt disease）の眼底，AF，OCT 所見
c：Foveal sparing fundus pattern 3．d：Foveal sparing fundus pattern 4．showing outer retinal tubulation
中心窩温存型 Stargardt 病における眼底所見による分類の詳細については表6を参照されたい．OCT では中心窩の構造が比較的温存されており，約半数では Outer retinal tubulation（d 矢印）の所見が観察される．

で低下という結果となり，その有効性に期待が高まっている．

2007年に *RPE65* 遺伝子変異を有する患者を対象に，アデノ関連ウイルスベクターを用いた遺伝子治療の有効性が報告されたのは記憶に新しいが，STGD に対しても遺伝子治療が導入されている．2008年にノックアウト（*abca4*$^{-/-}$）マウスにおいて，比較的大きいとされるヒト *ABCA4*cDNA の輸送が可能な馬伝染性貧血ウイルス由来レンチウイルスベクターを用いた遺伝子治療の有効性が示された．さらに，Oxford Biomedica により開発された，レンチウイルスベクターを用いた臨床治験が2009年に承認され，現在 I/IIa 相で治験進行中である（http://www.oxfordbiomedica.co.uk/）．

STGD の病態評価には電気生理学的検査を含めた包括的臨床診断に加え，分子遺伝学的診断がきわめて重要である．正確な診断のもとに症例集積を行い，遺伝子型表現型関連を明らかにすることが，正しい患者カウンセリングと治療導入への必要不可欠な行程とな

る．頻度の高い同疾患に対する治療が実現し，治療導入プロトコールが確立されることで，遺伝性疾患全体における治療導入がより強固に推進されることが期待される．

参考文献

1) Fujinami K, Lois N, Davidson AE, et al：A longitudinal study of Stargardt disease：clinical and electrophysiologic assessment, progression, and genotype correlations. Am J Ophthalmol 155：1075-1088 e13, 2013
2) Fujinami K, Lois N, Mukherjee R, et al：A longitudinal study of Stargardt disease：quantitative assessment of fundus autofluorescence, progression, and genotype correlations. Invest Ophthalmol Vis Sci 54：8181-8190, 2013
3) Fujinami K, Sergouniotis PI, Davidson AE, et al：Clinical and molecular analysis of Stargardt disease with preserved foveal structure and function. Am J Ophthalmol 156：487-501 e1, 2013
4) Fujinami K, Zernant J, Chana RK, et al：ABCA4 gene screening by next-generation sequencing in a British cohort. Invest Ophthalmol Vis Sci 54：6662-6674, 2013
5) Fujinami K, Zernant J, Chana RK, et al：Clinical and molecular characteristics of childhood-onset Stargardt disease. Ophthalmology 122：326-334, 2015

〈藤波　芳〉

D 中心性輪紋状脈絡膜ジストロフィ

　中心性輪紋状脈絡膜ジストロフィ(central areolar choroidal dystrophy：CACD)はNettleshipらにより1884に最初に報告された黄斑ジストロフィである．また，進行した病態では，脈絡毛細管板や脈絡膜血管の著明な萎縮を伴うこともあるため，脈絡膜ジストロフィに分類されることもある．一方で，CACDと診断された症例のなかには，病状の進行により，周辺視野狭窄を伴った網膜変性をきたすケースがある．CACDは，わが国でも，ときどき遭遇する遺伝性網膜疾患の1つである．特に患者が高齢者の場合，萎縮型加齢黄斑変性との鑑別が重要になってくる．

I. 臨床型

　20歳代後半から50歳代にかけて進行性の視力低下や中心視野障害を生じる．また，視力低下がない病気の初期の患者は，検診などで見つかるケースもある．視力測定，コントラスト感度測定，色覚検査以外に，病状の客観的な評価方法として，主に眼底検査(眼底写真撮影を含む)，光干渉断層計(OCT)，眼底自発蛍光測定，蛍光眼底造影検査(fluorescein angiography：FAG)，網膜電図測定(electroretinogram：ERG：全視野・局所・多局所ERGを含む)などを行う．

　基本病態としては，進行性の両眼対称性の黄斑変性を呈する．初期の病態では，中心窩近傍の網膜色素上皮(retinal pigment epithelium：RPE)の不整が異常として検出されることが多い．自発蛍光測定では病変部に一致して過蛍光を示したり，OCTでellipsoid zoneの不整や途絶がみられる．しかし，眼底検査や自発蛍光測定で異常が検出されない場合でも，FAGで軽度の眼底異常が検出されることがある．一方で，この段階では，OCTなどでも脈絡膜の異常は検出されず，全視野ERGでも明らかな振幅の低下などはないことが多い．

　病状が進行するにつれ，RPEと脈絡膜の障害が顕在化してくる．具体的には，病変部のサイズが中心窩を起点に楕円形・円形に拡大し，さらに病変部の異常と健常部の境界が明瞭化してくる(図1左眼)．なかには，中心窩を取り囲むようにドーナツ状に異常が顕在化する標的黄斑症(bull's eye maculopathy)を呈する症例もある．このステージでは，眼底自発蛍光測定では，RPEの異常部位に一致して過蛍光と低蛍光が点状のパターンをとりながら混在する像を示すことが多い．また，OCTでは病変部に一致してさまざまな異常を呈する．具体的には，病変部内でellipsoid zoneやRPEの不整がみられる．

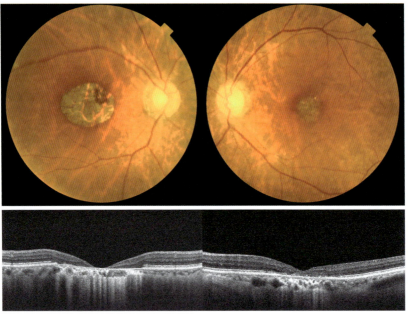

図1　中心性輪紋状脈絡膜ジストロフィの症例
70歳代の女性．若年より両眼の視力低下あり（両眼矯正視力 0.02）．母親も同疾患にて視力低下がある．Goldmann 動的視野測定では周辺視野の狭窄はなく，比較的小さい中心暗点を認める．眼底写真では，中心窩周囲に限局した網脈絡膜萎縮を右眼に，RPE の萎縮性変性を左眼に認める（上図）．OCT では，病変部に一致した網膜，網膜色素上皮，脈絡膜の変性がみられる（下図）．ERG では暗所・明所ともに軽度の振幅の低下を認めるのみであった．

　さらに病気が進行すると，RPE，脈絡毛細管板，中小脈絡膜血管が脱落し，境界明瞭な網脈絡膜萎縮巣が出現する（**図1右眼**）．同部位が中心窩網膜を含む場合は，重度の視力障害を呈することになる．このステージでは，眼底自発蛍光測定で，眼底病変に一致して RPE の欠損を示唆する境界明瞭な低蛍光領域が出現する．OCT でも RPE の欠損に加えて，網膜外層構造の消失，ロゼット様網膜病変の出現，脈絡膜の菲薄化など，大きな黄斑部組織異常がみられる．病気としては，黄斑ジストロフィに分類され，初期には正常であった全視野 ERG も，病気の進行に伴い杆体・錐体反応ともに振幅の低下を示すこともある．

II. 遺伝的背景

　CACD も他の多くの網膜ジストロフィ同様に，病因遺伝子は複数あると考えられる．これまでリンケージ解析（病因変異を同定することを目的に大きな家系をゲノムワイドに調べる研究）で染色体上の 17p13（CACD1）と 6p21.1（CACD2）にマップする少なくとも2つの遺伝子が常染色体優性遺伝 CACD の病因となることが明らかになっている．特に後者は病因遺伝子が *PRPH2*（Peripherin/rds）遺伝子と特定され，これまでに世界中の多くの家系でこの遺伝子の変異が病気の原因として報告されている．日本においても Arg195Leu という変異と CACD の関連性が報告されている．*PRPH2* 遺伝子による CACD の注意すべき点として，病因遺伝子異常をもっていても必ずしも病気を発症しないことが多々あることが挙げ

られる．遺伝子異常をもつ者の病気の発症率は79％程度であるとされる．実際，筆者が日本で経験したPRPH2変異によるCACD患者は，病歴聴取上は家族歴がない孤発例であった（家族の精密検査は施行できず）．また，常染色体劣性遺伝のCACDの報告もあるため，病歴聴取には注意が必要であろう．

　CACDの原因とされるPRPH2変異（例えばArg142Trp）を有する患者のなかには，典型的なCACDの変異と異なる臨床像を呈する者がいる．周辺網膜変性，黄斑変性の血管アーケードの外への進展，高度な視野狭窄，ERG反応の著明な低下などを認めることがある．これらの所見は，CACDが進行すると，網膜変性を発症してくる可能性を示している．つまり，病気のステージによって，PRPH2変異によるCACDは黄斑変性を伴った網膜ジストロフィとオーバーラップしうると考えられる．一方で，図1に示した症例は，発症後50年以上経過したケースであるが，眼底検査，ERGや視野検査で病変部の拡大や，周辺網膜変性を示す所見は認めない．このことより，若年者のCACDには，将来にわたって網膜変性を伴わないいわゆる黄斑ジストロフィの経過をたどるパターンと黄斑変性が徐々に拡大したり，網膜変性と視野狭窄を伴うような進行性の網膜ジストロフィを呈するパターンがあり，注意深く経過を観察する必要がある．

　また，筆者の経験では，少なくとも日本では，家族歴のないCACDの孤発例に多く遭遇してきた．これらのなかには，PRPH2遺伝子異常を有する患者も混ざっていたが，常染色体劣性の病気を有する患者も含まれていると予測される．

III.　鑑別診断

1. Stargardt病

　典型的なStargardt病は，網膜下に特徴的な不定形の黄白色斑を伴う若年性の黄斑ジストロフィで，主にABCA4遺伝子異常により発症する．なかには黄斑部の網膜・網膜色素上皮（RPE）の萎縮のみを認める症例もある．このような症例は，眼底所見だけでは，CACDと区別つかないときもある．しかし，Stargardt病は，一般に常染色体劣性遺伝であり，10歳代や20歳代など若年で発症する患者も多い．さらに，FAGで，RPEに蓄積したリポフスチンによる蛍光のブロック（dark choroid）がみられることが多い．これらの点がCACDとの鑑別に役に立つ．ただし，dark choroidはStargardt病患者の8割程度にしかみられないとされ，同所見がないからといって同疾患を否定できるということではないことに注意したい．

2. 萎縮型加齢黄斑変性（萎縮型AMD）

　CACDは高齢者になって発症するケースも報告されており，そのような場合は萎縮型AMDとの鑑別が難しい．さらに，PRPH2遺伝子の病的変異を有する無症候性のキャリアーのなかには，高齢になってはじめて発症するケースもあると推察される．高齢者のCACDと萎縮型AMDを鑑別するポイントとして，①視力低下の家族歴（CACD 80％ vs 萎縮型AMD 9.4％），②眼底自発蛍光測定で病変部における点状の過蛍光と低蛍光（CACD 85％

vs 萎縮型 AMD 5.6％），③ reticular drusen（CACD 0％ vs 萎縮型 AMD 50％）が報告されている．この研究では，他の鑑別点として，萎縮型 AMD では OCT で RPE 下に沈着物（ドルーゼン）が100％認められるとも述べられている．

　CACD の病因遺伝子が一部の患者で特定されたが，その分子病態はほとんどわかっていない．CACD の病態の理解と治療法の開発は，臨床像が重なる萎縮型 AMD や Stargardt 病への応用が期待できる．逆に，萎縮型 AMD や Stargardt 病に対して開発された治療は，CACD にも効果があるかもしれない．そういう点で，CACD は注目すべき遺伝性網膜疾患の1つといえよう．

参考文献

1) Smailhodzic D, Fleckenstein M, Theelen T, et al：Central areolar choroidal dystrophy（CACD）and age-related macular degeneration（AMD）：differentiating characteristics in multimodal imaging. Invest Ophthalmol Vis Sci 52：8908-8918, 2011
2) Hoyng CB, Heutink P, Testers L, et al：Autosomal dominant central areolar choroidal dystrophy caused by a mutation in codon 142 in the peripherin/RDS gene. Am J Ophthalmol 121：623-629, 1996
3) Yanagihashi S, Nakazawa M, Kurotaki J, et al：Autosomal dominant central areolar choroidal dystrophy and a novel Arg195 Leu mutation in the peripherin/RDS gene. Arch Ophthalmol 121：1458-1461, 2003
4) Boon CJ, Klevering BJ, Cremers FP, at al：Central areolar choroidal dystrophy. Ophthalmology 116：771-782, 2009
5) Fujinami K, Zernant J, Chana RK, et al：Clinical and molecular characteristics of childhood-onset Stargardt disease. Ophthalmology 122：326-334, 2015

〔西口康二〕

E オカルト黄斑ジストロフィ（三宅病）

　オカルト黄斑ジストロフィ（occult macular dystrophy）とは，通常の黄斑ジストロフィと異なり眼底所見に異常がみられない優性遺伝形式の黄斑ジストロフィである．黄斑部局所網膜電図（electroretinogram：ERG）が開発されたことにより，名古屋大学（当時）の三宅養三によって1989年に初めて独立した疾患として報告された．2010年には，本疾患の原因遺伝子として8番染色体短腕に RP1L1 が特定された．この疾患は疾患概念の確立から原因遺伝子の解明までをすべて三宅らの研究グループによって完結させた疾患であり，現在では「三宅病（Miyake's disease）」ともよばれている．検眼鏡的所見が正常であるために，いまだに多くのオカルト黄斑ジストロフィが視神経疾患，弱視，非器質性視力障害などと誤診されており，多くの眼科医が本疾患の病態を正しく理解することが望まれる．

I. 定義

　オカルト黄斑ジストロフィとは，両眼性にゆっくりと黄斑部網膜の機能不全が進行する疾患で，検眼鏡的所見が正常なものを指す．黄斑部以外の網膜では正常な機能が保たれるため，全視野 ERG は杆体系，錐体系ともに正常であり，黄斑部局所 ERG や多局所 ERG によって黄斑部網膜の局所的機能低下が検出される．

　三宅らによる最初の報告例は優性遺伝家系の症例であったが，その後に報告された症例には孤発例のものも多く含まれていた．しかし，2010年に原因遺伝子として RP1L1 が報告されたことにより，家族性（遺伝性）の症例と孤発例（非遺伝性）の症例とは全く病態が異なることが明らかとなった．このため現在では，オカルト黄斑ジストロフィとは遺伝性の症例のみを指し，非遺伝性の症例はオカルト黄斑症（occult maculopathy）と呼称すべきと考えられる．

II. 症状および経過

　黄斑部の視細胞機能が局所的に低下するため，視力低下および中心比較暗点が主な症状である．問診の際に羞明を訴える患者も多いが，錐体ジストロフィや杆体一色覚など錐体機能不全の患者が訴えるような強い羞明ではない．背景が暗いところに書かれた文字は読みやすいが，白い背景では読みにくくなるなどと訴えることが多い．進行は非常にゆっく

りであるため，自覚症状の出現するかなり以前から黄斑部の機能低下は始まっていると考えられる．自覚症状を訴える時期は 10 歳頃から 60 歳以上までと非常に幅があり，両眼の視力がきわめてゆっくりと低下していく．発症には男女による違いはなく，また屈折にも特に傾向はない．

両眼がほぼ同時に進行する例が多いが，自覚症状の出現や視力低下の進行が，左右眼で数年から 10 年近く異なるケースもある．ただし，自覚症状が片眼のみの患者でも，黄斑部における ERG の応答は通常両眼で低下している．

視力低下が進行すると識字困難となるが，多くの患者は拡大鏡などを用いることにより日常の読み書きをこなしている．また周辺視力は末期でも正常に保たれるため，歩行時にはそれほどの困難は生じない．

常染色体優性遺伝の疾患であるため，典型的な症例では両親のどちらかに同様の症状をもつ者がいる．ただし，遺伝子変異を有する家族にも自覚症状がきわめて軽微な者がおり，そのなかには網膜機能異常が中心窩を回避しており，傍中心窩のみが障害されている症例がしばしばみられる．

III. 検査所見

1. 自覚的検査

視力低下は非常にゆっくりであるため，自覚的な視力低下以外にも，運転免許試験で指摘されたり，眼鏡店で矯正視力不良を指摘されて初めて受診する場合も多い．視力は最終的に 0.1〜0.2 程度まで低下することがあるが，症状の進行には個人差が大きい．他の黄斑ジストロフィと異なり網膜色素上皮の萎縮をきたさないため，高齢になっても中心部が絶対暗点に至ることは少ない．また，羞明を伴う症例では，視力表の背景光を消したり検査室の照明を暗くしたりするだけで，視力が数段階上がる場合がある．

視野検査では中心比較暗点が検出される．ただし Goldmann 動的視野計では，進行例をのぞいて異常を検出できないことも多い．さらに Humphrey 自動視野計を用いた場合でも，「中心 30-2」のプログラムでは中心比較暗点が明瞭に検出できず，「中心 10-2」でようやく暗点が検出される例も多い．本疾患の進行を評価するためには，「中心 10-2」の視野と「中心窩閾値」を参考にするのが望ましい．なお，黄斑部以外の周辺視野は進行例でも正常に保たれている．

2. 他覚的検査

検眼鏡的所見，フルオレセイン蛍光眼底造影，インドシアニングリーン蛍光眼底造影ともにすべて正常である（図 1）．多くの症例で中心窩反射も明瞭に認められる．高齢に至っても網膜色素上皮の変性はみられない．経過中に黄斑部の変性が出現した場合には，本疾患以外の病態を考えるべきである．

全視野 ERG では，杆体系および錐体系の反応がともに正常に記録されるが，黄斑部局所 ERG あるいは多局所 ERG で黄斑部の反応が減弱しており，これがオカルト黄斑ジス

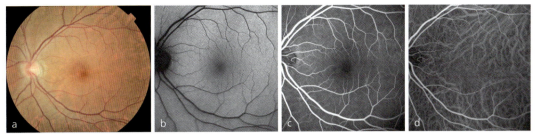

図1　オカルト黄斑ジストロフィ患者（32歳女性，*RP1L1* p.Arg45Trp Heterozygous）の画像所見
a：眼底．b：眼底自発蛍光．c：フルオレセイン蛍光眼底造影．d：インドシアニングリーン蛍光眼底造影．
矯正視力は矯正視力右0.3，左0.4．いずれの画像にも異常所見はみられない．

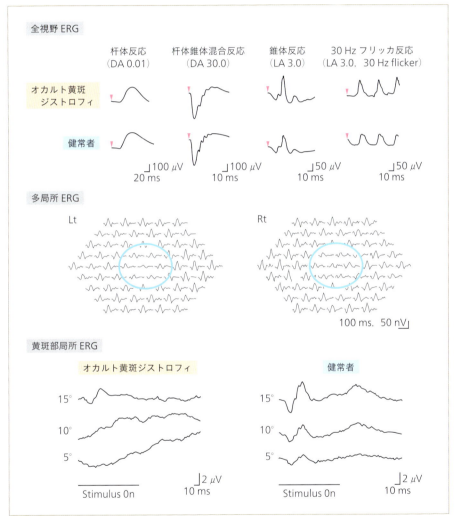

図2　オカルト黄斑ジストロフィ患者（30歳男性，*RP1L1* p.Arg45Trp Heterozygous）の電気生理学的検査所見
矯正視力は矯正視力右0.6，左0.5．全視野ERGでは，杆体系，錐体系ともに正常反応を示している．多局所ERGでは黄斑部における振幅低下がみられる（丸で囲まれた部分）．黄斑部局所ERGでは5°，10°，15°の刺激に対する応答がいずれも減弱している．

III　錐体優位の変性　321

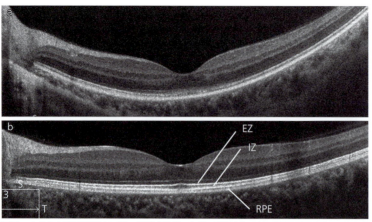

図3　オカルト黄斑ジストロフィ患者（46歳，女性，*RP1 L1* p.Arg45Trp Heterozygous）およびの健常者のOCT所見
a：オカルト黄斑ジストロフィ．b：健常者．
矯正視力は矯正視力右0.3，左0.2．黄斑部においてinterdigitation zone（IZ，旧称COSTライン）の消失，およびellipsoid zone（EZ）の不明瞭化がみられる．OCTの所見は発症から長期間経過するにつれて次第に変化し，中心窩付近のellipsoid zone（EZ）は分断，消失し，外顆粒層は菲薄化していく．ただし網膜色素上皮（RPE）層は正常に保たれる．

トロフィの確定診断となる（図2）．中心窩のごく狭い領域の機能が残存している場合は視力が正常なこともあるが，その場合でも黄斑部局所ERGや多局所ERGでは明らかな異常が検出される．

　スペクトラルドメイン光干渉断層計（optical coherence tomography：OCT）で後極部を観察すると，比較的早い時期から網膜外層構造に異常をきたしていることがわかる．初期の変化は，黄斑部におけるinterdigitation zone（IZ，旧称COSTライン）の消失，およびellipsoid zone（EZ，旧称IS/OSライン）の不明瞭化である（図3）．OCTの所見は発症から経過するにつれて次第に変化し，長期間経過した症例では中心窩でEZの分断，消失がみられるようになり，外顆粒層は菲薄化していく．ただし網膜色素上皮層は正常に保たれる．

　網膜自発蛍光は正常の場合が多いが，半数近くで中心窩に非特異的なごく弱い過蛍光がみられる（図1）．ただし，錐体杆体ジストロフィ，Stargardt病など，他の黄斑ジストロフィに特徴的な強い過蛍光や低蛍光の所見はみられないため，鑑別は容易である．

IV. 鑑別診断

　眼底所見および全視野ERGが正常であるであるため，多くの患者が原因不明の視神経疾患，あるいは非器質性（心因性）視力障害などと診断されている．比較的多くみられるのが，白内障として眼内レンズ挿入術を施行されたあとに視力が改善せず，精査を依頼されてみつかる症例である．いずれの場合も，黄斑部のERGが局所的に低下していることが証明できれば診断は容易である．

　また，前述のように*RP1L1*遺伝子変異による症例は黄斑部の視細胞層所見に特徴があるため，OCTを詳細に観察することで優性遺伝形式の症例を見分けることも可能である．

さらに検眼鏡的所見が一見正常にみえる症例でも，眼底自発蛍光を用いると本疾患ではみられないはずの網膜色素上皮の異常が明瞭になることがあり，錐体杆体ジストロフィなど他の疾患との鑑別をすることができる．

V. 原因遺伝子

東京医療センターを中心とした研究グループにより，2010年にオカルト黄斑ジストロフィの原因遺伝子として8番短腕に位置する *RP1L1*（retinitis pigmentosa 1 like-1）が同定された．これまでに複数の変異が国内外から報告されているが，いずれもヘテロのアミノ酸置換である．

ヒトにおけるRP1L1蛋白機能はまだ明らかにされていない．これまでの研究では，霊長類では視細胞の特に内節に発現しており，視細胞内節・外節の構造維持，細胞内輸送に大きな役割を果たしていると考えられている．

VI. 患者への対応

本疾患の病態は遺伝子異常によるものであるため，現在のところ根本的な治療法はない．ただし，紫外線による視細胞障害を防ぐためのサングラス装用など，生活環境に応じた指導は必要となる．また，本疾患には視力低下のほか，羞明を訴える患者が多く，学校や職場環境に応じたロービジョンケアを専門スタッフと共同で行う．

また優性遺伝形式の疾患であるため，子どもへの遺伝を心配する患者も多い．患者には本疾患の臨床像についての正確な情報を提供するとともに，遺伝学的な説明については遺伝外来の専門スタッフと協力するなど，細心の注意を払って行う必要がある．

参考文献

1) Miyake Y, Ichikawa K, Shiose Y, et al：Hereditary macular dystrophy without visible fundus abnormality. Am J Ophthalmol 108：292-299, 1989
2) Miyake Y, Horiguchi M, Tomita N, et al：Occult macular dystrophy. Am J Ophthalmol 122：644-653, 1996
3) Akahori M, Tsunoda K, Miyake Y, et al：Dominant mutations in RP1L1 are responsible for occult macular dystrophy. Am J Hum Genet 87：424-429, 2010
4) Fujinami K, Tsunoda K, Hanazono G, et al：Fundus autofluorescence in autosomal dominant occult macular dystrophy. Arch Ophthalmol 129：597-602, 2011
5) Tsunoda K, Usui T, Hatase T, et al：Clinical characteristics of occult macular dystrophy in family with mutation of Rp1l1 gene. Retina 32：1135-1147, 2012

〔角田和繁〕

F　Leber 先天黒内障

　1869 年，Theodor Carl Gustav von Leber は生後早期に発症する網膜色素変性について記載した．この疾患群がのちに，Leber 先天黒内障（Leber congenital amaurosis：LCA，MIM204000）とよばれるようになった．Leber はこの論文の 2 年後に遺伝性視神経症，いわゆる Leber 病についても記載をしている．これまで不治の病とされてきた遺伝性網膜変性疾患において，初めて治療に成功した Leber 先天黒内障に注目が集まった．遺伝子の変化を手がかりに病態を解明し，遺伝性網膜変性疾患の根本的な治療を行っていくうえで LCA はよい道標となっている．

I.　臨床型

　LCA は，生後 1 年以内に重症の網膜ジストロフィが明らかになる疾患群として定義される．3 万～8 万人に 1 人の頻度で認められ，先天黒内障の 20％を占めるとされる．しかし網膜変性疾患における LCA の分類は，眼振や発症時期などの臨床徴候のみをもとにした古い定義である．この定義では錐体杆体ジストロフィ，先天停在性夜盲や常染色体劣性網膜色素変性とオーバーラップしてしまうなど，他の分類との境界があいまいな部分が出る．視覚感受性期にあたる生後早期に，視細胞変性が進行するため，視覚発達にも影響が出る場合が多い．視力は 0.1 から指数弁程度が多く，眼振，指眼現象（digito-ocular sign）（図1），夜盲や昼盲（羞明），対光反射低下に加え，強い遠視などを伴う．眼底は明らかな異常を認めないものから，黄斑萎縮や黄斑以外に色素沈着を認めるものなど非常に様々で幅が広い．白内障や円錐角膜を合併した報告もあるが，遺伝的関連性は明らかでなく小児期には現れない．基本的に ERG は消失型である．

II.　鑑別診断

　1 色覚，先天停在性夜盲，眼皮膚白皮症，視神経低形成，頭蓋内疾患などとの鑑別が必要である．1 色覚は杆体 1 色覚と錐体 1 色覚があり，いずれも眼振，羞明，昼盲，正常眼底所見を呈し，一部の LCA と共通する．しかし加齢で進行せず，色感覚を認めず，眼振や羞明は軽減する場合がある点で LCA と異なる．杆体 1 色覚の場合，常染色体劣性遺伝形式で遠視が多く視力は 0.1 程度．錐体 1 色覚の場合は X 連鎖劣性遺伝形式をとり，症

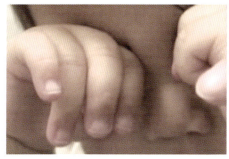

図1 *NMNAT1* 遺伝子変異例の指眼現象（digito-ocular sign）

初診時月齢3か月の男児．追従眼球運動不良，黒内障性眼振（amaurotic nystagmus）と対光反射減弱，指眼現象を認めた．初診時視力はTeller acuity cards（TAC）にて0.03．別家系の症例も初診時月齢3か月の男児．同様の臨床型を認め，初診時視力は左右とも光覚弁であった．

状は杆体1色覚より軽度で近視が多く視力は0.1～0.3程度である．

先天停在性夜盲は完全型と不全型があり，いずれも眼振，夜盲，正常眼底所見を呈し一部のLCAと共通するが，加齢で進行しない点でLCAと異なる．完全型先天停在性夜盲は中等度から強度の近視の場合が多く，常染色体劣性遺伝形式かX連鎖劣性遺伝形式をとる．不全型先天停在性夜盲は軽度の近視から遠視で夜盲は軽度の場合があり，X連鎖劣性遺伝形式をとる．

眼皮膚白皮症は生下時より眼，皮膚，毛髪のメラニン合成が低下ないしは消失することにより，全身皮膚が白色調，青～灰色調の虹彩，銀あるいは白～茶褐色の頭髪を呈する点でLCAと異なる．皮膚症状が判然とせず眼の症状のみの場合は眼白皮症とよび，眼振や視機能不全でLCAと共通する．眼皮膚白皮症は常染色体劣性遺伝形式だが，眼白皮症はX連鎖劣性遺伝形式をとる．眼底の色素上皮細胞層や虹彩のメラニン色素が少なく黄斑低形成を伴い，加齢で進行しない点でLCAと異なる．

LCAでは成長とともに網膜血管の狭細化が認められるとあるが，まだ生後早期の眼底所見のみでは網膜変性が進行していないので，上記疾患との鑑別が難しい場合がある．鑑別にはERGなどが重要で，1色覚は錐体不全と杆体正常，先天停在性夜盲は陰性型，眼皮膚白皮症や視神経低形成では正常（眼白皮症のForsius-Eriksson型は不全型先天停在性夜盲に類似）を確認する．

III. 遺伝的異質性

現在，LCAの原因遺伝子は21種がデータベース（Retinal Information Network：RetNet™）に登録され，その多くが常染色体劣性遺伝形式をとる（**表1**）．LCAには上述の通り典型的な臨床型により分類されてはいるが，この遺伝的異質性，対立遺伝子異質性，視機能の発達程度の多様性，加齢に伴う所見の変化，人種などの複数の要因で多様な網膜所見を呈するとされる．各LCAの病型における臨床的特徴を把握することは，近年見出された遺伝子ではまだ困難なものもある．しかし報告数の増加により，詳細な遺伝子型・表現型相関が明らかになると考えられる．本邦では*CRB1*，*CRX*，*RDH12*，*RPE65*，*RPGRIP1*の各遺伝子変異例が報告されている．これらLCAの原因遺伝子は，網膜色素上皮細胞と視細胞とで発現し，機能的には各細胞での代謝や構造を司るさまざまな蛋白質をコードしている．

表1 LCAの遺伝子と臨床型

LCA type	遺伝子	遺伝子座	遺伝形式	臨床型	蛋白名	機能
LCA1	GUCY2D	17p13.1	AR	羞明, 重篤な視機能不全. 正常網膜所見. 後期は顆粒状網膜色素沈着	Guanylate cyclase 2D	Produces RetGC-1, phototransduction
LCA2	RPE65	1p31	AR	夜盲, 一過性視機能改善, 初期は比較的視機能良好. 乳頭周囲の低色素	65-kilodalton RPE-localized protein	Retinoid phototransduction cycle
LCA3	SPATA7	14q31.3	AR	視機能不全, 網膜萎縮, 網膜血管狭細	Spermatogenesis-associated protein	Unknown retinal function
LCA4	AIPL1	17p13.1	AR	夜盲. 視機能不全, 萎縮性黄斑症	Aryl hydrocarbon interacting protein	cGMP-PDE folding, cell cycle progression
LCA5	LCA5	6q14.1	AR	コロボーマ様黄斑変性, 毛様体欠損	Lebercilin	Centrosomal or ciliary function
LCA6	RPGRIP1	14q11	AR	羞明, 重篤な視機能不全. 初期は正常網膜所見. 進行性色素性網膜症	RP GTPase regulator-interacting protein 1	Outer segment formation
LCA7	CRX	9q13.3	AD, AR	広範な網膜色素沈着	Homeodomain transcription factor	Photoreceptor development
LCA8	CRB1	1q31	AR	早期は正常網膜所見, preserved para-arteriolar RPE：PPRPE, OCTで網膜の肥厚	Crumbs like protein 1	Photoreceptor morphogenesis
LCA9	NMNAT1	1p36	AR	コロボーマ様黄斑変性, 重篤な視機能不全	Nicotinamide mononucleotide adenylyltransferase 1	Neuronal maintenance and protection
LCA10	CEP290	12q21.3	AR	夜盲, 非常に重篤な視機能不全, 頻度が高い, 後期はごま塩眼底 /Marbleized fundus	Centrosomal protein (Bardet-Biedel Syndrome)	Centrosome maintenance
LCA11	IMPDH1	17q31.3	AD	頻度が低い, びまん性網膜色素上皮斑	Inosine monophosphate dehydrogenase	Cell growth
LCA12	RD3	1q32.3	AR	夜盲, 頻度が低い, 視機能不全. 黄斑萎縮	Retinal degeneration protein	Nuclear PML bodies
LCA13	RDH12	14q24.1	AR	黄斑萎縮, peripapillary sparing of the RPE. 網状網膜色素斑. Coats病様反応	Retinol dehydrogenase	Retinoid phototransduction cycle
LCA14	LRAT	4q32.1	AR	RPE65遺伝子変異例に類似	Lecithin retinol acyltransferase	Retinoid phototransduction cycle
LCA15	TULP1	6p21.3	AR	夜盲, yellow perifoveal annular ring	Tubby-like protein	Phagocytosis
LCA16	KCNJ13	2q37.1	AR	進行すると後嚢の heavy pigmentation	Potassium channel, inwardly rectifying subfamily J member 13	Multiple ion-transporting epithelia
LCA17	GDF6	8q22.1	AR	手動弁. 典型的なLCAの臨床型	Growth/differentiation factor 6	Growth factors, early embryonic retinal development
Not numbered	IQCB1	3q13.33	AR	Peripheral grayish patches, 色素沈着は数が少なめ. 黄斑部は比較的保たれる	IQ calmodulin-binding motif-containing protein 1	Transport of cargo molecules to the OS of the photoreceptor
Not numbered	DTHD1	4p14	AR	非特異的筋ジストロフィを合併	Death domain-containing protein 1	Unknown
Not numbered	CABP4	11q13.2	AR	夜盲は少ない, 初期は正常網膜所見	Calcium-binding protein 4	Synaptic vesicle proteins
Not numbered	OTX2	14q22.3	AD	低身長, 小眼球, 白内障, 合指症, 発達遅滞	Orthodenticle homolog 2	Eye development

AR：常染色体劣性遺伝, AD：常染色体優性遺伝.

1. *NMNAT1* 遺伝子変異による LCA

　LCA 全体に占める割合は不明で，常染色体劣性遺伝形式をとる．乳幼児期からの進行性の境界鮮明なコロボーマ様の黄斑変性を認め，生後早期に眼振と追従眼球運動不良，眼振と対光反射減弱，眼指現象を認める報告が多い．自験例の 2 家系 2 例でも同様で，眼底では初診時から 1 か月後に変性部の融合拡大を認めた．屈折は遠視で，網膜電図 (electroretinogram：ERG) で a 波，b 波の著しい減弱を認めた．遺伝子解析の結果，両発端者とも *NMNAT1* 遺伝子の R237C およびエクソン 4 から 5 の欠失を持つ複合ヘテロ接合体であった．

2. *RPGRIP1* 遺伝子変異による LCA

　LCA 全体の 5% 程度を占め，常染色体劣性遺伝形式をとる．発症早期から眼振および昼盲や羞明を認め，強い遠視を伴う場合がある．視力は 0.05 から指数弁の範囲とする報告や，10 歳前後までに光覚弁から光覚なしに進行するとの報告もある．眼底は周辺部に斑紋を認めるものからほぼ正常所見の場合などがあり，自験例ではほぼ正常所見であった（図 2）．症例 3 の SD-OCT は ellipsoid zone が中心窩周囲で消失，網膜厚および外顆粒層の菲薄化を認めた（図 3）．遺伝子変異は大部分がミスセンス変異の報告であるが，遺伝子内欠失の症例も見出された．RPGRIP1 は視細胞の内節と外節をつなぐ結合繊毛に局在し，細胞内物質輸送を担っている．視細のほか，内耳や腎臓の繊毛の異常が原因で起こる疾患は繊毛病 (ciliopathy) とよばれ，肥満，骨格異常や多指症，脳梁低形成，嚢胞腎など，複数の臓器にまたがって合併する場合がある．繊毛には 9 本の周辺二連微小管があり，2 本の中心微小管をもつ運動繊毛と，中心微小管がない一次繊毛の 2 種類に分けられる．Usher 症候群や LCA は一次繊毛病に属している．最近になりフランスの研究チームから，*RPGRIP1* 遺伝子変異をもつイヌモデルの遺伝子補充療法の報告がなされた．結果，2 年以上にわたり錐体機能の改善と杆体機能の維持が可能であったと報告され，ヒトの臨床研究が始まろうとしている．

IV. 臨床的異質性

　CEP290 遺伝子は LCA のなかで最も頻度が高いといわれ，変異の種類によっては Joubert 症候群，Meckel-Grüber 症候群，Senior-Løken 症候群，Bardet-Biedl 症候群の原因となり発達遅滞を伴う．同じ遺伝子でありながら変異によって症候群性の異なる臨床像を呈するので，LCA は視機能障害は認めるが自閉症や精神発達遅滞は伴わない疾患とすべき，という意見がある．ほかにも LCA の原因遺伝子では，*GUCY2D* および *AIPL1* は変異によって常染色体優性錐体杆体ジストロフィを示し，*RPE65*，*RDH12*，*KCNJ13* は常染色体優性網膜色素変性の報告があり臨床的異質性を示すが，いずれも発症時期や家族歴で鑑別する．

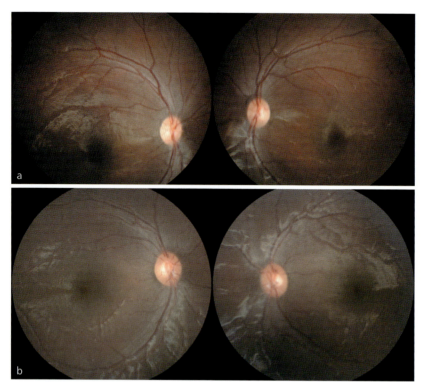

図2　RPGRIP1 遺伝子に変異をもつ LCA の眼底

a：症例1．b：症例2．症例1は初診時年齢4歳の男児で，発症は6か月．視力は左右とも0.06であった．また症例1の弟（初診時年齢2歳，症例2）も同じく6か月の発症で，TAC 視力0.08と同様の症状を認めた．両症例とも不規則な眼振と昼盲を認めたものの，夜盲は認めず眼底はほぼ正常所見であった．視野は両症例とも1/4e がとれず，症例1の5歳時 ERG では a 波，b 波の減弱，フリッカ ERG は検出不能であった．遺伝子解析の結果，RPGRIP1 遺伝子のエクソン17の全長を含む1,339 bp のホモ接合欠失変異体であった．

(Suzuki T, Fujimaki T, Yanagawa A, et al：A novel exon 17 deletion mutation of RPGRIP1 gene in two siblings with Leber congenital amaurosis. Jpn J Ophthalmol 58：528-535, 2014 より)

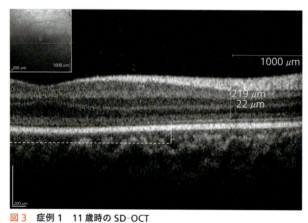

図3　症例1　11歳時の SD-OCT

症例1の SD-OCT では ellipsoid zone は中心窩周囲で消失，網膜厚および外顆粒層の菲薄化を認めた．

(Suzuki T, Fujimaki T, Yanagawa A, et al：A novel exon 17 deletion mutation of RPGRIP1 gene in two siblings with Leber congenital amaurosis. Jpn J Ophthalmol 58：528-535, 2014 より)

V. 遺伝子補充療法

　RPE65 遺伝子が原因となる LCA2 は LCA 全体の 3〜16％を占め，常染色体劣性遺伝形式をとる．眼振と夜盲を認めるが，羞明は少なく周辺部視野は保たれる場合が多い．眼底は白点や translucent RPE とよばれる所見がみられることもある．2008 年に米国と英国で，遺伝子補充療法（gene replacement therapy）による *RPE65* 遺伝子変異を持つ患者の視機能改善が報告された．報告では計 9 例のうち 6 例で視力改善がみられたとされている．当初この手法はイヌのモデル動物を用いて視機能改善が報告されていたが，終生治療効果が継続した点や，若い個体ほど効果が高いことも知られていた．これらの結果をもとに 2009 年にはヒトの小児例の治療成績が報告され，2012 年には米国内でパテントが取得された．現在，米国，イスラエル，フランスで，3 歳以上の小児例や，両眼治療の試験が行われている．RPE65 は網膜色素上皮で発現し，65 kD の visual cycle の酵素をコードしている．視細胞のロドプシンと結合しているビタミン A 誘導体の 11-*cis* レチナールは，光刺激により all-*trans* レチノールに変換される．次に all-*trans* レチノールは色素上皮に運ばれ，再び 11-*cis* レチナールに戻され再利用される．RPE65 は 11-*cis* レチナールに至る 2 段階手前の反応を担うため，その機能低下で 11-*cis* 型が不足し，最終的に視細胞死に至る．遺伝子補充療法のねらいは変異遺伝子を修復するのではなく，正常な遺伝子を導入し補う治療法になる．正常な *RPE65* 遺伝子を色素上皮内に運ぶために，ヒト *RPE65* 遺伝子の cDNA 配列を組み込んだ，アデノ随伴ウイルスベクター（adeno-associated virus：AAV）が用いられている．ベクターは網膜下に注入され色素上皮の細胞膜を通過，核内に入り転写翻訳され，正常 *RPE65* が発現されることになる．常染色体劣性遺伝形式をとる他の LCA についても，同様の手法で治療可能であると考えられている．

　LCA には *NMNAT1* 遺伝子変異例のように生後早期に黄斑変性を生じるものや，*RPGRIP1* 遺伝子変異例のように小児期には一見正常眼底であるなど，原因遺伝子によって病態が異なっている．したがって治療を考える場合，原因遺伝子，変異，病態，病期など，患者ごとに効果的な方法が異なる可能性が考えられる．現在，薬物治療，遺伝子補充療法，細胞移植などが検討されているが，各病態や患者に応じた治療法の開発が期待されている．同様に，他の網膜変性疾患の治療においても，根本的な治療を行っていく道筋がみえ始めてきている．

参考文献

1) von Leber TKG：Üeber retinitis pigmentosa und angeborene amaurose. Archiv für Ophthalmol 15：1-25, 1869
2) Suzuki T, Fujimaki T, Yanagawa A, et al：A novel exon 17 deletion mutation of *RPGRIP1* gene in two siblings with Leber congenital amaurosis. Jpn J Ophthalmol 58：528-535, 2014
3) Bainbridge JW, Smith AJ, Barker SS, et al：Effect of gene therapy on visual function in Leber's congenital amaurosis. N Engl J Med 358：2231-2239, 2008
4) Maguire AM, Simonelli F, Pierce EA, et al：Safety and efficacy of gene transfer for Leber's congenital amaurosis. N Engl J Med 358：2240-2248, 2008
5) Coppieters F, Todeschini AL, Fujimaki T, et al：Hidden Genetic Variation in LCA9-Associated Congenital Blindness Explained by 5'UTR Mutations and Copy-Number Variations of *NMNAT1*. Hum Mutat 36：1188-1196, 2015

〈藤巻拓郎〉

Ⅳ その他の網膜脈絡膜変性疾患

A コロイデレミア

I. 疾患概念

　コロイデレミア(choroideremia)は脈絡膜，毛細血管板，網膜色素上皮のジストロフィで，進行性の遺伝性網脈絡膜変性疾患である．有病率は5万〜10万人に1人とされている．X連鎖性遺伝のため，主に男性に症状を認めるが，保因者である女性にも眼底変化を認める．

II. 臨床的特徴

　網膜色素変性と類似した症状を呈し，10〜20歳代で夜盲を自覚，その視野狭窄が進み，5〜10°以内に制限される．視力は40〜50歳まで保たれることが多い．
　初期には赤道部から周辺に脈絡膜萎縮を伴った色素上皮異常，いわゆる"salt and pepper"様の眼底所見を認める．脈絡膜および網膜色素上皮の萎縮は徐々に黄斑部へ拡大し，萎縮巣では脈絡膜大血管が透見される(図1)．さらに進行すると，脈絡膜大血管も萎縮し，強膜が透見されるようになり，一部に多角形の色素集積を伴う白色眼底を呈する(図2)．
　保因者である女性の多くは無症状であるが，夜盲を自覚する場合もある．保因者の眼底は後極部から中間周辺部にかけて，色素沈着と色素脱失がモザイク状に散在する特徴的な所見を呈する．自発蛍光では，色素沈着部が低蛍光，色素脱失部が過蛍光を示す．この保因者の眼底所見が，コロイデレミア診断の手がかりになる(図3)．

III. 原因遺伝子と病態

　X連鎖性遺伝であり，Rab escort protein-1(REP-1)とよばれる蛋白をコードする*CHM*

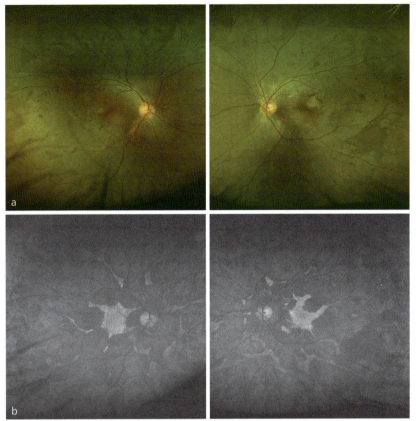

図1 視力良好なコロイデレミア患者の眼底写真(a:カラー,b:自発蛍光)
症例1.22歳男性.3歳から夜盲を認め,8歳で網膜色素変性と診断され,13歳時に当院へ紹介となった.初診時より眼底写真撮影時まで,視力は右眼1.5,左眼1.5であった.遺伝子検査にてc.808C>T変異を認め,コロイデレミアと診断された.後極部から周辺部にかけて脈絡膜および網膜色素上皮の萎縮を認めるが,黄斑部は保たれている.

遺伝子の異常によって生じる.REP-1は小胞輸送に関与する低分子GTP結合蛋白であるRas-associated binding(Rab)蛋白の活性に重要な役割を果たしている.REP-1がRab蛋白に結合することにより,Rabはゲラニルゲラニル化され,脂質二重膜との親和性が高まり,細胞内での代謝産物輸送に関与する.REP-1は網膜,脈絡膜,網膜色素上皮だけでなく,脳や肝臓,リンパ球などさまざまな組織に発現しており,REP-1の機能が低下すると,REP-2蛋白がREP-1の機能を補う.しかし眼組織のみREP-2がREP1欠損を補えないため,REP-1遺伝子変異では,眼症状のみ現れるとされている.

IV. 診断

① 問診:夜盲,視野狭窄の有無.
② 家族歴:主に男性にのみ発症,保因者の有無.
③ 眼底検査:網膜色素上皮および脈絡膜萎縮,脈絡膜血管の透見,色素集積を伴った白色眼底.

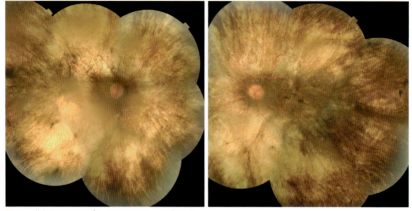

図2 進行期コロイデレミアのカラー眼底写真
症例2．41歳男性．21歳時に当科受診し，コロイデレミアと診断された．初診時視力は右眼0.2, 左眼0.2であったが，眼底写真撮影時，両眼とも視力は50 cm手動弁であった．遺伝子検査にてc.1718_17190delAT変異を認めた．黄斑部まで脈絡膜および網膜色素上皮の萎縮は拡大し，視神経乳頭周囲の強膜が透見できる．

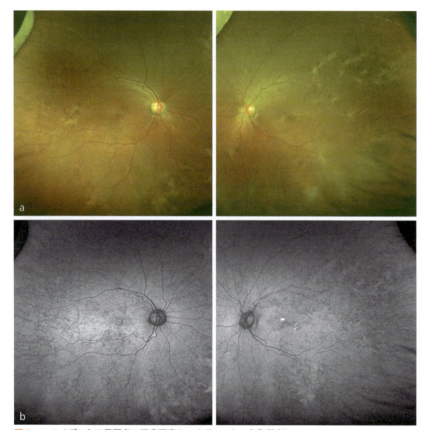

図3 コロイデレミア保因者の眼底写真（a：カラー，b：自発蛍光）
症例1（図1）の母親．視力は良好であったが，幼少時から夜盲を自覚していた．後極部から中間周辺部にかけて，モザイク状に色素沈着と色素脱失が散在している．

④ 網膜電図（electroretinogram：ERG）：初期は subnormal であるが，進行すると消失する．
⑤ 遺伝子診断：*CHM* 遺伝子変異の検索．

V. 鑑別診断

1. 網膜色素変性

夜盲や輪状暗点などのコロイデレミアの初期症状は，X 連鎖網膜色素変性（X-linked retinitis pigmentosa：XLRP）の症状と似ているが，眼底所見から鑑別が可能である．一方で末期の XLRP では，コロイデレミアのような眼底所見を呈する場合がある．家族歴で保因者がはっきりしている場合は，保因者の眼底所見が鑑別に有用である．また遺伝子検査による *CHM* 遺伝子変異の確認も鑑別に重要である．

2. Usher 症候群 1 型

X 染色体の *CHM* 遺伝子近傍には感音性難聴に関連する遺伝子があり，コロイデレミアに難聴を伴うことがある．Usher 症候群は常染色体劣性遺伝で，網膜色素変性に難聴を伴う疾患であるが，保因者の眼底所見から鑑別できる．

3. Kearns-Sayre 症候群

ミトコンドリア DNA 異常が原因で，20 歳代から網膜色素変性，外眼筋麻痺，心伝導ブロックを生じる疾患であり，末期のコロイデレミアと似た眼底所見を呈する．多くの場合，遺伝子検査でミトコンドリア DNA に異常を認め，生化学検査で血中乳酸値の上昇を認め，また生化学検査で血中乳酸値の上昇を認めるため，これらの検査が鑑別に有用である．

4. 脳回状脈絡網膜萎縮

コロイデレミアと似た眼底所見を呈するが，常染色体優性遺伝であり，血中オルニチン濃度の上昇を認めるため，家族歴の聴取と血液検査にて鑑別できる．

VI. 治療の試み

2003 年，*CHM* 患者から単離した細胞に，アデノウイルスベクターを用いて，正常 REP-1 遺伝子を導入し，遺伝子産物を補う結果が報告された．その後 *CHM* 遺伝子変異マウスの網膜に，アデノ随伴ウイルスベクターを用いて REP-1 遺伝子を導入し，網膜電図において a 波および b 波の改善を認めた．この結果をもとに遺伝子治療の第 I/II 相臨床治験が行われ，6 名の患者全員で視機能の改善を認め，うち 2 名は劇的な視力改善を認めた．本邦では *CHM* 遺伝子異常に対する遺伝子治療は施行されていないが，遺伝子検査にて変異が特定されれば，治療できる可能性がある．

参考文献

1) van Bokhoven H, van den Hurk JA, Bogerd L, et al：Cloning and characterization of the human choroideremia gene. Hum Mol Genet 3：1041-1046, 1994
2) Corbeel L, Freson K：Rab proteins and Rab-associated proteins：major actors in the mechanism of protein-trafficking disorders. Eur J Pediatr 167：723-729, 2008
3) Anand V, Barral DC, Zeng Y, et al：Gene therapy for choroideremia：in vitro rescue mediated by recombinant adenovirus. Vision Res 43：916-926, 2003
4) Tolmachova T, Tolmochov OE, Wavre-Shapton ST, et al：Functional expression of Rab escort protein 1 following AAV2-mediated gene delivery in the retina of choroideremia mice and human cells ex vivo. J Mol Med 91：825-837, 2013
5) Maclaren RE, Groppe M, Barnard AR, et al：Retinal gene therapy in patients with choroideremia：initial findings from a phase 1/2 clinical trial. Lancet 383：1129-1137, 2014

〔諸岡　諭〕

B 脳回状脈絡網膜萎縮

　脳回状脈絡網膜萎縮(gyrate atrophy)は，図1に示すように脳回のような特徴的な眼底像を示すきわめてまれな遺伝性疾患である．脳回状脈絡網膜萎縮は100年前から文献に記載されていて，常染色体劣性遺伝形式をとる．最も頻度が高いといわれているフィンランドで約50,000人に1人の頻度といわれている．1974年SimellとTakkiにより，フィンランドの脳回状脈絡網膜萎縮患者の血中のオルニチンレベルが，10〜20倍に増加していることが発見され，その後の研究によって第10染色体長腕にあるオルニチンアミノトランスフェラーゼ(ornithine aminotransferase：OAT)遺伝子異常による全身のOAT欠損であることが明らかにされた．この酵素はビタミンB_6の活性型であるピリドキサールリン酸を補酵素としており，図2に示すように，オルニチン，グルタミン，プロリンの代謝にかかわっている．OATは，肝臓，腎臓，網膜のミトコンドリアに存在するミトコンドリア酵素であるが，OAT遺伝子は核のDNAにコードされている．

I. 臨床所見

　脳回状脈絡網膜萎縮の初発症状は夜盲で，10歳以前からみられて幼児期に診断されることもあれば，30歳代に診断されることもある．屈折は近視のことが多く，小児期から強度の近視を合併することもある．円形もしくはまだら状の網脈絡膜萎縮病巣が周辺部網膜に認められる(図1)．年齢が進むにしたがって，病変は増大，増加して癒合するが，その境界は鮮明で特徴的な脳回状所見となる．さらに脈絡膜萎縮が後極に向かって進行し，徐々に視野が狭窄していく．網膜血管は初期には異常ないが，次第に狭細化する．脈絡膜萎縮が進行すると黄斑部にも病変が及ぶが，視野の比較的よい10〜20歳代から黄斑部病変を認める症例の報告もある．進行するとびまん性萎縮性変化となり，コロイデレミアなどの網膜ジストロフィと眼底検査での鑑別は困難となる．フルオレセイン蛍光眼底造影では，網膜色素上皮と，脈絡膜毛細血管板が萎縮し，低蛍光のなかに脈絡膜血管が透見される．網膜電図(electroretinogram：ERG)では早期から杆体系ERGも錐体系ERGともに振幅が減少することが多い．OCTでは，RPEの萎縮，網膜厚の減少に加えて，CMEを認めることがある．脳回状脈絡網膜萎縮の自発蛍光検査では網脈絡膜萎縮の部分の自発蛍光を認めないが，後極部の比較的初期のRPEでは均一な自発蛍光を認める．後極部がまだら状になるコロイデレミアとの鑑別に自発蛍光検査が有用という報告がある．視力障害の程

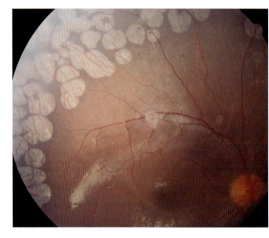

図1　脳回状脈絡網膜萎縮の眼底所見
網膜の赤道部を中心に，円形もしくは斑状の網脈絡膜萎縮病巣が周辺部網膜に認められる．病変は増大，増加して癒合し，脳表面の脳回（gyrus）を思わせる．白色から黄白色の脈絡膜と網膜の萎縮病変が全周性に多発するという特徴的な眼底所見を示すようになる．
（図は東京慈恵会医科大学　林孝彰先生のご厚意による）

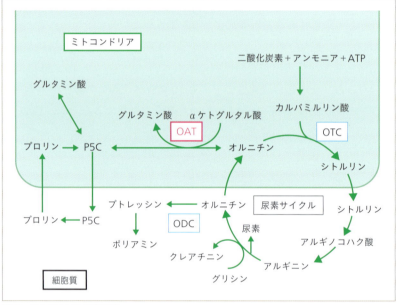

図2　オルニチンの代謝経路
オルニチンの代謝には，尿素サイクル，ポリアミンの生合成，クレアチンの生合成，オルニチンアミノトランスフェラーゼ（OAT）反応がかかわっている．OAT反応には，ビタミンB_6の活性型であるピリドキサールリン酸（pyridoxal phosphate）が補酵素となっている．OATは，肝臓，腎臓，網膜のミトコンドリアに存在し，オルニチンからプロリンへの経路を触媒する．
OTC（ornithine transcarbamylase；オルニチントランスカルバミラーゼ），ODC（ornithine decarboxylase；オルニチン脱炭酸酵素），P5C（Δ^1-pyrroline-5-carboxylate；Δ^1-ピロリン-5-カルボン酸）.

度は年齢と必ずしも相関しないとされるが，40〜60歳代までに失明に至ると報告されている．

　白内障は後嚢下白内障で，若年に発症して比較的進行が早く，30〜40歳代に手術が必要になることが多い．血液，尿，脳脊髄液，前房のオルニチン濃度は高値となり，高オルニチン血症と眼所見の関連についての多数の文献がある．残余酵素活性と重篤度について指摘されていて，図3に示す症例は，重症な患者でOAT活性が0であった．しかし，残余酵素活性と発症年齢，症状の重症度とはあまり関係がないという意見もある．全身の

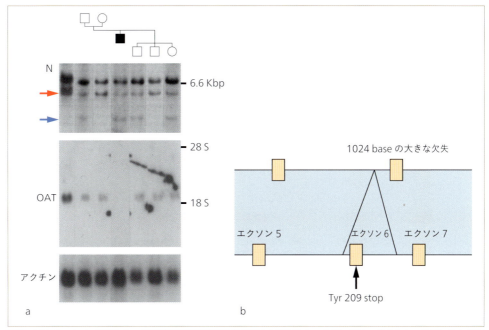

図3 ビタミン B_6 に反応しない脳回状脈絡網膜萎縮患者家系（イギリス人，オランダ人，ドイツ人，フランス人が祖先）の分子遺伝学的解析

a：最上段，サザンブロットの結果．OAT遺伝子の大きな欠失のあるアレル（青矢印）は，父親から長男と娘に遺伝している．欠失のある者の2本のバンド（青と赤矢印）は，そうでない者のバンド（赤矢印）に比べて半分の濃さである．中段，ノーザンブロットの結果．アクチンDNAプローブでわかるように，それぞれのレーンのmRNA量は一致させてある．患者はOAT DNAプローブでのバンドが欠損しており，患者家族では約半分の濃さになっている．この患者ではOAT遺伝子のmRNAが欠損しており，変異がヘテロ接合体の家族では50％の発現を認める．患者の血中OAT活性は0であるが，患者家族では正常の約50％である．
b：この患者は，サザンブロットで検出できる巨大欠失と，ナンセンス変異の複合ヘテロ接合体であることがわかった．ナンセンス変異のヘテロ接合体も，欠失のヘテロ接合体でも半分のOAT酵素の発現がみられ，OAT遺伝子は共優性の発現形式であることがわかる．

OATの欠損にもかかわらず，全身症状は乏しい．電顕所見で筒状の凝集を伴った軽い筋力の低下と，毛髪や脳波の軽い異常の報告がある．鑑別疾患としては，網膜色素変性やコロイデレミアを代表とする遺伝性網膜変性疾患が挙げられる．特徴的な眼底所見も参考になるが，血清オルニチン濃度の測定によって診断は可能であるし，OAT遺伝子異常を検出する方法もある．

II. 原因変異と病態

　200以上の遺伝子変異の報告があり，ミスセンス変異が多い．日本人の変異を**表1**にまとめた．脳回状脈絡網膜萎縮の比較的多いフィンランドでは，OAT遺伝子のL402P変異が高頻度に認められる．日本人のOAT遺伝子異常もミスセンス変異が多い．他の遺伝子と異なり，OATの活性を測定することにより，変異が有害かどうか評価することができる．こうした検討には，もともとOATの発現のないchinese hamster ovary（CHO）細胞や，OAT欠損酵母などが用いられ，変異をもった遺伝子発現ベクターを移入してOAT活性を検討する．OATは，肝臓，腎臓，網膜のミトコンドリアに存在し，**図2**に示すように，

表1 日本人の脳回状脈絡網膜萎縮における *OAT* 遺伝子変異

エクソン	エクソン[*1]	SNP ID	変異	アミノ酸変化	B6[*3]	アレル[*4]	文献
4	3	rs386833606	c.373_375delGAG	p.E125del	N	1	a
5	4	rs386833610	c.425G>A	p.G142E	N	2	a
5	4	—	c.505_506delAA[*2]	p.K169Dfs	N/A	1	5
6	5	rs386833613	c.542C>T	p.T181M	R	2	a
6	5	rs386833614	c.583G>T	p.D195Y	N	1	a
7	6	rs386833616	c.710G>A	p.G237D	R	2	b
8	7	rs121965042	c.812G>A	p.R271K	N	3	a
9	8	rs121965049	c.955C>T	p.H319Y	N	2	a
9	8	rs386833622	c.978T>A	p.N326K	N	1	a
11	10	rs121965058	c.1276C>T	p.R426X	N	5	5, a, c

両方のアレルともに原因遺伝子が同定された10症例の *OAT* 遺伝子変異をまとめた．10変異は日本人の正常人データベース（Human Genetic Variation Browser database）には存在していない．dbSNPに登録されているものはIDも示した．エクソンの数は一般に用いられているものは11個で，エクソン1, 2はノンコーディングと報告されている．
[*1]：インターネットで得られるNM_000274では，エクソン2をカウントしておらず，したがって1つ少ない数となる．
[*2]：変異の表記は一部改変した．
[*3]：ビタミン B_6 に対して，R：反応性，N：非反応性，N/A：判断不能な症例を示す．
[*4]：報告されたアレル数の合計を示す．
（文献におけるアルファベットは，a：Mashima Y, Shiono T, Tamai M, et al：Heterogeneity and uniqueness of ornithine aminotransferase mutations found in Japanese gyrate atrophy patients. Curr Eye Res 15：792-796, 1996　b：Ohkubo Y, Ueta A, Ito T, et al：Vitamin B6-responsive ornithine aminotransferase deficiency with a novel mutation G237D. Tohoku J Exp Med 205：335-342, 2005，c：近藤陽子, 山本博之, 今井尚徳, 他：OAT遺伝子に変異を認めた脳回状脈絡網膜萎縮症の1例. 臨眼 60：1691-1695, 2006，算用数字は本文末尾の参考文献に対応．）

オルニチン，グルタミン，プロリンの代謝にかかわっている．網膜のオルニチンの上昇により，① 網膜色素上皮の直接の障害，② 網膜でのプロリン生成の抑制，③ 網膜でのクレアチン，クレアチンリン酸の抑制が引き起こされ，網膜色素上皮，脈絡膜，神経網膜が障害するという説がある．一方で，高オルニチン血症，高アンモニア血症，ホモシトルリン尿症を示すHHH（hyperornithinemia-hyperammonemia-homocitrullinuria）症候群では眼所見が乏しいことから，高オルニチンだけでは網脈絡膜病変は説明できないという意見もある．網膜色素上皮，神経網膜におけるOAT活性はきわめて高く，ミトコンドリアも豊富なので，OATの欠損や，代謝産物の低下による影響も推測される．

III. 治療

ほとんどの患者はビタミン B_6 に反応しないが，一部の患者はビタミン B_6（200～300 mg/日）投与によって血中のオルニチンが低下することが知られている．ビタミン B_6 の活性型であるピリドキサールリン酸は，OAT反応の補酵素である．ビタミン B_6 に反応する患者は，*OAT* 遺伝子のV322M, A226V, E318Kのアレルをもつという報告や，ビタミン B_6 の結合するドメインに変異が集中しているという報告があり，フィンランドの高頻度変異L402P変異をもつ患者は反応しないとされる．しかし異論もあって，遺伝子診断に頼らずにまずはビタミン B_6 を投与して血清オルニチンが低下するか検討したほうがいいという意見もある．残念ながらビタミン B_6 に反応する患者のほうが，反応しない患者に比べて少ない（5％以下といわれている）．

ビタミン B_6 に反応しない患者は，アルギニン制限食や，低蛋白質食が試みられている．成人でも小児でも，蛋白質の食事制限を行う場合，栄養の専門家の指導が必要である．試みられた症例数は少ないが，アルギニン制限食（蛋白質は 3〜20 g/日）や低蛋白食（天然蛋白質を 0.8 g/日）のそれぞれ 16〜17 年間と 28 年間の長期経過の報告がある．どちらの治療も血中オルニチン値を低下させ，網脈絡膜萎縮の進行を抑制するという．何より疾患がきわめてまれであること，長期にわたる経過観察が必要なことから，血中のオルニチン値を低くコントロールできたとしても脈絡網膜萎縮の進行に及ぼす効果判定は難しい．クレアチンの制限は，眼所見に影響しないが，筋肉の病理像を改善するという報告がある．

参考文献

1) Kaiser-Kupfer MI, Valle D：Clinical, biochemical, and therapeutic aspects of gyrate atrophy. In：Osborne N, Chader G（ed）：Progress in Retinal Research, Vol. 6, pp179-206, Pergamon Press, New York, 1987
2) Hotta Y, Kato T：Ornithine aminotransferase distribution in ocular tissues and retinas of cat and mouse. Invest Ophthalmol Vis Sci：30：1173-1177, 1989
3) Hotta Y, Kennaway NG, Weleber RG, et al：Inheritance of ornithine aminotransferase gene, mRNA, and enzyme defect in a family with gyrate atrophy of the choroid and retina. Am J Hum Genet 44：353-357, 1989
4) Mashima Y, Murakami A, Weleber RG, et al：Nonsense-codon mutations of the ornithine aminotransferase gene with decreased levels of mutant mRNA in gyrate atrophy. Am J Hum Genet 51：81-91, 1992
5) Katagiri S, Gekka T, Hayashi T, et al：OAT mutations and clinical features in two Japanese brothers with gyrate atrophy of the choroid and retina. Doc Ophthalmol 128：137-148, 2014

〈堀田喜裕〉

C S錐体強調症候群

1989年にFishmanとMarmorは別々に，奇妙な網膜変性を報告した．その患者の眼底は特徴のない網膜変性であったが，フラッシュ網膜電図（electroretinogram：ERG）の振幅は大きく，潜時が非常に延びた他に類をみない波形であった．これらの患者は青色光に非常に高い感度を示したので，その翌年，MarmorとJacobsonにより「enhanced S cone syndrome」と命名された．これは日本語では「S錐体（青錐体）強調症候群」と翻訳されていて，網膜変性疾患のなかで唯一，機能亢進を示す疾患である．

本項では，S錐体強調症候群の症例を呈示して，その疾患の特徴や病態生理について解説する．

I. 症例

初診時31歳の男性．幼少時から両眼の夜盲を自覚していた．両親は眼科的に無症状で血族結婚であった．初診時の矯正視力は，右0.7，左0.3であった．眼底は血管アーケード付近から中間周辺部にかけて網膜色素上皮に白っぽい変性を認めたが網膜血管は正常に近かった（図1）．黄斑部には囊胞様変化が両眼に認められた（図1）．視野検査では輪状暗点を検出した（図2）．フラッシュERGは振幅が大きく潜時の延びた異常な波形であった（図3）．当時はまだS錐体強調症候群が報告されていなかったため，「網膜変性」として経過をみた．

43歳時に国際臨床視覚電気生理学会（International Society for Clinical Electrophysiology of Vision：ISCEV）規格のERGを記録したところ，前述のフラッシュERGの所見に加えて，杆体ERGはnon-recordableでフリッカERGは非常に減弱していた（図3）．これらの所見から本症例はS錐体強調症候群と診断された．

その後の経過では，眼底の変性は次第に進行して色素沈着を伴ってきた（図1）．眼底自発蛍光検査では，血管アーケード付近は低蛍光で，その後極は過蛍光を示した（図4a）．光干渉断層計（OCT）検査の結果では，外顆粒層は比較的温存されていたが，ellipsoid zone（IS/OSライン）はやや不鮮明であった．そして黄斑部の囊胞様変化は消失していた（図4b）．56歳時の矯正視力は，右0.5，左0.3であった．

*NR2E3*遺伝子を検索したところ，DNA-binding domainのzinc finger内にGly51Arg（G51R）変異がホモ接合で発見された（Kuniyoshi K, et al, 2013）．

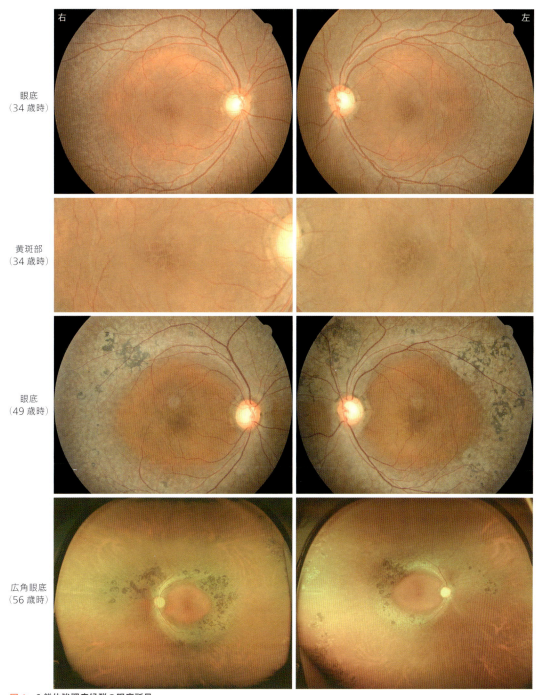

図1 S錐体強調症候群の眼底所見
34歳時には黄斑部に嚢胞様変化を認めたが,それは年齢とともに次第に不明瞭になった.
(山本修一,新井三樹,近藤峰生,他 編:どうとる?どう読む? ERG. p124, メジカルビュー社, 2015 より許可を得て一部転載,改変)

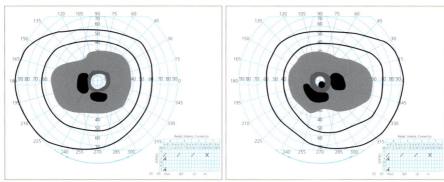

図2　S錐体強調症候群の視野
49歳時.

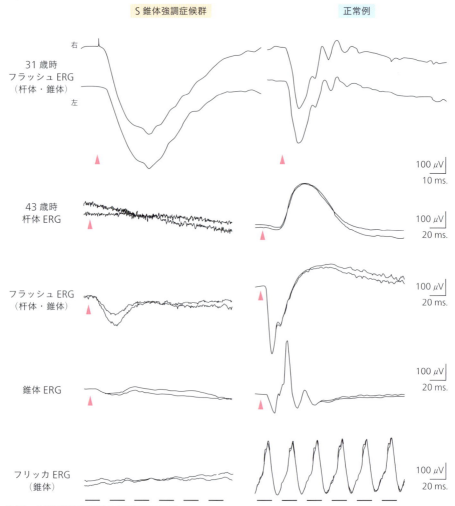

図3　S錐体強調症候群の網膜電図（ERG）
フラッシュERGが頂点潜時の延長したダラッとした波形であるのが本疾患の特徴である．これはほとんどS錐体の反応で，年齢とともに減弱する．杆体ERGはnon-recordableで，フリッカERGは著しく減弱する．43歳時のERGは左右眼からの反応を重ねて表記した．波形の下の三角あるいは点線は，光刺激を表す．
（Kuniyoshi K, Hayashi T, Sakuramoto H, et al：Novel mutations in enhanced S-cone syndrome. Ophthalmology 120：431. e1-6, 2013 と佐藤　崇，國吉一樹，中尾　彰，他：Enhanced S-cone syndromeの長期経過．日眼会誌 113, 980-990, 2009 より許可を得て一部転載，改変）

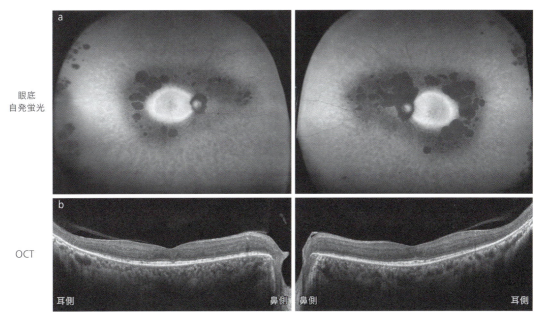

図4　S錐体強調症候群の自発蛍光検査と光干渉断層計(OCT)検査所見
56歳時.

II. 臨床的特徴

　S錐体強調症候群は常染色体劣性遺伝を示すまれな網膜変性疾患で，現在までに英語の文献に100例あまりの報告がある．この疾患の特徴は，①眼底は血管アーケードから中間周辺部にかけて輪状の網膜変性がみられ，黄斑変性を伴う，②中心窩に囊胞様変化をみることがある，③生来の夜盲がある，④青色光に高い感度をもつ，⑤特徴的なERG所見を示す，というものである．

　その後Goldmann-Favre症候群でも青色光に対して高い感度をもつことが報告され，S錐体強調症候群とGoldmann-Favre症候群は類縁疾患であることがわかった．つまり両者は常染色体劣性遺伝の先天性の網膜分離症の側面をもつ．したがってS錐体強調症候群にみられる中心窩の囊胞様変化は，X染色体劣性若年網膜分離症の中心窩にみられる囊胞様変化と同じ黄斑部網膜分離である．

　S錐体強調症候群の網膜変性はゆっくりと進行する．視力は年齢よりも中心窩の状態に依存し，囊胞様変化があるか過去にあったものは，囊胞様変化がない症例に比較して視力が低い(Sohn EH, et al, 2010)．

III. S錐体の生理 (表1)

　ヒト網膜には杆体，錐体の2種類の視細胞が存在する．杆体は感度が高く暗所で働き，錐体は感度が低く明所で働く．杆体は1種類の視色素(ロドプシン)をもつが錐体は赤色，緑色，青色の3種類の視色素をもつものがあり，それぞれL錐体，M錐体，S錐体とよばれる．これら3種の錐体によりヒトは明所で色を弁別できる．視細胞の多くは杆体で1

億2,000万個ほど存在する．錐体は総数で600〜700万個程度で，その多くがL錐体とM錐体である(表1)．

杆体と錐体には感度と色覚以外にも生理学的特性が大きく異なる．杆体は視力が悪く0.1以下で，限界フリッカ値は15 Hz程度で，それを超えると連続して点灯している光として認識する．それに対してL/M錐体は視力がよく，50 Hz程度までフリッカ光を認識できる．しかしS錐体はL/M錐体と異なって，視力は0.1〜0.3程度，限界フリッカ値は15〜20 Hz程度と低い．そしてL/M錐体は中心窩で最も分布密度が高いが，S錐体は傍中心窩で最も分布密度が高い．

このように，健常なヒト網膜では，S錐体は圧倒的に少数派の視細胞で，その解剖学的・生理学的特性は錐体としては特異的である．

IV. 網膜電図(ERG)所見

S錐体強調症候群の眼底は輪状暗点を示す網膜色素変性に類似していて，診断にはERG検査が必須である．ERG検査所見の特徴は，① フラッシュERGは振幅が大きく潜時の延びた波形を示し，② この波形は暗順応下でも明順応下でも同じである．そして③ 杆体ERGはnon-recordableで，④ フリッカERGは減弱している．

この奇妙なERG所見は当初不可解で，Fishmanは「明順応下で記録可能な杆体ERGを示す杆体錐体ジストロフィ」(1989)，Marmorは「杆体ERGに類似した波形の明順応ERGを示す新しい先天夜盲」(1989)と報告した．

1995年にHoodらは，S錐体強調症候群のERGを解析して，この疾患では視細胞のほとんどをS錐体が占めているであろうと予言した．そして2002年にS錐体強調症候群の病理所見が報告され，その網膜には杆体は全くなく，本来は最も少数であるS錐体が視細胞の92%を占めるということが判明した(表1)．つまり「明順応下で記録可能な杆体ERG(Fishman)」そして「杆体ERGに類似した明順応ERG(Marmor)」はS錐体系のERGであったのだ．

S錐体強調症候群の視細胞のほとんどはS錐体であることから，本症のERG所見はすべて説明できる．

まず，① 本症のフラッシュERGの頂点潜時が正常に比較して非常に延びているのは，S錐体系ERGの潜時がL錐体やM錐体に比較して長いためで，まさにS錐体系ERGの特徴そのものである．次に② 本症の明順応下(背景光下)と暗順応下のフラッシュERGの波形が類似するのは，いずれのERGもほとんどS錐体からの反応で杆体の影響はないため，明順応下でも暗順応下でも波形は変化しないのである．③ 杆体ERGがnon-recordableであるのは本症の網膜には杆体が存在しないからである．そして④ フリッカERGが減弱するのは，S錐体の限界フリッカ値(フリッカ弁別能)が低く，フリッカERGで使用される30 Hzの光刺激に追従できないからである．

表1 ヒト視細胞の種類と特性

	杆体	錐体		
		L錐体(赤錐体)	M錐体(緑錐体)	S錐体(青錐体)
感度ピーク波長	500〜510 nm	558〜575 nm	531〜540 nm	419〜430 nm
感度	高	中	中	中
最大分布	中間周辺部	中心窩	中心窩	傍中心窩
空間分解能(視力)	低	高	高	中〜低
時間分解能(限界フリッカ値)	低	高	高	低
数(推定) 正常人	約 12,000 万	約 600〜700 万		
		約 50〜75%	約 20〜40%	約 4〜10%
数(推定) S錐体強調症候群	0	(少数)	(少数)	92%

ヒト視細胞の多くは，暗所で働く杆体である．明所で働く錐体には，L，M，S錐体の3種があり，正常人では錐体の多くはL/M錐体でS錐体は少ない．そしてS錐体は，錐体のなかでは杆体に近い空間/時間分解能をもつ．

V. 病因

　S錐体強調症候群の原因遺伝子は2000年にHaidarらにより15番染色体長腕にある *NR2E3* であることが発見された．NR2E3(nuclear receptor, class 2, subfamily E, member 3)は核内受容体スーパーファミリーに属し，網膜前駆細胞が錐体や杆体に分化する際に働く転写因子(遺伝子の発現を制御する因子)である．

　胎生期に網膜前駆細胞の分裂が止まると続いてそれぞれが杆体や錐体を含む網膜の構成細胞へ分化していく．この分化に関係している転写因子は，NR2E3(PNR：photoreceptor cell-specific nuclear receptor)のほか，OTX2(orthodenticle homeobox 2)，CRX(cone-rod homeobox)，NRL(neural retina leucine zipper)，TR-β_2(thyroid hormone receptor β_2)などがある．OTX2とCRXは網膜前駆細胞が視細胞に分化する初期段階で発現する転写因子である．NR2E3(PNR)は網膜前駆細胞がS錐体に分化するのを抑制しており，NRLは網膜前駆細胞を杆体への分化誘導を行っていると考えられている．TR-β_2は錐体のなかでもM/L錐体への分化に関与している．

　S錐体強調症候群では，このなかでNR2E3(PNR)がうまく機能せずに結果的に網膜前駆細胞のほとんどがS錐体に分化するのであるが，ここには上に述べたNR2E3(PNR)以外の転写因子が関与していると考えられている．マウスでは，*Nr2e3* ノックアウトマウスよりも *Nrl* ノックアウトマウスのほうがヒトのS錐体強調症候群に近い表現形を示すと報告されていて，興味深い(Mears AJ, et al, 2001)．

VI. 臨床像の多様性

　S錐体強調症候群はその症例報告が増加するにつれてその臨床像の多様性が判明し，黄斑機能の低下が軽度なものや中心窩下新生血管を伴うものなどが報告されている．その一方で，*NR2E3* 遺伝子の異常は，S錐体強調症候群のみならず常染色体劣性あるいは優性の網膜色素変性や，clumped pigmentary retinal degenerationなどの表現型を示すことが報告されている．

VII. 治療

　S錐体強調症候群に対する治療としては，その黄斑部嚢胞様変化に対して，炭酸脱水酵素阻害薬の内服や点眼が有効であったとの報告がある．しかし，網膜変性そのものに対しては，他の網膜変性疾患と同様に，有効な治療法は確立していない．

　S錐体強調症候群は非常にまれでユニークな網膜変性疾患である．この疾患は眼底検査や視野検査のみでは診断は不可能で，ERG検査でその特徴的な波形により診断される．この特徴的なERG波形は他の網膜疾患では決して見ることがないので，網膜変性を見たら必ずERG検査を行い，本疾患が疑われた場合には専門施設へ紹介して精密検査を行うようにしてほしい．

　なお，本疾患の英語表記は"enhanced S cone syndrome"となっている場合と"enhanced S-cone syndrome"となっている場合がある．前者は，本疾患の発見者であるMarmorやJacobsonが好んで用いるが，一般的には後者を用いることが多い．

参考文献

1) Marmor MF, Jacobson SG, Foerster MH, et al：Diagnostic clinical findings of a new syndrome with night blindness, maculopathy, and enhanced S cone sensitivity. Am J Ophthalmol 110：124-134, 1990
2) Jacobson SG, Marmor MF, Kemp CM, et al：SWS(blue)cone hypersensitivity in a newly identified retinal degeneration. Invest Ophthalmol Vis Sci 31：827-838, 1990
3) Milam AH, Rose L, Cideciyan AV, et al：The nuclear receptor *NR2E3* plays a role in human retinal photoreceptor differentiation and degeneration. PNAS 99：473-478, 2002
4) Haider NB, Jacobson SG, Cideciyan AV, et al：Mutation of a nuclear receptor gene, *NR2E3*, causes enhanced S cone syndrome, a disorder of retinal cell fate. Nature Genet 24：127-131, 2000
5) 井上達也，西田明弘，古川貴久：網膜視細胞分化の転写制御．蛋白質・核酸・酵素 49：1413-1420, 2004

〈國吉一樹〉

D 若年性網膜分離

I. 疾患概念

若年性網膜分離(X-linked juvenile retinoschisis, X-linked retinoschisis：XLRS)は1898年にHaasによって報告された男性のみに認められる黄斑ジストロフィである．

II. 臨床的特徴

学童期に矯正視力不良の原因検索でみつかるケースが多い．若年性網膜分離は，他の遺伝性網膜変性疾患と比較して，世界中で地域差なく多数の報告がある．特に近年は光干渉断層計(OCT)の普及により，診断率が上がっている．

黄斑部の網膜分離は眼底写真では車軸模様(cartwheel-like pattern, spoke-wheel pattern)に見えやすい．OCTでは主に内顆粒層の分離として描出されるが，変性が進むと，萎縮し分離は認められなくなる(図1)．当院の症例では周辺部の網膜分離を伴う症例は50％未満であるが，そのような症例でも小口病で認められるような金箔様反射が存在するケースが多い(図2)．検眼鏡よりも広角眼底写真でコントラストがつきやすく発見しやすいように思う．この金箔様反射は暗順応(水尾-中村現象)や硝子体手術を行うと消失すると報告されている．

網膜電図(electroretinogram：ERG)では，双極細胞を起源とする杆体錐体応答のb波が減弱し，negative typeとなる．また杆体および錐体反応もそれぞれ程度の差はあるが減弱する．これらはretinoschisinの発現部位と一致しており，病態をよく反映している(図3)．

視力については若年発症のため，もともと不良であることが多く，1.0が出ることはまずない．比較的長く同じ視力は保たれるが，5年ほどの経過観察中に黄斑分離が消失し，視力が低下した症例を経験した(図4)．

III. 原因遺伝子と病態

X連鎖性遺伝であり，1997年にSauerらがretinoschisinとよばれる分泌蛋白をコードする*RS1*遺伝子の異常によって生じることを報告した．retinoschisinは視細胞内節および双極細胞で生成，細胞表面に分泌されており，視細胞-双極細胞間のシナプス維持や細胞

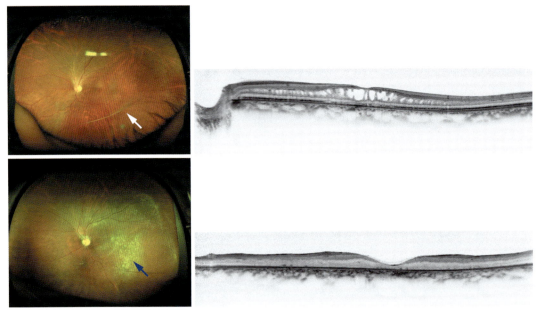

図1 若年性網膜分離の眼底写真とOCT像
上の症例は35歳男性でc.599G＞A(p.R200H)の変異をもつ．下耳側周辺部に分離を認め(白矢印)，黄斑部には内顆粒層に分離を認める．下の症例は51歳男性でc.632C＞A(p.A211D)の変異をもつ．網膜色素上皮は広範に萎縮し(青矢印)，網膜視細胞層は消失している．

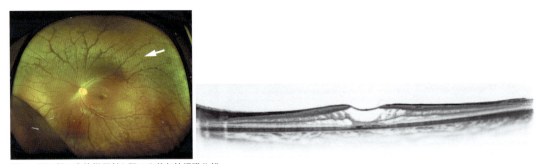

図2 周辺部に金箔様反射と認める若年性網膜分離
9歳男児でc.589C＞T(p.R197C)の変異をもつ．OCTでは内顆粒層と外網状層に分離を認める．周辺部には全周に金箔様反射が認められる(白矢印)．

間接着を担っている．*RS1*遺伝子の異常により，retinoschisinのmisfoldingが起こり，細胞表面に分泌されなくなることで特徴的な網膜分離が生じていると考えられている．

患者の母親は保因者であるが，同じX染色体の*RPGR*遺伝子異常の網膜色素変性や*CHM*遺伝子異常のコロイデレミアと違って，保因者に眼底所見が現れるという報告はない．

*RS1*遺伝子のmRNA(NM_000330)は3040塩基であり，coding領域のシークエンシングはSanger法で十分に可能である．本邦からもさまざまな変異の報告があり，特定の創始者効果は認められない．

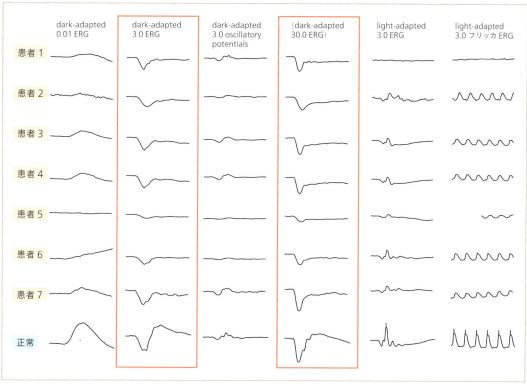

図3 若年性網膜分離のERG
杆体(dark adapted 0.01 ERG),錐体(light adapted 3.0 ERG,フリッカERG)ともに正常より振幅が小さい.杆体錐体mixed response(dark adapted 3.0 ERG,30.0 ERG)をみると,すべての症例でb波がa波より小さくなるnegative ERGを示している(赤枠).すべて右眼のデータを示しているが,左眼も同様である.

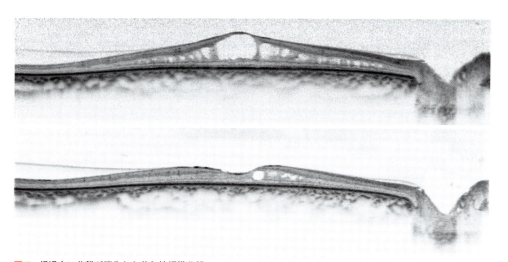

図4 経過中に分離が消失した若年性網膜分離
52歳男性でc.598C>T(p.R200C)の変異をもつ.上は2009年のOCTで内顆粒層に分離を認めるが,下は2015年では著明に分離が減少している.視力は0.7から0.2に低下している.

IV その他の網膜脈絡膜変性疾患

IV. 診断

① 性別：男性．
② 眼底検査：黄斑部の車軸模様，周辺部の分離，周辺部の金箔様反射．
③ OCT：内顆粒層に多い囊胞様分離．
④ ERG：杆体錐体反応において negative b 波を示すことが多い．杆体反応，錐体反応も減弱するが程度はさまざまである．
⑤ 遺伝子検査：*RS1* 遺伝子の検索．

V. 鑑別診断

1. 小口病

金箔様眼底で有名であるが，XLRS でも周辺部に金箔様反射を認める症例があるため注意が必要である．ERG は同じく negative b 波を示すことが多い．当科の小口病症例（図5）では黄斑浮腫を伴っており，鑑別が難しい．常染色体劣性遺伝形式をとり，*SAG* 遺伝子もしくは *GRK1* 遺伝子異常によって生じるため，遺伝子検査が決め手になると考えられる．

2. 近視性黄斑分離（myopic foveoschisis）

強度近視眼で後部ぶどう腫を伴うような症例において，認められる．OCT では主に外網状層の分離として描出される．中心窩には網膜剝離や黄斑円孔を合併することも多い．ERG の報告はない（図6）．

3. 網膜色素変性

網膜色素変性には 1/4 程度の症例で囊胞様黄斑浮腫を合併する．囊胞様腔は全層にわたって認められるが，特に内顆粒層に多くあり，XLRS のものと似ている．周辺部網膜の様子，家系図聴取，遺伝子検査などで鑑別を行う．

VI. 治療の試み

硝子体出血や網膜剝離をきたした症例には硝子体手術が行われる．
ドルゾラミド点眼やアセタゾラミド内服の報告があるがともに少数例での検討であり，なかには網膜厚が減り，視力が改善する症例も存在するという記載にとどまっている．
海外ではこの疾患に対しても遺伝子治療の第I相/II相臨床試験が患者募集中であり，結果が待たれるところである．

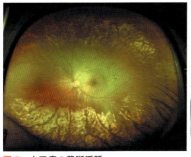
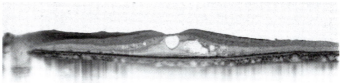

図 5 小口病の黄斑浮腫
67 歳男性で，周辺部に金箔様反射を認め *SAG* 遺伝子 c.926delA（p.N309Yfs）のホモ変異をもつ．外網状層と内顆粒層に浮腫を認める．

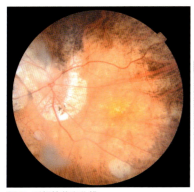
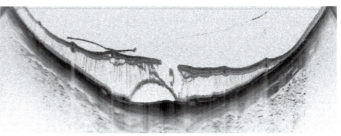

図 6 近視性黄斑分離
眼底写真では明らかな網脈絡膜萎縮を認める．OCT では外網状層の分離が著明であり，黄斑剝離も認める．

参考文献

1) Molday RS, Kellner U, Weber BH：X-linked juvenile retinoschisis：clinical diagnosis, genetic analysis, and molecular mechanisms. Prog Retin Eye Res 31：195-212, 2012
2) Sauer CG, Gehrig A, Warneke-Wittstock R, et al：Positional cloning of the gene associated with X-linked juvenile retinoschisis. Nat Genet 17：164-170, 1997
3) Gurbaxani A, Wei M, Succar T, et al：Acetazolamide in retinoschisis：a prospective study. Ophthalmology 121：802-803, 2014
4) Genead MA, Fishman GA, Wallia S：Efficacy of sustained topical dorzolamide therapy for cystic macular lesions in patients with X-linked retinoschisis. Arch Ophthalmol 128：190-197, 2010

（荻野　顕）

V 網膜硝子体変性

A Stickler症候群，Wagner症候群

　網膜硝子体変性のなかには常染色体優性遺伝を示す疾患があり，Stickler症候群とWagner症候群（Wagner遺伝性網膜硝子体症ともいう）がその代表的な疾患である．
　Stickler症候群は1965年にSticklerにより報告された遺伝性の疾患であり，網膜剥離などの眼症状に加え，関節変性などの全身症状を合併する．コラーゲンの構成要素であるプロコラーゲン遺伝子の変異が原因であり，小児に裂孔原性網膜剥離を生じる代表的な疾患である．Wagner症候群は1938年にWagnerが報告した硝子体の液化を特徴とする網膜変性疾患であり，時に網膜剥離を併発しStickler症候群と似た臨床像を示す．Wagner症候群は関節症などの全身症状を示さない．Stickler症候群も全身症状のないタイプ（眼限局型）があり両者は同一視されてきた．近年，Wagner症候群はコンドロイチン硫酸プロテオグリカンであるバーシカン（*CSPG2*別名*VCAN*）遺伝子の発現異常が原因と考えられStickler症候群とは異なる疾患であると考えられている．

I. Stickler症候群

　Stickler症候群は多くの症例は常染色体優性遺伝であり，特異な硝子体変化を示すためその所見によって1型（膜状）と2型（線維・ビーズ状）に分類されてきた．その後，原因遺伝子が同定され，どちらもコラーゲンの構成要素であるプロコラーゲン遺伝子の変異が原因であることが明らかとなった（表1）．1型は*COL2A1*遺伝子の変異，2型は*COL11A1*遺伝子の変異によって起こる．Stickler症候群では*COL2A1*遺伝子の変異によるもの（1型）が圧倒的に多い．
　*COL2A1*遺伝子変異によるStickler症候群は関節症などの全身症状を伴うもの（全身型）と伴わないもの（眼限局型）に分けることができる．

表1 Stickler症候群の原因遺伝子と硝子体所見およびその他の臨床像

遺伝形式	常染色体優性遺伝		常染色体劣性遺伝
遺伝子	COL2A1 （Ⅱ型プロコラーゲンα鎖）	COL11A1 （XI型α鎖）	COL9A1 （IX型α鎖）
眼所見	高度近視，裂孔原性網膜剝離，白内障，（網膜変性）		
硝子体所見	膜状（Ⅰ型）	線維・ビーズ状（Ⅱ型）	非特異的
全身所見	なし（眼限局型）	難聴，関節炎，口蓋裂，顔面低形成	

1. 病態生理と眼限局型

COL2A1 遺伝子はⅡ型プロコラーゲンα鎖をコードする遺伝子であり，54のエクソンから構成される．Ⅱ型プロコラーゲンα鎖は撚り糸状の三量体を形成しⅡ型コラーゲンとなる．*COL2A1* 遺伝子の欠失によりⅡ型プロコラーゲンα鎖の発現が減少するとⅡコラーゲンの形成不全を生じStickler症候群となる．

COL2A1 遺伝子を構成する54のエクソンのうち，エクソン2だけは眼で特異的に発現し，残りの53のエクソンは関節などの眼外の組織と眼の双方で発現する．*COL2A1* 遺伝子のエクソン2に遺伝子変異を生じた場合のみ眼外の症状を欠き眼限局型となる．

2. 1型（膜状）Stickler症候群

1型Stickler症候群は *COL2A1* 遺伝子変異よって起こり，常染色体優性遺伝である．眼所見としては高度近視，ベール状硝子体変性，裂孔原性網膜剝離を生じる．網膜剝離ではしばしば鋸状縁の巨大裂孔を認める．高度近視はほとんどの症例にみられる．硝子体は膜状変性を示すのが1型Stickler症候群の特徴である（図1）．膜状硝子体は水晶体のすぐ後面にみられるひらひらした感じの境界面のはっきりした硝子体変性であり，細隙灯顕微鏡によって容易に観察できる．また傍血管網膜変性も *COL2A1* 遺伝子変異を伴うStickler症候群の特徴的所見と考えられている（図2）．傍血管網膜変性は網膜血管に沿った比較的境界明瞭な色素沈着であるが，色素沈着が薄いと同定しにくい症例もある．眼底自発蛍光検査を行うと傍血管網膜変性は明瞭に観察できる（図2）．

網膜剝離はStickler症候群の60%以上に発生する．好発時期は小児期であり，平均年齢は10歳代前半である．ただし，年齢分布は幅広く長期的に経過観察をする必要がある．また，両眼性に網膜剝離を起こす危険性が高いので注意が必要である．罹患者の同胞に強度近視など Stickler症候群を疑う所見がみられる場合には，幼少期から眼底検査をして罹患の有無を確認しておくべきである．

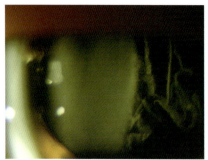

図1 Stickler症候群の膜状硝子体所見

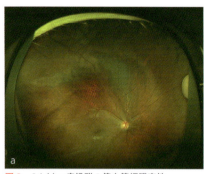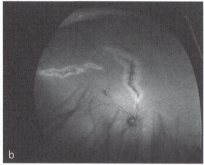

図2 Stickler症候群の傍血管網膜変性
12歳女児，右眼．
a：広角眼底撮影像．上方に網膜血管に沿った色素変性を認める．
b：aの眼底自発蛍光像．色素変性に一致して自発蛍光の増強（中央は減弱）を認める．

まれに網膜変性を合併し高度の脈絡膜萎縮をきたすことがある．若年性の白内障や緑内障を呈する症例もある．

全身合併症には，口蓋裂，顔面低形成（鼻根部の平坦化），感音性難聴，関節変性や骨格の異常などがある．口蓋裂や顔面低形成はStickler症候群の約半数にみられ，特に口蓋裂の既往は診断上重要な所見である．一方，顔面低形成は欧米人では診断に有用であるが，東洋人では見逃されやすい．感音性難聴や関節変性の合併率も高いとされるが，重症度がさまざまであり，自覚症状のない症例も多い．全身所見は耳鼻科や整形外科で診断を受けないと見逃されやすい．

3. その他のStickler症候群

*COL2A1*遺伝子変異が原因の症例のなかに膜状硝子体を呈さない症例があることが報告されている．*COL2A1*遺伝子変異のなかで特殊なアミノ酸置換の場合は膜状硝子体を呈さないと考えられている．網膜剝離などの他の臨床像は1型と共通である．

2型Stickler症候群の硝子体所見は線維状またはビーズ状の変性である（表1）．*COL11A1*遺伝子の変異が原因であり，遺伝形式は常染色体優性遺伝である．強度近視を呈するものの，網膜剝離をきたす頻度は低い．関節炎，顔面低形成，難聴など全身合併症を生じる点は1型Stickler症候群と同様であるが，難聴の診断率が高いとの報告がある．

1型あるいは2型のStickler症候群とは異なる病態を示すものとして，*COL9A1*遺伝子

のホモ接合または複合ヘテロ接合変異によるStickler症候群が知られている．常染色体劣性遺伝を呈する．強度近視とともに，高度の液化や後部硝子体剝離など，非特異的な硝子体所見を示す．裂孔原性網膜剝離だけでなく，進行性の脈絡膜変性やCoats病様の滲出性網膜剝離など多様な眼底像が報告されている．杆体ないし錐体網膜電図（electroretinogram：ERG）波形が減弱する症例もある．

4. 治療と予防

網膜剝離は硝子体の液化が強く胞状網膜剝離になりやすい．硝子体と網膜の癒着も強く，網膜の牽引が生じやすい．巨大裂孔網膜剝離を呈する症例も多く，硝子体手術が必要なことが多い．網膜が脆弱であり，術中に医原性裂孔を生じやすい．網膜表面の膜状組織は剝離が困難であり，再剝離の原因となるため注意を要する．

Stickler症候群は網膜剝離を高頻度に生じるので，欧米では予防的な治療として周辺部の網膜に対しての全周冷凍凝固や光凝固が推奨されている．特に，全周の冷凍凝固は予防効果が高く，網膜剝離の発生頻度を無治療眼と比べ有意に減少させると報告されている．

II. Wagner症候群

Wagner症候群は常染色体優性遺伝を呈する．バーシカン（VCAN）遺伝子の第8エクソンの上流と下流のスプライス部位に変異が報告され，バーシカンのサブタイプの発現レベルの不均衡が関与すると考えられている．

1. 臨床像

多くは近視であるが強度近視の症例は多くない．若年性に白内障を生じ，外斜視（偽斜視），視力低下，夜盲，視野狭窄がみられる．硝子体の液化による「空虚」所見が特徴である．網膜所見は多彩であり，網膜脈絡膜変性だけでなく硝子体の索状組織，網膜前膜や周辺部の無血管性の輪状の硝子体変性を呈する（図3）．牽引性網膜剝離，Coats病様の滲出斑，あるいは網膜格子状変性や裂孔原性網膜剝離を呈する症例もある．視神経乳頭の血管走行逆位（inverted papilla）も特徴的な所見である．

色素上皮と脈絡膜毛細血管板の萎縮が進行するタイプがあり，萎縮領域と正常領域の境界が明瞭で，後極部は保たれる．このようなタイプはびらん性硝子体網膜症（erosive vitreoretinopathy）とよばれ，1994年にBrownらにより報告された．現在はWagner症候群の1つのタイプと考えられている．

高齢者ではERGで杆体，錐体系とも振幅の減弱がみられる．蛍光眼底造影では網膜色素上皮萎縮や脈絡膜毛細血管の脱落がみられる．

2. 遺伝子診断法

バーシカンは第7または第8エクソン配列の有無によって4種類のサブタイプ（V0～V3）がある．Wagner症候群では第8エクソンを含むサブタイプ（V0とV1）が減少する．これまで報告されているのはVCAN遺伝子の第8エクソンのスプライス異常である．PCR

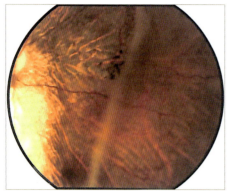

図3 Wagner 症候群の眼底所見
輪状の硝子体変性と限局性の網膜変性を認める．
（Yannuzzi LA：The Retinal Atlas. p26, Elsevier, 2010 より）

で第7イントロン–第8エクソン境界部または第8エクソン–第8イントロン境界部を増幅して塩基配列のヘテロ接合変化（スプライス異常）を診断する．バーシカンは末梢血白血球にも発現するので，血液から RNA を抽出し，real-time PCR によって第8エクソンの発現低下を診断することも可能である．

3. 治療・予後

視野狭窄が進行するが視力は比較的保たれる．網膜剥離や緑内障を併発した場合には手術の適応となる．

III. Stickler 症候群と Wagner 症候群の鑑別診断

Wagner 症候群は網膜変性が進行すると色素上皮と脈絡膜毛細血管板の萎縮が進行し，全視野 ERG の振幅も減弱することから，網膜色素変性やコロイデレミアとの鑑別が必要である．Wagner 症候群では臨床所見の重症度が多様であること，Stickler 症候群でもまれに高度の脈絡膜萎縮を呈する症例があることから，臨床像から Wagner 症候群と Stickler 症候群を区別することは困難であるとの意見もある．

Stickler 症候群や Wagner 症候群などの網膜硝子体変性は網膜剥離や硝子体ベール，網膜変性などを呈する疾患と鑑別を要する疾患として家族性滲出性硝子体網膜症，常染色体優性硝子体網脈絡膜症，Snowflake 硝子体変性，Knobloch 症候群，Goldmann-Favre 症候群などがある．Knobloch 症候群は髄膜瘤を併発するが，他の疾患は全身症状を合併しない．鑑別の要点を**表2**にまとめる．

表2 網膜硝子体変性の鑑別診断

疾患名	Stickler 症候群	Wagner 症候群	家族性滲出性硝子体網膜症（FEVR）	常染色体優性硝子体網脈絡膜症（ADVIRC）
遺伝形式*	AD（AR）	AD	AD（AR，XR）	AD
遺伝子	*COL2A1，COL11A1，COL9A1*	*VCAN*	*FZD4，LRP5，TSPAN12，NDP，ZNF408*	*BEST1*
屈折	高度近視	近視	正視〜近視	
前眼部	白内障	白内障，前眼部低形成		
硝子体	膜状，線維・ビーズ状	空虚，網膜前ベール	高度変性	正常〜線維状変性
視神経	正常	萎縮	正常〜低形成	新生血管
黄斑	正常	初期正常	正常	浮腫〜萎縮
網膜形状	傍血管色素変性，格子状変性，網膜剥離	傍血管色素変性，鞘状血管，進行性脈絡膜萎縮，網膜剥離	周辺部無血管・走行異常，新生血管，網膜剥離	境界鮮明な周辺部網膜変性，網膜剥離（まれ）
網膜機能	通常正常	夜盲，進行性にERG減弱	通常正常	EOGのArden比の減弱，ERG減弱
全身異常	関節炎，口蓋裂，難聴，顔面低形成	なし	なし	なし

疾患名	Snowflake 硝子体変性	Knobloch 症候群	Goldmann-Favre 症候群
遺伝形式*	AD	AR	AR
遺伝子	*KCNJ13*	*COL18A1*	*NR2E3*
屈折	近視	近視	正視〜近視
前眼部	角膜 guttae，白内障	白内障，水晶体脱臼	—
硝子体	線維状変性	変性	変性
視神経	平坦・蝋状	—	—
黄斑	正常	黄斑変性，ぶどう腫	囊胞状
網膜形状	傍血管色素変性，網膜内結晶，網膜剥離	網膜剥離・萎縮，胎生血管遺残	血管アーケードに沿った網膜変性
網膜機能	暗順応低下，ERGのb波減弱	ERG減弱	a波の潜時延長，S錐体増幅
全身異常	なし	後頭髄膜瘤，毛髪欠失	なし

*カッコ内は頻度の少ないもの．AD：常染色体優性遺伝，AR：常染色体劣性遺伝，XR：X染色体劣性遺伝．
(Edwards AO：Clinical features of the congenital vitreoretinopathies. Eye 22：1233-1242, 2008 に基づき加筆，修正して作成)

参考文献

1) Richards AJ, Baguley DM, Yates JR, et al：Variation in the vitreous phenotype of Stickler syndrome can be caused by different amino acid substitutions in the X position of the type II collagen Gly-X-Y triple helix. Am J Hum Genet 67：1083-1094, 2000
2) Nikopoulos K, Schrauwen I, Simon M, et al：Autosomal recessive Stickler syndrome in two families is caused by mutations in the COL9A1 gene. Invest Ophthalmol Vis Sci 52：4774-4779, 2011
3) Fincham GS, Pasea L, Carroll C, et al：Prevention of retinal detachment in stickler syndrome：the Cambridge prophylactic cryotherapy protocol. Ophthalmology 121：1588-1597, 2014
4) Mukhopadhyay A, Nikopoulos K, Maugeri A, et al：Erosive vitreoretinopathy and Wagner disease are caused by intronic mutations in CSPG2/Versican that result in an imbalance of splice variants. Invest Ophthalmol Vis Sci 47：3565-3572, 2006
5) Edwards AO：Clinical features of the congenital vitreoretinopathies. Eye 22：1233-1242, 2008

〈近藤寛之〉

B 家族性滲出性硝子体網膜症

　家族性滲出性硝子体網膜症(familial exudative vitreoretinopathy：FEVR)は1969年にCriswickとSchepensが報告した遺伝性の眼底疾患である．新生血管や硝子体出血，網膜剥離などを生じ，眼底像が未熟児網膜症によく似ていることからその病態生理が注目されてきた疾患である．FEVRの病態生理の本態は胎生8～9か月に起こる網膜血管の形成不全であり，遺伝的な要因によって起こる．新生血管の形成や硝子体出血，網膜剥離などは網膜血管形成不全による続発性の変化であると考えられている．FEVRの重症度は多様であり，周辺部網膜に軽度の病変があるだけで自覚症状がない症例から，鎌状網膜ひだや白色瞳孔を併発し視力障害を生じる重症例までさまざまである．

I. 臨床所見

　FEVRは遺伝性疾患であり，家族の眼底検査を行うことが診断を確定するために重要である．しかし，約半数の症例は孤発例であり家族には眼底の異常はみられない．

　屈折は近視のことが多いが，強度近視のことは少なく，遠視の症例もある．外斜視や内斜視などの斜視を併発する症例もある．通常，前眼部には変化はないが，早期に白内障が進行する症例がある．硝子体は液化が顕著である．

　眼底所見では網膜血管の走行異常が特徴的であり，周辺部網膜の無血管，周辺部網膜血管の多分岐や直線化，吻合形成が典型的な所見である(図1)．このような血管変化は検眼鏡では見落としやすいが，蛍光眼底造影検査によって検出できる．無血管野やその境界付近には格子状変性に似た網膜変性や網膜硝子体癒着を認めることが多い．さらに後極側には孤立性の脈絡膜萎縮や黄色または灰白色の線維増殖を伴う網膜硝子体癒着が散見される(図1)．後極部は異常がないこともあるが，黄斑部や視神経乳頭の形成不全，牽引乳頭などの所見もみられる．異常所見の程度はさまざまであり，左右差も多くみられる．自覚症状がない軽症例では眼底検査を契機に診断されることも多い．

　重症例では網膜剥離を併発し視力が障害される．年齢により特徴所見は異なる．乳幼児期には未熟児網膜症に類似した増殖組織を形成し，網膜ひだや白色瞳孔を形成する．網膜の牽引が高度な場合には，第1次硝子体過形成遺残と診断されることがある(図2)．就学前あるいは学童期以降にも裂孔原性や牽引性，滲出性などのさまざまなタイプの網膜剥離を呈する．

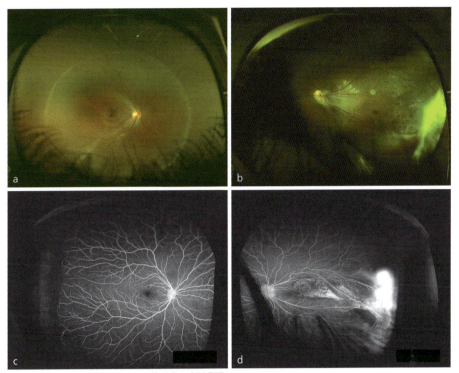

図1 FEVRの眼底所見：周辺部血管異常と牽引乳頭
10歳女児．a, bは右眼および左眼の広角眼底撮影所見．c, dは蛍光眼底造影所見を示す．左眼は耳側に線維増殖組織を認め，牽引乳頭を呈している．蛍光眼底造影所見では線維増殖組織より旺盛な蛍光漏出があり，新生血管の活動性が残っている．右眼は眼底写真では血管の走行異常は軽度だが，耳側に無血管と血管の直線化を認める．蛍光眼底造影所見では無血管と血管の走行異常に加え，毛細血管の拡張所見が描出されている．

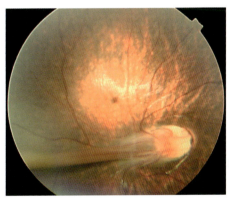

図2 FEVRの眼底所見：鎌状網膜ひだ
15歳男性．幼年時より両眼の鎌状網膜ひだを指摘されている．写真は右眼．

II. 遺伝形式と原因遺伝子

　現在 *FZD4*，*LRP5*，*TSPAN12*，*ZNF408*，*NDP* 遺伝子の5種類が原因遺伝子として知られている．*FZD4*，*LRP5*，*TSPAN12*，*ZNF408* 遺伝子の異常は常染色体優性遺伝を示し，*NDP* 遺伝子の異常はX染色体劣性遺伝を呈する．*LRP5*，*TSPAN12* 遺伝子異常のなかに常染色体劣性遺伝を呈するタイプがある．

5つの遺伝子のうち，*FZD4*，*LRP5*，*TSPAN12*，*NDP*の4種類はWNTシグナルとよばれる細胞内シグナル伝達系を構成する遺伝子である．これらの4種類の蛋白は互いに結合して網膜の血管内皮細胞の表面で複合体を形成する．この複合体が網膜血管の発育に関与し，FEVRではWNTシグナルが障害され網膜血管形成不全を生じると考えられている．

　*ZNF408*遺伝子は近年報告された遺伝子であり，ゼブラフィッシュの疾患モデルでは遺伝子変異によって網膜血管の形成が障害されることが示されている．これらの既知の遺伝子の変異はFEVRの約5割を占めるが，そのうち*ZNF408*遺伝子の占める割合は1％未満であり，きわめてまれである．

III. 鑑別診断

　FEVRに似た網膜血管の形成不全を起こす疾患には未熟児網膜症や色素失調症がある．未熟児網膜症は未熟児や酸素投与の既往の有無によって鑑別可能だが，低出生体重児のFEVRは未熟児網膜症との鑑別は困難である．色素失調症は皮膚病変などの全身所見の有無によって鑑別できる．FEVRでは網膜無血管は周辺部網膜にみられるが，色素失調症では血管閉塞領域は周辺部網膜とは限らない．鎌状網膜ひだや白色瞳孔をきたす乳児疾患にはNorrie病，骨粗鬆症網膜偽膠腫症候群（osteoporosis pseudoglioma syndrome），網膜接着不全症候群（retinal non-attachment）や胎生血管系遺残（persistent fetal vasculature）〔第1次硝子体過形成遺残（persistent hyperplastic primary vitreous）〕などがあるが，これらはFEVRの類縁疾患と理解したほうがよい（後述）．

　滲出性網膜剥離例はCoats病と診断されやすい．裂孔原性網膜剥離や硝子体変性をきたす疾患もFEVRとの鑑別が必要である．Stickler症候群はその代表的な疾患であるが，多くの症例は関節症などの全身所見を呈するので鑑別できる〔「Stickler症候群」の項，表2を参照（⇒357頁）〕．

IV. 類縁疾患

　FEVRは網膜血管の形成不全をきたす単一疾患と考えられてきた．しかし，FEVRの原因遺伝子と同じ遺伝子の変異によってFEVRとは異なる疾患が起こることが知られている．*NDP*遺伝子変異によるNorrie病や*LRP5*遺伝子変異による骨粗鬆症網膜偽膠腫症候群は，鎌状網膜ひだや白色瞳孔をきたす．Norrie病では眼症状に加えて精神発達障害や難聴を発症し，骨粗鬆症網膜偽膠腫症候群では骨密度の低下による多発骨折を生じる．これらの全身性疾患は，全身所見などからFEVRと鑑別が可能であるが，眼所見の重症度はオーバーラップしており，全身症状のはっきりしない乳児期に鑑別するのは容易ではない．また小頭症を伴う網脈絡変性症候群もFEVRと臨床像がオーバーラップしていることが知られている．網膜接着不全症候群や胎生血管系遺残（第1次硝子体過形成遺残）では鎌状網膜ひだや網膜剥離による白色瞳孔を呈するが，眼所見をFEVRと区別することができない症例もある．またこのような症例のなかに，実際にFEVRの遺伝子が見つかって

いるものもある.

このように，遺伝子の共通性からFEVRと類縁と考えられる複数の疾患が存在する．FEVRは単一の疾患ではなく，網膜血管の形成不全を疾患の本態とする複数の疾患のうち，全身症状を伴わないか軽症である疾患の総称ととらえたほうがよい．

V. 治療

　FEVRでは網膜裂孔を形成した場合や，新生血管の活動性が強い場合は網膜レーザー凝固を検討する．網膜無血管の範囲はできるだけレーザー凝固でカバーする．

　硝子体出血が遷延する場合には硝子体手術の適応である．小児の場合には水晶体を温存したほうが視機能の維持に有利である．

　裂孔原性網膜剥離は，硝子体の液化が強いために胞状網膜剥離になりやすい．また，硝子体と網膜の癒着が強く，硝子体手術時に医原性裂孔が生じやすい．若年者では胞状網膜剥離であっても安易に硝子体手術を選択せずに強膜輪状締結術を行うほうがよい．一方，網膜下に増殖膜を形成するなど，増殖硝子体網膜症となった症例では硝子体手術が必要であるが，硝子体膜をできる限り除去してからガスあるいはシリコーンオイルタンポナーデを行わないと網膜剥離が再発しやすい．周辺部で硝子体膜と網膜との癒着が強いときは強膜輪状締結術を追加する．網膜下に増殖膜を形成した症例では網膜切開を行って増殖膜を摘出する．後極に多数の網膜切開を加えるよりも周辺で半周連続して切開をしたほうが黄斑部への影響は少ない．

　滲出性網膜剥離では，網膜新生血管からの漏出が著しい場合には網膜光凝固を行う．滲出性変化は硝子体による牽引も関与しており，硝子体手術により牽引が解除されると病変が軽快することもある．

　乳児期に新生血管や増殖膜を形成し牽引性網膜剥離を併発した症例では，硝子体手術や強膜輪状締結術を行う．白色瞳孔症例では水晶体切除を併用した硝子体手術を行うが，牽引が残存しやすく予後は必ずしも良好ではない．

VI. 遺伝相談

　FEVRの半数近くは遺伝子異常が同定可能である．遺伝形式が確定できれば，遺伝相談を行うことができる．しかし，家族性であっても同じ家系内の罹患者の重症度はさまざまであり，多くは視機能に異常がない．このため，出生前に視機能の障害の有無を予測することは困難である．遺伝相談では，いたずらに遺伝性を強調して相談者を不安にさせることがないように注意するとともに，家系内の罹患者の臨床所見を参考にして危険度を推定する必要がある．

参考文献

1) van Nouhuys CE：Signs, complications, and platelet aggregation in familial exudative vitreoretinopathy. Am J Ophthalmol 111：34-41, 1991
2) Pendergast SD, Trese MT：Familial exudative vitreoretinopathy. Results of surgical management. Ophthalmology 105：1015-1023, 1998
3) Nikopoulos K, Venselaar H, Collin RW, et al：Overview of the mutation spectrum in familial exudative vitreoretinopathy and Norrie disease with identification of 21 novel variants in FZD4, LRP5, and NDP. Hum Mutat 31：656-666, 2010
4) Ye X, Wang Y, Nathans J：The Norrin/Frizzled4 signaling pathway in retinal vascular development and disease. Trends Mol Med 16：417-425, 2010
5) Collin RW, Nikopoulos K, Dona M, et al：ZNF408 is mutated in familial exudative vitreoretinopathy and is crucial for the development of zebrafish retinal vasculature. Proc Natl Acad Sci USA 110：9856-9861, 2013

〔近藤寛之〕

C 常染色体優性の硝子体網脈絡膜症

　常染色体優性の硝子体網脈絡膜症(autosomal dominant vitreoretinochoroidopathy：ADVIRC, OMIM#193220)はその名前のごとく優性遺伝を示す硝子体網脈絡膜の変性疾患である．1958年にmicrophthalmia-retinitis pigmentosa-glaucoma syndromeとして記載されているのがおそらくこの疾患の最初の報告で，その後1982年の報告でこの疾患名がつけられた．私見ではもう少し特異的な名前でもよかったのではないかと思われるが，現時点ではこの疾患名が用いられている．これまでにこの名前で報告されているのは11家系のみというまれな疾患である．

I. 臨床所見

　網膜全周の最周辺部に色素沈着を伴う境界明瞭な変性領域を示すことが大きな特徴である(図1)．その他点状の網膜前/内混濁や硝子体線維の凝集，網膜新生血管，網脈絡膜萎縮などの網膜所見を呈するとされている．また小角膜や浅前房，虹彩異形成，視神経低形成，小眼球などの発生異常を伴う例も報告がある．病理組織については26歳の症例と88歳の症例で2報の報告があり，どちらも変性領域では網膜色素変性に似た，色素上皮の遊走を伴う網膜の障害が観察されている．またこの2報の症例の年齢差が62歳と大きいにもかかわらず，所見はほぼ同様であったことから，この疾患での周辺部の変性は早期に起こり，その後はあまり進行しないのではないかと推測されている．

　多くの例で網膜障害が最周辺部に限局するため，視力や視野の障害は軽度であることが多く，網膜電図(electroretinogram：ERG)の振幅も比較的保たれやすい．一方でより広範な障害を示す症例や，黄斑部でも萎縮が進行する症例もあり臨床所見には多少幅がある．電気眼球運動図(electro-oculogram：EOG)は早期から障害されるとされており，主な病態が色素上皮レベルであることを示唆している．

II. 原因遺伝子

　このように限られた報告しかない疾患であるが，3世代にわたる家系から2003年に連鎖解析で11q13に領域が特定され，その翌年原因遺伝子として*BEST1*(*VMD2*)遺伝子の変異が報告されている．*BEST1*はベストロフィンファミリーに属し，その転写産物の蛋

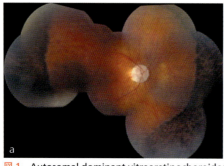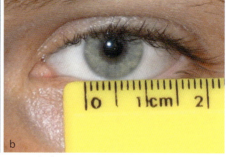

図1 Autosomal dominant vitreoretinochoroidopathy の網膜所見
最周辺部に境界明瞭な色素沈着を伴う網膜変性を認める．小角膜を合併しており，BEST1 遺伝子に Val86Met(c.256 G>A)の変異が検出されている症例である．
(Boon CJ, Klevering BJ, Leroy BP, et al：The spectrum of ocular phenotypes caused by mutations in the BEST1 gene. Prog Retin Eye Res 28：187-205, 2009 より)

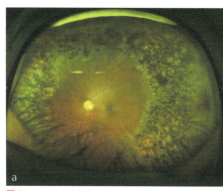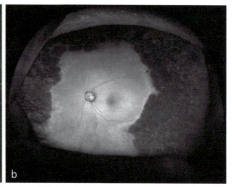

図2 Autosomal dominant vitreoretinochoroidopathy が疑われるが BEST1 遺伝子の変異は検出されなかった一例
83歳男性．父親に何らかの眼疾患があったようだが詳細不明．眼底写真(a)で周辺部にのみ色素沈着を伴う網膜変性を認める．自発蛍光(b)からも後極部の障害は軽微であることが推測される．なお僚眼も非常によく似た所見である．視野は眼底所見に対応した求心性の狭窄を示しているが，視力は 1.2 で自覚的には大きな症状はない．

白は機能が完全にわかってはいないものの Ca 依存性 Cl イオンチャネルの作用，さらに Ca チャネルを制御する作用ももつ可能性が考えられている．網膜内では網膜色素上皮の細胞膜に発現しており，マウス網膜では後極から中間周辺部に多く周辺部ではほとんど発現がないという分布が報告されている．さらに近年，Alzheimer 病のモデル動物で活性化したアストロサイトから BEST1 を介して分泌される GABA がシナプスの可塑性低下，記憶障害を引き起こす原因となっているとする報告もあり，その役割の解明にはさらなる研究が望まれる．

興味深いことに BEST1 遺伝子はその名のごとく，もともと Best 病の原因として同定された遺伝子であり，さらにパターンジストロフィ，網膜色素変性などその他の表現形も報告されている(ただし網膜色素変性で BEST1 の変異があったとする報告をみると，眼底所見は ADVIRC を思わせる周辺部の色素沈着もあり，これは ADVIRC を網膜色素変性としているものかもしれない)．ヒト網膜内での分布は不明だが，マウスと同じく後極部に多く発現しているとすれば Best 病のような表現型は納得しやすい一方，ADVIRC のような最周辺部の変性と

いうパターンがなぜ生じるのかは想像しにくい．このように表現型という点でもさらなる研究が望まれる遺伝子である．

われわれもこのような症例に興味を持ち自験例で，最周辺部のみの変性を呈す症例を10例ほど調べたが，10 mm以下の小角膜を呈す症例や，優性遺伝が明らかとなった例はなく，また全例で*BEST1*遺伝子の変異は否定された(図2)．このような網膜の表現型を示す原因遺伝子は複数あり，その頻度に人種差があるのではないかと考えている．遺伝性網膜変性疾患全般に当てはまることであるが，網膜の表現型のみで疾患を区別することはしばしば難しく，家族歴や，その他の随伴所見が既報としっかり一致していなければ，狙い撃ちで遺伝子検査を行っても"空振り"に終わることが多い．次世代シークエンサーのような網羅的な遺伝子検査の費用も安くなりつつあり，疾患と原因遺伝子の対応に関する知見がさらに蓄積されることで，遠くない将来，こういった症例にもはっきりした答えが出せるような診療ができるようになることを期待している．

参考文献

1) Hermann P：The microphthalmia-retinitis pigmentosa-glaucoma syndrome. Arch Ophtalmol Rev Gen Ophtalmol 18：17-24, 1958
2) Kaufman SJ, Goldberg MF, Orth DH, et al：Autosomal dominant vitreoretinochoroidopathy. Arch Ophthalmol 100：272-278, 1982
3) Yardley J, Leroy BP, Hart-Holden N, et al：Mutations of VMD2 splicing regulators cause nanophthalmos and autosomal dominant vitreoretinochoroidopathy(ADVIRC). Invest Ophthalmol Vis Sci 45：3683-3689, 2004
4) Burgess R, MacLaren RE, Davidson AE, et al：ADVIRC is caused by distinct mutations in BEST1 that alter pre-mRNA splicing. J Med Genet 46：620-625, 2009
5) Boon CJ, Klevering BJ, Leroy BP, et al：The spectrum of ocular phenotypes caused by mutations in the BEST1 gene. Prog Retin Eye Res 28：187-205, 2009

〈大石明生〉

VI 症候性網膜色素変性

A Usher 症候群

　　Usher 症候群は「網膜色素変性に感音難聴を伴う疾患」の代表であり，1858 年に von Graefe によりはじめて報告され，1914 年に英国の眼科医である Usher が遺伝的側面についても言及し，「Usher 症候群」として報告した．その後，Usher 症候群は常染色体劣性遺伝形式をとることが報告され，以降多くの原因遺伝子が同定されてきた．本邦では 2010〜2012（平成 22〜24）年度に厚生労働省難治性疾患克服事業として耳鼻咽喉科を主体とした「Usher 症候群に関する調査研究班」が全国 13 施設の共同研究として行われ，多くの成果がまとめられた．また 2015 年 7 月 1 日から Usher 症候群は指定難病に選定されている．

I. 臨床型

　　Usher 症候群は本邦でのアンケート調査にて人口 10 万人あたり約 6.7 人と推測されている．海外の報告においても人口 10 万人あたり 3.0〜6.2 人とされており，本邦と比較して大きな相違はないと思われる．また Usher 症候群は難聴の程度や前庭機能障害の有無などの臨床症状により下記の 3 つのタイプに分類されている．難聴は軽度〜重度まで幅広く，また網膜色素変性は初期症状として夜盲が出現し，徐々に視野狭窄が進行する例が多い．

① タイプ 1：先天性の高度〜重度難聴がみられる．両側前庭機能障害を伴う例が多く，視覚症状は 10 歳前後より生じる．
② タイプ 2：先天性の高音漸傾型（高音域を中心とした）難聴がみられる．視覚症状は思春期以降に生じることが多い．前庭機能は正常である例が多い．
③ タイプ 3：進行性の難聴を呈し，前庭機能障害の有無，および視覚症状の発症時期はさまざまである．

表1 Usher症候群のタイプ別原因遺伝子

タイプ	サブタイプ	遺伝子座	遺伝子
タイプ1	USH1B	11q13.5	MYO7A
	USH1C	11p15.1	USH1C
	USH1D	10q22.1	CDH23
	USH1F	10q21.1	PCDH15
	USH1G	17q25.1	USH1G
	USH1J	15q23-25.1	CIB2
タイプ2	USH2A	1q41	USH2A
	USH2C	5q14.3	GPR98
	USH2D	9q32-34	DFNB31
タイプ3	USH3A	3q25.1	CLRN1

II. 遺伝子型

Usher症候群の原因として現在までに10種類の遺伝子が報告されている(表1).

タイプ1は6種類(MYO7A遺伝子, USH1C遺伝子, CDH23遺伝子, PCDH15遺伝子, USH1G遺伝子, CIB2遺伝子), タイプ2は3種類(USH2A遺伝子, GPR98遺伝子, DFNB31遺伝子), タイプ3は1種類(CLRN1遺伝子)がそれぞれ同定されている. しかし, これらのうち少なくとも6種類は非症候群性難聴の原因遺伝子(MYO7A遺伝子, USH1C遺伝子, CDH23遺伝子, PCDH15遺伝子, CIB2遺伝子, DFNB31遺伝子)としても報告されており, 一方でUSH2A遺伝子は非症候群性網膜色素変性の原因遺伝子であることも注意が必要である. また患者数が少ないため, 現在までに遺伝子型と表現型(臨床型)との相関(genotype-phenotype correlation)が明らかになっている遺伝子は少ない.

病態に関しては感音難聴に網膜色素変性を伴うことから, その障害部位は内耳(特に有毛細胞)と網膜(特に杆体細胞)の障害であると考えられる. 内耳と網膜に共通する疾患発症メカニズムと内耳特有の疾患発症メカニズムの組み合わせによる発症が考えられているが, その詳細は不明である.

内耳においてUsher症候群の原因遺伝子の多くは内耳有毛細胞に発現しているが, それぞれの蛋白がネットワークを形成しているため, 原因遺伝子が異なっても類似した表現型を呈する(遺伝的異質性)とされる(図1).

III. 遺伝学的検査

Usher症候群原因遺伝子はエクソン数が50を超えるような大きな遺伝子が多く, 従来の直接シークエンス法では遺伝子変異の検出はコストや時間の面から困難なことが多かった. 筆者らは「Usher症候群に関する調査研究班」で収集されたサンプルを中心に超並列シークエンス法を用いた網羅的な遺伝学的検査を施行した. その結果, わが国においても海外と同様にUsher症候群タイプ1症例より原因遺伝子頻度の高いMYO7A遺伝子, CDH23遺伝子, PCDH15遺伝子, タイプ2症例よりUSH2A遺伝子, GPR98遺伝子, タイプ3症例よりCLRN1遺伝子にそれぞれ病的変異が同定されている.

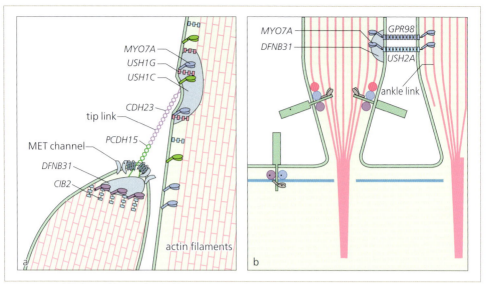

図1　Usher症候群原因遺伝子の内耳有毛細胞における局在
有毛細胞の頂上に存在する聴毛の先端部（a）と基部（b）の構造．多くのUsher症候群原因遺伝子が聴毛に発現し，ネットワークを形成している．
(Nishio S, Hattori M, Moteki H, et al：Gene expression profiles of cochlear and vestibular endorgans：localization and function of genes causing deafness. Ann Otol Rhinol Laryngol 124 Suppl 1：6S-48S, 2015 より)

　Usher症候群は感音難聴に加え網膜色素変性を呈するという特徴的な臨床症状を呈するため，原因遺伝子の検出率が非常に高いとされている．筆者らの検討でもわが国のタイプ1症例を対象とした遺伝学的検査で約80％の症例からUsher症候群の原因となる遺伝子変異を見出すことができた．先に述べたようにUsher症候群は原因遺伝子が大きく，また複数あるため，網羅的な遺伝学的検査が可能な超並列シークエンス法での解析が特に有用な疾患といえる．

IV. 治療

　網膜色素変性症に対する有効な治療法はいまだ確立されていないため，聴覚活用が特に重要となる．難聴に対しては，障害部位が内耳に限局しており，聴神経〜中枢の聴覚伝導路には障害がないと考えられるため，補聴器・人工内耳（図2）が有効である．重度難聴を呈するタイプ1には人工内耳，中等度〜高度難聴のタイプ2には補聴器，またタイプ3には聴力に応じて補聴器，もしくは人工内耳がそれぞれ考慮される．高度〜重度難聴例に対して，未加療である場合は手話が主なコミュニケーション手段となるが，網膜色素変性の進行により手話も困難な例は手話を触る（触手話，解読手話）や指文字，指点字などでの会話に限局される．

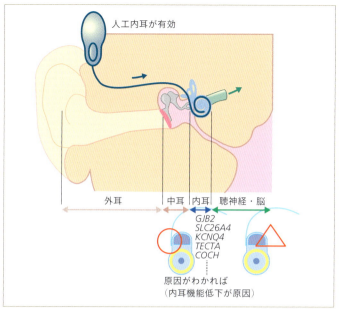

図2 遺伝子診断と人工内耳
現在世界で最も普及している人工臓器の1つ．補聴器装用での効果が不十分である高度〜重度難聴例に対する唯一の聴覚獲得法である．通常，内耳で音は電気信号に変換され聴神経に伝えられるが，Usher症候群の難聴のように内耳が障害されている場合は手術により人工内耳を埋め込むことにより聴神経を直接刺激し，音を認識させることが可能である．
〔宇佐美真一：きこえと遺伝子—難聴の遺伝子診断とその社会的貢献（改訂第2版）．p64，金原出版，2015より〕

V. 症例

1. タイプ1症例

　12歳男児．1歳6か月でも発語がみられないことを主訴に耳鼻咽喉科受診．精査により高度難聴と診断され，補聴器を装用するも効果不十分であり，2歳6か月に左人工内耳植込み術を行った．8歳時に暗いところで見えにくいことを主訴に眼科受診し，網膜色素変性と診断された．以上の経過より，Usher症候群タイプ1と診断された．聴覚・視覚障害以外の症候はない．

　家族歴：両親ともに正常聴力．

　この症例に対して，*MYO7A*遺伝子につき遺伝学的検査を実施したところ，c.1623dup変異というフレームシフト変異がホモ接合体で見出された．父親，母親ともにc.1623dup変異をもつアレルを1本ずつもち（ヘテロ），それぞれキャリアー（保因者）になっていることが確認された（図3）．

　遺伝学的検査においてもUsher症候群タイプ1であることが確認されたことにより，よりよい聞こえを獲得する目的で両側人工内耳を提案し，12歳時に右人工内耳植込み術が施行された．両側人工内耳装用時の聴力は良好であり，音声言語での会話は可能である（図4）．

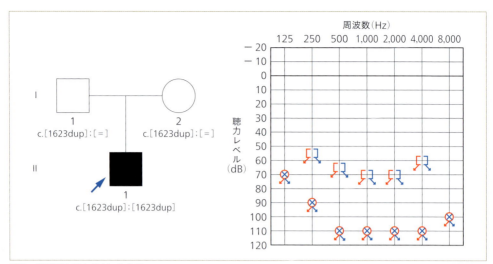

図3　家系図と聴力像（タイプ1）

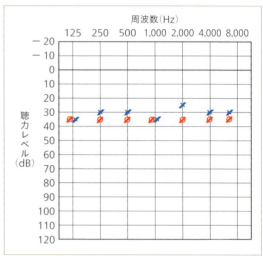

図4　人工内耳装用時の聴力像

2. タイプ2症例

　17歳女児．2歳時に言語の遅れを指摘され耳鼻咽喉科受診．3歳より補聴器装用を開始した．13歳時より夜盲を疑う症状があり，眼科受診し網膜色素変性と診断された．以上の経過より，Usher症候群タイプ2と診断された．聴覚・視覚障害以外の症候はない．

　家族歴：両親ともに正常聴力．

　この症例に対して，*USH2A* 遺伝子につき遺伝学的検査を実施したところ，p.Gln995X 変異と p.Met1323X 変異の複合ヘテロ接合体が見出された．父親が前者，母親が後者のアレルを1本ずつ持ち（ヘテロ），それぞれキャリアー（保因者）になっていることが確認された（図5）．

　遺伝学的検査においても Usher 症候群タイプ2であることが確認されたことにより，

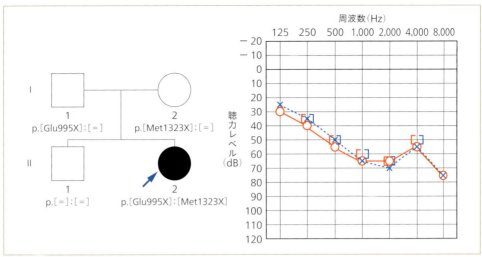

図5 家系図と聴力像（タイプ2）

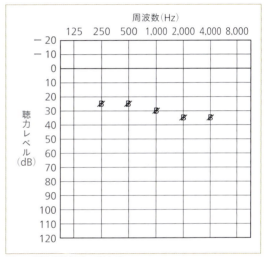

図6 補聴器装用時の聴力像

補聴器による聞こえの活用の重要性を改めて説明し，難聴に関しての定期的な耳鼻咽喉科受診を提案した．補聴器装用時の聴力は良好である（図6）．

VI. 遺伝学的検査における Usher 症候群の早期診断

　Usher 症候群タイプ1では，生下時より重度の感音難聴を呈するのに対して，網膜色素変性は10歳前後より発症することが知られているため，その間は随伴症状のない非症候群性難聴児と区別することが困難である．しかし，遺伝学的検査を行うことで早期に Usher 症候群の原因遺伝子変異を見出すことができれば，網膜色素変性の発症前に診断することが可能となる．

　筆者らは非症候群性の重度感音難聴児96名を対象に，*MYO7A* 遺伝子の変異解析を施

行し，1例に *MYO7A* 遺伝子変異を複合ヘテロ接合体で同定した．遺伝学的検査を実施した時点では視覚症状は認められなかったが，この結果をもとに眼科的検査〔網膜電図(electroretinogram：ERG)など〕を行い，網膜色素変性と診断された例を経験した．また，同じく自験例で非症候群性の高音漸傾型感音難聴を呈した若年例において，超並列シークエンス法による解析で *GPR98* 遺伝子変異が同定され，眼科的検査を追加しタイプ2と網膜色素変性の発症前に診断を行うことが可能であった．

このように遺伝学的検査により，視覚症状の出現前に Usher 症候群と診断することは予後を見通したオーダーメイドの治療法として非常に重要である．特にタイプ1例に対しては早期の両側人工内耳を含めた新たな治療的介入を行うことで，将来の視覚症状に備え，積極的に聴覚を活用することが可能であり，その有用性が明らかとなっている．

VII. 鑑別診断

視聴覚障害を呈する疾患の約50％は Usher 症候群とされているが，ほかにも Bardet-Biedl 症候群，Alström 症候群，PHARC 症候群などがまれではあるが報告されている．Usher 症候群と同じく難聴と網膜色素変性を呈する疾患も存在し，鑑別としてそれ以外の随伴症状を確認することが重要である．筆者らも当初は Usher 症候群が疑われた症例ではあったが，随伴症状としてポリニューロパチーを認めたため PHARC 症候群と診断し，原因遺伝子として *ABHD12* 遺伝子を同定し臨床診断を裏づけた例を経験している．このようなまれな疾患では特に遺伝学的検査による確認が有用であると考えられた．

高度〜重度難聴への介入の選択肢が乏しかった時期と異なり，人工内耳という治療法が登場したことにより，耳鼻咽喉科では Usher 症候群の患者と接する機会が増えてきている．また指定難病に選定されたことにより，耳鼻咽喉科，および眼科医師の Usher 症候群に対する知識がさらに要求されることも予想される．聴覚・視覚の重複障害であるため，よりよいコミュニケーション手段を提供するためには今後耳鼻咽喉科と眼科のさらなる連携が必要であると考えられる．

参考文献

1) Van Camp G, Smith RJH：Hereditary Hearing Loss Homepage. http://hereditaryhearingloss.org
2) Nishio S, Hattori M, Moteki H, et al：Gene expression profiles of cochlear and vestibular endorgans：localization and function of genes causing deafness. Ann Otol Rhinol Laryngol 124 Suppl 1：6S-48S, 2015
3) Yoshimura H, Iwasaki S, Nishio SY, et al：Massively parallel DNA sequencing facilitates diagnosis of patients with Usher syndrome type 1. PLoS One 9：e90688, 2014
4) Yoshimura H, Iwasaki S, Kanda Y, et al：An Usher syndrome type 1 patient diagnosed before the appearance of visual symptoms by MYO7A mutation analysis. Int J Pediatr Otorhinolaryngol 77：298-302, 2013
5) 宇佐美真一：きこえと遺伝子―難聴の遺伝子診断とその社会的貢献(改訂第2版)．pp159-165, 金原出版，2015

（吉村豪兼，宇佐美真一）

B 神経変性疾患と合併する網膜変性疾患

　神経変性疾患に網膜変性が併発することは古くから報告されてきた．脊髄小脳変性症（spinocerebellar degeneration：SCD）などに合併する網膜変性は代表的なものである．しかし，患者は構語障害があったり，歩行困難で通院ができなかったり，発症地域が限局的なタイプがあるなどで詳細な報告は意外に少ない．一方，眼は脳の出店ともいわれ，網膜は中枢神経組織の一部として古くからよく研究されてきており，脳や小脳とさまざまな共通点や相互作用が知られている．また，最近は光干渉断層計（OCT）をはじめとする目覚ましい検査機器の発達で，網膜の詳細な生体内解析が可能になり，網膜評価は神経変性疾患評価にも利用されようとしている．

I. 各種神経変性疾患と網膜

　古くから網膜は脳研究の対象組織として利用されてきた．網膜は瞳孔から直接見えるというのも研究をするうえでは大きい利点であったが，最近の検査機器の発達は目覚ましいものがあり，網膜は機能だけでなく，形態的にも評価できるようになってきた．代表的なものにOCTがある．OCTは網膜の層構造も解析の対象になってきたために，視細胞や網膜神経線維層（retinal nerve fiber layer：RNFL）などの網膜各層の厚さも評価できるようになってきた．OCTの網膜層構造の解析で，網膜全体の解析では判別が困難だったような微妙な差も，層別に比較・解析することで変化が確認しやすくなった．これを利用して，OCTによる網膜評価を神経変性疾患の臨床評価に利用しようとする報告がある．Alzheimer病（AD）ではRNFLが菲薄化し病態との相関が考えられている．また，統合失調症患者の網膜をOCTで評価するとさまざまな程度の異常が疑われており，詳細な解析はその病態分類に役立つ可能性もある．すなわち，網膜の変化をOCTで評価することで神経変性の経過や分類などの評価に利用しようとするものである．しかし，例えばParkinson病患者で測定すると，報告者により結果が異なっているものもあり，OCTの自動網膜層構造分析結果をうのみにするのではなく，黄斑部構造の正確な知識をもった眼科医による評価が大事であることも報告された．またAD患者は黄斑色素（macular pigment）がコントロールに比較して少なく，視力低下や加齢黄斑変性発症頻度が高い可能性と関連づける報告もある．しかし，これらの神経変性疾患は検眼鏡的にあるいは電気生理学的に明らかな網膜変性を併発しているとする報告は少なく，眼科医による網膜の詳細な

解析は少ない．一方，以前より網膜変性が合併する代表的神経変性疾患として脊髄小脳変性症(SCD)などが知られている．

II. 脊髄小脳変性症(SCD)

　SCDは小脳性または脊髄性の運動失調を主要症状としてもつ疾患群の総称である．多くの病型があり，神経内科以外にも眼科を含む他科の臨床所見は分類に重要と考えられている．Friedrich病やオリーブ核橋小脳萎縮症など，眼科医にはあまりなじみのない疾患群がまず多く報告されたが，原因遺伝子が次々に同定され，より詳細な分類が行われている．これらの責任遺伝子はspinocerebellar ataxia type1(SCA1：ATAXIN1遺伝子)などこれまでに30以上の報告がある．日本では特に優性遺伝形式を示す疾患群が多いといわれているが，特にSCA3, 6, 31が多くSCA1, 2は欧米に比較して少ないといわれている．これらの遺伝子の多くは，特徴として遺伝子内にある特定の塩基配列の繰り返しが患者で異常に延長していることであり，この繰り返し塩基配列がCAG(グルタミン)の場合，グルタミン長鎖が蛋白の機能障害を引き起こしポリグルタミン病ともいわれる．しかも，この延長は長くなればなるほど若年発症で症状が激しくなることが知られている(表現促進現象)．すべてがCAGの繰り返しではなく，例えばSCA31はイントロン内の5塩基の繰り返しが患者で異常に延長し，結果的に延長したRNAが蛋白質と凝集して核内蛋白機能異常をきたすとされる．神経学的な所見は専門書に譲るとして，ここでは網膜所見を中心に紹介する．

1. SCDと網膜変性

　色素性変化を伴う黄斑変性が，ある種の遺伝性SCDに報告された．この黄斑の変化は，その後ハローや脱色素病巣を伴ったりしたものも報告された．このSCDは染色体3番短腕に連鎖するSCA7遺伝子(ATAXIN7)変異によるものであることが判明したが，他の多くのSCD同様CAGの3塩基配列が患者で延長している．また，リピート数と臨床症状が強い負の相関を示すことが報告されており，リピート数の比較的少ない症例の初発症状がataxiaであるのに対して，リピート数の多い症例の初発症状が黄斑変性による視力低下である症例が多いことが報告された．文献的に，これまで日本では5家系の報告が散見されるのみである．東北大学で報告したSCA7の2家系はともに黄斑変性を伴っていたが，1家系は黄斑の脱色素が強い黄斑変性の家系で，もう1家系は初診時は色素の変化など黄斑変性があまりはっきりしなかった．しかし，初診時には目立たなかった黄斑変性は，その後10年以上経過観察することで変性が明らかになった(図1)．一方，SCA7には黄斑変性が合併すると報告されたが，長い経過で黄斑機能だけではなく杆体機能も徐々に低下することが明らかになった(図2)．人種による違いがあるかもしれない．

　また，SCD患者約100名の網膜電図(electroretinogram：ERG)各波の振幅の解析を行ったが，SCD患者すべてにERGで変化がみられるわけではないことが判明した．SCA1患者(ATAXIN1遺伝子のCAGリピート延長)は長期間経過観察をしていると次第に，律動様小波(op波)ならびにb波の振幅が他のタイプに比較して有意に低下することが判明した．とこ

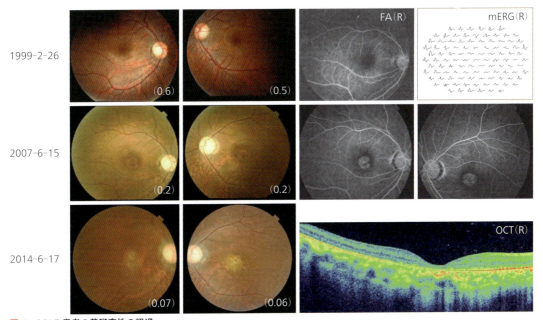

図1 SCA7患者の黄斑変性の経過
初診時にはあまりはっきりしなかった黄斑変性も時間とともに黄斑変性が明らかになってきた．

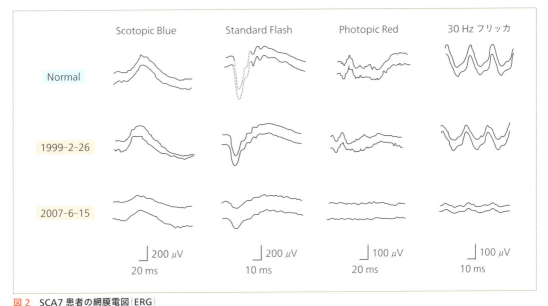

図2 SCA7患者の網膜電図（ERG）
SCA7には黄斑変性の併発が報告されてきたが，杆体も障害される．

ろが，上記したように検査機器が発達した最近の検討からSCA1も黄斑変性を伴う可能性が明らかになってきた．OCTによる長期の経過観察で黄斑は菲薄化する．過去に報告されたSCA1患者で，視神経萎縮がみられないのに視力が低下していた症例は黄斑の問題だった可能性がある．まだ検討症例が少なくこれらの眼科的所見は表現促進現象がみられるか明らかではない．

　黄斑変性の有無は優性遺伝性小脳失調症の分類にも利用されている．しかし，SCA1と

SCA7の黄斑変性所見は異なっており，どちらにも分類されないSCDに黄斑変性が合併した症例も報告され，網膜所見の詳細な解析は遺伝性神経変性疾患分類に寄与できるかもしれない．

2. その他の眼所見

SCDの剖検例によると，組織学的には視神経萎縮が確認され，神経節細胞層，神経線維層の著明な萎縮が報告されている．視神経萎縮が単独で出現する例と，網膜変性などに合併して出現する例があるようであるが，著者が経験したSCDに合併した視神経萎縮は，神経症状が出現してからゆっくり進行するパターンが多い．網膜変性以外に眼球運動障害，角膜内皮細胞密度低下が知られており，SCA1とdentatorubral-pallidoluysian atrophyとよばれるタイプで角膜内皮細胞密度低下が知られている．

III. 筋緊張性ジストロフィ

SCDと同じ3塩基配列の異常延長が原因遺伝子にみられる神経・筋変性疾患である筋緊張性ジストロフィ(myotonic dystrophy：MD)にも，頻度は高くないが網膜の異常が知られている．視力低下は軽度であるが，黄斑にはbutterfly-shaped(24.5%)あるいはreticular(43.9%)pigmentary changeとよばれる変化が出現することが報告され，網膜伝図のa波，b波の振幅低下も報告された．さらに黄斑変性に併発した脈絡膜新生血管を発症した症例も報告された．MDには特徴的な白内障が合併すると報告されているが(虹色レンズ混濁とも表現される)，水晶体の表面を覆っている上皮細胞の細胞密度も有意に低下することが判明した．上記したが，この遺伝子も繰り返し塩基の延長がみられRNA延長が蛋白機能不全につながっている．

網膜は脳の出店といわれてきたように，脳科学者にとって興味のある組織であったが，検査機器が進んだ今では神経変性疾患を理解することや経過観察の評価にますます重要になってきている．眼科検査機器はさらに発達することが十分に予想されるために，経過の評価だけでなく，神経変性疾患も含めて治療介入段階の判断などにも意味があるものになる可能性がある．神経変性疾患と網膜はますます重要な関係になってくると思われる．

参考文献

1) Abe T, Abe K, Aoki M, et al：Ocular changes in patients with spinocerebellar degeneration and trinucleotide repeat expansion of SCA1 gene. Arch Ophthalmol 115：231-236, 1997
2) Abe T, Sato M, Kuboki J, et al：Lens epithelial changes and mutated gene expression in patients with myotonic dystrophy. Br J Ophthalmol 83：452-457, 1999
3) Abe T, Tsuda T, Yoshida M, et al：Macular degeneration associated with aberrant expansion of trinucleotide repeat of SCA7 gene in two Japanese families. Arch Ophthalmol 118：1415-1421, 2000
4) Coppola G, Di Renzo A, Ziccardi L, et al：Optical Coherence Tomography in Alzheimer's Disease：A Meta-Analysis. PLoS One 10：e0134750, 2015
5) Roth NM, Saidha S, Zimmermann H, et al：Photoreceptor layer thinning in idiopathic Parkinson's disease. Mov Disord 29：1163-1170, 2014

(阿部俊明)

C Bardet-Biedl 症候群

　網膜色素変性の 25～30％は眼外疾患を合併しており，全身疾患の一症状として網膜色素変性を有する疾患を症候性網膜色素変性と総称する．症候性網膜色素変性の例として，繊毛病(ciliopathy)，Cockayne 症候群などが挙げられる．また代謝性疾患においても網膜色素変性がみられることがある．例としてはミトコンドリア病やライソゾーム病，ペルオキシソーム病，Sjögren-Larsson 症候群，無 β リポ蛋白血症などが挙げられる．なかには早期介入によって病状進行予防効果が見込まれる疾患がある．網膜色素変性は，特に小児の診断不明の全身疾患の補助的診断として有用な所見になりうる．

　本項では，主要な ciliopathy の 1 つである Bardet-Biedl 症候群を取り上げ，疾患の特徴について述べる．

I. 概説

　1920 年，Bardet による網膜症と多指症，肥満を合併する疾患と，これらの症状に精神発達遅滞と性腺機能低下を追記した Biedl(1922 年)の報告による疾患が，現在 Bardet-Biedl 症候群(BBS，MIM#209900)として知られている．多指症と肥満を除く同様の症例は 1866 年に Laurence-Moon 症候群と記載され，一時期 BBS と同一疾患と位置づけられ Laurence-Moon-Bardet-Biedl 症候群とよばれることがあった．現在これらは別の疾患とされている．ヨーロッパにおける典型的 BBS の罹患率は 16 万人に 1 人で，本邦ではさらに少ない．一般的な網膜色素変性と比べるとまれな疾患である．

　主症状は網膜色素変性，肥満，精神発達遅延，性腺機能低下，多指(趾)症で，ほかには腎奇形が多い．病因遺伝子は現在 20 種余が報告されており，常染色体劣性遺伝形式に加え遺伝的異質性を有する．BBS 遺伝子でコードされる蛋白質が繊毛の形態と機能維持に関係していることから，臨床的には全身組織の一次繊毛欠失に起因する多様な症状を呈する．

II. 診断と診療

　BBS 網膜色素変性の特徴は，幼少期から始まる視覚障害と進行の速さである．平均 8.5 歳で夜盲を発症し，進行性視野障害，視力障害を経て，20 歳までに 73％，30 歳までに

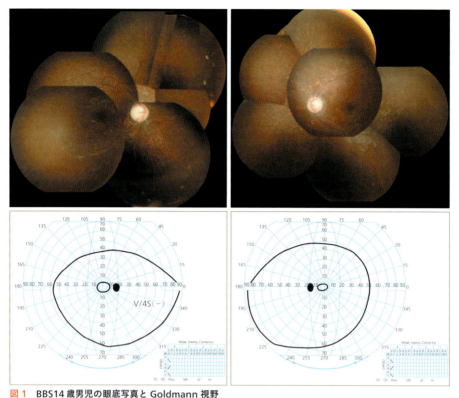

図1 BBS14歳男児の眼底写真とGoldmann視野
右低形成腎，多指症，網膜色素変性，高度肥満があり，高血圧，脂質異常症に対して内服治療を行っている．視力右0.3，左0.1．微細な色素脱失を伴う網膜変性と，中間周辺視野異常を認める．

86％が中途失明に至る．杆体，錐体ともに障害され広範に網膜が変性する（図1）．網膜所見として，周辺網膜の色素沈着に加えて黄斑変性がみられる．白点状網膜症や無色素網膜色素変性の場合もある．網膜電図（electroretinogram：ERG）は10歳までに杆体錐体成分ともに障害される（図2）．網膜変性以外では近視や斜視に加え，非症候性網膜色素変性と同様に白内障，色覚異常，黄斑浮腫，視神経萎縮がみられる．

　BBSにおいて主症状すべてを有する症例は23〜45％程度である．症状別発生頻度は，肥満（72〜95.8％），多指症（58〜73.6％），精神発達遅滞（41〜87.2％），性腺機能低下（74.3〜96％）である．網膜色素変性は最も高い頻度でみられ，90％以上の症例で認められる（91.7〜100％）．BBSの臨床診断では網膜所見は非常に有用である．主症状以外の全身症状では腎障害が最も多い（46〜95％）．腎不全はBBSの生命予後因子となる．ほかには，心疾患，糖尿病，肝線維症，合指症，短指症，Hirschsprung病，嗅覚障害，歯科異常など多岐にわたる報告がある．

　BBSの診療では，高血圧治療薬内服など主に機能的腎障害に対する治療を行う．肥満に対して栄養指導，体重管理を継続しつつ肝機能や血糖値などの生化学検査結果から適切な治療を選択する．言語発達訓練，学齢期からの視覚支援など，多方面からの介入を行う．

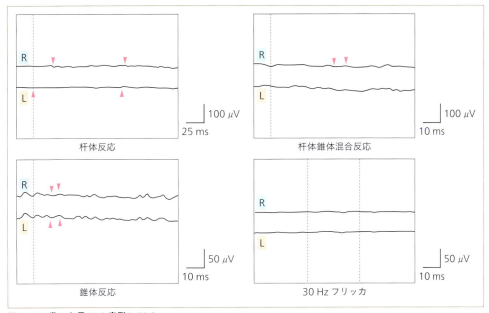

図2　11歳3か月BBS症例のERG
図1と同症例をISCEV基準で記録した．全成分が著しく障害されている．

III. 遺伝的性質

　現在明らかにされているBBSの責任遺伝子は20種余で，塩基異常は多岐にわたる．常染色体劣性遺伝に加え一個体に2遺伝子以上の変異が同定される寡少因子性遺伝形式(oligogenicity)が報告されている．oligogenicityの関与するBBSでは3アレル変異が生じていて，対立遺伝子変異のみでは発症せず別の遺伝子の1アレル変異が加わることで表現型が決定する．多様な遺伝子変異が，BBSの多彩な臨床症状と重症度を規定する．他の繊毛病と同様にBBSにおいても必ずしも遺伝子型と表現型は相関しない．一部の遺伝子は，他の繊毛病の原因遺伝子とオーバーラップする．例として，*BBS14/CEP240*遺伝子変異はBBSのほかにネフロン癆，Joubert症候群，Senior-Løken症候群，Leber先天黒内障の原因となる．Meckel-Gruber症候群を生じる複数の遺伝子変異はBBSの原因遺伝子にもなりうる(*BBS2, BBS4, BBS6/MKKS, BBS13, BBS15/WDPCP/FRITZ*)．

IV. 一次繊毛におけるBBS蛋白質の機能：BBS蛋白複合体BBSome

　BBS蛋白質の多くは一次繊毛の基底小体に局在している．なかでもBBSomeはBBS1，BBS2，BBS4，BBS5，BBS7，BBS8，BBS9，BBS18の8種のBBS蛋白質からなる質量438kDaの蛋白複合体であり，繊毛の形成制御に重要な役割を担う．繊毛自体に蛋白質合成機能はなく，繊毛形成や形態維持に必要な物質は他の細胞内小器官で合成され，小胞により繊毛基底部に到達後，鞭毛内輸送(intraflagellar transport：IFT)によって繊毛の先端まで

運搬される．IFT では積み荷蛋白質 cargo と動力モーターで構成された IFT 複合体が，微小管のレールに沿って双方向に移動する．一次繊毛の形成過程でのゴルジ小体から繊毛基底部への小胞輸送と，繊毛上での IFT 複合体合成および繊毛先端への蛋白輸送の調節に BBSome が関与する．繊毛の先端で IFT 複合体が移動方向を転換する際にも BBSome が作用する．

　BBS6，BBS10 および BBS12 を含む BBS シャペロニン複合体は，BBS 蛋白質の集合を促進し BBSome を形成するために必要なシグナルとして機能している．

V. 網膜色素変性の発生機序

　網膜では，*BBS* 遺伝子は視細胞の内節と外節の間に存在する結合繊毛に発現する．BBS 蛋白質は内節で合成されたロドプシンを結合繊毛の基底小体に輸送する経路に関与している．また，外節の形成，形態維持，代謝に必要なすべての構成成分は結合繊毛を介してIFT により運搬される．BBS 網膜色素変性は，結合繊毛における BBS 蛋白質異常によるロドプシンの産生異常や IFT の輸送機能異常によって生じている．

　BBS マウスモデルにおいてアデノ随伴ウイルス（adeno-associated virus：AAV）ベクターを用いた遺伝子治療の研究が行われている．BBS のなかで最も多くみられる BBS1 モデルマウスでは AAV-*Bbs 1* を網膜下投与後，BBSome 合成とロドプシン産生が認められた．*BBS4* 遺伝子を組み込んだ AAV ベクターを用いた研究報告もされている．

　網膜色素変性と全身疾患との関連検索は非常に大切である．BBS は，複数の遺伝子によって表現型が規定されるために多様な全身症状をもつ疾患であり，幼少期から発症する網膜色素変性を特徴とする．包括的な診療ときめ細やかな支援が求められる．

参考文献

1) 熊本奈津子：繊毛病と神経症状．脳 21：78-82, 2013
2) 小池千恵子：網膜視細胞の細胞極性と細胞内オルガネラの制御―外節形成，繊毛内輸送，核のポジショニングから網膜変性症まで．生化学 80：224-232, 2008
3) Gregory-Evans, K, Pennesi ME, Weleber RG, et al：Retinitis Pigmentosa and Allied Disorders. In：Ryan SJ, et al：Retina 5th ed. pp761-835, 2013
4) Beales PL, Elcioqlu N, Woolf AS, et al：New criteria for improved diagnosis of Bardet-Biedle syndrome：results of a population survey. J Med Genet 36：437-446, 1999
5) Novas R, Cardenas-Rodriguez M, Irigoín F, et al：Bardet-Biedl syndrome：Is it only cilia dysfunction? FEBS Lett 589：3479-3491, 2015

〈神部友香〉

和文索引

あ

アセタゾラミド　190
アダプチノール®　14, 189, **195**, **204**
　——, 網膜色素変性　271
アデノウイルスベクター, 遺伝子治療　201
アデノ随伴ウイルスベクター　**201**, 329
　——, 遺伝子治療　201
アプリの有用活用, ロービジョンケア　140
アポトーシス　75
　—— とカルシウム　76
アポトーシス関連因子の阻害による神経保護　207
アマクリン細胞　30
アミノキノリン誘導体, 薬剤性網膜障害　174
アラニン　40
青錐体1色型色覚, 錐体杆体ジストロフィとの鑑別　287
青錐体強調症候群　340
悪性黒色腫関連網膜症　**178**, 186
　——, 網膜色素変性との鑑別　278
暗示説, 心因性視覚障害　170
暗所閾値電位　95

い

イソトレチノイン, Stargardt病　310
イソプロピルウノプロストン, 神経保護治療　205
イマチニブ, 薬剤性網膜障害　177
イムセラ®, 薬剤性網膜障害　173
イントロン　38, 39
移植細胞の品質管理と安全確保　219
移植に適した時期, 細胞治療　218
萎縮型加齢黄斑変性, 中心性輪紋状脈絡膜ジストロフィとの鑑別　317
遺伝カウンセリング　145

　——, 遺伝性網膜変性疾患　15
　——, 網膜色素変性　279
　—— を行う際の環境整備　146
遺伝学　38
遺伝学的検査　**109**, 124
　——, Usher症候群の早期診断　371
　——, 小児　131
遺伝学的特徴, 網膜変性疾患の　109
遺伝形式, 網膜疾患と　41
遺伝子改変動物を用いた研究, ERストレスを標的とした治療法　62
遺伝子治療　197
　——, 網膜色素変性　273
　—— と細胞治療の臨床応用, 網膜色素変性の　18
遺伝子発現調整エレメント　39
遺伝子変異と遺伝性網膜疾患　39
遺伝子補充療法　18
　——, Leber先天黒内障の　329
遺伝疾患の発症メカニズム　198
遺伝性網膜変性疾患
　——, 遺伝子変異と　39
　—— の遺伝カウンセリング　15
　—— の遺伝形式　146, 147
　—— のキャリアー　44
　—— の生活指導とロービジョンケア　14
　—— の治療　14
　—— の薬物療法　14
一次繊毛　64
一般診療　114

う

ウインタミン®, 薬剤性網膜障害　175
ウノプロストン点眼, 網膜色素変性　272

え

エクソン　39

円板　29

お

オートファジー　75
　—— とカルシウム　77
オカルト黄斑ジストロフィ　13, 167, **319**
オルニチン　335
小口病　248
　——, 若年性網膜分離との鑑別　350
　—— と網膜色素変性との関連性　251
　—— の眼底所見　87
黄斑異常, OCT所見　101
黄斑円孔
　——, 網膜色素変性の合併症の治療　17
　—— の手術治療　228
　—— の硝子体手術　237
黄斑ジストロフィ　**10**, 287
　—— の診断　10
黄斑上膜の硝子体手術　238
黄斑前膜, 網膜色素変性の合併症の治療　274
黄斑部　25
黄斑浮腫
　——, 白内障手術後の合併症　227
　——, 白内障手術の適応　225
　——, 網膜色素変性の合併症の治療　16, **274**
　—— の手術治療　227
　—— の診断　191
　—— の治療　191
　—— の発症機序　191
音声入力の補助具　140

か

カリジノゲナーゼ　190
カルシウム
　—— と細胞死　75
　—— と視細胞変性　77

カルシウムイオン　74
カルシウム拮抗薬　190
　——，網膜色素変性　272
　——　と視細胞保護　78
カルシウムチャネル阻害薬，神経保護治療　205
カルシウム調節機構，視細胞における　77
カルシウムホメオスタシス　74
カルジオトロフィン 1　206
カロテノイド　25
家族性滲出性硝子体網膜症　356, **358**
　——　の手術治療　229
家族歴の聴取　121
窩錐状体　28
顆粒層　26
外顆粒層　26
外境界膜　26
外節　29
外網状層　26
拡大鏡　137
拡大読書器　137
合併症の治療　221
鎌状網膜ひだ，家族性滲出性硝子体網膜症　358
杆状体・錐状体層　26
杆体　28
杆体 1 色覚　259
　——，Leber 先天黒内障との鑑別　324
　——，錐体杆体ジストロフィとの鑑別　287
杆体小球　29
杆体性双極細胞　29
杆体反応　92
完全型先天停在性夜盲　255
幹細胞移植治療，細胞保護効果を期待した　207
漢方薬　196
眼圧検査，小児　128
眼位検査，小児　128
眼球電図　89, **95**, 124
　——，Best 病　299
眼底検査　86
　——，小児　128
　——，網膜色素変性　269
眼底撮影，小児　129
眼底自発蛍光　**104**, 122
　——，AZOOR　159
　——，小児　129
　——，網膜色素変性　270

眼底視野計　121
眼内悪性リンパ腫，遺伝性網膜変性疾患との鑑別　184
眼内炎症細胞と視機能　70
眼内レンズの選択　231
眼内レンズ偏位，白内障手術後の合併症　227
眼皮膚白皮症，Leber 先天黒内障との鑑別　325
癌関連網膜症　**178**, 186
　——，遺伝性網膜変性疾患との鑑別　178
　——，網膜色素変性との鑑別　278

き
キサントフィル色素　25
キャリアー　43
器質的疾患の除外，心因性視覚障害の診断　167
求心性視野狭窄　169
急性炎症　69
急性帯状潜在性網膜外層症　156
「共感」と心理的ケア　118
供給，遺伝子治療戦略　199
局所 ERG　94
近視性黄斑分離，若年性網膜分離との鑑別　350
金箔状眼底，小口病　251
筋緊張性ジストロフィ　376

く
クリスタリン網膜症　283
　——　の眼底所見　87
クロルプロマジン，薬剤性網膜障害　175
クロロキン網膜症　174
グアニン　40
グリア細胞　25
　——，網膜の　30
グリア細胞由来神経栄養因子　206
グリア線維性酸性蛋白　31
区画性網膜色素変性　276
屈折検査，小児　128

け
ゲノム　38
経過観察　125
蛍光眼底造影
　——，小児　129
　——，網膜色素変性　270
結晶状網膜症　8

牽引性黄斑症，網膜色素変性の合併症の治療　17
検眼鏡検査　122
原因遺伝子数の違い，疾患による　109

こ
コロイデレミア　8, **330**
　——，合併症の治療　221
　——，網膜色素変性との鑑別　277
　——　の眼底所見　87
コントミン®，薬剤性網膜障害　175
コントラスト感度の向上，ロービジョンケア　135
小型神経節細胞　30
小型錐体性双極細胞　29
孤発例　44
抗 TRPM1 抗体による網膜変性　186
抗 VEGF 療法，黄斑浮腫の治療　194
抗炎症療法　71
抗サイトカイン/ケモカイン療法　72
抗酸化による視細胞保護治療の試み　54
抗酸化物質　53
　——，視細胞保護治療　55
抗マラリア薬，薬剤性網膜障害　174
更生施設の紹介　142
後極　24
後発白内障，白内障手術後の合併症　226
虹彩　31
告知　152
　——　における留意点　114
骨粗鬆症網膜偽膠腫症候群　360
混合反応　92

さ
サインガイド　139
サプリメント　195
　——，網膜色素変性　271
サルコイドーシス，遺伝性網膜変性疾患との鑑別　182
再生医療　215
　——　の展望　220
細隙灯顕微鏡検査，小児　128
細胞治療　215
　——　の臨床応用へ向けての課題　218
細胞内カルシウム濃度　74
細胞保護効果を期待した幹細胞移植治療　207

酸化グアニン　56
酸化ストレス　53
酸化によって視細胞死が起こるメカニズム　56

し

シークエンス法　17
シトシン　40
シナプス結合　29
シナプスリボン　29
ジギタリス，薬剤性網膜障害　176
ジパルミチン酸エステル　14
ジルチアゼム　78
　──，神経保護治療　205
ジレニア®，薬剤性網膜障害　173
視覚障害認定　133
視覚誘発電位　89, 124
　──，心因性視覚障害　168
視サイクル抑制　310
視細胞　25, **28**
　── におけるカルシウム調節機構　77
視細胞移植　217
　──，網膜色素変性と　50
視細胞外節
　── 繊毛と　64
　── の発達と ciliopathy　66
視細胞死が起こるメカニズム，酸化によって　56
視神経円板　24, **26**
視神経線維層　27
視神経乳頭　24
　── の血管走行逆位，Wagner 症候群　355
視反応，小児　128
視物質
　── の機能異常　36
　── の生成・再生不全　36
　── の生成と再生　35
視野狭窄，網膜色素変性　268
視野検査　86, 121
　──，経過観察　125
　──，心因性視覚障害　168
　──，網膜色素変性　269
視野障害の有無，問診　120
視力検査　85, 121
　──，経過観察　125
　──，小児　128
　──，網膜色素変性　269
視力障害の有無，問診　120
視力低下，網膜色素変性　268
視力の矯正，ロービジョンケア　135

紫外線カット眼内レンズ　232
篩板　26
自己免疫網膜症　178
　──，遺伝性網膜変性疾患との鑑別　178
　──，網膜色素変性との鑑別　278
次世代シークエンサー　18, **112**
色覚異常
　──，網膜色素変性　268
　── の有無，問診　121
色覚検査　122
　──，小児　130
色素上皮由来因子　206
　── を用いた臨床試験，網膜色素変性　272
色素性傍静脈脈絡膜萎縮　276
軸糸　64
疾患モデル研究　46
実験的網膜光障害モデル　80
遮光眼鏡　135
若年性網膜分離　234, **347**
手術治療の総論　224
腫瘍関連網膜症　186
羞明
　──，網膜色素変性　269
　── の有無，問診　120
　── の改善，ロービジョンケア　135
就学相談　154
従来型繊毛　64
小膠細胞　30
小児
　──，保護者や患児への説明，指導　132
　── の診療　127
小胞体　59
小胞体ストレス　59
症候性網膜色素変性　**366**, 377
紹介，他院への　118
焦点調節式弱視眼鏡　139
硝子体液　70
硝子体黄斑牽引症候群の手術治療　228, 238
硝子体混濁，網膜色素変性の合併症の治療　16
硝子体手術
　──，黄斑浮腫の治療　194
　──，網膜色素変性と　237
硝子体内注射，遺伝子治療　200
常染色体優性遺伝　**42**, 199
　──，遺伝カウンセリングのポイント　147

常染色体優性視神経萎縮，合併症の治療　222
常染色体優性硝子体網脈絡膜症　356, **363**
常染色体劣性遺伝　**43**, 199
　──，遺伝カウンセリングのポイント　147
情報提供
　──，最新の研究成果の　125
　──，診療における　116
触覚の補助具　139
心因性視覚障害
　──，遺伝性網膜変性疾患との鑑別　167
　── の発症メカニズムに関する仮説　169
神経成長因子　206
神経節細胞　25
神経節細胞層　27
神経変性疾患と合併する網膜変性疾患　373
神経保護治療　204, 206
　──，網膜色素変性の　272
診断後の対応　124
診療継続の重要性　117
人工内耳，Usher 症候群の難聴に対する　368
人工網膜　19, **210**
　──，網膜色素変性　273
　── の海外の開発状況　212
　── の日本の開発状況　213

す

スーパーオキシドジスムターゼ　53
　──，視細胞保護治療　55
ステロイド，黄斑浮腫の治療　193
ストップコドン　40
ストップ変異　40
スプライシング　39, 41
スプライスサイト変異　41
スマートサイト　141, 150
　──，仙台・宮城版　150
水晶体のフィルター機能　231
水平細胞　30
水平断，OCT　99
垂直断，OCT　99
錐体　28
錐体1色覚，Leber 先天黒内障との鑑別　324
錐体オプシン　29, 33

錐体杆体ジストロフィ 13, **285**
　── の原因遺伝子 288
錐体機能不全 259
錐体ジストロフィ 13
　──, 錐体杆体ジストロフィと 287
　── の眼底所見 87
錐体小足 29
錐体性双極細胞 29
錐体反応 92
錐体保護因子, 神経保護治療研究 207
墨字 155

せ
ゼブラフィッシュモデル 46
生活指導とロービジョンケア, 遺伝性網膜変性疾患の 14
正常網膜の OCT 所見 97
成長因子を用いた神経保護治療 206
星状膠細胞 30
静止状態マイクログリア 31
脊髄小脳変性症 374
仙台・宮城版スマートサイト 150
先天性風疹症候群 180
先天停在性夜盲 248
　──, Leber 先天黒内障との鑑別 325
　──, 狭義の 253
　── の分類 254
先天網膜分離症 13
専門外来での診療 120
線維芽細胞成長因子 206
繊毛 64
　── と視細胞外節 64
繊毛病 377
全ゲノムシークエンス 18
全色盲 259
全身検査, 小児 130
前極 24
前嚢収縮, 白内障手術後の合併症 226
前房水 70
前房フレア値 70

そ
ソラフェニブ, 薬剤性網膜障害 177
双極細胞 29
続発性網膜変性, 網膜色素変性との鑑別 278

た
タイポスコープ 137
タウリン, 神経保護治療 205
タモキシフェン, 薬剤性網膜障害 175
多局所 ERG 94
胎生血管系遺残 360
第 1 次硝子体過形成遺残 360
炭酸脱水酵素阻害薬, 黄斑浮腫の治療 192
単眼鏡 139

ち
チミン 40
チャネルロドプシン 2 遺伝子, 遺伝子治療 202
チョコラ®A 195
遅視症 259
置換, 遺伝子治療戦略 200
着色眼内レンズ 232
中心窩 24, **26**
中心窩温存型 Stargardt 病 310
中心窩網膜分離 234
中心型網膜色素変性 275
中心性輪紋状脈絡膜ジストロフィ 315
中心フリッカ値 121
中和法, トリック視力検査 168
聴覚の補助具 140
鎮静化, 遺伝子治療戦略 199
鎮静下・全身麻酔下における精密検査, 小児 131

て
点字 155
伝達神経 25, **29**
電気生理学的検査 89

と
トキソプラズマ眼症, 遺伝性網膜変性疾患との鑑別 183
トランスポゾン 48
トリック視力検査 168
ドコサヘキサエン酸 190, **195**
　──, 神経保護治療 204
ドナリエラ® 273
動的視野検査, 小児 130
瞳孔検査, 小児 128
特別支援学校 154
毒性レチノイド副産物蓄積 36

な
ナノ粒子複合体, 遺伝子治療 202
内顆粒層 26
内境界層 27
内節 29
内網状層 27

に
ニルバジピン 78, 190
　──, 神経保護治療 205
　──, 網膜色素変性 272
日食網膜症 79

ね
ネクローシス 75
ネクロトーシス 75

の
脳回状脈絡網膜萎縮 10, **335**
　──, 網膜色素変性との鑑別 277
　──, コロイデレミアとの鑑別 333
脳由来神経栄養因子 206

は
バーシカン 355
バルプロ酸, 神経保護治療 205
パクリタキセル, 薬剤性網膜障害 176
パターン ERG 95
梅毒, 遺伝性網膜変性疾患との鑑別 181
白点状眼底 242
　── の眼底所見 87
白点状網膜炎 277
　──, 白点状眼底との鑑別 245
白内障, 網膜色素変性の合併症の治療 **15**, 275
白内障手術
　──, 網膜色素変性 224
　── と眼内レンズの選択 231
白内障同時手術 238
伴性劣性遺伝 43

ひ
ヒトにおける臨床研究, 遺伝子治療 202
ヒドロキシクロロキン, 薬剤性網膜障害 174
ビガバトリン, 薬剤性網膜障害 177
ビタミン A 15, 33, **195**
　──, 神経保護治療 204

――, 網膜色素変性 271
―― の体内への取り込み 34
ビタミンA欠乏 7
――, 遺伝性網膜変性疾患との鑑別 163
――, 白点状眼底との鑑別 246
ビタミンA大量療法 189
ビタミンC, 視細胞保護治療 55
ビタミンE 190
――, 視細胞保護治療 55
――, 神経保護治療 204
ビメンチン 31
びまん型神経節細胞 30
びまん型錐体性双極細胞 30
びらん性硝子体網膜症 355
皮膚電極 91
非定型網膜色素変性 275
微小囊胞様黄斑浮腫 222
光干渉断層計 **97**, 122
（⇒ OCTも見よ）
 ――, 小児 129
 ――, 網膜色素変性 270
光障害 79
光の波長 79

ふ

フィンゴリモド, 薬剤性網膜障害 173
フェノチアジン誘導体, 薬剤性網膜障害 175
フォイル電極 91
フラッシュ全視野刺激によるERG 91
フリッカ反応 92
フルオレセイン蛍光眼底造影検査 122
フレームシフト変異 41
ブリモニジン, 神経保護治療 205
プラケニル® 174
プロモーター 39
不全型先天停在性夜盲 255
普通学校 154
風疹網膜症, 遺伝性網膜変性疾患との鑑別 180
分岐鎖アミノ酸製剤の神経保護効果 208
分子運搬 66
 ―― と ciliopathy 66
分離症の手術 234

へ

ヘレニエン 14, 189, **195**, **204**

――, 網膜色素変性 271
ベクターを用いた細胞レベルでの導入方法, 遺伝子治療 201
片眼性網膜色素変性 276

ほ

補償光学走査レーザー検眼鏡 106
補装具交付意見書 140
傍血管網膜変性, Stickler症候群 353

ま

マイクログリア 25, **30**
マイクロペリメトリー 121
 ――, 経過観察 125
マクロファージ, 抗炎症療法の標的 71
慢性炎症 69

み

ミスセンス変異 40
三宅病 13, 167, **319**
水尾−中村現象 248
脈絡膜外套 31
脈絡膜骨腫, 合併症の治療 222
脈絡膜上刺激方式, 人工網膜 211

む

無βリポ蛋白血症 10
無色素性網膜色素変性 277

も

毛様体 31
毛様体神経栄養因子 206
 ―― を用いた臨床試験, 網膜色素変性 125, 206, 263, **272**
盲学校 154
網状層 26
網膜 24
 ―― の主な構成細胞 28
 ―― の層構造 26
 ―― へ到達する光の波長とその影響 79
網膜炎 69
網膜下刺激方式, 人工網膜 211
網膜下注射, 遺伝子治療 200
網膜構造の概要 24
網膜厚マップ 99
網膜細胞移植 19, **49**, **215**, 273
網膜色素上皮細胞 24, **28**
網膜色素変性 **2**, **265**, 280

――, コロイデレミアとの鑑別 333
――, 若年性網膜分離との鑑別 350
――, 症候性 366, 377
――, 錐体杆体ジストロフィとの鑑別 287
――, 白内障手術の適応 225
―― とERストレス 61
―― と視細胞移植 50
―― における慢性炎症 69
―― による視力障害 6
―― の遺伝子研究 17
―― の遺伝子治療と細胞治療の臨床応用 18
―― の眼底所見 **3**, 87
―― の鑑別診断 7
―― の原因遺伝子 6, **265**
―― のサプリメント 271
―― の神経保護治療 272
―― の診断 2
―― の定義・疫学 2
―― の認定基準 268
―― の白内障手術 224
―― の発症時期と受診の契機 4
―― の網膜硝子体手術 227, 237
網膜色素変性の合併症 6
―― の治療 15
網膜色素変性類縁疾患の診断 8
網膜疾患と遺伝形式 41
網膜上刺激方式, 人工網膜 211
網膜硝子体手術, 網膜色素変性の 227
網膜硝子体変性 352
 ―― の鑑別診断 357
網膜神経節細胞 30
網膜接着不全症候群 360
網膜前膜, 網膜色素変性の合併症の治療 17
網膜電図 89
 ――, S錐体強調症候群 344
 ――, 小児 130
 ――, 錐体杆体ジストロフィ 286
 ――, 網膜色素変性 270
網膜電図検査 123
網膜光障害 79
 ―― の分子メカニズム 81
 ―― の臨床的意義 82
 ―― モデル, 実験的 80
網膜変性疾患
 ――, 神経変性疾患と合併する 373

網膜変性疾患
　——　でみられる OCT 異常所見　99
　——　における OCT 撮影　99
　——　に対する iPS 細胞を用いた再生治療　49
　——　の一般検査　84
　——　の遺伝カウンセリング　145
　——　の遺伝学的特徴　109
　——　の特徴的な眼底所見　87
網脈絡膜炎，遺伝性網膜変性疾患との鑑別　184
網羅的遺伝子検査　113
問診　85
　——，小児への　127
　——，専門外来での　120
　——，ロービジョンケアにおける　134

や

夜盲
　——，網膜色素変性　267
　——　の自覚，問診　120

薬剤性網膜障害，遺伝性網膜変性疾患との鑑別　173
薬物療法　14, **189**

ゆ，よ

指眼現象　324
ヨードプシン　29

ら

らせん状視野　169
卵黄状黄斑ジストロフィ　13, **297**

り

リハビリテーション，眼科領域の　148
リポフスチン　104
律動様小波　92
臨床試験および蓄積データの検討，細胞治療　219

る

ルテイン　25, **195**
　——，神経保護治療　204
　——，網膜色素変性　271

れ

レチネックス®レンズ　137
レチノイド　163
レチノイドサイクル，ビタミン A と　163
レンチウイルスベクター，遺伝子治療　201
裂孔原性網膜剝離の手術治療　228
連合神経　25, **30**

ろ

ロービジョン　133
ロービジョン外来　134
ロービジョン関連情報，日本での　144
ロービジョンケア　**133**, 149
　——，診察室でできる　143
　——，網膜色素変性の　279
ロービジョン検査判断料　142
　——　に関する施設基準　143
ロドプシン　28, 29, 33, **61**
ロドプシン遺伝子　265, 280
ロドプシン遺伝子変異と ER ストレス　61

欧文・数字索引

数字・ギリシャ

1 型（膜状）Stickler 症候群　353
2 型 Stickler 症候群　354
9-*cis*-β-カロテン含有サプリメント　196, 273
11-*cis* レチナール（11cRAL）　33
11-*cis* レチノール（11cROL）　35
ω3 不飽和脂肪酸　195

A

acute zonal occult outer retinopathy（AZOOR）　156
　── の IA 所見　160
　── の OCT 所見　161
　── の眼底自発蛍光所見　159
adeno-associated virus（AAV）　329
allele-specific primer extension（APEX）法　18
all-*trans* レチノール（atROL）　33
　── の体内への取り込み　34
Alpha IMS　19, **213**, 273
Alström 症候群　67
amacrine cell　30
anterior pole　24
anterograde IFT　66
AO-SLO　106
apoptosis　75
Arden ratio　96
Argus®II　19, **212**, 273
arrayed primer extension（APEX）　**111**
ATP-binding cassette, sub-family A, member 4（*ABCA4*）　301
　── 関連網膜症　301
autoimmune retinopathy（AIR）　178
autophagy　75
autosomal dominant optic atrophy（ADOA）　222
autosomal dominant vitreoretinochoroidopathy（ADVIRC）　363

axoneme　64

B

Bardet-Biedl 症候群　6, 43, 66, 327, **377**
basic fibroblast growth factor（bFGF）　206
Bassen-Kornzweig 症候群　10
Best 病　13, **297**
　──, 合併症の治療　221
Bietti crystalline corneoretinal dystrophy　8, **283**
binding immunoglobulin protein（BiP）　60
bradyopsia　259
brain-derived neurotrophic factor（BDNF）　206
bull's eye maculopathy　175
Burian-Allen 電極　91

C

cancer-associated retinopathy（CAR）　**178**, 186
cardiotrophin-1　206
C/EBP homologous protein（CHOP）　60
central areolar choroidal dystrophy（CACD）　315
Charcot の脳機能障害説，心因性視覚障害　169
chloroquine, 薬剤性網膜障害　174
choroid coat　31
choroideremia　330
cilia　64
ciliary body　31
ciliary neurotrophic factor（CNTF）　206, **272**
ciliopathy　64, **377**
　── にかかわる分子群　65
clumped pigmentary retinal degeneration　345
coding DNA　38

combined response　92
cone bipolar cell　29
cone dystrophy（COD）　13, **287**
cone dystrophy with supernormal rod ERG, KCNV2 遺伝子変異による　293
cone opsin　33
cone pedicle　29
cone response　92
cone-rod dystrophy（CORD）　285
congenital rubella syndrome　180
congenital stationary night blindness（CSNB）　253
connecting cilium（CC）　64
conventional cilium　64
CRX 遺伝子変異による錐体杆体ジストロフィ　291

D

D270-2 ロービジョン検査判断料　142
damage-associated molecular patterns（DAMPs），抗炎症療法の標的　71
dark choroid　12
diffuse ganglion cell　30
digito-ocular sign　324
DNA シークエンシング　110
DNA の採取方法，遺伝学的検査　110
DNA マイクロアレイ　111
docosahexanoic acid（DHA）　190, **195**, 204
　──, 網膜色素変性　271
DTL 電極　91

E

electro-oculogram（EOG）　89, **95**
　──, Best 病　299
electroretinogram（ERG）　**89**, 91
　──, 小児　130

387

electroretinogram（ERG）
　――，錐体杆体ジストロフィの診断 286
　――，（多）局所 94
　――，パターン 95
　――，フラッシュ全視野刺激による 91
　――，網膜色素変性 270
　――　の種類と刺激法 89
　――　の電極 91
ellipsoid zone 98
　――，白内障手術の適応 225
　――　の不明瞭化・消失，OCT所見 99
endoplasmic reticulum（ER） 59
enhanced depth image OCT（EDI） 99
enhanced S cone syndrome 340
epitalon 207
erosive vitreoretinopathy 355
ERストレスを標的とした治療法開発に向けた研究 62
ES（embryonic stem）細胞 215, 273
ES細胞由来網膜色素上皮移植 125
　――，Stargardt病 312
EYS遺伝子 265, **280**

F
familial exudative vitreoretinopathy（FEVR） 229, **358**
fine central macular dots（Moore's sign） 303
fingolimod，薬剤性網膜障害 173
fluorescein angiography（FA），小児 129
fovea 24
foveal cavitation，OCT所見 101
frameshift mutation 41
Freudの転換説，心因性視覚障害 170
FTY720，薬剤性網膜障害 173
fundus albipunctatus 242
fundus autofluorescence（FAF） 104
　――，網膜色素変性 270

G
gain of function 198
Ganzfeld刺激装置 91
gene replacement therapy 329

glia fibrillary acidic protein（GFAP） 31
glial-derived neurotrophic factor（GDNF） 206
Goldmann-Favre症候群 343, 356
Goldmann動的量的視野検査 86
GUCY2D遺伝子変異による錐体杆体ジストロフィ 293
gyrate atrophy 335

H
heleniene 195
horizontal cell 30

I
IA所見，AZOOR 160
interdigitation zone 98
intraflagellar transport（IFT） 66
inverted papilla 355
iodopsin 29
iPS（induced pluripotent stem）細胞 216, 273
　――　を用いた研究，ERストレスを標的とした治療法 62
　――　を用いた再生治療，網膜変性疾患に対する 49
iris 31
ISe（IS ellipsoid） 98

J
Janetの解離説，心因性視覚障害 169
Jenue症候群 66
Joubert症候群 327

K
KCNV2遺伝子変異によるcone dystrophy with supernormal rod ERG 293
Kearns-Sayre症候群 278
　――，コロイデレミアとの鑑別 333
Knobloch症候群 356
Kohlrauschの屈曲点 255
Kuhnt組織 26
Kyoto University Substance（KUS）剤 208

L
lamina cribrosa 26
Laurence-Moon-Bardet-Biedl症候群 278

Laurence-Moon症候群 6, 377
Leber congenital amaurosis（LCA） 8, 36, 67, **324**
　――，錐体杆体ジストロフィとの鑑別 287
　――，網膜色素変性との鑑別 278
　――　の原因遺伝子 325
LED刺激装置 92
loss of function 198
low vision 133

M
macular dystrophy（MD） 287
macular edema（ME） 191
macular lutea 25
Mainzer-Saldino症候群 66
Meckel-Grüber症候群 327
melanoma associated retinopathy（MAR） **178**, 186
microcystic macular edema（MME） 222
microglia 25
midget ganglion cell 30
misfolded protein 59
missense mutation 40
Miyake's disease 319
Müllerグリア 25
Müllerグリア細胞 30
　――　を介した錐体特異的visual cycle 35
multiplex ligation-dependent probe amplification（MLPA法） 111
myopic foveoschisis，若年性網膜分離との鑑別 350
myotonic dystrophy（MD） 376

N
N-acetylcystein（NAC），視細胞保護治療 55
necroptosis 75
necrosis 75
nerve growth factor（NGF） 206
next generation sequencing（NGS） 18, **112**
NF-E2 related factor 2（NRF2），視細胞保護治療 56
NMNAT1遺伝子変異によるLeber先天黒内障 327
non-coding DNA 38
non-coding RNA 39

non-paraneoplastic autoimmune retinopathy（npAIR） 178
Norrie 病 360

O

occult macular dystrophy 319
OCT（optical coherence tomography） 97
OCT 検査
　——，経過観察 125
　——，小児 129
　——，網膜色素変性 270
　——，網膜変性疾患における 99
OCT 所見
　——，AZOOR 161
　——，outer retinal tabulation（ORT） 101
　——，正常網膜 97
　——，網膜変性疾患 99
oligocone trichromacy 259
ON 型双極細胞の変性 186
OPs 92
optic disc 24
osteoporosis pseudoglioma syndrome 360
outer retinal tabulation（ORT） 9
　——，OCT 所見 101

P

paraneoplastic retinopathy 186
peripapillary sparing 304
persistent fetal vasculature 360
persistent hyperplastic primary vitreous 360
phosphene 210
photochemical damage 79
photopic negative response（PhNR） 89
photoreceptor outer segment（POS） 33
phototransduction 33, 35, 81
pigment epithelium derived factor（PEDF） 206, 272
posterior pole 24
primary cilium 64
pseudodrusen，白点状眼底との鑑別 244
pseudogene 39
Purkinje 現象 233

R

radial scan, OCT 99
ramified microglia 31
reactive gliosis 31
replace 200
RetCam® による眼底撮影，小児 131
retina 24
retinal non-attachment 360
retinal pigment epithelium（RPE） 24
retinitis 69
retinitis pigmentosa（RP） 2, **280**
retinitis punctate albescence，白点状眼底との鑑別 245
retrograde IFT 66
rhodopsin 28
Riggs 型先天停在性夜盲 253
rod bipolar cell 29
rod response 92
rod spherule 29
rod-cone break 255
Royal College of Surgeons（RCS）ラット 215
RPE 28
RPE 層 26
RPGRIP1 遺伝子変異による Leber 先天黒内障 327

S

S 錐体 1 色覚 259
S 錐体強調症候群 340
Sanger 法 110
Schubert-Bornschein 型先天停在性夜盲 253
scotopic threshold response（STR） 95
Senior-Løken 症候群 67, 327
Sensenbrenner 症候群 66
silence 199
single flash cone response 92
Smart Sight™ 141, 150
Snowflake 硝子体変性 356
spectral-domain OCT（SD-OCT） 97
spinocerebellar degeneration（SCD） 373, **374**
splice site mutation 41
square a-wave 255
Stargardt 病 11, 36, **301**
　——，中心窩温存型 310
　——，中心性輪紋状脈絡膜ジストロフィとの鑑別 317
　—— の眼底所見 87

Stickler 症候群 352
　——，1 型（膜状） 353
　——，2 型 354
　—— の手術治療 229
stop mutation 40
superoxide dismutase（SOD） 53
　——，視細胞保護治療 55
supply 199
swept-source OCT（SS-OCT） 97

T

targeted exome sequencing 113
targeted sequencing 112
TNF-α 阻害薬 72
transient receptor potential melastatin 1（TRPM1） 186

U

unfolded protein response（UPR） 59
USH2A 遺伝子 265, 280
Usher 症候群 6, 43, 278, **366**
　—— の早期診断 371
Usher 症候群 1 型，コロイデレミアとの鑑別 333
UVIOL 232

V

VEGF 阻害薬，黄斑浮腫の治療 194
VFQ-25 134
vimentin 31
visual cycle **33**, 81
　—— にかかわる因子の補充・除去，神経保護治療研究 206
visual cycle modulators（VCM） 310
visual evoked potential（VEP） 89
　——，心因性視覚障害 168
vitreomacular traction（VMT） 228
Vogt-小柳-原田病（VKH），遺伝性網膜変性疾患との鑑別 182

W

Wagner 症候群 355
　—— の手術治療 229
whole exome sequencing（WES） 112
whole genome sequencing（WGS） 18, **112**

X

X染色体劣性遺伝(X連鎖劣性遺伝) 43
——,遺伝カウンセリングのポイント 147

X連鎖性網膜分離症の眼底所見 87
X連鎖性若年網膜分離症,小口病との鑑別 249
X-linked juvenile retinoschisis 347

X-linked retinoschisis(XLRS) 347